알기쉽게 풀이한 **사람생리학**

Authorized translation from the Japanese language edition
標準理学療法学・作業療法学 専門基礎分野 生理学 第6版
ISBN: 978-4-260-05318-1
著　　者：岡田 隆夫・鈴木 敦子・渡邊マキノ
Published by IGAKU-SHOIN LTD., TOKYO Copyright © 2023

주의

저자, 편집자 및 출판사는 이 책에 기재한 치료법이나 간호케어법의 정확을 기하기 위해 출판시점에서 최신정보에 의거하여 각자 최선의 노력을 했습니다. 하지만 의학, 의료의 발전 속도를 고려하면 기재된 내용이 모든 점에서 정확하고 완전하다고 보증할 수 없습니다. 따라서 독자는 항상 이 책에 기재된 내용이 최신 데이터와 비교했을 때 정확한지 살펴볼 필요가 있습니다. 이 책에 기재된 치료법과 의약품이 의학연구 및 의료발전에 의해 변경된 경우 그 치료법과 의약품으로 인한 예측할 수 없는 사고에 대해서 저자, 편집자 및 출판사는 그 책임을 지지 않습니다.

주식회사 의학서원

제6개정판

알기쉽게 풀이한 **사람생리학**

HUMAN PHYSIOLOGY made Incredibly Easy

岡田 隆夫 · 鈴木 敦子 · 渡邊マキノ 지음 / 조 우 현 옮김

아카데미아

옮긴이 **조 우 현**
연세대학교 의과대학 명예교수
(전)강남세브란스 병원장
(전)을지대학교 총장

제6개정판
알기쉽게 풀이한 **사람생리학**

1판 1쇄 인쇄 | 2025년 5월 2일
1판 1쇄 발행 | 2025년 5월 8일

지은이 | 岡田 隆夫 · 鈴木 敦子 · 渡邊マキノ
옮긴이 | 조우현

펴낸이 | 주용진
펴낸곳 | 도서출판 아카데미아
주 소 | 경기도 안양시 동안구 시민대로 401 대륭테크노타운 15차 2003호
전 화 | 031-389-8811
팩 스 | 031-389-8817
E-mail | books@academya.co.kr
http://www.academya.co.kr

ISBN 978-89-5938-531-7
값 30,000원

머리말

《사람생리학》 제6판이 새롭게 출간되어, 제5판에 이어 이번에도 번역 작업을 맡게 되었다. 제6판에서는 제5판의 부족한 부분을 보완하고, 집필진을 강화하여 내용의 완성도를 높였으며, 생리학을 어렵게 느끼는 학생들이 보다 쉽게 접근할 수 있도록 한 세심한 배려가 돋보였다.

제6판 번역 작업에서도 우리 실정에 맞게 학생들이 쉽게 이해할 수 있는 교과서를 만들기 위해 설명을 더욱 세밀하게 다듬었으며, 또한, 같은 의미의 용어라도 신 · 구 용어가 다를 경우, 국가고시 준비를 고려하여 《대한의사협회 의학용어집 제6판》에 맞춰 용어를 통일하였다.

사람생리학은 해부학과 함께 꼭 배워야 할 학문이지만, 내용이 많고 세분화되어 있어 깊이 있게 이해하기에는 어려움이 있다. 이 책은 방대한 내용을 모두 담기보다는, 꼭 필요한 핵심만 선별해 다룸으로써, 학생들이 생리학을 효율적으로 더 쉽게 학습할 수 있도록 구성되어 있다.

이 책은,

1. 구성

생명현상의 기본인 세포 기능과 정보 전달 구조를 먼저 설명하고,
생체기능을 계통별로 정리한 다음, 인간 고유 기능까지 함께 다루어서, 전반적인 생리 구조를 쉽게 이해할 수 있도록 하였다.

2. 학습목표

주요 내용과 학습할 핵심 사항을 각 장의 시작 부분에 먼저 제시하여, 내용을 미리 파악하고 학습할 수 있도록 하였다.

3. 복습 포인트

해당 항목의 핵심 내용을 각 장의 끝에 간략하게 정리하고, 빈칸 채우기 형식으로 문장의 키워드를 제시하여, 학생들이 주요 사항을 꾸준히 복습할 수 있도록 하였다.

4. 임상과의 관련 사항

각 장의 내용과 관련된 의료 현장의 사례를 쉽게 설명하여, 학생들이 생리학에 대한 궁금증과 흥미를 느낄 수 있도록 하였다.

5. NOTE

기본사항의 해설과 보다 전문적인 설명을 추가하여, 생리학을 깊이 이해하고 시야를 넓히는 계기가 되도록 하였다.

6. 연습문제

전반적인 학습 내용에 대한 문제를 항목별로 뽑아, 해답과 해설을 함께 책 끝부분에 수록하여, 시험 준비에 도움이 되도록 하였다.

생리학은 배워야 할 지식이 방대하기 때문에 '난해하다'는 인상을 받기 쉽다. 하지만 모두 우리의 몸에서 일어나는 현상일 뿐이다. 본서를 통해 학생들이 생리학의 재미를 찾을 수 있게 된다면 그보다 더 바랄 것이 없겠다.

이 책이 우리나라 보건의료 분야의 학문 발전에 기여하고, 생리학을 공부하는 모든 이들에게 쉽고 효율적인 학습 방향을 제시하는 길잡이가 되기를 진심으로 기원한다.

2025년 5월

옮긴이 조 우 현

목차

제4장 중추신경계통

제5장 근육과 뼈

제8장 심장과 순환

제9장 호흡과 가스의 운반

제10장 소변의 생성과 배설

제11장 소화와 흡수

제12장 영양과 대사

제13장 내분비

제14장 생식과 발생, 성장과 노화

제15장 운동생리

NOTE

생리학이란

생리학은 해부학과 함께 의학의 기본이 되는 학문이다. 해부학이 전자현미경 등을 이용해서 미세한 구조까지 포함해 신체구조를 연구하는 학문인 것에 비해 생리학은 기능(작용)을 연구하는 학문이다.

예를 들어 우리들의 신체가 텔레비전이라고 가정해 보자. 텔레비전이 어떠한 부품으로 구성되어 있으며 어떻게 배선되어 있는가를 살펴보는 것이 해부학이라고 한다면, IC칩이나 저항, 콘덴서 등이 어떻게 기능하며 어떠한 역할을 담당하고 있는지를 살펴보는 것이 생리학이라고 말할 수 있을 것이다.

또 다른 예를 들어보자. 그림 1은 어느 사무실의 모습이다. 이 그림을 보면 책상이 어떻게 배치되어 있고 에어컨 배관이 어떻게 연결되어 있는지, 그리고 컴퓨터가 몇 대 사용되고 있는지 알 수 있다. 이것이 해부학이다. 그러나 이 그림만 보아서는 사무실에서 어떤 일이 이루어지고 있는지는 알 수가 없다. 그리고 이곳에서 하루에 몇 명이 방문하고 어떤 물자가 들어오고 나가는지, 그리고 어떠한 정보가 어떤 방식으로 흘러가는지도 알 수가 없다.

이처럼 대상을 정적이 아닌 동적으로 설명하고자 하는 학문이 생리학인 것이다.

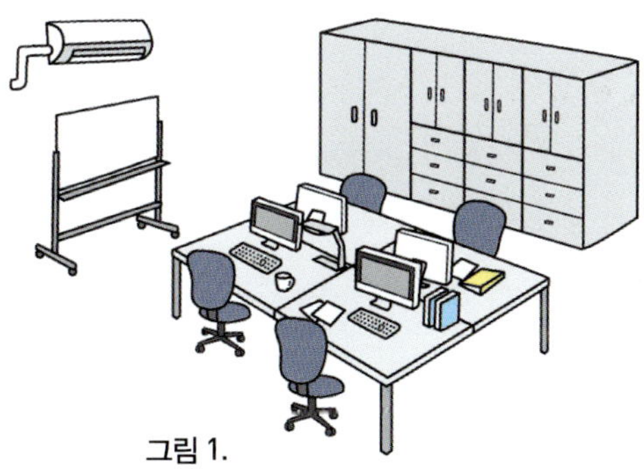

그림 1.

대상자의 상태를 이해하기 위하여

신경이나 신체상태에 장애를 가진 사람들을 대상으로 그 기능을 회복시키고자 할 때, 장애가 있는 기능이 본래 가지고 있어야 할 기능에서 어느 정도 장애가 있는지, 그리고 어떻게 장애를 가지게 되었는지 판정할 수 없다면 일을 시작할 수조차 없게 된다. 예를 들어 어떤 사람의 운동기관에 장애가 있다고 했을 때 운동기관은 각자 단독으로 움직이는 것이 아니다. 근육에 산소와 영양소를 전달하는 혈액의 순환도 관계가 있으며 산소를 받아들이는 호흡기관과 영양소를 흡수하는 소화기관과도 무관하다고 볼 수 없다. 또한 눈이나 귀, 손발의 위치를 감지하는 심부감각 등 감각계통에도 영향을 받는다. 재활에 대한 의욕과 성취감을 느끼게 해주는 뇌의 활동 역시 영향을 준다.

이처럼 상호 밀접하게 연결되어서 활동하고 있는 신체 내부의 모든 장기와 조직의 기능을 전체적으로 이해하는 것이 필요하다.

또 하나 주의해야 할 사항이 있다. 우리들은 체중 3 kg 전후, 신장 50 cm 정도의 신생아로 세상에 태어난다. 그리고 성장해서 사춘기에 접어들며 성적으로 성숙해지고, 25세 정도를 정점으로 해서 그 후 나이가 들어감에 따라 신체기능이 점점 쇠약해져 간다. 대상자가 어린이나 고령자인 경우에는 연령에 따른 기능의 변화에도 주의해야 할 필요가 있다. 여러 교재에 나타나 있는 정상수치(기준치)는 보통 젊은 성인을 기준으로 되어 있어서 어린이나 고령자의 경우에는 적용되지 않는다. 예를 들어 혈압(최고혈압 = 수축기혈압, 204쪽 참조)은 30세 전후의 건강한 사람이 120 mmHg 정도이지만 10세 어린이는 105 mmHg 정도로 비교적 낮다. 70세의 고령자는 건강한 사람이라도 150 mmHg로 높아진다. 또한 여성의 경우에는 임신 여부에 따라 그 수치가 달라진다. 이처럼 대상자가 처한 상황에 따른 변화에도 충분히 주의해야 할 필요가 있다.

질환이 발생하는 방식에는 뇌졸중이나 골절 등과 같이 갑자기 발생하는 급성질환과, 변형관절증이나 동맥경화증 등과 같이 서서히 진행하는 만성질환이 있다. 질환의 특성에 맞는 재활치료가 중요하다.

다음의 1장「생명현상과 인체」에서는 인체의 구성과 기능을 개략적으로 살펴본다. 이는 독자 여러분의 기초지식 수준을 맞추기 위한 장이다. 독자에 따라 이미 알고 있는 내용도 있을 수 있지만 지식의 확인 차원에서 다시 한 번 읽어 주기를 바란다. 2장 이후부터는 각 기능별로 자세하게 설명해 나간다.

또한 고등학교에서 배운 생리학과 지금부터 학습할 의학은 명칭이 미묘하게 다른 경우가 있다. 표 1에 그 예를 들었다.

표 1. 생리학과 의학의 용어의 차이

생리학	의학
체액성면역	체액면역
골지체	골지장치
겸상적혈구빈혈증	낫적혈구빈혈
간상세포 / 추체세포	막대 / 원뿔
근섬유 / 신경섬유	근육섬유 / 신경섬유
세뇨관	요세관
성자극호르몬	생식샘자극호르몬
조직액	사이질액(이라고도 한다)
와우관	달팽이관

제 1 장

생명현상과 인체
(삼투압, 수분, 체온)

학/습/목/표

1. 세포, 조직, 기관, 기관계통의 관계를 설명할 수 있다.
2. 생명유지메커니즘을 개괄적으로 설명할 수 있다.
3. 체내에 포함되어 있는 수분과 그 역할에 대해 설명할 수 있다.
4. 체온의 조절과 발열의 메커니즘을 설명할 수 있다.
5. 체내환경의 조정메커니즘을 설명할 수 있다.

01 신체의 계층성

약 35억 년 전 지구의 바닷속에서 생명이 탄생했다. 최초로 탄생한 생명은 아메바나 세균(이질균이나 포도알균 등)과 같은 하나의 세포로 이루어진 생물이었다. 이러한 단세포생물이 원시 바닷속을 떠돌아다니고 있었다고 한다. 당시 바닷물의 염분농도는 0.9%로 알려져 있는데, 현재 바닷물의 염분농도(약 3.5%)와 비교하면 매우 희박한 것으로 추정된다.

그 후 몇억 년에 걸친 진화 과정에서 여러 개의 세포로 이루어진 다세포생물이 탄생했다. 다세포생물은 단순히 많은 세포로 이루어져 있는 것뿐만 아니라 각각의 세포가 분화해서 특수한 역할을 수행하게 되었다. 그리고 그중 일부는 육상으로 진출해서 현재의 개구리나 제비, 개, 또는 인간 등으로 진화했다.

인간의 신체는 각 세포의 역할에 따라 특유의 기능을 가지고 있다(표 1-1). 그렇기는 해도 단세포생물 시대와 마찬가지로 세포가 생명의 기준 단위인 것에는 변함이 없다.

조직[Tissue]

동일한 역할을 담당하는 동일한 종류의 세포가 모여 있는 것을 조직이라고 한다. 조직은 다음의 4가지로 나뉜다.

상피조직

상피조직 epithelial tissue 은 신체 표면과 소화관, 기관, 혈관, 방광, 요관 등의 속공간, 가슴안과 배안의 표면을 덮고 있다. 부드러운 내부를 보호하는 동시에 세균 등의 침입을 막는 역할을 한다.

소화관의 속공간 표면을 덮고 있는 점막은 영양소를 흡수하거나 소화액을 분비한다.

지지조직

지지조직 supporting tissue 은 **아교질** 콜라겐/collagen 등의 섬유성분과 지방세포를 포함하고 있으며 몸을 지지하고 장기의 형태를 유지시켜 주는 역할을 한다. 포함되어 있는 세포의 종류에 따라 **성긴결합조직** 소성결합조직/loose connective tissue, **치밀결합조직** dense connective tissue, **연골조직** 물렁뼈조직/cartilage tissue, **뼈조직** 골조직/osseous tissue

표 1-1. 인간의 신체를 구성하는 세포의 종류

세포		특징
상피세포	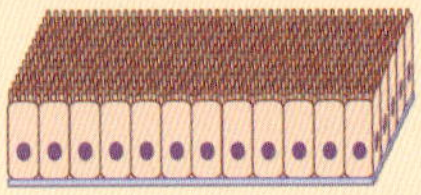	피부를 형성하고 있으며 대부분의 기관의 표면과 속빈장기의 속공간을 덮고 있다. 여기에 표시된 세포는 소장점막의 세포이다.
뼈대근육세포	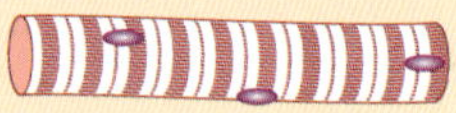	방추 형태의 가늘고 긴 세포이며 근육섬유라고도 불린다. 다핵이며 2종류의 수축 잔섬유가 가지런히 배열되어 있으며 가로줄무늬가 보인다.
신경세포	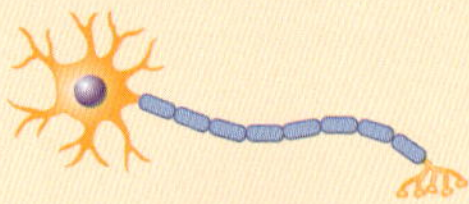	전기신호를 받기 위한 짧은 돌기(가지돌기)와 신호를 다른 세포에게 전달하기 위한 긴 섬유(축삭)를 지니고 있다.
적혈구	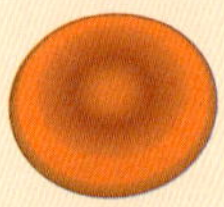	산소를 운반하는 혈색소 분자가 들어 있는 주머니이다. 세포로는 예외적으로 무핵이며 중심이 움푹 들어간 원반 형태를 가지고 있다.
백혈구(중성구)	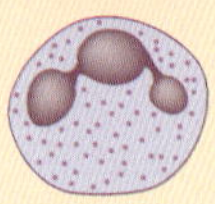	형태를 자유롭게 바꿔서 아메바운동을 통해 이동하며 이물질을 포식한다. 핵은 성숙해가면서 공모양에서 곤봉 형태(막대핵), 가지가 나뉜 형태(분엽핵)로 변화한다.
지방세포	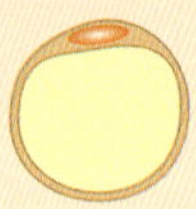	세포질에 지방방울을 포함하고 있다. 지방은 에너지 생산을 위한 저장물질일 뿐만 아니라 피부밑지방으로 외부로부터의 충격을 완화하는 쿠션 역할을 한다. 또한 호르몬 등 다양한 생리활성물질을 방출한다.
정자	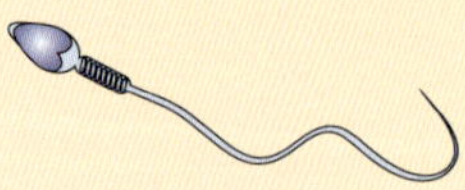	남성 쪽 유전자 집합을 포함한 머리부분과 난자를 향해 나아가기 위한 긴 채찍 모양의 긴 꼬리부분을 가지고 있다.
난자세포	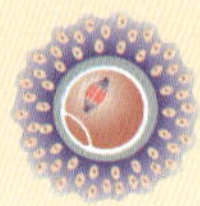	직경 약 100 μm로 거대한 세포이다. 여성 쪽 유전자의 집합이며 초기배아를 형성하기 위해 최초의 세포분열에 필요한 에너지를 제공하는 영양소를 포함하고 있다.

등으로 나뉜다. 혈액과 림프도 지지조직에 포함된다.

근육조직

근육조직 muscle tissue 은 문자 그대로 근육조직으로 이루어져 있는 조직이다. 팔다리와 가슴부위 등의 **뼈대근육조직** 골격근조직/skeletal muscle tissue 과 소화관, 기관, 혈관의 벽을 구성하는 **민무늬근육조직** 평활근조직/smooth muscle tissue 이 있다.

뼈대근육은 운동신경(62쪽 참조)의 영향을 받기 때문에 의식적으로 수축시킬 수 있다. 뼈대근육의 수축에 의해 전신 또는 신체 일부의 운동이 유발된다.

소화관은 **민무늬근육** 평활근/smooth muscle 의 수축과 이완을 통해 소화에 도움을 주는 꿈틀운동을 일으키며, 혈관은 민무늬근육의 수축과 이완을 통해 혈압을 조정한다.

심장은 **심장근육** 심근/myocardium 의 고유한 세포인 심장근육세포 덩어리이며 거의 **심장근육조직** 심근조직/cardiac muscle tissue 으로 이루어져 있다.

신경조직

신경조직 nerve tissue 은 신경세포 덩어리이며 뇌와 척수가 대표적이다. 뇌와 척수로부터 나온 말초신경은 몸 전체의 조직에 분포되어 있으며 근육의 수축 상태를 조절하거나 온몸의 감각정보(통증 정보 등)를 뇌로 전달하기도 한다. 또한 말초신경의 일종인 자율신경은 내장 기능의 조절과 분비샘의 활동 상태를 조절한다.

기관(Organ)

어떤 목적을 위해 여러(대개는 모든) 종류의 조직이 결합되어 형성된 구축물이다. 갑상샘, 폐, 위, 간, 신장 등이 해당한다.

그림 1-1은 위벽의 단면 모형도이다. 속공간 표면을 상피조직이 덮고 있으며 그 아래에는 결합조직층과 민무늬근육층이 존재한다. 민무늬근육에는 신경이 분포하고 있어서 수축을 제어한다.

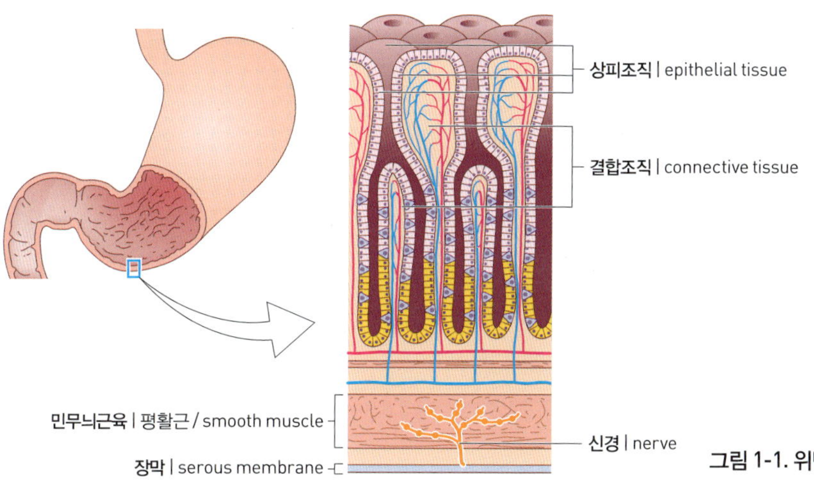

그림 1-1. 위벽의 단면

계통(System)

어떤 목적을 달성하기 위하여 여러 기관이 모여 구성된 기능단위이다. 소화계통 소화계/alimentary system, 호흡계통 호흡계/respiratory system, 비뇨계통 비뇨계/urinary system, 순환계통 순환계/circulatory system 등이 이에 해당한다. 본서의 각 장 역시 대부분 계통 단위로 나뉘어져 있다. 예를 들어 비뇨계통은 신장, 요관, 방광, 요도 등으로 구성된다.

02 생명현상

양초의 연소와 생명현상

양초는 탈 때(그림 1-2) 열로 인해 녹으면서[그림 1-3: 대부분 탄소(C)와 수분(H)으로 이루어져 있다] 불꽃이 모세관현상에 의해 심을 통해 위로 올라간다. 이것이 열로 기화되어 공기 중의 산소(O_2)와 반응해 이산화탄소(CO_2)와 수분(수증기, H_2O)이 되며 이 과정에서 열(에너지)이 발생한다. 또한 불꽃 위에 유리판을 놓아두면 검게 그을리는 것에서 알 수 있듯이 타고 남은 찌꺼기인 그을음도 함께 발생한다. 결국,

$$C + O_2 \rightarrow CO_2 + \text{에너지} + \text{타고 남은 찌꺼기}$$

와 같은 반응이 일어나는 것이다.

우리의 생명현상도 원리적으로는 양초의 불꽃과 거의 동일하다. 인간의 경우에는 O_2가 에너지의 생산원이 되는 것이 아니라 에너지 생산과정에서 발생하는 수소이온(H)을 수분으로 처리($2H + O \rightarrow H_2O$)하는 데 사용된다.

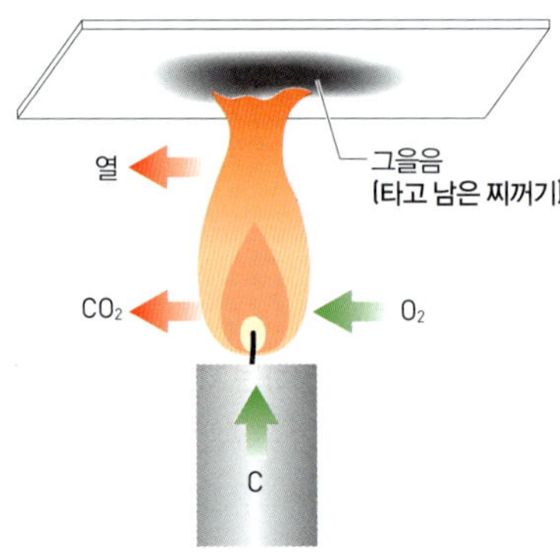

그림 1-2. 양초의 연소

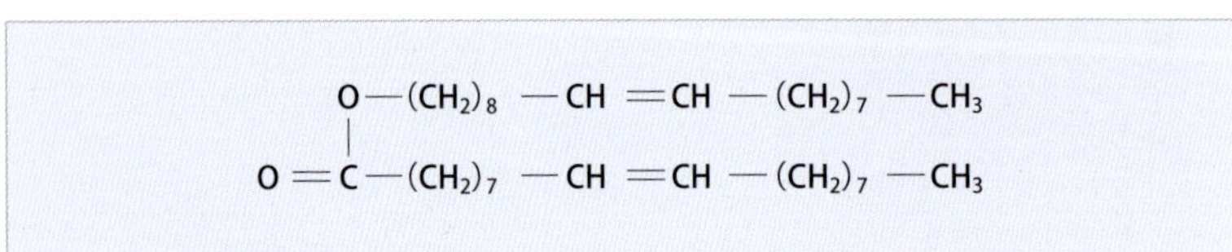

그림 1-3. 밀납의 구조

이 예는 올레산(oleic acid)과 올레일알코올(oleyl alcohol)의 에스테르(ester)이다.

인체에서의 에너지 생산

우리 몸의 에너지 생산메커니즘은 발전소가 어느 한 곳에서 에너지를 생산하고 그것을 온몸의 세포에 제공하는 것처럼 이루어지지 않는다. 신체를 구성하는 세포 하나하나가 에너지를 생산하는 것이다.

생명유지를 위한 에너지원(양초의 밀납에 해당하는 물질)이 되는 것은 당질(탄수화물), 지질, 단백질이다. 그중에서 에너지원으로 대표적인 것은 당질이며 특히 포도당(**글루코스** glucose, 그림 1-4)이다. **지질** lipid (그림 1-5)과 **단백질** protein (그림 1-6)은 저장되어서 호르몬과 신체의 단백질(효소와 근육 등)을 합성하는 원재료로 이용되는 한편 에너지원으로도 이용된다.

이것들은 음식물로 섭취되어 체내로 흡수된다. 이러한 작업을 위해 일하는 위와 창자, 그리고 그에 부속되어 있는 간과 췌장을 통틀어서 소화계통(그림 1-7)이라고 부른다.

에너지 생산을 위해 필요한 산소(O_2)는 호흡을 통해 체내로 흡수된다. 동시에 에너지 생산의 결과로 발생하는 이산화탄소(CO_2)는 호흡을 통해 몸 바깥으로

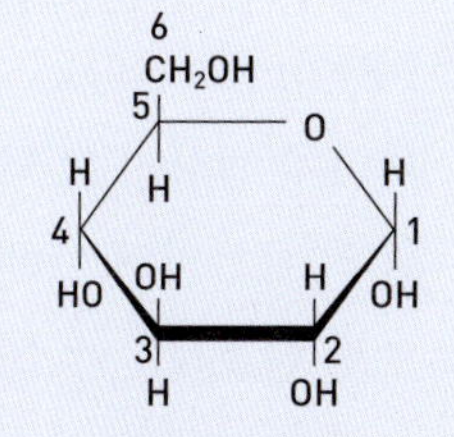

화학식 : $C_6H_{12}O_6$

그림 1-4. 포도당의 구조

아라키돈산(arachidonic acid)

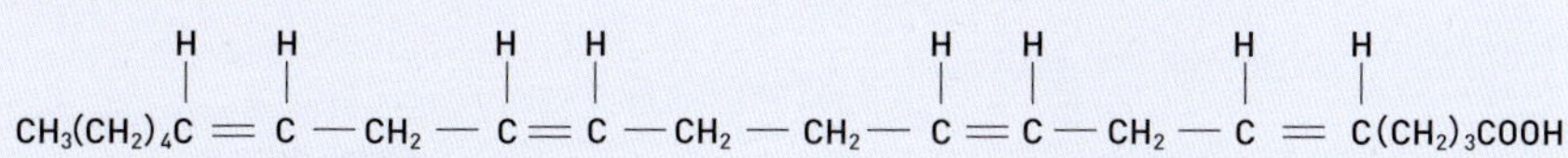

팔미트산(palmitic acid) $CH_3(CH_2)_{12}CH_2CH_2COOH$

스테아르산(stearic acid) $CH_3(CH_2)_{12}CH_2CH_2COOH$

그림 1-5. 지질을 구성하는 지방산의 구조

대부분의 지질은 지방산(fatty acid)이 주요 구성성분으로 되어 있다.

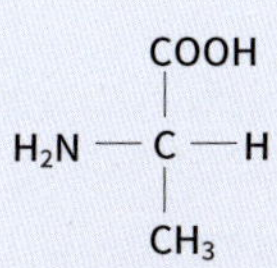

알라닌(Ala, A)

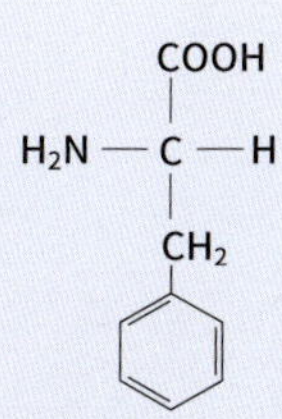

페닐알라닌(Phe, F)

그림 1-6. 단백질을 구성하는 대표적인 아미노산의 구조

단백질은 20종류의 아미노산(amino acid) 100~10,000개가 이어져 구성된다.

배출된다. 이러한 일을 하는 콧구멍과 기관, 폐를 한데 묶어서 호흡계통(그림 1-8)이라고 한다.

에너지 생산과 그 외의 체내에서 이루어지는 화학반응의 결과로 발생한 타고 남은 찌꺼기인 노폐물은 몸 바깥으로 배출된다. 탄수화물과 지질은 원칙적으로 탄소(C), 수소(H), 산소(O)만으로 이루어져 있기 때문에(그림 1-4, 5) 대사의 결과로 나오는 최종 산물은 이산화탄소(CO_2)와 수분(H_2O)이 된다. 그러나 단백질의 구성요소인 아미노산은 질소(N)를 포함하고 있기 때문에(그림 1-6) 호흡을 통해 배출되지 않고 요소(CH_4N_2O)와 크레아티닌($C_4H_2N_3O$) 등으로 소변을 통해 배설된다. 소변을 생성해서 몸 바깥으로 내보내는 역할을 하는 신장과 방광을 아울러서 비뇨계통(그림 1-9)이라고 부른다. 또한 소화계통에서 흡수된 영양소를 온몸의 세포로 보내고 세포에서 발생한 노폐물을 다시 신장으로 내보낸다. O_2를 온몸의 세포로 보내고 동시에 CO_2를 폐로 보내 배출하기 위해서는 운반시스템이 필요하다. 이러한 역할을 담당

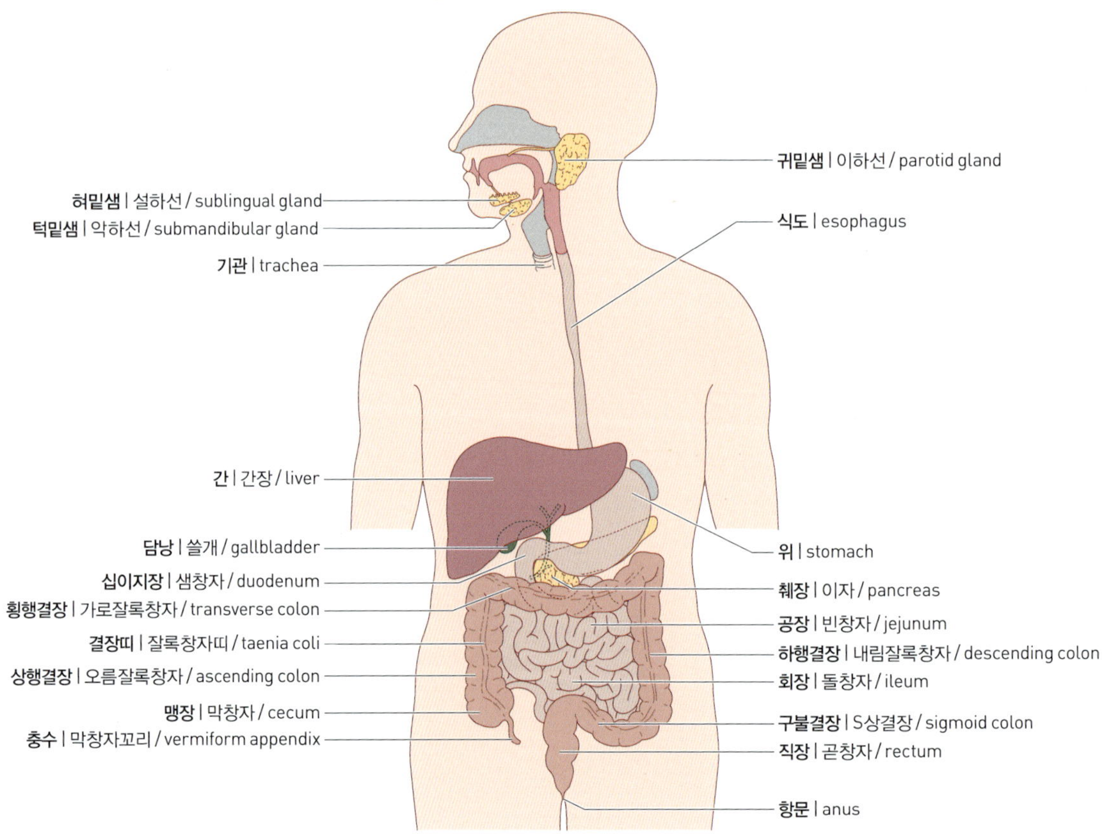

그림 1-7. 소화계통

하는 것이 혈액과 림프, 즉 심장과 혈액의 통로가 되는 혈관이다. 이들을 한데 묶어서 순환계통(그림 1-10)이라고 부른다.

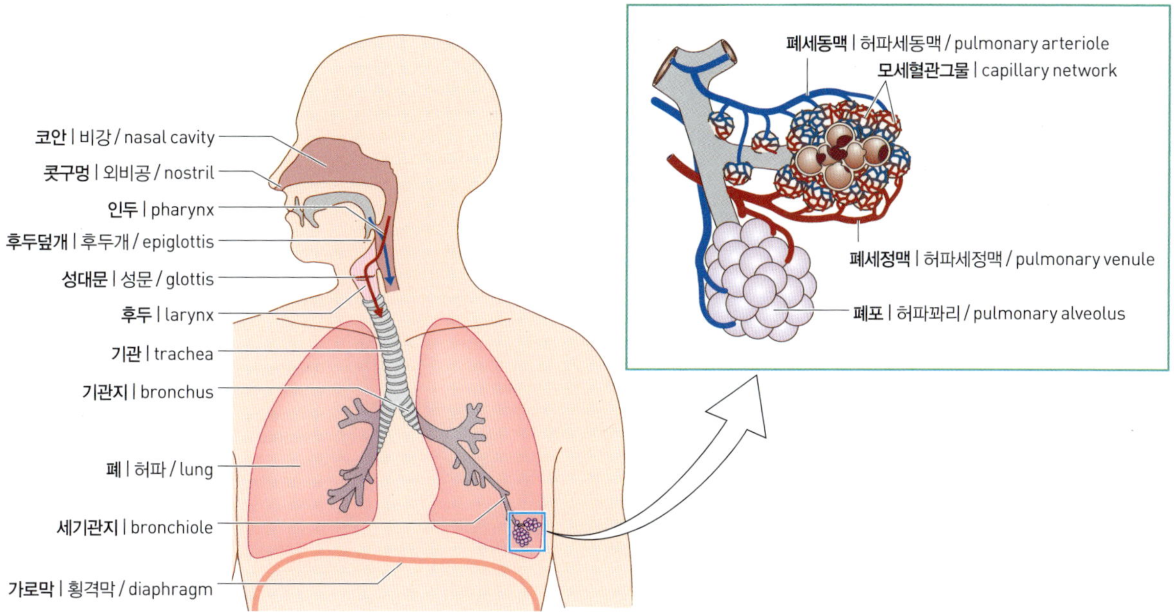

그림 1-8. 호흡계통

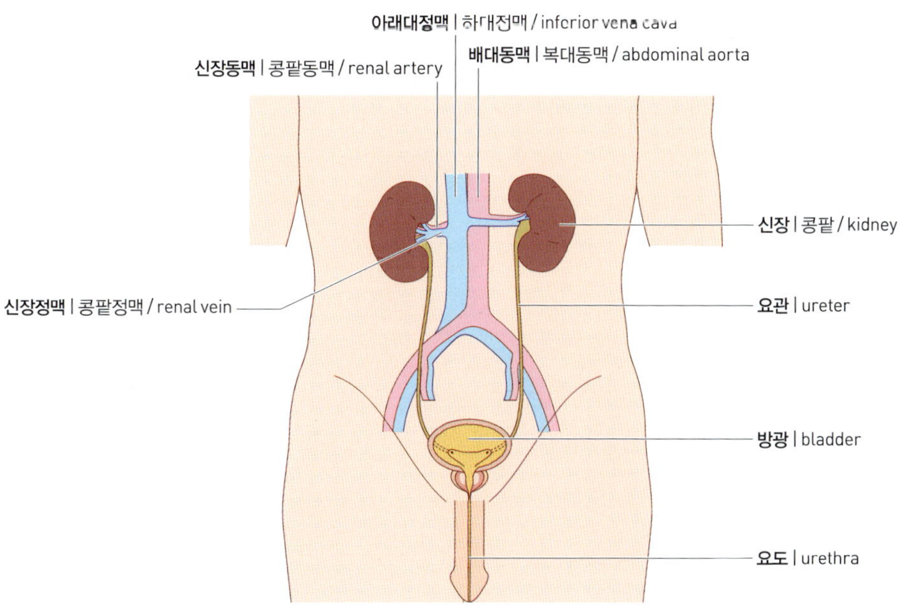

그림 1-9. 비뇨계통

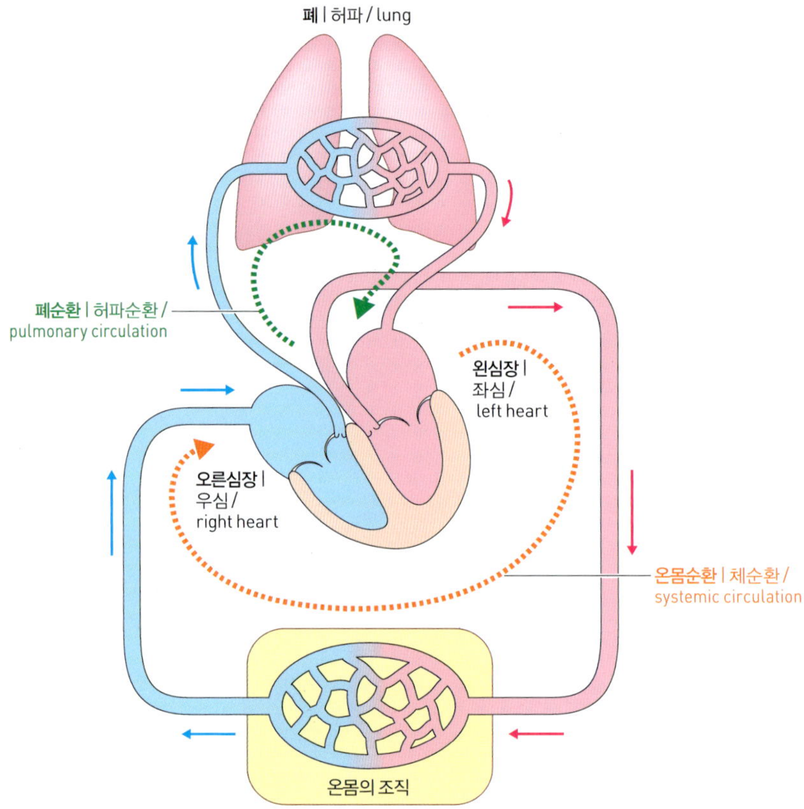

그림 1-10. 순환계통

위에서 언급한 소화계통, 호흡계통, 비뇨계통, 순환계통은 서로 연결되어서 온몸의 세포가 에너지를 생산해서 살아갈 수 있도록 한다. 양초가 타면서 발생하는 에너지가 열(열에너지)인 것에 비해 생체 내부에서 발생하는 에너지는 아데노신삼인산 adenosine triphosphate; ATP (그림 1-11)이라고 하는 화학에너지로 저장되고 필요에 따라 이용된다. 예를 들어 포도당은 1분자의 포도당($C_6H_{12}O_6$, 그림 1-4 참조)이 산화되어,

$$C_6H_{12}O_6 + 6O_2 \rightarrow 6CO_2 + 6H_2O + \text{에너지}$$

형태로 36분자의 ATP가 생산된다.

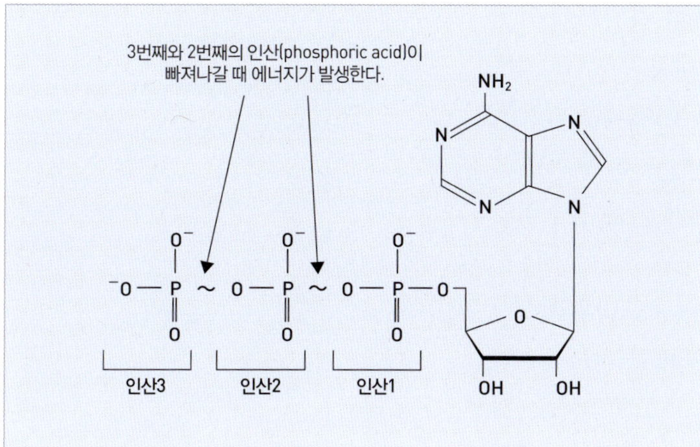

그림 1-11. ATP의 구조

인간이 인간답게 살기 위하여

인간이 살아가기 위해서는 필수적인 소화, 호흡, 배뇨, 순환기능뿐만 아니라 이러한 기능을 조절하는 **자율신경계통** 자율신경계/autonomic nervous system 과 **내분비계통** 내분비계/endocrine system, 자손을 존속시키기 위해 필요한 **생식계통** 생식계/reproductive system 등 중요한 기능들이 있다.

또한 인간이 인간답게(고양이는 고양이답게, 쥐는 쥐답게) 살아가기 위해서는 생각하거나 내장 기능을 조절하기 위해 다양한 명령을 내리는 뇌와 척수로 이루어진 **중추신경계통** 중추신경계/central nervous system, 그 명령을 말초기관으로 전달하는 동시에 다양한 정보를 뇌로 보내는 **말초신경계통** 말초신경계/peripheral nervous system, 그리고 신체를 이동시키기 위한 **근육뼈대계통** 근골격계/musculoskeletal system 등이 필요하다.

03 물

체내에 포함되어 있는 물

우리들의 몸에는 다량의 물이 포함되어 있으며 체내에 포함되어 있는 물의 양은 젊은 성인 기준으로 체중의 약 60%(남성: 60%, 여성: 55%. 여성은 지방의 양이 많기 때문에 상대적으로 적은 수치이다)를 차지한다.

이러한 물의 2/3, 즉 체중의 약 40%를 차지하고 있는 물은 세포내부에 있으며 이를 **세포내액** 세포속액/intracellular fluid 이라고 한다. 체내(주로 세포내부)에서는 다양한 화학반응이 발생하며 그 대부분은 수용액 형태로 이루어진다. 이러한 이유로 우리에게 물은 필수적인 요소이다.

나머지 1/3은 세포의 바깥에 있으며 **세포바깥액** 세포외액/extracellular fluid 이라고 부른다. 세포바깥액은 세포와 세포 사이를 채우고 있는 **사이질액** 간질액/interstitial fluid (체중의 약 15%. 조직액이라고도 불린다), **혈장** blood plasma (혈액에서 세포성분을 제외한 체액성분)과 림프처럼 관 속을 흘러다니는 **관내액** 강내액/intraluminal fluid (체중의 약 5%) 등이 있다. 혈액 용적의 약 절반을 수분이 차지하고 있기 때문에 덕분에 혈액이 흐를 수 있게 되어 산소와 영양소를 신체 구석구석까지 전달할 수 있게 된다.

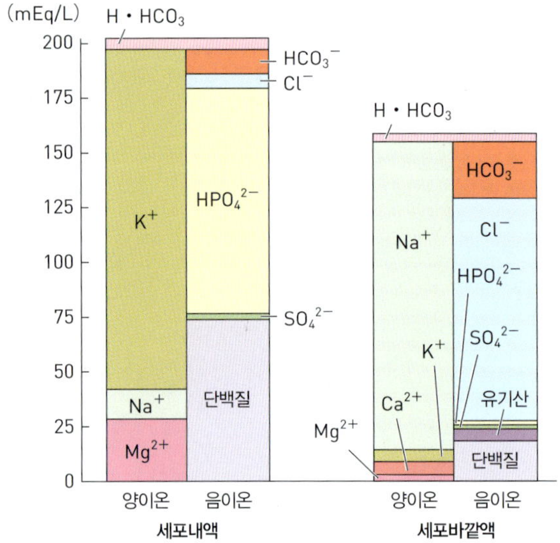

그림 1-12. 세포내액과 세포바깥액의 조성

체내의 물에는 여러 종류의 이온이 포함되어 있으며 그 조직성분은 세포내액과 세포바깥액에서 큰 차이를 보인다(그림 1-12). 핵심은 세포바깥액의 주요 양이온이 Na^+인 것에 비해 세포내액의 양이온은 K^+가 압도적으로 많다는 점이다. 또한 세포바깥액의 음이온은 염소(Cl^-)가 많은 것에 비해 세포내액의 음이온은 인산이온(HPO_4^{2-})과 단백질이 대부분을 차지한다.

삼투압

물(용매: 물질이 녹아있는 액체)은 통과하지만 용질[용매(여기서는 물)에 녹아있는 물질]은 통과하지 못하는 막을 **반투막** semipermeable membrane 이라고 한다.

NOTE 1 삼투압(Osmotic pressure)

아래의 그림과 같이 반투막으로 구획한 용기의 오른쪽에 증류수를 넣고 왼쪽에 같은 양의 식염수를 넣은 경우를 생각해 보자. 물분자의 양은 **염화나트륨**(NaCl)이 없는 만큼 오른쪽이 많다. 물분자는 식염수를 희석하려고 오른쪽에서 왼쪽으로 이동하기 때문에 왼쪽의 수면이 상승하고 오른쪽의 수면은 낮아진다. 이때 수면의 높이 차이가 삼투압이다.

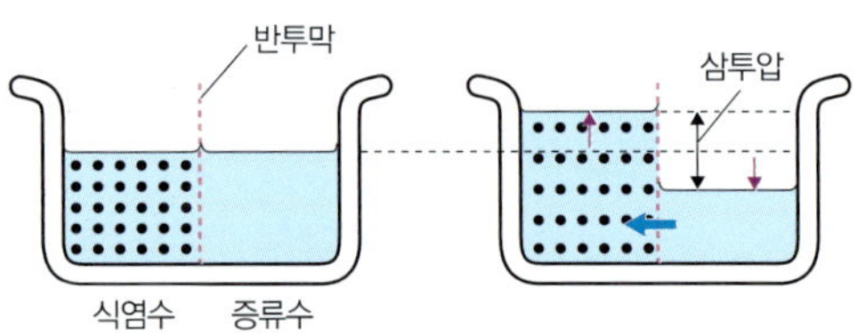

삼투압(물분자가 이동할 때의 압력)

반투막을 경계로 2종류의 용액이 접해 있을 때, 용질 농도가 높은 쪽으로 수분을 빨아들이는 힘이 발생한다. 이 힘을 삼투압(NOTE ❶)이라고 한다. 삼투압은 그 용액 안에 어느 정도 수의 이온과 분자가 녹아 있는가에 따라 결정되며 단위는 Osm (오스몰)로 표기된다. 예를 들어 설탕은 물에 녹여도 분리되지 않기 때문에 1 M (몰: 농도의 단위)의 설탕물은 1 Osm이다. 한편 염화나트륨(NaCl)과 같은 전해질의 경우에는 물에 녹이면 Na^+와 Cl^- 2가지의 이온으로 전리되기 때문에 1 M의 식염수는 2 Osm이 된다. 생체 내부는 삼투압이 낮기 때문에 보통 Osm의 1/1,000 단위인 mOsm (밀리오스몰) 단위를 사용한다. 혈장과 사이질액의 삼투압은 275~295 mOsm/L이다.

저장성, 고장성, 등장성

세포막은 반투막이어서 사이질액 안의 물은 세포내부로 자유롭게 통과하지만 그곳에 녹아 있는 Na^+ 등의 이온은 통과되지 않는다. 이 때문에 사이질액의 삼투압이 저하되면(**저장성** hypotonic 이 된다) 물이 세포내부로 침입해서 세포가 팽창하고 심한 경우에는 파열되기도 한다(그림 1-13A). 반대로 사이질액 내부의 수분이 줄어들면 삼투압이 상승해서(**고장성** hypertonic 이 된다) 수분이 세포로부터 빠져나가 세포가 기능을 할 수 없게 된다(그림 1-13B, 14).

이처럼 세포내액량은 사이질액의 이온농도에 따라 결정되며 사이질액의 이온농도는 혈장의 이온농도에 따라 결정된다(그림 1-15). 그리고 혈장의 이온농도인 삼투압은 물을 마시는 등의 수분섭취량과 소변량 등의 수분배설량에 의해 조절된다.

또한 혈장과 사이질액 등의 세포바깥액의 삼투압은 0.9% 식염수나 5% 글루코스용액(포도당용액)과 같다. 이것을 **등장성** isotonic 이라고 한다. 0.9% 식염수는 생리식염수라고도 하며 서두에 설명한 원시 바다의 염분농도와 같다. 즉 육상에서 생활하는 동물은 원시 바다를 세포바깥액이라고 하는 형태로 체내에 가지고 있는 것이다.

혈장과 등장성의 생리식염수, 5% 글루코스용액은 약물을 정맥내투여할 때 용매로 이용되는 경우가 많다.

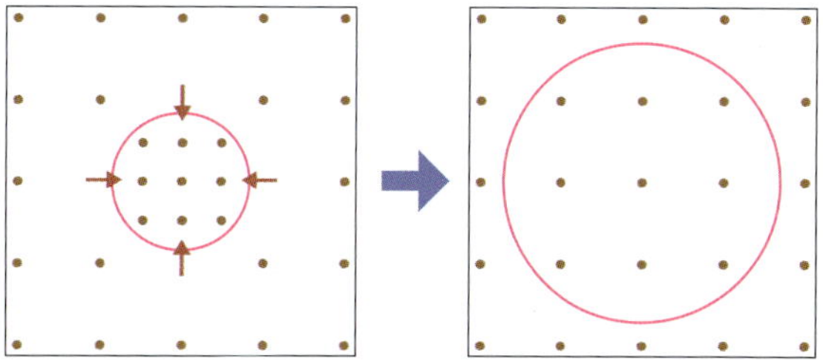

A. 세포 주위가 저장성인 경우

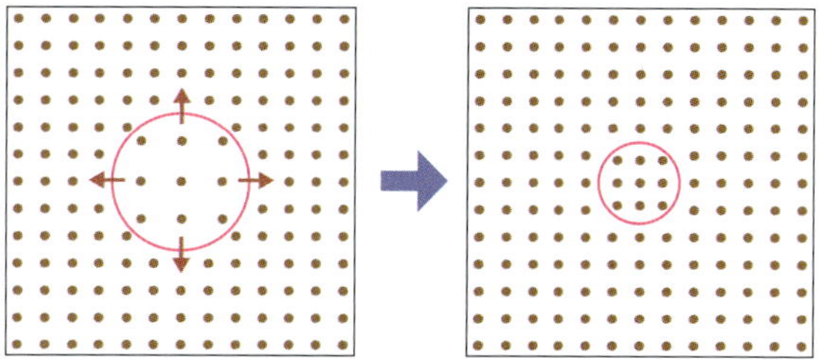

B. 세포 주위가 고장성인 경우

그림 1-13. 사이질액

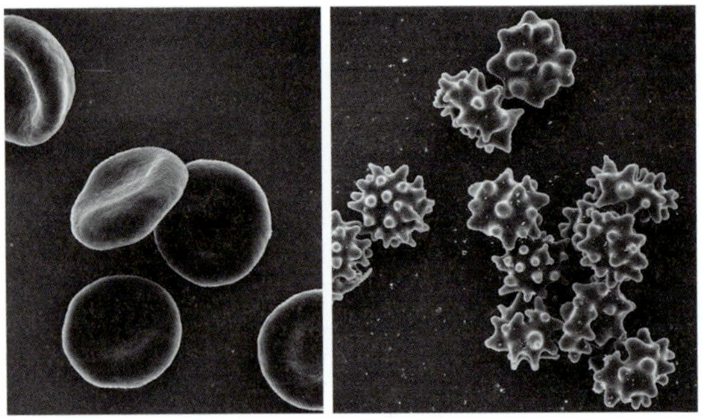

A. 등장액 안의 적혈구　　B. 고장액 안의 적혈구

그림 1-14. 주위 환경에 의한 적혈구의 변화

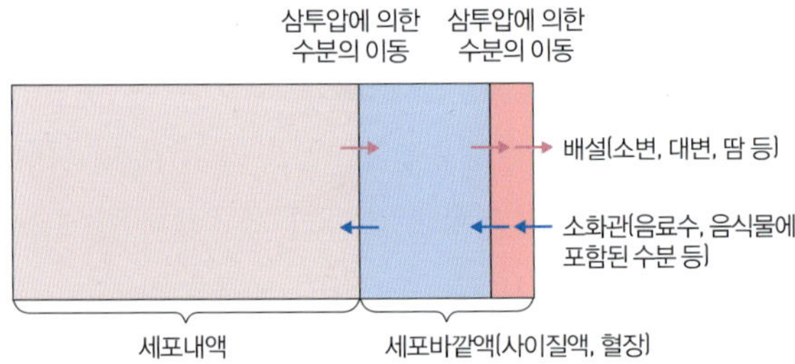

그림 1-15. 체액의 조절

04 체온

인간을 포함한 포유류와 조류의 체온은 37°C 전후로 유지되고 있다. 이 온도는 체내의 대사에 의해 발생하는 열로 유지된다(**내온성** 또는 항온성). 37°C 전후는 체내의 다양한 화학반응에 적합한 온도이다. 이에 비해 파충류 이하의 동물은 체온이 바깥기온에 의해 변동되는 **외온성**(냉혈)이다.

열의 출납

체온을 일정하게 유지하기 위해서는 생산된 열량과 방출된 열량이 균형을 이룰 필요가 있다. 일상 생활에서 열의 생산은 뼈대근육에서 가장 많이 이루어지며 전체 열발생량의 40%를 차지한다.

열발생의 증가

운동

신체운동 중일 때에는 뼈대근육의 열발생이 증가한다. 운동 중에는 뼈대근육의 열발생이 전체 열발생의 90%에 달하는 경우도 있다.

특이동적작용

식후 열발생이 증가하는 현상이며 **식사유발성열발생**이라고도 한다. 흡수된 영양소가 간에서 대사되기 때문에 간의 열발생이 증가한다. 이 효과는 단백질을 섭취한 뒤에 가장 두드러지게 나타난다.

떨림

떨림 전율/shivering 은 불수의적인 뼈대근육의 미세한 수축이다. 떨림이 발생할 때에는 폄근과 굽힘근이 동시에 수축하기 때문에 효율적으로 열발생을 증가시킬 수 있다.

각종 호르몬의 영향

갑상샘호르몬과 부신속질에서 분비되는 아드레날린은 대사를 항진시켜서 열발생을 증가시킨다.

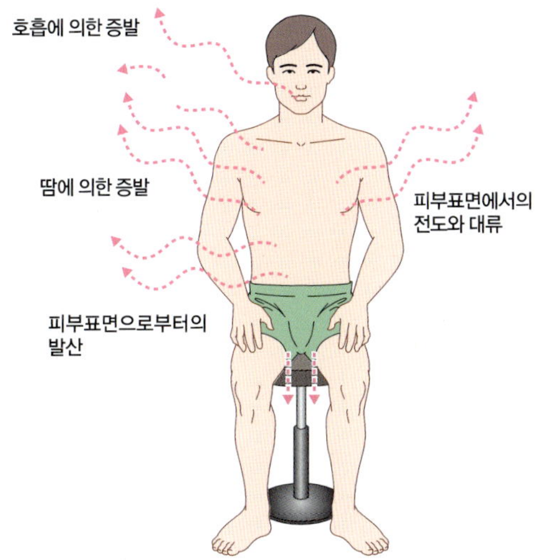

그림 1-16. 체표면에서의 열발산

갈색지방조직

체지방의 대부분은 여분의 에너지를 저장하는 백색지방조직이지만 추울 때 열생산에 중요한 역할을 하는 갈색지방조직도 있다. 갈색지방조직은 신생아의 어깨뼈 사이 등에 뚜렷하게 존재한다. 성장함에 따라 사라지기는 하지만 최근 성인에서도 빗장뼈 위나 척추 주위 등에 갈색지방조직(또는 유사한 지방조직)이 존재한다는 것이 밝혀졌다. 추울 때는 교감신경 활동에 의해 갈색지방이 분해되고 열생산이 증가하여 체온유지에 도움을 준다.

열발산의 증가(그림 1-16)

복사, 전도와 대류

체열로 덥혀진 혈액이 피부로 흐르면 피부온도가 상승한다. 신체 주위는 보통 중심부보다 온도가 낮기 때문에 피부에서 떨어진 부위는 방사에 의해, 접촉해 있는 부위는 전도에 의해 열이 이동한다. 바람과 같은 대류가 일어나면 열의 이동이 촉진된다.

기온이 높을 때에는 피부혈관이 확장되어 피부혈류와 피부온도을 상승시켜 열발산이 증가한다. 반대로 기온이 낮을 때에는 피부혈관이 수축해서 열발산이 감소한다(그림 1-17).

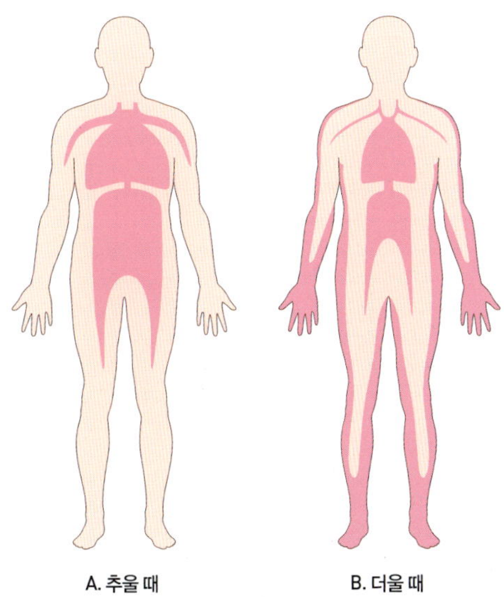

그림 1-17. 기온에 따른 혈류 분포의 변화

동물은 추울 때에 털을 세워서 피부표면의 공기층을 두껍게 하여 열발산을 줄인다. 인간도 이와 비슷하게 털세움근이 수축하여 닭살이 돋게 되지만 체모가 거의 없기 때문에 체온조절에는 도움이 되지 못한다.

증발

피부표면에서 수분이 증발할 때에 기화열을 빼앗기게 된다. 30°C에 1 mL의 수분이 증발할 때의 기화열은 0.58 kcal이다. 신체에서 증발은 발한을 동반하는 것과 불감증산(불감증설)이 있다.

발한은 효율적인 냉각 방식이다. 특히 기온이 체온보다 높은 상태가 되면 열발산을 증가시키기 위한 유일한 수단이 된다.

더울 때에는 온몸의 **에크린샘**(그림 1-18)에서 발한이 일어난다(온열성발한). 에크린샘은 진피의 깊은층에 있으며 혈액을 여과해서 만들어진 땀이 도관을 통해 피부표면으로 분비되어 나온다. 땀이 증발할 때에 기화열을 빼앗기게 된다.

에크린샘은 교감신경에 단독으로 영향을 받는다. 교감신경은 특히 신경말단에서 아세틸콜린을 방출해서 발한을 일으킨다. 손바닥이나 발바닥의 에크린샘은 온열자극보다는 정신적으로 긴장했을 때 땀이 배어나온다(흔히 말하는 「손에 땀을 쥔다」라는 표현). 이것을 정신성발한이라고 한다.

또 다른 땀샘인 **아포크린샘**(그림 1-18)은 겨드랑이, 외음부 등 한정된 부위에만

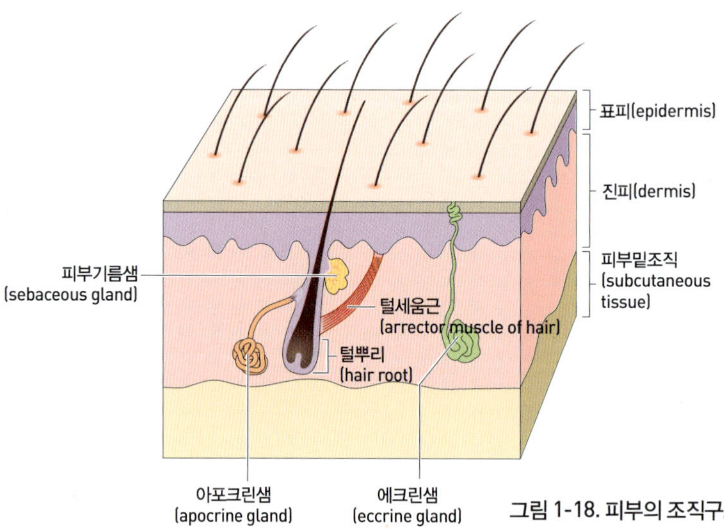

그림 1-18. 피부의 조직구조

존재하며 체온조절에는 관여하지 않는다.

불감증산은 자각되지 않는 신체의 수분 증발이다. 호흡 중에 수증기로 약 300 mL/일, 피부표면에서 약 600 mL/일의 수분이 증발한다.

개처럼 땀을 흘리지 않는 동물은 더울 때 혀를 늘어뜨리고 얕고 빠른 호흡(팬팅 헐떡임/panting)을 해서 열발산을 증가시킨다.

중심체온과 피부체온

신체 심부의 온도를 **중심체온** 심부체온/core temperature 이라고 한다. 중심체온은 일정하게 유지되고 있다. 일반적으로 체온이라고 하면 중심체온을 의미한다.

중심체온은 신체 심부에서 측정하는 것이 바람직하지만 직장온도를 측정하기는 어렵기 때문에 일상에서는 겨드랑이나 입안 온도, 고막온도를 측정하는 경우가 많다.

일반적으로 직장온도 > 고막온도 > 입안온도 > 겨드랑온도이며 직장온도가 겨드랑온도보다 0.4~0.7°C 정도 높다. 수술 중에는 식도온도를 측정하기도 한다.

중심체온에 비해 체표면의 온도를 피부체온이라고 한다. 피부체온은 팔다리의 말단으로 갈수록 떨어지며 외부 온도의 영향을 받는다(그림 1-19).

체온조절중추

체온조절중추는 시상하부(그림 1-20)에 존재한다. 체온조절중추는 외부 기온의 변화와 중심체온의 변화에 대응해서 열생산과 열발산을 조절해 체온이 안정적으로 유지되도록 하는 역할을 한다. 외부 환경의 온도는 피부의 온도수용기에 의해, 중심체온은 주로 시상하부에 존재하는 온도수용기에 의해 감지되며 체온조절중추로 전달된다.

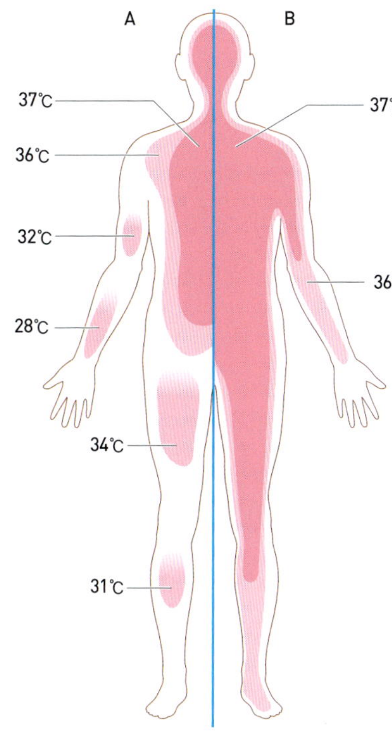

그림 1-19. 추운 환경(A)과 더운 환경(B)에서의 중심체온과 피부체온

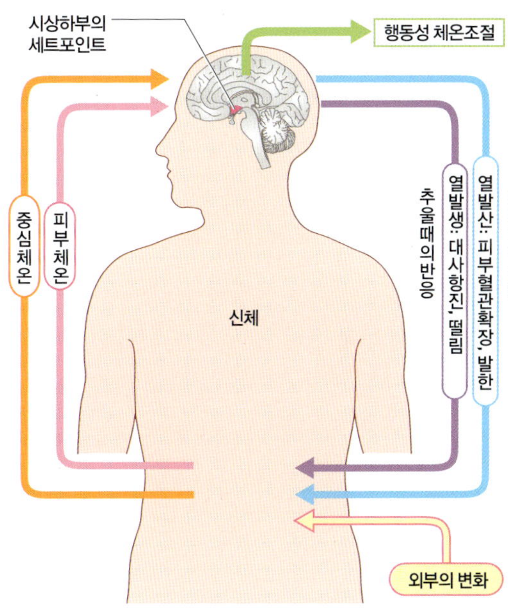

그림 1-20. 체온의 조절

세트포인트

체온조절중추에는 체온의 레벨이 설정되어 있어서(세트포인트) 체온이 그 레벨을 유지하도록 조절하고 있다. 체온이 설정레벨보다 낮으면 대사의 항진이나 떨림 등에 의해 열생산을 증가시키는 동시에 피부혈관이 수축해서 열발산을 감소시킨다. 반대로 체온이 설정레벨보다 높으면 피부혈관의 확장과 발한이 일어나서 열발산이 증가하고 체온이 내려간다.

행동체온조절

조건반사만으로 체온이 조절되는 것은 아니다. 추우면 코트를 입거나 난방기구를 켜고, 더우면 옷을 벗거나 냉방 기구를 켜는 등의 행동을 취하게 된다. 이와 같은 행동을 행동체온조절이라고 하며 어류 이상의 동물에서 나타나는 현상이다.

체온의 생리적 변화

체온은 정상인이라고 해도 항상 일정하게 유지되는 것이 아니라 생리적으로 변동된다.

- **운동**: 신체운동에 동반해 뼈대근육에서 열발생이 증가하기 때문에 체온이 상승한다.
- **하루변이**: 체온은 이른 아침 수면 중에 가장 낮고 깨어날 때부터 상승하기 시작해서 저녁에 최고로 오르며 밤이 되면 다시 내려간다. 이처럼 하루를 주기로 발생하는 체온의 변동을 하루변이라고 한다.
- **성주기에 따른 변동**: 성숙한 여성은 배란 후에 체온이 약 0.6℃ 상승해서 고온 상태가 되고, 월경 기간에는 체온이 낮아지고 다음 배란 때까지 저온 상태가 된다. 이는 배란 후에 형성되는 황체에서 분비한 프로제스테론이 시상하부에 작용해서 세트포인트를 상승시키기 때문이다.
- **연령에 따른 변화**: 유아나 어린아이는 성인에 비해 체온이 약 0.5℃ 높다. 반대로 고령자는 대사의 저하로 인해 열발산이 감소하기 때문에 체온이 약간 낮아진다. 고령자의 체온저하는 노화에 따른 갑상샘의 기능저하와 관계가 있다.

발열과 해열

발열의 메커니즘

세균감염 등으로 인해 발열이 일어나면 체온이 상승한다. 이는 파괴된 세균의 균체성분 등이 발열물질(외인성발열물질)로 작용하기 때문이다. 백혈구에서도 발열물질(내인성발열물질)이 방출된다. 염증 등이 일어났을 때에는 조직의 파괴산물도 발열물질로 작용한다. 발열물질은 혈액을 타고 시상하부에 도달해서 **프로스타글랜딘E_2** prostaglandin, PGE_2을 유리시키는데, 이것이 체온조절중추의 세트포인트를 상승시킨다.

세트포인트가 상승하면 지금까지의 체온이 상대적으로 낮은 것으로 인식되어서 체온조절중추는 체온이 세트포인트에 맞춰지도록 조절한다. 즉 냉기를 느끼게 되고(오한), 몸을 떨어서 열발생을 증가시키고 피부혈관을 수축시켜서 열발산을 감소시킨다(얼굴색이 나빠진다).

해열의 메커니즘

해열은 그 반대이다. 우선 발열물질이 사라지거나 해열제를 투여하면 세트포인트가 내려간다. 그렇게 되면 체온이 상대적으로 높은 것으로 인식되어 발한이나 피부혈관의 확장(얼굴의 홍조) 등을 통해 열발산이 증가해서 체온이 내려가게 된다(해열)(그림 1-21).

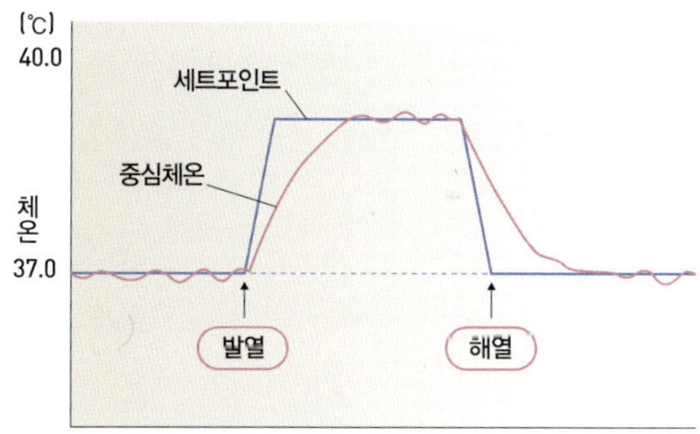

그림 1-21. 발열과 해열

방어반응으로서의 발열

백혈구가 발열물질을 방출하는 것으로도 알 수 있듯이 발열은 방어반응 중의 하나이다. 발열을 통해 세균 등이 증식에 적당하지 않은 환경을 만들어 치료를 촉진하기 위한 전략이다. 즉 미열 정도의 발열이라면 해열제를 사용하지 않는 편이 빨리 낫는다. 다만 심장질환 등의 지병이 있거나 고열이 지속되어 신체의 부담이 큰 경우에는 적극적으로 열을 내리는 것이 좋다.

고체온

발열은 체온조절중추가 적극적으로 체온을 상승시키는 상태인 반면, 고체온증은 체온조절의 한계를 넘어선(열발산보다 열생산이 커진) 상태이며 그 결과

체온이 상승한다. 더운 환경에서는 열발산이 일어나기 힘들기 때문에 체온이 상승한다(열사병). 특히 무더운 때에는 발한에 의한 열발산이 잘 일어나지 않아 열사병에 걸리기 쉽다. 고체온이 지속되면 체온조절중추의 기능이 저하되어 생명에 위협이 될 수 있다.

고체온의 경우에는 세트포인트가 높아져 있는 것이 아니기 때문에 해열제는 전혀 효과가 없고 물리적으로 신체를 냉각해야 한다. 서늘한 방 안으로 옮겨서 옷을 벗긴 후 물에 적신 타올을 올려 놓고 선풍기 바람을 쏘이게 한다. 머리와 겨드랑이, 샅굴부위 등 굵은 동맥이 피부 근처로 뻗어 있는 부위를 얼음주머니 등으로 차갑게 식히는 등의 조치를 한다(그림 1-22). 의식이 있으면 차가운 스포츠 드링크 등을 마시도록 하는 것도 효과가 있다. 중증인 경우에는 신속하게 구급차를 부를 필요가 있다.

저체온

체온(중심체온)이 35℃ 이하로 내려간 상태를 저체온증이라고 한다. 겨울철에 산에서 조난을 당했을 때처럼 저온환경에 장시간 노출된 경우나 대사장애 등으로 열발생 기능이 저하된 상황에서 발생한다(NOTE ❷).

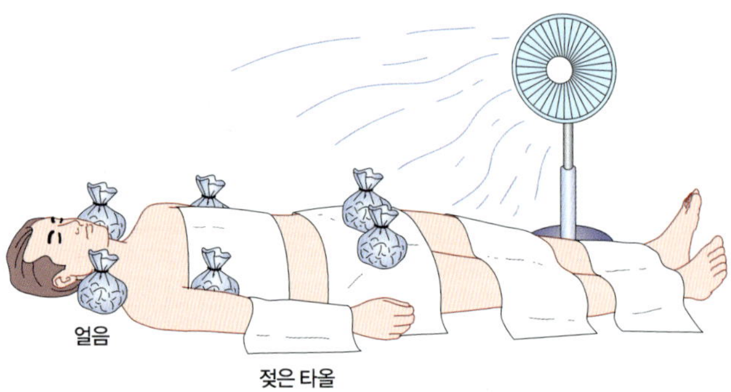

그림 1-22. 고체온의 대처법

NOTE ❷ 저체온요법

심정지 등으로 혈류가 끊어지면(허혈 상태가 되면) 신체조직이 손상되는데, 특히 뇌는 손상을 입기 쉽다. 일단 한번 멈춘 심장박동이 재개되면 더 큰 손상을 입게 된다. 이러한 뇌의 손상을 줄이기 위해 심장박동 재개 후 저체온요법을 시행하는 경우가 있다. 저체온요법은 인위적으로 체온을 32~34℃로 낮춰 신진대사를 억제하여 산소요구량을 감소시키는 치료법이다.

05 항상성과 음성되먹임

항상성

한동안 수분을 섭취하지 않으면 목이 마르고 물을 찾기 위한 노력을 하게 된다. 동시에 이러한 상태에서는 소변량이 감소한다. 반대로 물을 너무 많이 섭취하면 소변량이 증가한다.

이러한 방식으로 체내수분량이나 체액의 삼투압은 항상 좁은 범위 내에서 일정하게 유지되도록 조절된다. 이처럼 세포의 기능이 최적으로 유지될 수 있도록 체내 환경을 일정하게 유지하는 활동을 **항상성** homeostasis (생체항상성)이라고 부른다. 좁은 범위에서 일정하게 유지되는 것은 수분량과 삼투압뿐만이 아니다. 체온은 37℃ 전후, 체액의 pH는 7.40±0.05의 약알칼리성으로 유지되고 있다. 이는 다양한 화학반응을 촉매하는 효소의 활동이 가장 활발해지는 온도와 pH이다. 또한 적혈구 수와 혈압, 동맥혈중산소농도, 그리고 혈액의 포도당농도(혈당치)와 Ca^{2+}농도 역시 거의 일정하다.

결국 모든 면에서 체내 환경이 일정하게 유지됨으로써 신체기능이 최고로 발휘된다. 반대로 항상성을 유지하지 못하게 된 상태를 질병이라고 말할 수 있다.

음성되먹임

항상성을 위해서는 조절이 필요하다. 여기서는 혈압을 예로 들어 조절메커니즘을 설명해 보자. 혈압을 조절하기 위해서는 우선 혈압이 너무 높지 않은지, 적당한지, 너무 낮은지 알아야 한다. 이러한 기능을 하는 혈압센서(압력수용기)는 대동맥과 목동맥에 있다. 혈압이 상승하면 그 정보가 센서로부터 신경을 통해 뇌로 전달된다. 뇌는 신체 안팎의 환경 상태(예를 들어 운동 중인가 아닌가 -신체운동 중에는 혈압이 상승한다, 기온이 높은가 낮은가- 추우면

NOTE 3 피드포워드조절(Feedforward control)

우리 몸의 항상성 조절 중에는 피드포워드조절이라는 것이 있다. 신체에 영향을 미칠 가능성이 있는 외적 변화를 예측하고 미리 변화에 대비해 생체반응을 조정하는 방식이다. 예를 들어 운동을 시작하면 혈중산소농도가 아직 떨어지지 않았더라도 호흡이 촉진되는 등의 경우가 이에 해당된다.

혈압이 상승한다)를 고려해서 필요 이상으로 혈압이 상승해 있으면 혈압을 내리도록 하는 명령을 내린다. 이 명령은 **자율신경** autonomic nerve 을 통해 심장으로 전달되어 심장박동을 늦추게 하는 동시에 수축력을 저하시켜 심장박출량을 감소시킨다. 또한 혈관에도 작용해서 혈관을 확장시킨다. 이러한 과정을 통해 혈압이 충분히 저하되면 조절은 종료된다. 그림 1-23과 같은 루프를 반사활이라고 부른다. 이와 같은 조절은 전혀 의식되지 않은 상태로 자율신경에 의해 자동적으로 수행된다.

이처럼 발생한 변화(혈압의 상승)와 반대 방향의 조절(혈압의 저하)이 이루어지며, 이러한 조절을 **음성되먹임** negative feedback 이라고 부른다(그림 1-23). 혈압과 체온 등은 자율신경에 의해 조절되지만 혈당치와 혈장삼투압, Ca^{2+}농도 등은 호르몬을 통한 음성되먹임에 의해 조절된다.

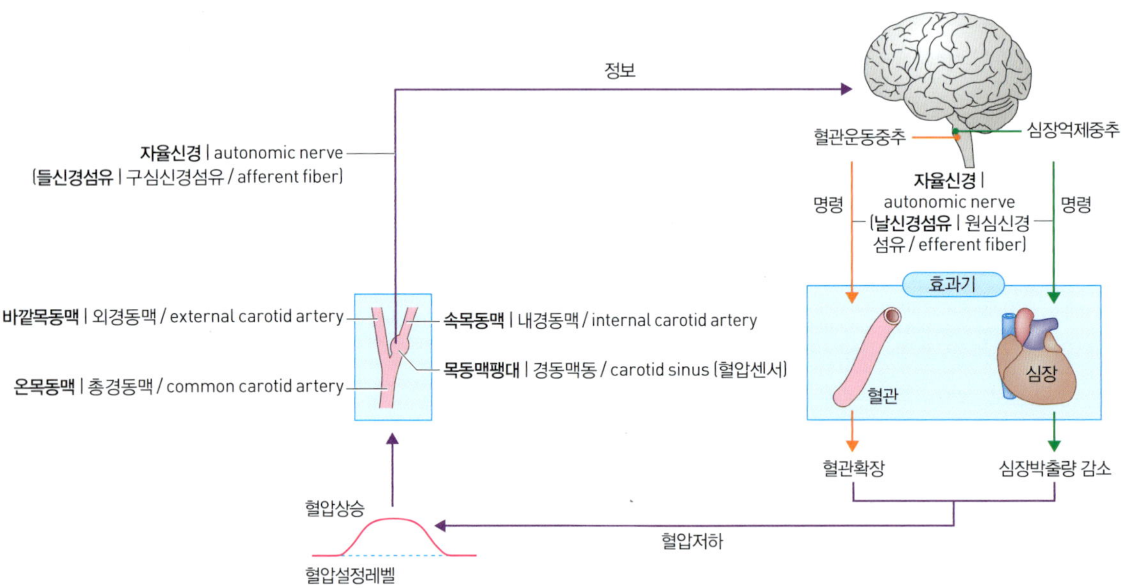

그림 1-23. 음성되먹임

06 임상과의 관련 사항

● 항상성과 재활

재활의 특징 중 하나는 수술요법이나 약물요법을 사용하지 않고 운동요법이나 물리치료를 통해 신체기능의 회복을 도모한다는 점에 있다. 운동요법이나 물리치료는 운동으로 인해 발생하는 스트레스나 물리적 에너지에 의해 항상성을 유지하도록 생체반응을 유도하여 치료에 적용한다. 여기서는 온열/냉각요법을 예로 들어 구체적으로 생각해 보자.

신체에 온열자극을 주면 체온상승을 막기 위해 혈관확장(열발산 증가)과 근육이완(열생산 감소)이 발생한다. 이러한 반응은 혈류가 부족한 부위의 혈액순환을 촉진하거나 근육이 과도하게 긴장된 부위를 이완하는 데 적용될 수 있다.

또한 같은 부위에 냉각자극을 주면 체온저하를 막기 위해 혈관수축(열발산 감소)과 근육수축(떨림에 의한 열 생산 증가)이 발생한다. 냉각에 대한 반응 또한 물리치료에 응용할 수 있다. 예를 들어 조직이 손상되어 염증이 생기면 모세혈관의 투과성이 증가하게 되고 혈액에서 면역세포가 모이게 되면 국소적인 산소부족이 발생하여 손상이 미치지 않은 주변 조직까지 손상이 퍼지는 것으로 알려져 있다. 따라서 외상이 발생한 부위를 냉각해서 혈관을 수축시켜 손상부위의 혈류량을 감소시키거나, 세포의 신진대사를 떨어뜨려 산소소비량을 감소시켜 과도한 조직손상을 예방할 수 있다.[*1)]

또한 온열/냉각자극이 충분하지 않으면 확실한 예방 효과가 나타나지 않고, 자극이 너무 강하면 항상성이 파괴되어 체온의 상승/하강이나 화상/동상이 발생하게 된다. 또한 적용을 잘못하면 오히려 증상을 악화시킬 수도 있다(예를 들어 급성염증이 발생한 부위에 온열자극을 주면 혈관확장으로 인한 혈류증가와 조직의 산소소비량이 증가하여 염증이 악화된다).

이와 같이 재활은 항상성을 유지하기 위해 발생하는 생체반응을 이용한 응용생리학적 측면이 있다. 따라서 적절한 재활치료를 시행하기 위해서는 생리학에 대한 깊은 이해가 필수적이다.

*1) 외상이 발생했을 때 시행하는 냉각요법은 Rest (휴식), Icing (냉각), Compression (압박), Elevation (올림)을 동시에 시행하는 것이 중요하다(4가지의 머리글자를 따서 RICE요법이라고 한다).

복습 포인트

- 인체는 다양한 형태와 기능을 가진 (1)로 구성되어 있다.
- 같은 종류나 유사한 성질을 가진 세포가 모여 (2), (3), (4), (5)의 4가지 조직이 구성된다.
- 4가지 조직이 서로 조합되어 (6)이 만들어지고, 동일한 목적을 위해 활동하는 (6)이 모여서 (7)이 구성된다.
- (8), (9), (10)은 에너지원이 된다. 발생한 에너지는 열에너지로 방출되는 한편 (11)이라고 하는 화학에너지로 축적된다.
- 인체에는 체중의 약 60%에 해당하는 수분이 포함되어 있으며 그중 2/3는 세포내에 (12)으로, 1/3이 세포바깥에 (13)으로 존재한다.
- 세포막은 반투막이며 세포 안팎의 용질 농도의 차이에 의해 (14)이 발생한다.
- (14)은 세포기능을 크게 좌우하기 때문에 일정하게 유지되도록 엄격하게 조절된다.
- 체온은 체열의 생산 ([15])과 발산([16])의 균형으로 유지된다.
- 열생산은 (17), (18)작용, (19), (20)과 아드레날린의 분비 등에 의해 증가한다.
- 열발산은 (21)과 피부혈류량의 증가 등에 의해 증가한다.
- 체온조절중추는 (22)에 의해 체온(중심체온)이 (23)로 되도록 열발생과 열발산을 조절한다.
- (24)(생체항상성)은 주로 (25)되먹임에 의해 유지된다.

정답 | 1. 세포, 2. 상피조직, 3. 지지조직, 4. 근육조직, 5. 신경조직, 6. 기관, 7. 기관계통, 8. 탄수화물, 9. 지질, 10. 단백질, 11. 아데노신삼인산(ATP), 12. 세포내액, 13. 세포바깥액, 14. 삼투압, 15. 열생산, 16. 열발산, 17. 운동, 18. 특이동적, 19. 떨림, 20. 갑상샘호르몬, 21. 발한, 22. 시상하부, 23. 세트포인트, 24. 항상성, 25. 음성

제 2 장

세포의 구조와 기능

학/습/목/표

1. 세포막의 기능을 설명할 수 있다.
2. 세포소기관의 이름을 밝히고 그 역할을 설명할 수 있다.
3. 정지전위와 활동전위의 발생메커니즘을 설명할 수 있다.

01 세포의 구조와 기능

우리의 신체는 다양한 종류의 세포로 구성되어 있다. 세포는 대부분 공통적인 구조와 기능을 가지고 있다.

세포막

세포막 cell membrane 은 세포의 안쪽과 바깥쪽을 구분 짓는 막이며 세포 안팎의 물질전달 등에 중요한 역할을 한다. 세포막은 물질을 선택적으로 투과시키는 성질(반투성)을 가진 반투막이다.

세포막은 기본적으로 지질이중층이며 주로 **인지질** phospholipid 로 이루어져 있고 당지질과 콜레스테롤도 포함하고 있다(그림 2-1). 인지질분자는 **친수성** hydrophilic (물분자와 쉽게 결합하는 성질)인 머리부분과 **소수성** hydrophobic (물분자와 쉽게 결합하지 못하는 성질)인 꼬리부분으로 이루어져 있으며 소수성인 꼬리부분을 안쪽으로 해서 이중층을 형성하고 있다. 이러한 지질이중층에는 단백질이 산재해 있어서 수용체, 채널, 전달체, 효소 등으로 활동한다. 세포막 표면의 단백질과 지질의 일부에는 당사슬이 붙어있어서 세포끼리의 접착과 인식에 관여한다.

수용체

수용체 receptor 는 세포 외부의 정보를 받아서 세포 안으로 전달한다(그림 2-2A). 신경의 말단에서 방출되는 신경전달물질과 결합하거나 호르몬과 결합해서 그 효과를 발휘한다. 신경전달물질, 호르몬과 수용체의 관계는 열쇠와 열쇠 구멍과 같은 특이성이 있다. 즉 어떤 호르몬에 대한 수용체를 가진 세포는 그 호르몬에 반응해서 기능을 변화시키지만 다른 호르몬에는 반응하지 않는다.

채널

채널 channel 은 특정 물질이 지나가는 길이다. 대부분의 경우에 상태에 따라 열리거나 닫혀서 투과성을 제어한다. 이온처럼 전하를 가진 것은 세포막의 지질이중층을 자유

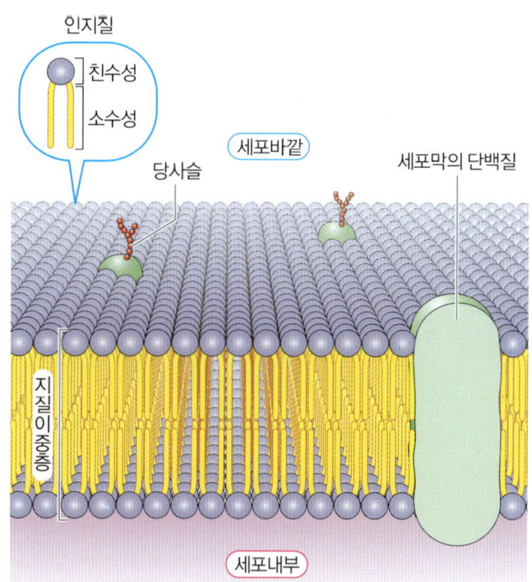

그림 2-1. 세포막의 구조

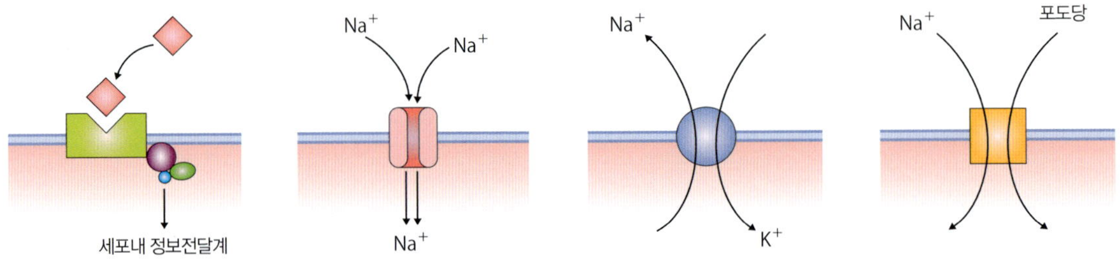

그림 2-2. 세포막 단백질의 역할

롭게 투과할 수 없지만 세포막의 이온채널이 열리면 전기화학기울기(전위차와 농도차)에 따라 세포 안팎으로 들어가고 나온다(그림 2-2B). 예를 들어 신경세포막의 Na^+채널은 활동전위의 발생에 중요한 역할을 담당한다.
물은 매우 작기 때문에 지질이중층을 투과하지만 물채널(아쿠아포린)은 투과속도를 매우 빠르게 한다. 물채널은 많은 세포에서 발견되지만 신장(요세관: 물의 재흡수를 수행한다)에 특히 많이 존재한다.

전달체

전달체 transporter 는 특정 물질과 결합하면 구조가 변해서 그 물질을 투과시킨다. 한 종류의 물질만 전송하는 **단일전달체** uniporter 와 복수의 물질을 동시에 전송하는 **공동전달체** cotransmitter 가 있다. 전달체 중에 ATP(아데노신삼인산, 29쪽 참조)분해효소를 가진 것을 펌프 pump 라고 한다.

펌프

펌프는 ATP분해로 발생한 에너지를 이용해 전기화학기울기에 역행해 물질을 운반한다(일차능동운반). 에너지(**아데노신삼인산** ATP)를 소비함으로써 세포 안팎의 이온을 교환한다. Na^+-K^+펌프(그림 2-2C)가 대표적이다. 이는 Na^+를 농도가 낮은 세포 안에서 높은 세포 바깥쪽으로, K^+를 농도가 낮은 세포 바깥에서 높은 세포 안쪽으로 전달한다. 정지전위의 유지와 형성에 중요한 역할을 한다.

전달체

단일전달체는 채널과 마찬가지로 전기화학기울기에 따라 물질을 운반하는 경우가 많으며, 공동전달체의 대부분은 에너지를 사용해 전기화학기울기에 역행해서 운반한다. 공동전달체에는 물질을 동일한 방향으로 운반하는 **공동운반체** symporter 와 반대 방향으로 운반하는 **교환체** exchanger 가 있다.

예를 들어 소장상피세포에는 젖당분해효소와 Na^+을 동시에 운반하는 공동전달체가 있다(그림 2-2D). 이 전달체는 Na^+-K^+펌프에 의해 만들어진 Na^+의 농도기울기 에너지를 이용해 Na^+의 농도기울기에 따라 세포 안으로 이동하는 동시에 포도당 등을 세포 안으로 운반한다. 이처럼 ATP에너지를 직접 소비하지 않는 운반을 이차능동운반이라고 부른다. 소화관 안의 포도당이나 아미노산은 이러한 공동전달체에 의해 능동적으로 세포 안으로 운반된다.

효소

효소 enzyme 는 세포내부에 존재하는 것이 많다. 세포막 안쪽에 존재하는 아데닐산고리화효소와 인지질분해효소C 등의 효소는 세포내 정보전달에 관여한다. 소화효소는 세포 외부로 분비되는 것이 많고 소장점막의 상피세포에도 젖당분해효소가 존재한다(그림 11-9, 292쪽 참조).

핵

세포는 기본적으로 하나의 **핵** nucleus 을 가지고 있다. 예외적으로 뼈대근육세포처럼 다수의 핵을 가지고 있는 경우도 있고 적혈구처럼 핵이 없는 경우도 있다. 핵 안에는 유전자인 DNA가 존재한다. DNA는 매우 긴 사슬 모양의 분자이다. 세포가 분열할 때 **히스톤** histone 이라고 하는 단백질과 결합해 여러 겹으로 접힌 것이 응집해서 염색체를 형성한다(NOTE 1).

NOTE 1 염색체와 수의 이상

염색체(chromosome)는 동일한 것이 2개씩 쌍으로 이루어져 있다. 예를 들어 인간의 염색체수는 보통염색체 22쌍(=44개)과 성염색체 1쌍(=2개) 합계 23쌍(=46개)이다. 어떤 생물에 필요한 유전정보(DNA)는 하나의 염색체 안에 대부분 포함되어 있으며 이것을 유전체(genome)라고 한다.

난자와 정자가 형성될 때 염색체의 분리가 정상적으로 이루어지지 않으면 특정 염색체의 수가 2개가 아니라 늘어나거나 줄어드는 경우가 있다. 하나만 있는 경우를 **홑염색체**(단일염색체, monosomy), 3개인 경우를 **삼염색체**(trisomy)라고 한다. 예를 들어 다운증후군은 21번째 염색체가 3개 있는 삼염색체이다.

DNA와 RNA

데옥시리보핵산 deoxyribonucleic acid; DNA 과 **리보핵산** ribonucleic acid; RNA 은 양쪽 모두 염기와 인산과 당이 결합된 **뉴클레오타이드** nucleotide 이며 **핵산** nucleic acid 이라고 불린다(그림 2-3).

DNA를 구성하는 당은 **데옥시리보오스** deoxyribose 이며 염기는 아데닌(A), 구아닌(G), 티민(T), 시토신(C)의 4종류가 있다. DNA분자는 매우 긴 2개의 **폴리뉴클레오티드** polynucleotide 사슬로 이루어져 있으며 핵 내부에 존재한다. 2개의 사슬은 염기끼리 결합해서 염기쌍을 안쪽에 가진 나선모양 구조를 띠고 있다(이중나선). 염기가 결합하는 방식은 A와 T, C와 G뿐이며 이처럼 특이한 방식으로 결합하는 구조를 상호보완적(상보성)이라고 한다.

RNA를 구성하는 당은 **라이보스** ribose 이다. 염기는 A, G, C와 우라실(U)의 4종류이며 티민은 포함되지 않는다. RNA는 한 개의 짧은 폴리뉴클레오티드 사슬이다. 핵 내부에도 존재하지만 세포질에 존재하는 것이 많다. RNA에는 **전령RNA** mRNA, **전이RNA** tRNA, **리보소체RNA** rRNA 가 있다.

DNA의 복제

체세포분열이 일어나면 DNA가 복제되어서 새로 생성된 세포에 분배된다. 결과적으로 분열을 통해 새롭게 생성된 세포는 원래 세포와 동일한 DNA(유전정보)를 갖게 된다.

DNA가 복제될 때에는 이중나선이 분리되고 나서 원래 사슬과 상보적인 염기를 가진 뉴클레오타이드가 연결되어 새로운 사슬이 합성된다. 이 결과로 원래의 사슬과 새롭게 합성된 사슬의 이중나선이 2개 만들어지게 된다.

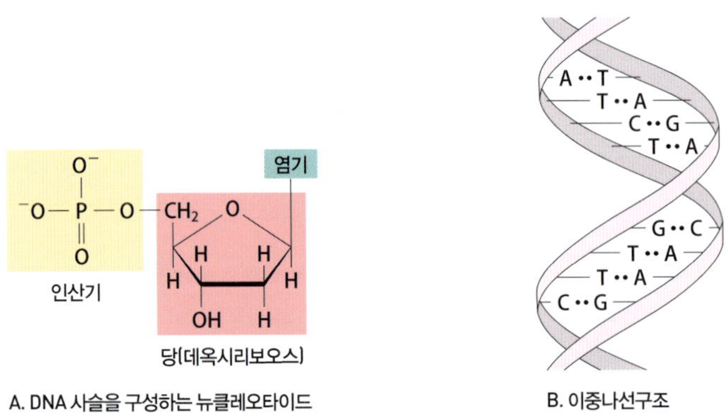

그림 2-3. DNA의 구조(A: 뉴클레오타이드가 다수 연결되어 폴리뉴클레오티드 사슬이 된다.)

단백질의 합성

생체에 필요한 단백질은 DNA 정보를 기반으로 세포내부에서 합성된다. 단백질은 아미노산이 여러 개 연결된 것이며 아미노산의 배열순서로 단백질의 종류가 결정된다. DNA의 염기배열은 서로 이웃해 있는 3개가 하나의 세트가 되는데 이를 **코돈** 유전자부호/codon 이라고 한다. 코돈은 대부분 아미노산에 대응하지만 일부 코돈은 단백질합성이 시작되고 끝날 때의 신호로 이용된다.

단백질이 합성될 때에는 합성하는 단백질에 대응하는 부분의 DNA가 분리되어서 그 염기배열과 상보적인 mRNA가 합성되고 DNA의 정보가 mRNA에 복제된다. 이러한 과정을 **전사** transcription 라고 한다. mRNA는 핵구멍을 통해 세포질로 이동해서 리보소체와 결합한다.

리보소체는 단백질합성의 장소가 되며 rRNA와 단백질로 이루어져 있다. tRNA는 리보소체에 결합한 mRNA의 코돈을 읽고 대응하는 아미노산을 운반한다. 이렇게 해서 mRNA의 코돈 순서대로 아미노산이 연결되어 특정 단백질이 합성된다. 이 과정을 **번역** translation 이라고 한다.

세포소기관

세포내부에서 핵 이외의 부분을 **세포질** cytoplasm 이라고 한다. 여기에는 다양한 구조물이 있으며 이를 **세포소기관** cell organelle 이라고 부른다(그림 2-4).

미토콘드리아

미토콘드리아 사립체/mitochondria 는 이중의 막으로 싸여 있으며 짧은 소시지 형태를 띠고 있다. 대부분의 ATP가 이곳에서 생산되며 세포내부의 에너지 생산 공장이라고 말할 수 있다(NOTE ❷).

또한 프로그램된 **세포자멸사** 아포프토시스/apoptosis 가 진행될 때에는 미토콘드리아에서 세포질로 방출된 효소가 일련의 화학반응을 일으키는 방아쇠 역할을 한다.

리보소체와 세포질그물

리보소체 ribosome 는 작은 과립 형태의 구조이며 핵막 및 세포질그물의 표면에 존재한다. 단백질합성의 장소로서 중요하다.

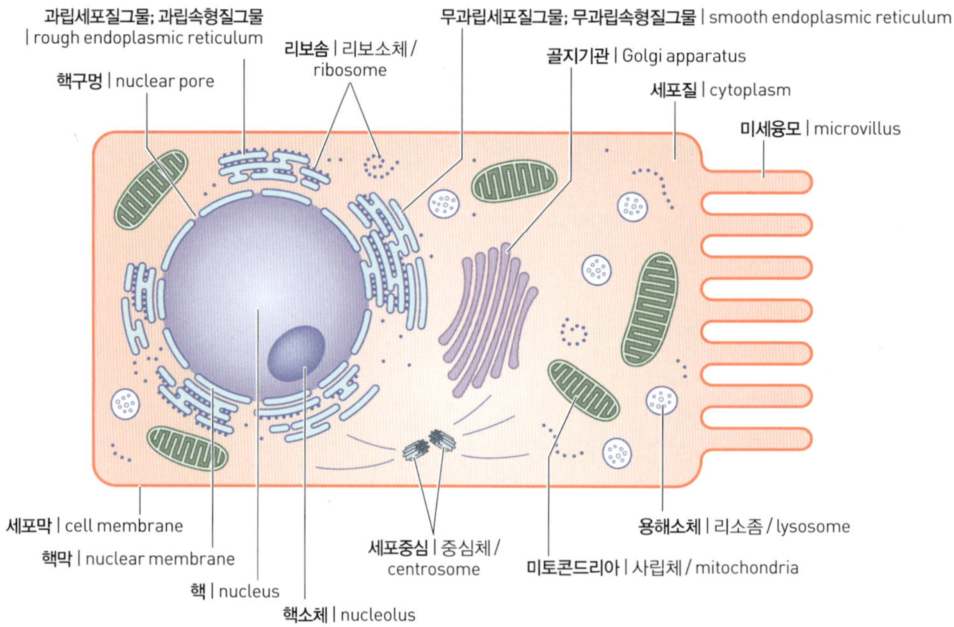

그림 2-4. 세포소기관

세포질그물 속형질그물/endoplasmic reticulum 은 얇은 막으로 덮여 있는 주머니 형태(또는 관 형태)의 구조이며 세포내부에 그물처럼 넓게 퍼져 있다. 표면에 리보소체가 붙어있는 것을 **과립세포질그물** 과립속형질그물/rough endoplasmic reticulum 이라고 한다. 단백질의 합성을 활발하게 수행하는 세포에서는 거친면세포질그물이 발달해 있다. 한편 리보소체가 부착되어 있지 않은 세포질그물을 **무과립세포질그물** 무과립속형질그물/smooth endoplasmic reticulum 이라고 하며 지질대사에 관여한다. 특히 근육세포에서는 Ca^{2+}의 저장부위이며 근육의 수축에 중요한 역할을 한다(근육세포질그물).

NOTE 2 미토콘드리아DNA (mtDNA)

미토콘드리아는 진화 과정에서 세포내에 다른 생물(박테리아)이 들어와 공생하면서 세포소기관이 되었다고 알려져 있다. 그 근거 중 하나는 미토콘드리아가 세포핵의 DNA와 다른 독자적인 DNA (mtDNA)를 가지고 있으며 세포의 분열과 무관하게 분열, 증식한다는 것이다. 미토콘드리아에서 ATP 생산에 필요한 단백질의 일부는 mtDNA에 의해 합성된다. mtDNA는 세포핵의 DNA보다 돌연변이가 일어나기 쉬워 이상이 생기면 ATP 생산에 장애가 생긴다(미토콘드리아질환).

그 외

골지기관 Golgi apparatus 은 편평한 주머니가 겹쳐 있는 구조를 지니고 있으며 합성된 단백질에 당사슬을 붙이는 등의 일을 한다. **용해소체** 리소좀/lysosome 는 가수분해효소를 많이 가지고 있어서 세포내부에서 필요가 없어진 단백질 등을 흡수해서 분해한다.

세포중심 중심체/centrosome 은 작은 막대 형태의 **중심소체** centriole 2개가 직각 방향으로 쌍을 이루고 있으며 핵분열이 일어날 때 염색체를 양쪽 끝으로 분리시키는 역할을 한다.

과산화소체 peroxisome 는 작은 구형 주머니로 **과산화수소분해효소** catalase 등의 효소를 포함하고 있다. 이 효소들은 체내에서 생성된 과산화물을 분해하여 무독화시킨다.

02 정지전위와 활동전위

세포막은 세포의 안쪽과 바깥쪽의 경계를 만들어서 세포 안팎으로 물질을 이송할 뿐만 아니라 전기신호를 발생시키는 장소로서도 중요한 역할을 하고 있다. 신경세포나 감각수용기세포 등에서 날카로운 **전위변화**(활동전위 action potential)를 빌생시키면 이것이 신경을 통해 뇌로 진달된다. 뇌 내부의 신경회로에서도 활동전위를 발생시킨다. 예를 들어 신호가 말초신경(운동신경세포)을 통해 근육으로 전달되면 근육세포의 세포막에 활동전위가 발생해 수축을 일으킨다. 활동전위를 발생시키는 것을「흥분한다」라고 표현하며 신경세포나 근육세포와 같이 흥분을 일으키는 세포를 **흥분세포**라고 한다.

정지전위

안정적인 상태에서 세포내부의 양이온으로는 K^+이 많고 세포바깥에는 Na^+이 많다(그림 1-12, 30쪽 참조).

세포막 위의 채널은 보통 모두 닫혀 있지만 예외적으로 K^+채널만 열려있다. 이 때문에 K^+은 확산에 의해 농도가 높은 세포내부에서 세포바깥으로 이동한다. 그러나 플러스 하전을 가진 K^+이 세포바깥으로 나오면 세포내부는 상대적으로 마이너스로 대전한다. 자석의 N극과 S극이 서로 달라붙는 것

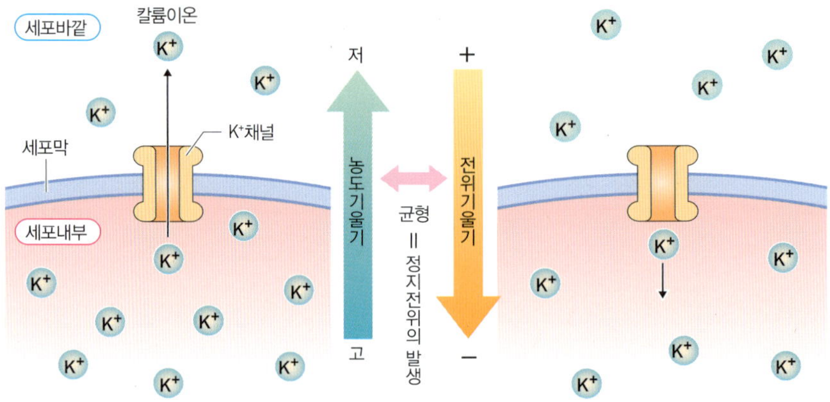

그림 2-5. 정지전위의 발생

처럼 음의 전위는 양이온인 K^+을 끌어당기기 때문에 결국 K^+이 세포바깥으로 이동하는 것을 멈춘다. 이처럼 농도기울기로 인해 K^+이 세포바깥으로 나가는 힘과 전위기울기에 의해 K^+을 세포내부로 끌어당기는 힘이 균형을 이룰 때 K^+의 이동이 멈추게 된다(그림 2-5).

이때 세포내부의 전위를 **정지전위** resting potential (NOTE ❸)라고 한다. 정지전위는 신경세포에서 –60 mV, 뼈대근육세포에서 –90 mV 정도이다.

NOTE ❸ 정지전위

양이온을 여자아이로, 음이온을 남자아이로 예를 들어보자. 뼈대근육세포내부의 양이온은 대부분이 K^+의 K양이고 음이온은 주로 단백질인 단백군이다(제1장 그림 1-12).

K양의 전용문(K^+채널)은 열려있기 때문에 혼잡한 실내에서 넓은 실외로 많은 K양이 뛰쳐나간다. 그런데 단백군은 밖으로 나갈 수가 없기 때문에 실내에는 단백군이 더 많이 남게 되었다. 그래서 단백군은 K양에게 "가지마. 심심하니까. 내 옆에 있어 줘." 하고 부탁했다. 단백군이 그렇게 말하자 밖으로 나가고 싶은 마음도 시들어졌다. 그래서 많은 K양이 실내에 남게 되었다.

이처럼 넓은 실외로 나가고 싶어 하는 마음(농도기울기)과 단백군의 옆에 남아있고 싶은 마음(전위기울기)이 균형을 이룬 상태에서 K양의 움직임도 멈춘다. 이때 남아있는 단백군(음이온)의 수가 정지전위이다.

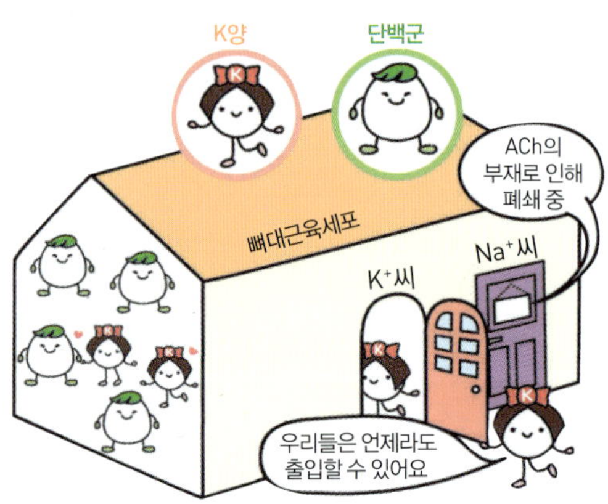

정지전위

활동전위

활동전위의 발생 구조

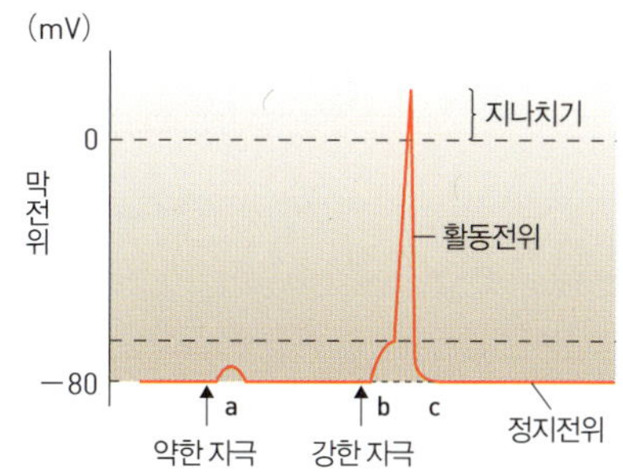

그림 2-6. 막전위와 탈분극

세포바깥에서 오는 정보는 호르몬이나 신경말단에서 방출된 아세틸콜린이나 노르아드레날린 등과 같은 신경전달물질을 통해 전달된다.

예를 들어 운동신경세포에서 방출된 아세틸콜린이 뼈대근육 속막의 수용체와 결합하면 Na^+이 세포내부로 유입되어 **탈분극**(마이너스 정지전위가 상승해서 제로에 가까워진다)을 일으킨다(그림 2-6a). 이 탈분극이 커져서 특정 한도(**문턱값** 역치/threshold)를 넘어서면(그림 2-6b) 전위의존성 Na^+채널이 열리고 Na^+이 농도기울기에 의해 세포바깥에서 세포내부로 유입된다. 양이온이 유입되어 막전위가 상승하고 일시적으로 세포내부는 세포바깥에 비해 양이온화된다(**지나치기전위** overshoot). Na^+채널은 짧은 시간만 열리고 곧바로 닫힌다. 그 후 K^+이 외부로 빠져나가서 막전위는 바로 원래 상태로 되돌아온다(그림 2-6c, NOTE 4). 활동전위가 발생해서 세포내부에 증가한 Na^+과 감소한 K^+은 Na^+-K^+펌프 활동을 통해 원래상태로 돌아간다. 신경이나 뼈대근육의 활동전위 지속시간은 1~5 ms (밀리초, 1 ms는 1초의 1/1,000)이며 전위파형이 매우 뾰족하기 때문에 **임펄스** impulse 라고도 한다.

NOTE 4 활동전위

뼈대근육세포바깥에는 많은 Na여자아이들이 있고 실내(세포내부)에는 거의 없다. Na여자아이들은 방안에 들어가고 싶어 하지만 실내에는 남자아이로 꽉 차있다. **아세틸콜린**(ACh)이 와서 Na여자아이 전용문(Na^+채널)을 열어주었다. Na여자아이들은 평소에 들어가고 싶었던 실내로 쏟아져 들어간다(탈분극). 너무 많은 Na여자아이들이 실내로 들어갔기 때문에 여자아이의 수가 더 많아진다[**지나치기전위**(overshoot)]. 이에 놀란 K양은 밖으로 뛰어나가 버렸다(재분극). 이것이 활동전위의 과정이다.

또한 Na여자아이와 K양은 그 후에 Na^+-K^+펌프 활동에 의해 교환된다(Na여자아이들은 실외로, K양은 실내로).

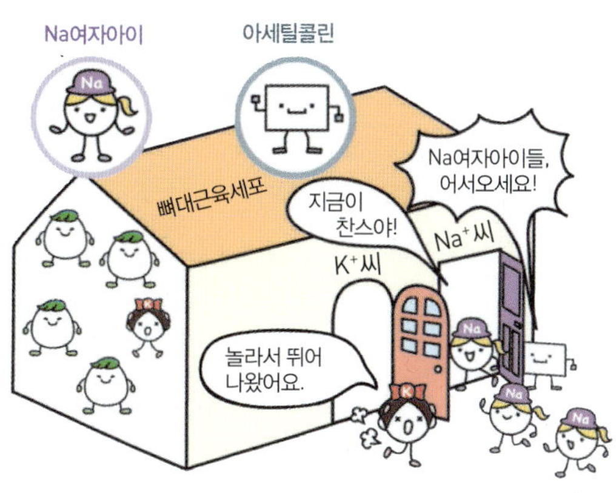

탈분극과 재분극

불응기

활동전위 발생 직후에는 세포가 흥분성을 잃어 어느 정도 강한 자극을 주어도 활동전위를 발생하지 않는다. 이 시기를 절대불응기라고 부른다. 절대불응기 뒤에는 강한 자극에만 반응하는 상대불응기가 계속해서 이어진다. **불응기** refractory period 의 지속시간은 세포의 종류에 따라 다르다.

활동전위의 특징

① 발생한 활동전위는 바로 이웃 부위를 흥분시켜서 새로운 활동전위를 발생시키기 때문에 감쇠되지 않고 멀리까지 전달될 수 있다(그림 2-7).

② 활동전위의 크기는 세포에 따라 일정하다(**실무율** all or none law). 예를 들어 감각자극의 세기는 활동전위의 발생빈도로 변환되어 전달된다(그림 2-8).

③ 전도속도는 가장 빠른 신경섬유의 경우 120 m/s (시속으로 변환하면 400 km/h 이상)에 달한다.

활동전위의 역할

감각기관을 통해 전달된 외부나 신체 내부의 환경 변화는 활동전위라고 하는 전기신호로 변환되어 신경계통을 통해 뇌로 전달된다. 환경의 변화에 대응하기 위해 신체를 움직이거나 내장의 모든 기능을 조절하기 위해 뇌가 명령을

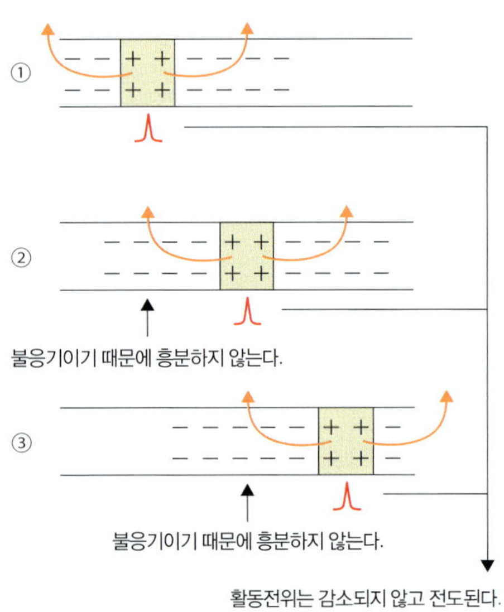

그림 2-7. 활동전위의 특징

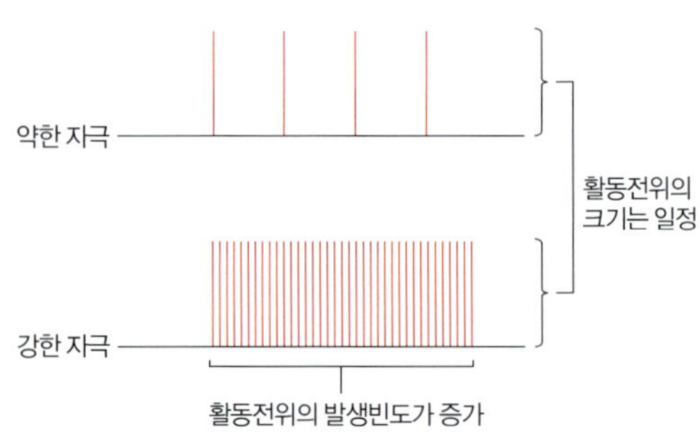

그림 2-8. 급격한 강약과 활동전위

내리면 활동전위가 여러 개의 신경세포를 경유해 근육이나 내장으로 전달된다. 또한 근육에서도 활동전위가 발생하는데, 그 정보는 삽시간에 근육섬유의 말단까지 전달되어 수축이 일어난다.

뇌, 심장근육, 뼈대근육에서 발생한 활동전위를 체표면에 장착한 전극을 통해 기록한 것이 뇌파, 심전도, 근전도이다.

03 임상과의 관련 사항

● 재활과 활동전위의 관계

재활치료는 대상자에게 감각정보를 입력하고 반복적으로 적절한 운동과 사고를 이끌어 내어 치료한다. 눈이나 귀 등의 감각기관에서 외부 세계의 정보를 받아들여 뇌로 보내는 것으로 지각, 인지하고 이를 운동정보로 변환하여 출력하는 이 일련의 과정은 모두 활동전위를 통한 감각기관 ⇄ 말초신경 ⇄ 중추신경의 상호작용을 통해 이루어진다. 결국 도수치료, 물리치료, 작업활동, 환경조정 등 다양한 방법을 통해 대상자의 적응 행동을 이끌어내기 위해 활동전위의 생성을 촉진하고 있다고 할 수 있다.

실제로 임상 현장에서는 심장, 근육, 뇌 내부에서 발생하는 활동전위의 복합체를 체표면에 전극을 부착하고 시각화하여 환자의 상태와 재활 효과를 모니터링한다. 이러한 데이터를 지속적으로 기록함으로써 환자의 병태가 어떻게 변화하고 있는지, 정상인과 어떻게 다른지 등을 파악할 수 있다.

복습 포인트

- 세포막 위의 단백질은 (1), (2), (3), (4) 등으로 활동하고 있다.
- 핵산은 당과 염기와 인산이 결합한 폴리뉴클레오티드이며 (5)와 (6)가 있다.
- (5)는 유전자를 포함하고 있으며 유전정보를 전달해 단백질합성 명령을 내린다.
- (6)는 (5)의 명령에 따라 단백질합성에서 중요한 역할을 담당한다.
- 세포내부에는 핵 이외에 (7), (8), (9), (10), (11) 등의 세포소기관이 있으며 ATP합성이나 단백질합성 등 각각의 역할을 담당하고 있다.
- 세포 안팎의 K^+의 농도기울기와 전위기울기의 평형에 의해 (12)가 발생한다.
- Na^+채널이 열려서 Na^+이 세포내부로 유입되면 (13)가 발생한다.
- 체표면에 올려둔 전극에서 기록되는 활동전위로는 (14), (15), (16)가 있다.

정답 | 1. 수용체, 2. 채널, 3. 전달체, 4. 효소, 5. DNA, 6. RNA, 7. 미토콘드리아(사립체), 8. 리보소체, 9. 세포질그물(속형질그물), 10. 골지기관, 11. 세포중심, 12. 정지전위, 13. 활동전위, 14. 뇌파, 15. 심전도, 16. 근전도

제 3 장

신경의 흥분전도와 말초신경

학/습/목/표

1. 신경세포의 구조를 설명할 수 있다.
2. 신경의 흥분전도메커니즘과 그 특징을 설명할 수 있다.
3. 말초신경의 분류법을 여러 개 들고 설명할 수 있다.
4. 자율신경을 분류하고 각각의 기능에 대해 설명할 수 있다.
5. 시냅스에 의한 흥분의 전달메커니즘을 설명하고 중요한 신경전달물질의 이름과 기능 부위를 설명할 수 있다.

우리들은 사고하고 기억하고 감정을 느낀다. 그리고 이러한 일들은 모두 뇌 안에 있는 신경세포의 복잡한 네트워크를 활동전위가 바쁘게 돌아다니면서 발생시키는 것이다. 뇌는 감각기관에서 정보를 받아 시각이나 청각 등의 감각으로 지각하고 뼈대근육에 명령을 내린다. 또한 내장의 모든 기능을 정교하게 조절하는 명령도 내리고 있다.

뇌와 뇌에서 이어지는 거대한 신경 통로인 척수를 한데 묶어서 **중추신경계통** 중추신경계/central nervous system 이라고 하고, 뇌와 척수에서 빠져나와 온몸 구석구석까지 분포되어 있는 신경을 **말초신경계통** 말초신경계/peripheral nervous system 이라고 한다.

01 신경세포의 구조

그림 3-1은 전형적인 **신경세포** 뉴런, 신경원/neuron 형태를 도식적으로 나타내고 있다. 별 모양 부분이 **세포체** cell body 이며 이곳에서 다수의 가지 형태의 **가지돌기** 수상돌기/dendrite 와 하나의 **축삭** axon 이 뻗어 있다. 세포체는 신경세포의 생존을 위해 가장 중요한 부분이다. 이곳에 핵과 리보소체 등이 존재하며 단백질의 합성도 이루어진다. 가지돌기는 다른 신경세포로부터 정보를 받아들이는 부분이며 다른 신경의 말단(신경종말)이 접속되어 있다. 축삭은 길게 뻗어 있으며 그 말단에서 가지를 뻗은 **신경종말** nerve terminal 은 다른 신경세포나 근육, 분비섬유 등에 연결되어 정보를 전달한다.

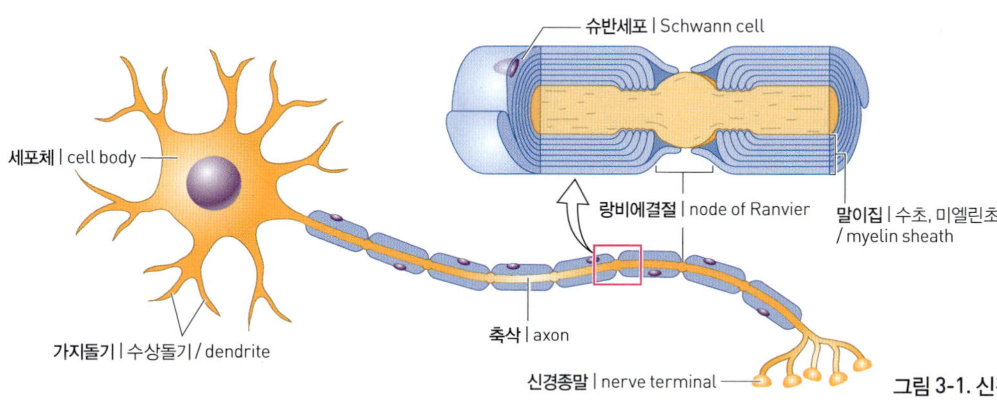

그림 3-1. 신경세포(뉴런)의 구조

신경계통의 **버팀세포** 지지세포/supporting cell 를 **아교세포** 교세포/glia cell 라고 하며 여러 종류가 있다. 축삭과 축삭을 감싸는 버팀세포를 묶어서 **신경섬유** nerve fiber 라고 부른다.

말초신경의 버팀세포는 **슈반세포** 신경집세포/Schwann cell 이다. 이 세포는 그 상태 그대로 여러 개의 축삭을 묶어서 둘러싸는 경우와 세포막이 얇게 늘어나서 시트 형태로 된 것이 하나의 축삭 주위를 여러 겹으로 감싸 **말이집** 수초, 미엘린초/myelin sheath 을 형성하는 경우가 있다(그림 3-2). 말이집은 주로 지질로 이루어져 있으며 절연성이 높다. 말이집을 가진 신경섬유를 **말이집신경섬유** 유수신경섬유/myelinated fiber, 가지고 있지 않은 신경섬유를 **민말이집신경섬유** 무수신경섬유/nonmyelinated fiber 라고 한다. 말이집과 말이집 사이에는 **랑비에결절** node of Ranvier 이라고 부르는 좁은 간극이 있다(그림 3-1).

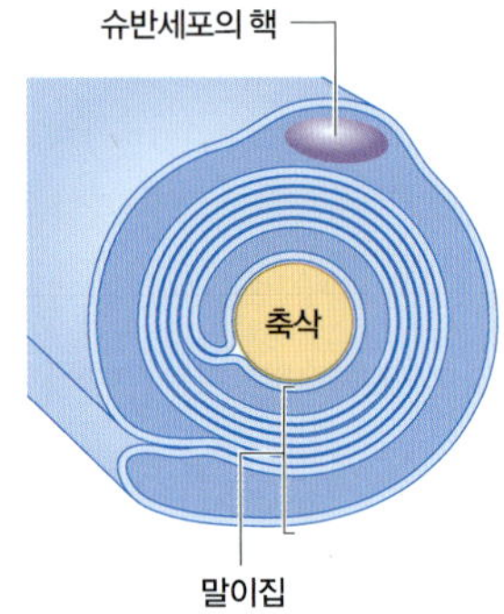

그림 3-2. 말이집의 구조

중추신경계통의 버팀세포에는 **별아교세포** astrocyte, **희소돌기아교세포** oligodendroglia, **미세아교세포** 소교세포/microglia 등이 있다(주: 중추신경계통의 버팀세포를 아교세포, 말초신경계통의 버팀세포를 슈반세포라고 부르는 경우도 있다).

세포체에서 합성된 물질(세포의 유지에 필요한 단백질 등)은 축삭 내부를 통해 축삭 말단까지 전송된다(축삭전송). 신경세포의 축삭이 손상되면 축삭의 운반이 도중에 끊어지게 되기 때문에 손상부위보다 신경종말 쪽의 축삭이 변성된다(**왈러변성** wallerian degeneration). 신경세포는 세포체가 손상되지 않았으면 축삭 절단면에서 축삭이 다시 나와 재생될 수 있다. 다만 중추신경에서는 손상부위에 아교 흉터가 형성되기 때문에 재생되기 힘들다.

02 흥분의 발생과 전도

흥분의 발생

실험상으로는 신경세포나 근육세포에 전기 자극을 주어서 활동전위를 발생시키는 것(흥분시키는 것)이 가능하다. 그러나 생체 안에서는 뒤에서 설명하게 될 **시냅스** 연접/synapse 나 **신경근육접합부** 신경근육이음부/neuromuscular junction 에서 신경세포의 축삭 말단으로부터 신경전달물질이 방출되며, 이로 인해 여기에 접속한 다른 신경세포나 근육세포의 세포막에 이온채널이 열리게 되고, Na^+이

세포 안으로 유입되어 활동전위가 발생하게 된다(53쪽 참조).

활동전위의 발생과 국소전위

신경세포의 세포체에서 활동전위가 발생하면 그 활동전위는 축삭을 통해 말초 방향으로 전달되어 간다. 이것을 흥분의 전도라고 한다. 활동전위가 발생하면 그때까지 세포바깥이 플러스로, 세포내부가 마이너스로 하전되어 있던 상태(정지전위)가 역전되어 세포바깥이 마이너스로, 세포내부가 플러스로 바뀌게 된다. 이러한 방식으로 흥분하고 있는 부분과 흥분하고 있지 않은 부분 사이에 전위차이가 발생해 전류가 흐르게 된다. 이것을 **국소전류** local current 라고 부른다.

국소전류에 의해 흥분부위에 인접해 있는 부위에서 전위의존성 Na^+채널이 열려서 활동전위가 발생하고, 다시 국소전류가 발생하는 식으로 차례차례 인접 부위로 활동전류가 발생해 흥분이 전달되어 간다(그림 2-7, 54쪽 참조). 이 때문에 장거리를 이동해도 활동전위의 크기는 변하지 않는다(불감쇠전도). 또한 **신경다발** nerve bundle 에서 하나의 신경섬유가 흥분해도 그 흥분이 나란히 뻗어있는 다른 섬유를 흥분시키는 일은 일어나지 않는다(절연성전도). 직전에 활동전위를 발생했던 부분은 불응기(54쪽 참조)가 되기 때문에 활동전위가 반대방향으로는 전달되지 않는다. 이 때문에 축삭 중앙부분을 전기자극하면 활동전위가 양방향으로 전도되지만(양측성전도), 생리적으로는 한 방향으로 전도된다. 즉 운동신경세포에서는 뇌와 척수에서 뼈대근육을 향해, 감각신경세포는 감각수용기에서 뇌와 척수를 향해 전도된다.

도약전도

말이집신경섬유의 말이집은 절연성이 높아서 랑비에결절에서 다음 랑비에결절로 이동한다. 국소전류에 의해 랑비에결절 부분에 있는 전위의존성 Na^+채널이 열리고 Na^+가 세포 안으로 유입되어 활동전위가 발생한다. 즉

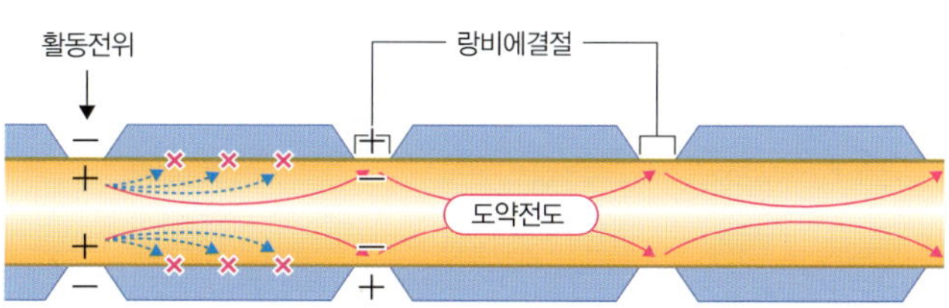

그림 3-3. 도약전도

활동전위는 랑비에결절에서 다음 랑비에결절로 점프하듯이 전도되어 간다. 이것을 **도약전도** saltatory conduction 라고 부른다(그림 3-3).

도약전도에서 전도속도는 민말이집에 비해 매우 빠르다. 또한 축삭의 전체 길이에 걸쳐 활동전위를 발생시킬 필요가 없기 때문에 활동전위가 발생한 뒤에 Na^+-K^+펌프에 의해 안정 시의 이온 환경으로 회복하기 위한 에너지 소비를 절약할 수가 있다.

03 말초신경의 종류

기능에 따른 분류

신체 안팎의 정보는 수용기에 의해 감지된다. 이러한 정보를 중추(뇌, 척수)로 전달하는 신경섬유를 **들신경섬유** 구심신경섬유/afferent fiber, 중추에서 나온 명령을 말초부위의 근육이나 장기로 전달하는 섬유를 **날신경섬유** 원심신경섬유/efferent fiber 라고 한다(그림 3-4). 들신경섬유 중에서 감각수용기에서 나오는 것을 **감각신경** 지각신경/sensory nerve 이라고 하고 날신경섬유 중에서 뼈대근육으로 나가는 섬유를 **운동신경** motor nerve 이라고 한다.

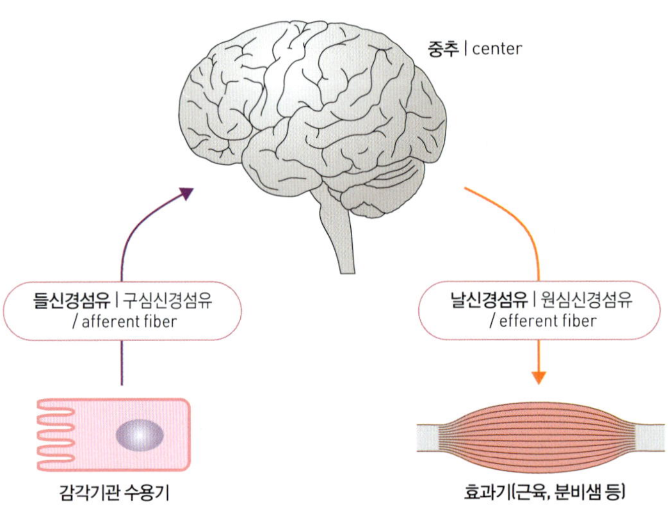

그림 3-4. 들신경섬유와 날신경섬유

NOTE 1 복합근육활동전위(Compound muscle action potential; CMAP)

운동신경을 전기자극했을 때 그 신경의 지배근육에서 기록되는 활동전위를 복합근육활동전위라고 한다. CMAP로 운동신경의 전도속도를 측정할 수 있어서 진단에 도움이 된다. 예를 들어 길랭-바레 증후군은 운동신경의 말이집이 손상되어(탈수초) 전도속도가 저하된다. 검사할 때에는 모든 운동신경이 흥분하는 자극(최대 자극)을 이용하는 경우가 많다.

자율신경 autonomic nerve 은 우리들의 의지와 상관없이 내장이나 혈관, 땀샘의 활동을 조절한다. 자율신경에는 신체운동이나 정신적 긴장이 항진되었을 때 강하게 작용하는 **교감신경** sympathetic nerve 과 휴식을 취하고 있을 때 활동이 강해지는 **부교감신경** parasympathetic nerve 이 있다.

부위에 따른 분류: 뇌신경과 척수신경

말초신경이 들어가고 나오는 부위에 따라 분류하는 경우도 있다. 뇌에서 나오는 12쌍의 말초신경을 **뇌신경** cranial nerve 이라고 하고 척수에서 나오는 31쌍의 말초신경을 **척수신경** spinal nerve 이라고 한다. 뇌신경은 표 3-1과 같은 이름이

표 3-1. 뇌신경

I	후각신경	후각정보를 전달하는 감각신경
II	시각신경	시각정보를 전달하는 감각신경
III	눈돌림신경	눈꺼풀과 눈바깥근육을 지배하는 운동신경, 눈동자와 섬모체근을 지배하는 부교감신경
IV	도르래신경	눈바깥근육을 지배하는 운동신경
V	삼차신경	얼굴의 몸감각을 전달하는 감각신경, 씹기근육을 지배하는 운동신경
VI	갓돌림신경	눈바깥근육을 지배하는 운동신경
VII	얼굴신경	얼굴의 얼굴근육을 지배하는 운동신경, 혀의 앞쪽 2/3 부분의 미각을 전달하는 감각신경, 혀밑샘(침샘의 하나)을 지배하는 부교감신경섬유
VIII	속귀신경	청각과 평형감각을 전달하는 감각신경
IX	혀인두신경	혀의 뒤쪽 1/3의 감각을 전달하는 감각신경, 인두의 삼킴운동을 일으키는 운동신경, 귀밑샘(침샘의 하나)을 지배하는 부교감신경섬유
X	미주신경	인두와 후두를 지배하는 감각신경과 운동신경, 가슴배부위의 내장을 지배하는 부교감신경
XI	더부신경	목빗근과 등세모근을 지배하는 운동신경
XII	혀밑신경	혀근육을 지배하는 운동신경

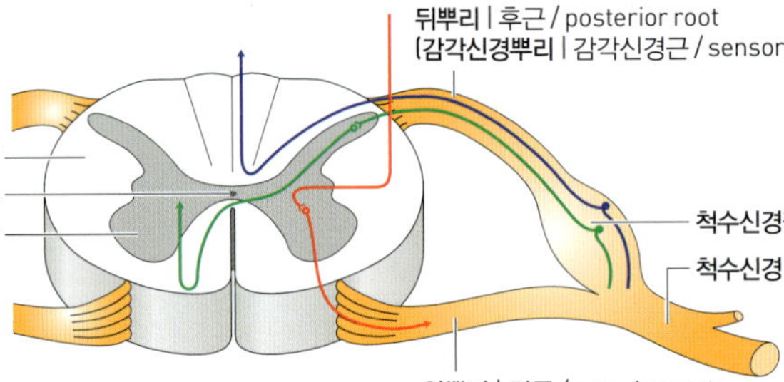

그림 3-5. 척수

붙어있다.

척수신경은 그림 3-5처럼 척수로 들어가고 나오며 온몸에 분포한다.

날신경세포(운동신경)는 척수의 앞뿌리에서 운동신경이 나오고, 들신경세포(감각신경)는 뒤뿌리를 통해 척수로 들어온다(벨-마장디법칙 Bell-Magendie law).

감각신경의 세포체는 척수신경절에 존재한다.

신경섬유의 분류

신경섬유의 전도속도는 말이집신경섬유가 민말이집신경섬유보다 빠르며, 직경이 클수록 더 빠르다. 신경섬유는 섬유의 크기와 전도속도에 따라 분류할 수 있으며, 2종류의 분류법이 있다.

그중 하나는 얼랭어 Erlanger 와 개서 Gasser 의 분류이며 전도속도에 기초하고 있다. 신경섬유를 A, B, C의 3종류로 나누고 A섬유를 α, β, γ, δ의 4가지로 나눈다.

다른 하나는 로이드 Lloyd 와 헌트 Hunt 의 분류이다. 들신경섬유를 수용기 종류에 따라 I~IV군으로 나누고 I군을 다시 Ia군과 Ib군으로 나눈다.

A, B와 I~III군이 말이집신경섬유이고 C와 IV군이 민말이집신경섬유이다.

각 섬유의 대략적인 직경과 전도속도, 각 섬유의 역할을 그림 3-6에 나타냈다.

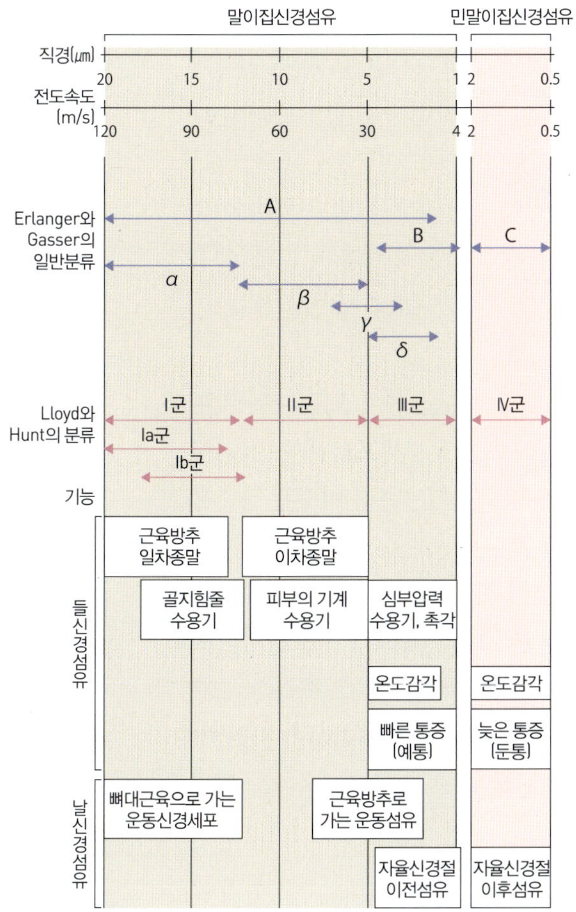

그림 3-6. 신경섬유의 분류

[Ward J, Clarke R, Linden R: Physiology at a Glance. Wiley, 2005.
오카다 타카오(감수): 한눈에 알 수 있는 생리학. p14, 메디컬 사이언스 인터내셔널, 2006에서 일부 수정]

04 자율신경

자율신경 autonomic nerve 은 무의식 중에 내장 기능을 조절하고 있으며 그 활동은 의식적으로 자유롭게 바꿀 수가 없다. 즉 내장 기능은 기본적으로 반사에 의해 조절된다(81-82쪽 참조).

예를 들어 혈압레벨은 **목동맥팽대** 경동맥동/carotid sinus 의 **압력수용기** baroceptor (혈관벽의 늘임수용기)에 의해 끊임없이 모니터링되고 있다. 혈압이 상승하면 그 정보가 목동맥팽대에서 **혀인두신경** 설인신경/glossopharyngeal nerve 을 통해 **뇌줄기** 뇌간/

brainstem 의 중추로 전달된다.

뇌줄기에서 나온 명령은 자율신경(교감신경과 부교감신경)을 통해 심장과 혈관으로 전달되어 심장박출량을 줄이고 혈관을 확장시켜 혈압을 낮춘다(그림 8-24, 219쪽 참조).

대부분의 장기는 교감신경과 부교감신경 양쪽을 통해 지배되고 있다(이중지배). 이들 양쪽은 대부분의 경우 장기에 대해 상반된 명령을 내린다. 예를 들어 심장에 대해 교감신경은 촉진, 부교감신경은 억제효과를 발휘한다. 이것을 **대항작용** 길항작용/antagonism 이라고 한다.

운동신경은 중추신경에서 나온 축삭이 그대로 뼈대근육에 도달하는 것에 비해 자율신경은 중추신경에서 나온 축삭이 도중에 신경세포를 바꾸고, 다음 신경세포가 내장 등의 효과기에 도달한다. 도중에 신경세포를 바꾸는 장소를 **자율신경절** autonomic ganglion 이라고 한다.

중추신경에서 **신경절** ganglion 에 도달까지의 신경세포를 **신경절전신경세포** 신경절이전신경세포/preganglionic neuron 라고 하고, 신경절에서 나와 효과기에 도달까지의 신경세포를 **신경절후신경세포** 신경절이후신경세포/postganglionic neuron 라고 한다.

대부분의 자율신경은 항상 활동하고 있다. 이와 같은 지속적인 활동을 **긴장** tonus 이라고 한다. 긴장이 강해지거나 줄어들거나 해서 장기의 기능을 조절한다(그림 3-7).

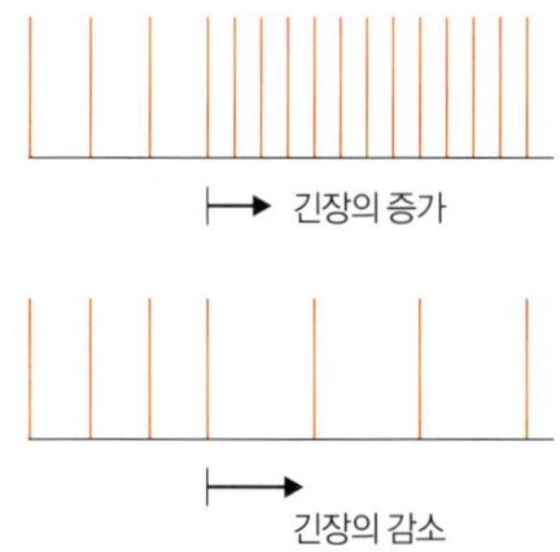

그림 3-7. 자율신경의 긴장

교감신경

교감신경 sympathetic nerve 에서 신경절전신경세포 축삭(**신경절전섬유** 신경절이전섬유/preganglionic fiber)은 **첫째가슴분절** 제1흉구/first thoracic segment 에서 **셋째허리분절** 제3요구/third lumbar segment 높이의 앞뿌리에서 나와 **백색교통가지** 백교통지/white ramus communicans 를 통해 **교감신경줄기** 교감신경간/sympathetic trunk 에 도달한다. 대부분의 경우 척추 근처의 교감신경줄기(자율신경절이 세로로 연결된 사슬)에서 신경절이후신경세포와 접속하고, 신경절후신경세포의 축삭(**신경절후섬유** 신경절이후섬유/postganglionic fiber)은 전신의 모든 장기, 혈관, 땀샘 등에 분포한다(그림 3-8). 교감신경절전섬유의 말단에서는 **아세틸콜린** acetylcholine; ACh 이 방출되어 신경절후신경세포를 흥분시킨다. 신경절후섬유의 말단에서는 **노르아드레날린** noradrenaline 이 방출되어 지배장기의 기능을 변화시킨다. 예외로 땀샘을 지배하는 신경절후신경세포는 아세틸콜린을 방출한다.

교감신경은 정신적으로 긴장하거나 운동할 때 활동이 항진된다. 구체적으로는

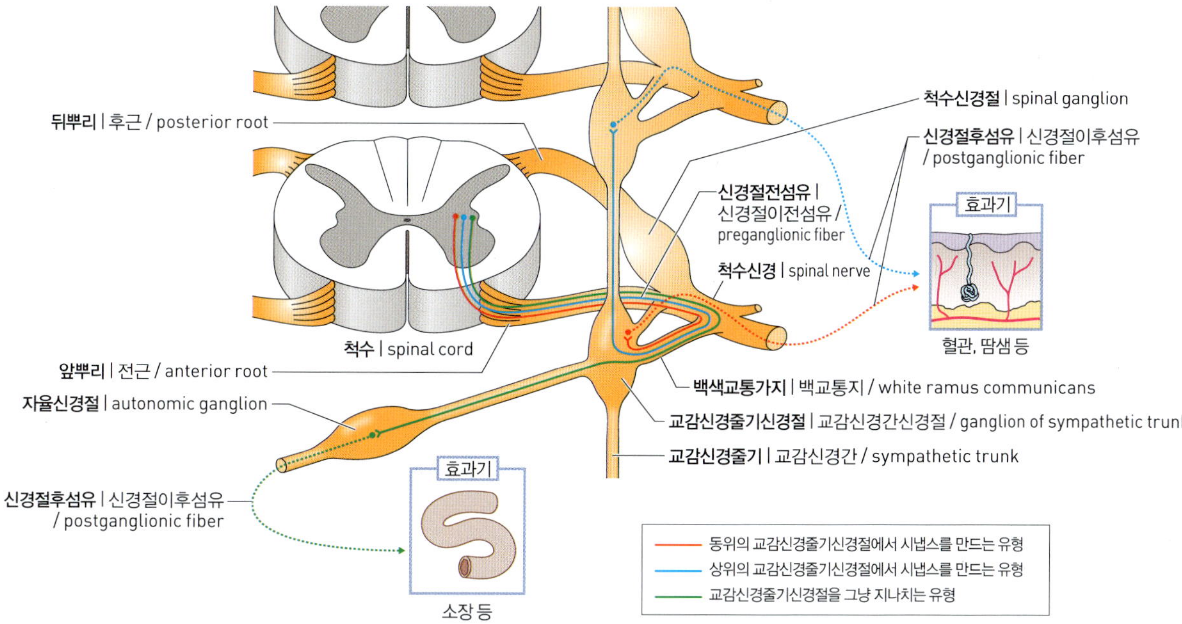

그림 3-8. 교감신경의 전달경로

심장기능을 촉진시키고(심장수축력, 심박수 증가), 기관지 확장이나 **동공확대** 산동/mydriasis 를 일으킨다. 한편 소화액 분비나 소화관의 운동을 억제한다. 대부분의 **혈관, 땀샘, 부신속질** 부신수질/adrenal medulla 등은 교감신경의 단독 지배를 받는다(그림 3-9A).

부교감신경

부교감신경 parasympathetic nerve 의 신경절전신경세포에서 세포체는 **뇌줄기** 뇌간/brainstem 와 **엉치분절** 천구/sacral segment 에 존재한다. 뇌줄기에서 나오는 부교감신경은 뇌신경(눈돌림신경, 얼굴신경, 혀인두신경, 미주신경)을 통과한다. **눈돌림신경** 동안신경/oculomotor nerve, **얼굴신경** 안면신경/facial nerve, **혀인두신경** 설인신경/glossopharyngeal nerve 은 눈의 홍채나 입안의 침샘 등 머리부위 기관에 분포한다. **미주신경** vagus nerve 은 머리에서 목부위로 내려오며 폐, 심장, 위, 소장, 대장의 일부와 같은 온몸의 대부분의 장기에 분포한다.

부교감신경은 지배하는 장기 바로 근처에서 신경세포를 바꾸어 신경절전섬유에서 신경절후섬유가 된다. 엉치분절에서 나오는 부교감신경은 **골반신경** pelvic nerve 을 통과해서 직장, 방광, 생식기 등의 골반내장기관을 지배한다. 부교감신경에서는 신경절전섬유와 신경절후섬유 모두 말단에서 아세틸콜린이 방출된다.

부교감신경은 휴식을 취하고 있을 때 활동이 항진된다. 구체적으로는 심장을 억제하고(심박수 감소) 기관지수축이나 **동공수축** 축동/miosis 을 일으킨다. 또한 소화기능을 촉진한다(그림 3-9B).

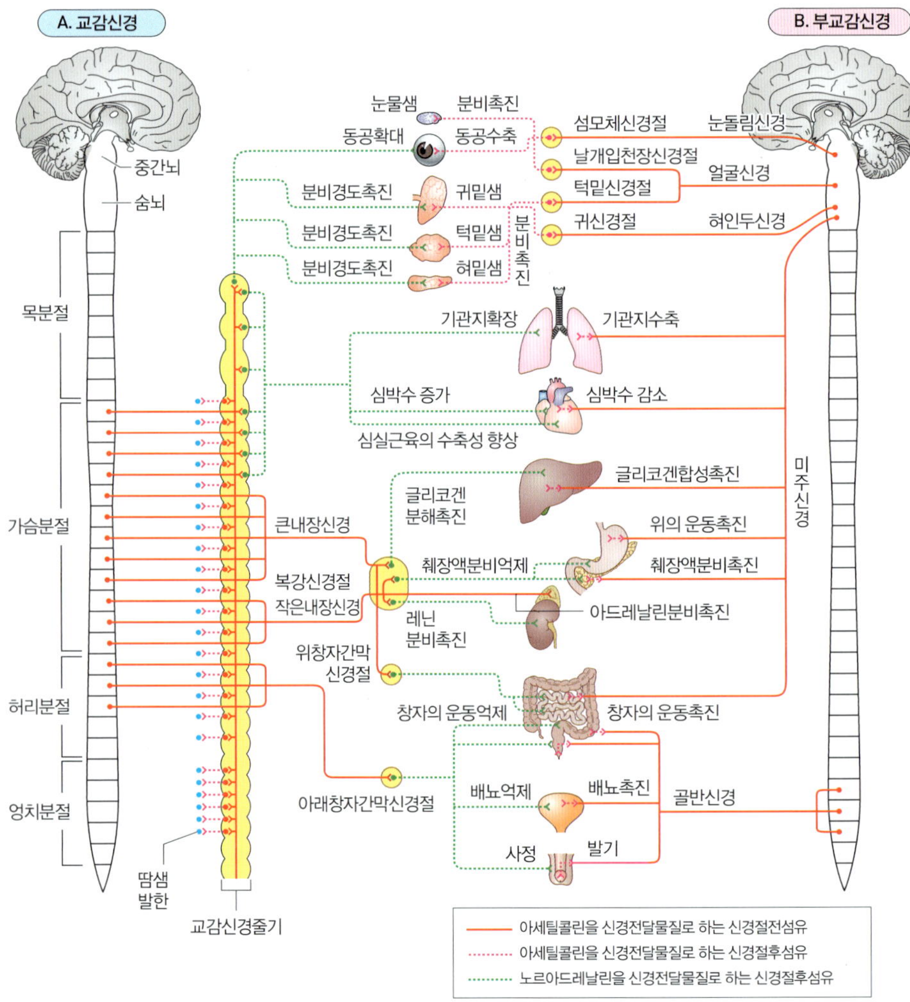

그림 3-9. 교감신경과 부교감신경

가슴분절 | 흉구 / thoracic segment
골반신경 | pelvic nerve
교감신경줄기 | 교감신경간 / sympathetic trunk
귀밑샘 | 이하선 / parotid gland
귀신경절 | 이신경절 / otic ganglion
날개입천장신경절 | 익구개신경절 / pterygopalatine ganglion
눈돌림신경 | 동안신경 / oculomotor nerve
눈물샘 | 누선 / lacrimal gland
동공수축 | 축동 / miosis
동공확대 | 산동 / mydriasis
목분절 | 경구 / cervical segment
미주신경 | vagus nerve
복강신경절 | celiac ganglion
섬모체신경절 | 모양체신경절 / ciliary ganglion
숨뇌 | 연수 / medulla oblongata
아래창자간막신경절 | 하장간막신경절 / inferior mesenteric ganglion
얼굴신경 | 안면신경 / facial nerve
엉치분절 | 천구 / sacral segment
위창자간막신경절 | 상장간막신경절 / superior mesenteric ganglion
작은내장신경 | 소내장신경 / lesser splanchnic nerve
중간뇌 | 중뇌 / midbrain
큰내장신경 | 대내장신경 / greater splanchnic nerve
턱밑샘 | 악하선 / submandibular gland
턱밑신경절 | 악하신경절 / submandibular ganglion
허리분절 | 요구 / lumbar segment
혀밑샘 | 설하선 / sublingual gland
혀인두신경 | 설인신경 / glossopharyngeal nerve

05 시냅스에서의 흥분 전달

시냅스의 구조

신경세포의 축삭말단(신경종말)은 표적세포(신경이 정보를 전달하는 다른 신경세포나 근육세포, 샘세포 등)의 세포막 사이에서 **시냅스** 연접/synapse 를 형성한다(그림 3-10).

신경종말 nerve terminal 은 부풀어 올라와 있으며 그 안에는 **신경전달물질** neurotransmitter 이 들어있는 다수의 **연접소포** 시냅스소포/synaptic vesicle 가 있다. 신경종말과 표적세포 사이에는 20~50 nm (1 nm는 1 mm의 100만 분의 1) 정도의 아주 좁은 간극이 있으며 이를 **연접틈새** 시냅스틈새/synaptic cleft 라고 한다. 표적세포의 세포막 위에는 신경전달물질과 결합하는 수용체가 다수 나와 있다.

신경전달물질의 방출

활동전위가 축삭을 통해 신경종말에 도달하면 신경종말에서 탈분극이 일어난다. 이로 인해 신경종말에 존재하는 전위의존성(탈분극되면 열린다)인 Ca^{2+}채널이 열리게 되고 Ca^{2+}이 세포 안으로 유입된다(그림 3-11 ①). 세포

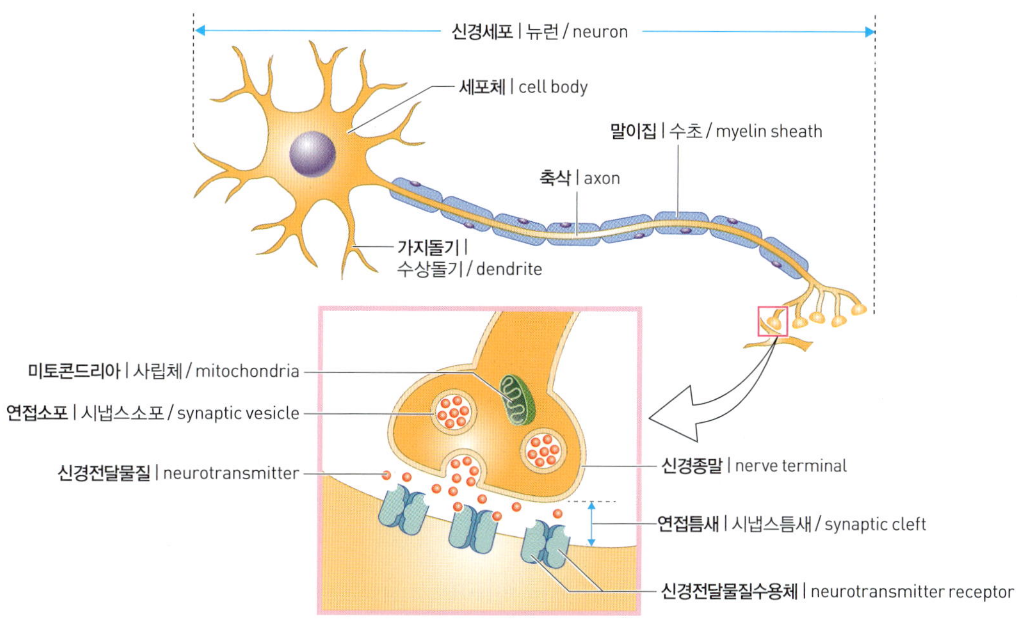

그림 3-10. 시냅스의 구조

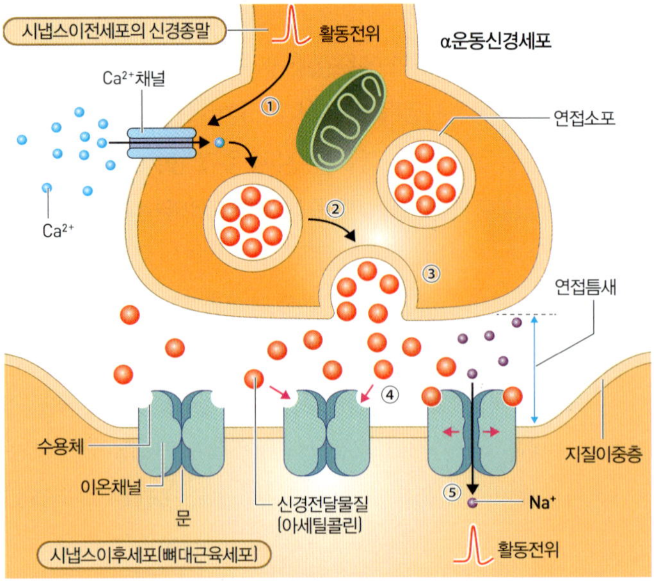

그림 3-11. 흥분연접에서 흥분의 전달(신경근육접합부)

안으로 유입된 Ca^{2+}은 Ca^{2+}수용단백질과 결합해서 연접소포의 신경종말세포막에 접근해서 융합한다(그림 3-11 ②). 세포막에 융합한 연접소포는 안에 포함되어 있던 신경전달물질을 연접틈새로 방출한다(그림 3-11 ③). 이러한 분비 방식을 **세포외배출** 엑소시토시스/exocytosis 라고 부른다.

활동전위의 발생

방출된 신경전달물질은 연접소포를 확산해서 표적세포의 수용체와 결합한다(그림 3-11 ④).

시냅스의 하나인 **신경근육접합부** 신경근육이음부/neuromuscular junction (118쪽 참조)를 예로 들면, **α운동신경세포** alpha motor neuron 에서 방출된 **아세틸콜린** ACh 은 뼈대근육세포막의 ACh수용체(니코틴성 수용체)에 결합한다. 이 수용체는 이온채널 내장형 수용체이다. ACh과 결합했을 때 채널이 열리고 Na^+가 세포 안으로 유입되어 탈분극을 일으킨다(그림 3-11 ⑤). 이와 같이 표적세포를 흥분시키는 시냅스를 **흥분연접** 흥분시냅스/excitatory synapse 라고 부르고, 표적세포에 출현하는 탈분극을 **흥분연접후전위** 흥분시냅스후전위/excitatory postsynaptic potential; EPSP 라고 한다(그림 3-12A). 신경근육접합부는 흥분연접의 대표적인 예이다.

한편 표적세포의 흥분을 억압하는 시냅스도 존재하는데, 그것들을 **억제연접**

억제시냅스/inhibitory synapse 라고 부른다. 신경전달물질이 표적세포의 수용체에 결합해서 과분극을 발생시키는 것을 **연접후억제** 시냅스후억제/postsynaptic inhibition 라고 하고(그림 3-12B), 발생한 과분극을 **억제연접후전위** 억제시냅후전위/inhibitory postsynaptic potential; IPSP 라고 한다. 또한 시냅스이전신경세포의 신경종말에 시냅스를 형성해서 신경전달물질의 방출을 억제하는 경우도 있는데, 이것을 **연접전억제** 시냅스전억제/presynaptic inhibition 라고 한다(그림 3-13).

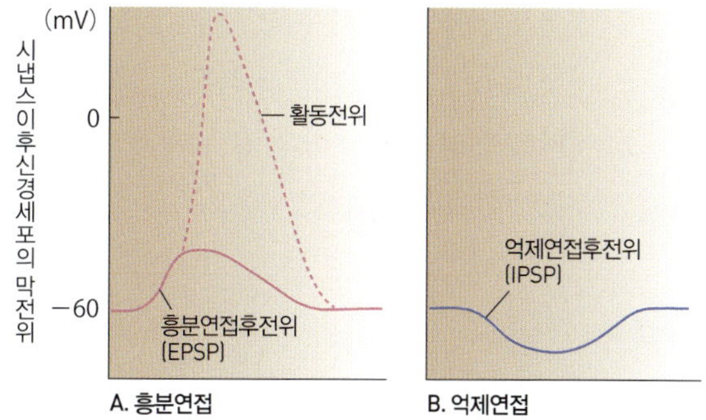

그림 3-12. 흥분연접과 억제연접

중추신경계통의 연접전달에는 보통 하나의 신경세포가 한번 활동전위를 발생한 것만으로는 방출되는 신경전달물질의 양이 적기 때문에 표적세포에 활동전위가 발생하지 않는다. 그러나 짧은 시간 간격으로 계속해서 여러 번 활동전위가 도달하게 되면 방출되는 신경전달물질의 양이 충분히 많아져서 탈분극이 충분히 커지게 되고, **문턱값** 역치/threshold 을 넘어서게 되면 표적세포에 활동전위가 발생한다(**시간가중** temporal summation,

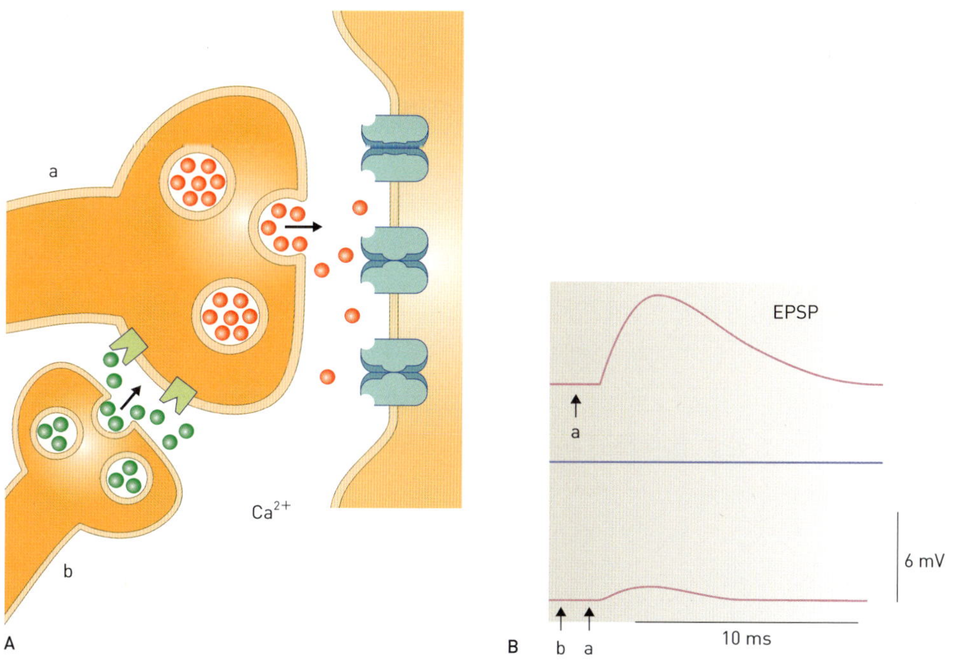

그림 3-13. 연접전억제

억제신경(b)은 신경섬유(a)의 신경종말에 시냅스를 만들고 억제전달물질을 방출한다(A). 이로 인해 a에서 신경전달물질의 방출이 억제되어 표적세포에 출현하는 EPSP가 축소된다(B).

그림 3-14A). 또한 다수의 시냅스가 동기화되어 신경전달물질을 방출한 경우에도 탈분극이 크게 일어나서 활동전위의 발생으로 이어진다(공간가중 spatial summation, 그림 3-14B).

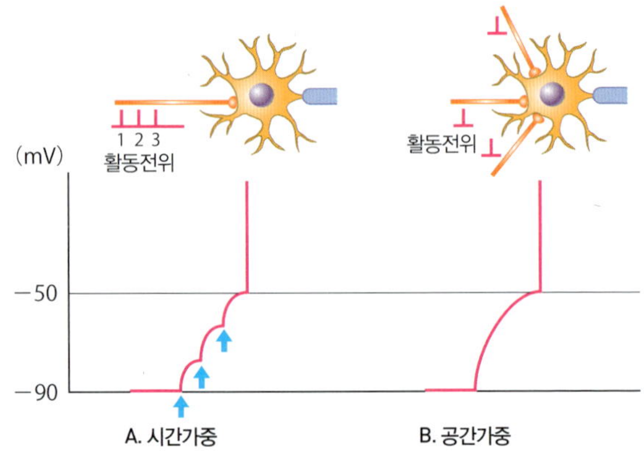

그림 3-14. 시간가중과 공간가중

흥분의 전달

시냅스의 흥분이 신경세포에서 표적세포로 옮겨가는 것을 흥분의 전달이라고 한다.

연접전달 시냅스전달/synaptic transmission 의 특징은 ① 전도와는 달리 일방향성이어서 표적세포에서 신경세포로는 흥분이 전해지지 않고, ② 연접전달속도가 흥분이 전도되는 것보다 늦기 때문에 많은 시냅스를 거치는 경로일수록 흥분이 최종표적세포에 도달하는 데 시간이 더 걸린다는 점이다.

방출된 신경전달물질의 처리

방출된 신경전달물질이 언제까지나 연접틈새에 남아있게 되면 표적세포는 반복되는 자극에 반응할 수 없게 된다. 이 때문에 신경전달물질은 연접틈새에서 빠르게 제거된다.

아세틸콜린 ACh 은 연접틈새에 존재하는 **아세틸콜린에스터분해효소** acetylcholine esterase; AChE 에 의해 **아세트산** 초산/acetic acid 과 **콜린** choline 으로 분해된다. 이로 인해 발생한 콜린의 약 50%는 시냅스이전신경종말에 회수되어 ACh 생성을 위해 재사용된다.

노르아드레날린의 경우에는 방출된 노르아드레날린의 대부분(50~80%)이 그대로 신경종말에 회수되어 재사용된다. 나머지는 주위의 사이질액을 거쳐서 혈류 안으로 확산되고, 조직 중의 **모노아민산화효소** monoamine oxidase; MAO 에 의해 분해된다. 그 외의 신경전달물질들도 대부분은 신경종말에 다시 흡수되어 재사용된다.

신경전달물질의 종류

많은 종류의 신경전달물질이 있지만 여기서는 대표적인 것만 열거해 본다.

아세틸콜린

아세틸콜린 acetylcholine; ACh 은 운동신경과 뼈대근육의 시냅스인 신경근육접합부, 자율신경의 신경절전섬유와 신경절후섬유 사이의 시냅스, 부교감신경절후섬유말단과 효과기 사이의 시냅스 등에서 방출된다.

또한 ACh은 뇌 안에서도 전달물질로 작용하고 있다. 알츠하이머치매 Alzheimer's dementia 는 대뇌 바닥부위에서 ACh이 변성(감소)되는 것이 원인이 되어 발생하는 것으로 알려져 있다.

말초부위의 ACh수용체는 크게 두 종류로 나눌 수 있다. 하나는 뼈대근육세포나 자율신경절(신경절후신경세포의 세포체)에 존재하는 니코틴수용체 nicotinic receptor 이다. 다른 하나는 부교감신경의 지배를 받는 장기와 조직에 존재하는 머스카린수용체 muscarinic receptor 이다.

노르아드레날린

노르아드레날린 noradrenaline 은 말초부위의 교감신경절후섬유에서 방출되는 중요한 신경전달물질이다. 중추에서 노르아드레날린 신경세포는 주로 뇌줄기에 존재한다. 대뇌겉질이나 척수에 작용하면서 각성과 정신활동, 통증의 억제 등에 관여한다.

표 3-2. 아드레날린수용체의 분포 부위와 작용

<table>
<tr><th colspan="2">수용체</th><th>분포 부위</th><th>작용</th></tr>
<tr><td rowspan="4">α수용체</td><td rowspan="3">α_1</td><td>혈관민무늬근육(뼈대근육을 포함하는 전신)</td><td>수축</td></tr>
<tr><td>위장관 민무늬근육</td><td>이완</td></tr>
<tr><td>방광조임근(소화관, 방광)</td><td>수축</td></tr>
<tr><td>α_2</td><td>교감신경절후섬유의 신경종말</td><td>노르아드레날린 방출억제</td></tr>
<tr><td rowspan="6">β수용체</td><td>β_1</td><td>심장</td><td>수축성, 심박수 증가</td></tr>
<tr><td rowspan="3">β_2</td><td>혈관민무늬근육</td><td>이완(기관지 확장)</td></tr>
<tr><td>기관지민무늬근육(주로 뼈대근육)</td><td>이완(혈관 확장)</td></tr>
<tr><td>간세포</td><td>글리코겐 분해</td></tr>
<tr><td rowspan="2">β_3</td><td>지방조직</td><td>지방 분해</td></tr>
<tr><td>방광배뇨근</td><td>이완</td></tr>
</table>

노르아드레날린은 아드레날린과 구조가 비슷해서 양쪽 모두 동일한 수용체(아드레날린수용체라고 부른다)에 결합한다. 다만 아드레날린수용체에는 몇 가지 종류가 있으며(표 3-2) 아드레날린과 노르아드레날린은 이들 수용체와 결합하기 쉽거나 어려운 정도의 차이가 있다. 특히 β_2수용체와의 결합성에서 차이가 있다. 아드레날린은 매우 강하게 결합하지만 노르아드레날린은 거의 결합하지 않는다.

감마아미노부티르산

감마아미노부티르산 γ-aminobutyric acid; GABA 은 중추신경 내부에 있는 주요 억제전달물질이며, 시냅스이후세포의 Cl^-채널이 열리도록 해서 Cl^-을 유입시키고 그에 따라 **억제연접후전위** IPSP 를 발생시킨다.

글루탐산

글루탐산 glutamic acid 은 중추신경 안에 있는 대부분의 흥분연접에서 신경전달물질로 작용하고 있다. 기억이나 학습에도 관여한다.

도파민

도파민 dopamine 은 **중간뇌** 중뇌/midbrain 와 **시상하부** hypothalamus 에 많이 존재하며 운동의 억제나 정신활동에 관여한다. 전달기능의 이상은 **파킨슨병** Parkinson's disease 이나 **조현병** 정신분열병/schizophrenia 의 발생과 관련이 있다.

세로토닌

세로토닌 serotonin 은 말초조직에서 혈소판의 활성화나 장관운동의 조절 등 다양한 작용을 한다. 또한 뇌 안에서는 신경전달물질로서 기능을 하고 있다. **세로토닌** 5-hydroxytryptamine; 5-HT 의 감소는 우울증의 발생 원인 중 하나로 알려져 있다.

아편유사펩티드

아편유사펩티드 opioid peptide 는 **모르핀** morphine 등의 마약과 동일한 수용체에 결합하는 펩타이드이며, 통각에 관여하는 시냅스를 억압해서 강력한 진통작용을 발휘한다.

06 임상과의 관련 사항

● 전기자극요법으로 유발되는 근육수축과 생리적인 근육수축의 차이

신경줄기를 구성하는 신경섬유는 섬유 직경에 따라 그 기능이 다를 뿐만 아니라(그림 3-6), 전기자극에 대한 문턱값도 다르다. 전기자극에 대한 문턱값은 섬유 직경에 반비례해서 신경섬유가 굵을수록 문턱값이 낮다. 물리치료에서는 통증억제와 근육수축을 목적으로 신경줄기를 표적으로 하는 경피적 전기자극을 시행한다. 전기자극을 점진적으로 증가시킬 경우에 우선 가장 굵은 I군 들신경섬유와 α운동섬유가 먼저 흥분하기 시작하고, 자극 강도를 더 증가시키면 Aβ섬유, Aδ섬유, C섬유 순으로 흥분하게 된다. 통증 전달을 하는 Aδ섬유와 C섬유는 직경이 작은 섬유이므로 전기자극에 대한 문턱값이 높기 때문에 전기자극을 적절한 강도로 설정하면 통증을 유발하지 않고 운동신경섬유와 Aβ섬유만 흥분시킬 수도 있다.

앞서 언급한 섬유 직경에 따른 문턱값의 차이는 통증 발생을 피할 수 있다는 점에서 유익하지만, 근육수축을 유도할 목적으로 전기자극을 하는 경우에는 근육의 피로를 유발할 수 있다. 우선 추외근섬유를 지배하는 α운동섬유는 그 섬유 직경에 따라 다른 종류의 근육섬유를 지배하고 있다(표 5-1, NOTE ❸, 126-127쪽 참조). α운동섬유 중에서도 가는 섬유는 피로 저항성이 강한 I형 근육섬유를 지배하고(S형 운동단위), 가장 굵은 섬유는 피로 저항성이 낮은 IIb형 근육섬유를 지배한다(FF형). 중간 직경의 섬유는 I형과 IIb형의 중간 성질을 가진 IIa형 근육섬유를 지배한다(FR형). 생체에서 발생하는 근육수축은 피로 저항성이 높은 S형 운동단위가 우선적으로 동원되고, 근력이 부족할 경우 FR형, FF형 순으로 동원된다(헨네만 크기의 원리). 이러한 운동 단위의 적용은 피로를 방지하고 장시간 운동을 가능하게 하는 장점이 있다.

그러나 경피적으로 신경줄기를 자극하는 경우에는 신경섬유의 굵기에 따라 FF형 → FR형 → S형의 순서로 운동단위가 동원되어 헨네만의 크기 원리의 동원 순서와 반대되는 현상이 발생하게 된다. 따라서 전기자극으로 발생하는 근육수축은 피로가 생기기 쉽다. 최근에는 이러한 성질을 역으로 이용하여 FF형 운동단위를 거의 동원하지 못하는 침상환자의 FF형 운동단위를 강제적으로 활동시키기 위해 전기자극이 사용되기도 한다.

복습 포인트

- 신경세포(뉴런)는 (1), (2), (3), (4)로 이루어져 있다.
- 말초신경에서 신경세포의 축삭은 (5)로 둘러싸여 있다.
- (5)의 막이 특수화된 말이집으로 둘러싸인 축삭을 (6)신경섬유라고 하고, 둘러싸여 있지 않은 것을 (7)신경섬유라고 한다.
- 말이집과 말이집 사이에 있는 좁은 틈을 (8)이라고 하며, (8)에서 (8)로 활동전위가 점프하듯이 전도되는 것을 (9)라고 한다.
- 신경에서 흥분전도는 축삭을 흐르는 활동전위이며, 특징으로는 (10), (11), (12)가 있다.
- 말초신경은 그 개시 부위에 따라 뇌신경과 척수신경으로, 전도의 방향에 따라 (13)와 (14)로 분류된다.
- 자율신경지배의 특징은 자율성, (15), (16), (17)의 4가지이다.
- 교감신경의 신경절후섬유말단에서는 (18), 부교감신경의 신경절후섬유말단에서는 (19)이 방출된다.
- 교감신경은 흥분 시와 운동 시에 강하게 작용해서, 동공의 (20), 심장(21), 소화관의 운동과 소화액 분비의 (22) 등을 발생시킨다.
- 부교감신경은 휴식을 취하고 있을 때 강하게 작용해서, 동공의 (23), 심장 (22), 소화관의 운동과 소화액 분비의 (21) 등을 발생시킨다.
- 신경종말에 도달한 활동전위는 신경전달물질의 방출을 일으켜서 그 신경전달물질이 다른 신경이나 근육, 내분비샘 등에 작용한다. 이 흥분전달부위를 (24)라고 한다.
- 대표적인 신경전달물질로는 중추신경계통에 글루탐산과 감마아미노부티르산, 말초신경계통에 (18), (19) 등이 있다.
- (25)수용체는 우선 α수용체와 β수용체로 나뉘고, 다시 α_1과 α_2, $\beta_{1\sim3}$로 나뉜다.

정답 | 1. 세포체, 2. 가지돌기, 3. 축삭, 4. 신경종말, 5. 슈반(Schwann)세포, 6. 말이집, 7. 민말이집, 8. Ranvier결절, 9. 도약전도, 10. 불감쇠전도, 11. 절연성전도, 12. 양측성전도, 13. 들신경섬유(감각신경), 14. 날신경섬유(운동신경), 15. 이중지배, 16. 대항지배, 17. 긴장, 18. 노르아드레날린, 19. 아세틸콜린, 20. 확대, 21. 촉진, 22. 억제, 23. 축소, 24. 시냅스, 25. 아드레날린

제 4 장

중추신경계통

학/습/목/표

1. 중추신경계통의 각 부위(척수~대뇌)의 역할과 기능에 대해 설명할 수 있다.
2. 척수반사에 대해 예를 들어 설명할 수 있다.
3. 뇌의 고차원 기능(학습, 기억, 수의운동, 뇌파, 각성과 수면)에 대해 설명할 수 있다.
4. 뇌척수액의 역할과 혈액뇌장벽에 대해 설명할 수 있다.

01 중추신경계통이란

중추신경계통의 구성

척수와 뇌

중추신경계통 중추신경계/central nervous system 은 척수와 뇌로 구성되어 있다.

척수 spinal cord 는 척주의 척주관 안에 들어있으며(그림 4-1) 가쪽의 척추뼈 명칭에 대응해서 **목분절** 경구/cervical segment, **가슴분절** 흉구/thoracic segment, **허리분절** 요구/lumbar segment, **엉치분절** 천구/sacral segment, **꼬리분절** 미구/coccygeal segment 로 나뉜다. 척수는 첫째~둘째허리척추뼈 정도의 높이에서 끝나며 그 아래는 척수신경의 다발로 되어 있고 이를 **말총** 마미/cauda equina 이라고 부른다(그림 4-2). 척수의 상단은 **큰구멍** 대후두공/foramen magnum 을 통해 머리뼈 내부로 들어가서 뇌의 말단인 숨뇌가 연결된다.

뇌는 숨뇌, 다리뇌, 중간뇌, 소뇌, 사이뇌, 대뇌로 나뉜다. 숨뇌, 다리뇌, 중간뇌를 묶어 뇌줄기라고 부른다(그림 4-3).

회색질과 백질

중추신경계통에서 신경세포체가 많이 모여 있는 부분은 회색으로 보이기 때문에 **회색질** 회백질/gray matter 이라고 부른다. 신경섬유가 집합해서 뻗어 있는

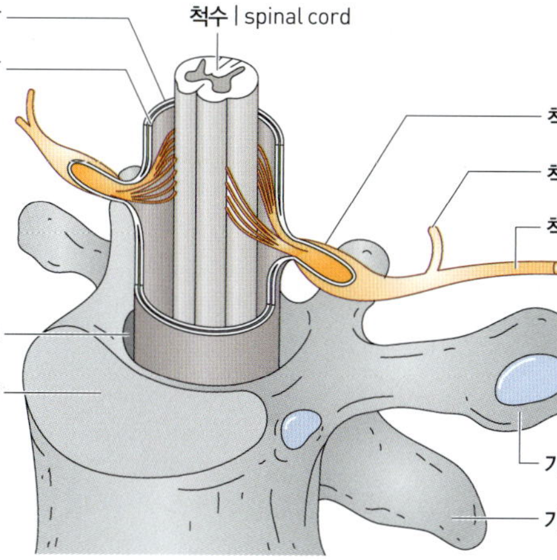

그림 4-1. 척수의 구조

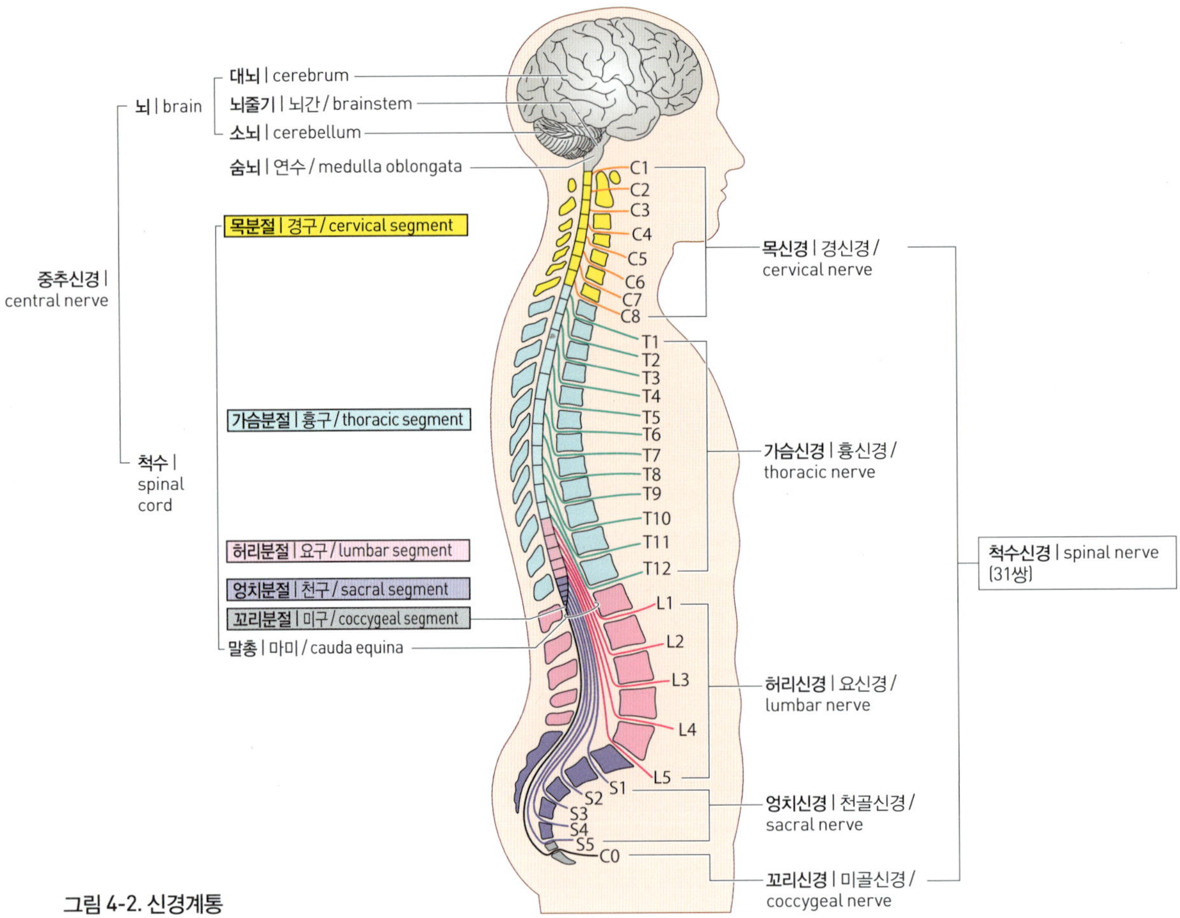

그림 4-2. 신경계통

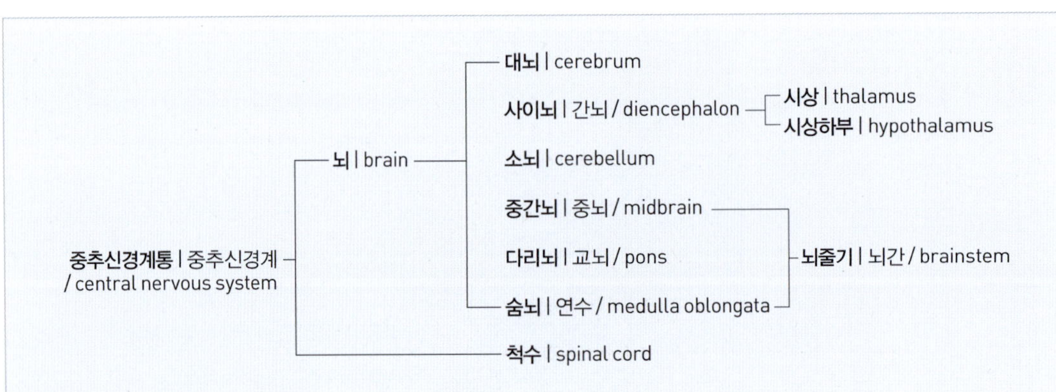

그림 4-3. 중추신경계통의 구성

부분은 백색으로 보이기 때문에 **백질** 백색질/white matter 이라고 부른다.

척수에는 중심부분에 회색질이 있고 주위를 백질이 둘러싸고 있다. 이에 비해 대뇌는 주위(표면)가 회색질이고 중심부분이 백질이어서 척수와는 반대로 되어있다(그림 4-4).

또한 백질 가운데에 회색질 덩어리가 산재해 있는데 이를 **신경핵**(**적핵** 적색핵/red nucleus, **렌즈핵** lentiform nucleus 등)이라고 부른다(그림 4-4A). 세포의 안에 있는 핵과는 완전히 다른 종류이다.

중추신경계통의 기능

중추신경계통은 온몸의 감각수용기관(여기서 말하는 감각기관은 우리들이 의식하는 감각뿐만 아니라, 예를 들어 혈압의 높낮이 등 우리가 의식할 수 없는 감각도 포함된다)에서 정보를 받아들인다. 그리고 이러한 정보를 처리하고 종합해서 뼈대근육에 운동명령을 내리거나 자율신경을 통해 내장 기능을 조절해서 체내 환경을 적절히 유지한다.

감각정보가 중추신경에서 통합되어 의지와 무관하게 일어나는 반응을 반사

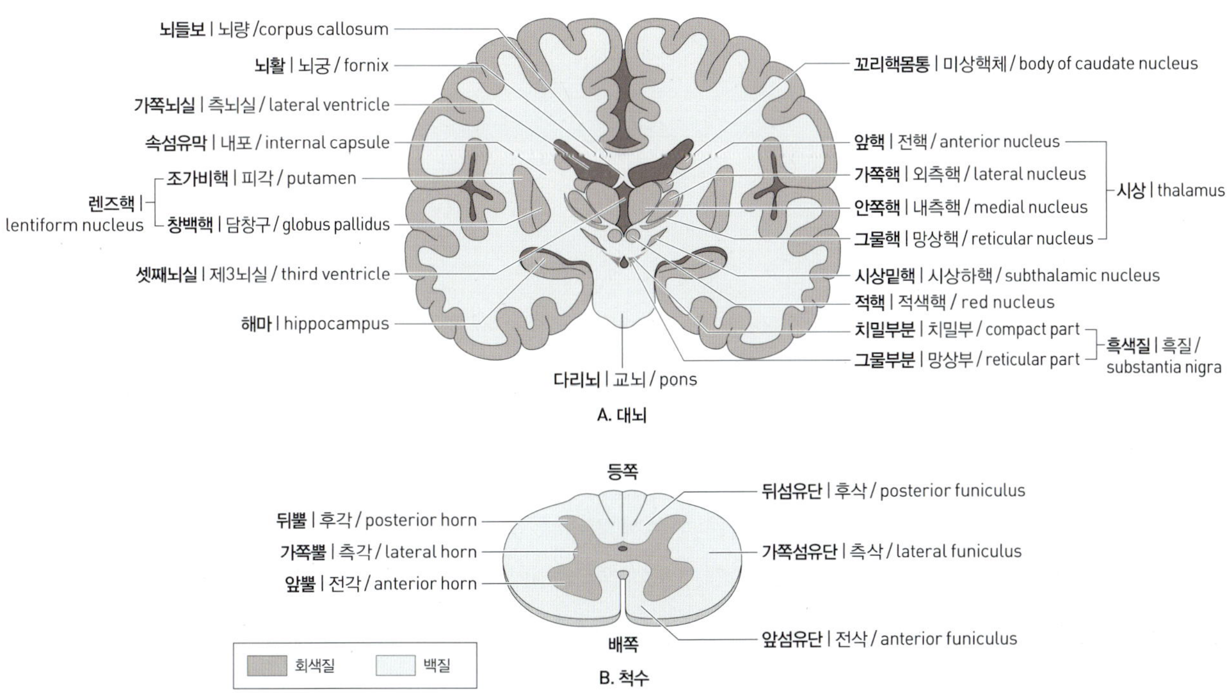

그림 4-4. 대뇌와 척수의 단면도

라고 한다. 반사의 경로는 감각수용기 → 들신경 → 반사중추 → 날신경 → 효과기관이며, 이를 반사활이라고 한다.

반사는 어떤 자극에 누구나 비슷한 반응이 일어나지만, 정신활동과 같은 고차원 기능은 개인차가 크다. 고차원 기능은 대뇌 등의 복잡한 신경회로의 작용에 의한 것으로 알려져 있다.

중추신경계통을 보호하는 메커니즘

중추신경계통은 그 기능이 충분히 발휘될 수 있도록 다양한 방식으로 보호되고 있다.

첫 번째로 척수는 연속되어 있는 **척추뼈** 척추골/vertebra 에, 뇌는 **머리뼈** 두개골/skull 에 둘러싸여 있어서 외부로부터의 충격에 장애를 받지 않도록 물리적으로 보호되고 있다.

두 번째로 뇌의 중량은 체중의 2%에 불과하지만 안정 시 전신의 혈류량의 15%를 받아서 전체 산소소비량의 20%를 소비한다. 다른 장기보다 훨씬 많은 혈류를 공급받고 있는 것이다. 또한 전신의 혈압이 변동되어도 뇌혈류에는 변동이 없이 자동으로 조절되도록 작동하고 있다(그림 8-31, 227쪽 참조).

세 번째로 **혈액뇌장벽** blood-brain barrier 이 있어서 혈액에서 신경조직으로 물질의 이동이 제한되어 있다(108-109쪽 참조). 이러한 구조는 뇌를 유해물질로부터 보호하는 역할을 하는 데 도움이 된다.

02 척수

척수의 구조

그림 4-4B에 척수의 가로단면을 나타냈다. 중심부분의 H자 형태가 회색질이고 그 주위가 백질이다.

들신경섬유 구심신경섬유/afferent fiber 는 뒤뿌리를 통해서 척수로 들어온다. 그대로 백질을 타고 올라가는 경우와, 회색질에서 별도의 신경세포와 시냅스를 형성해서 신경세포를 갈아타고 올라가는 경우가 있다. **날신경섬유** 원심신경섬유/efferent fiber 는 척수에서 나간다(그림 3-5, 64쪽 참조).

회색질 앞뿔의 신경세포는 뼈대근육을 지배하는 운동신경세포이다. 뒤뿔의 신경세포는 다양한 감각신경의 입력을 받는다. 가쪽뿔에는 자율신경계통의 날신경세포 원심신경세포/efferent neuron 가 모여 있다.

척수의 오름길과 내림길

척수를 타고 올라가는 들신경섬유와 내려가는 날신경섬유는 각각 정해진 경로를 따라 통과한다.

그림 4-5에 그 경로를 나타냈다. 그림에서 번호에 따른 설명은 다음과 같다.

오름길(감각성 입력)

① **뒤섬유단** 후삭/posterior funiculus | 촉각과 압각, 심부감각을 같은 쪽의 숨뇌로 전달한다. 안쪽의 **널판다발** 박속/gracile fasciculus 은 하반신에서 온 감각정보를, 가쪽의 **쐐기다발** 설상속/cuneate fasciculus 은 상반신에서 온 감각정보를 전달한다.

② **뒤척수소뇌로** 후척수소뇌로/posterior spinocerebellar tract | 하반신의 근육방추와 힘줄 등의 심부감각을 같은 쪽 소뇌로 전달한다.

③ **앞척수소뇌로** 전척수소뇌로/anterior spinocerebellar tract | 하반신의 근육방추와 힘줄 등의 심부감각을 반대쪽 소뇌로 전달한다.

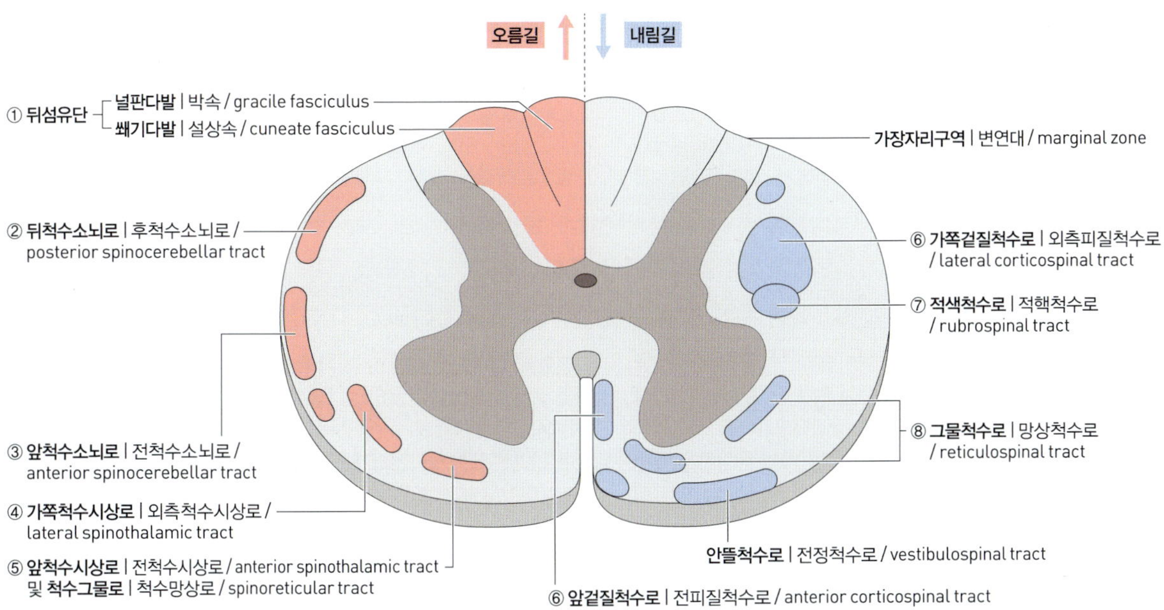

그림 4-5. 척수의 오름길과 내림길(오름길과 내림길 모두 양쪽(좌우대칭)에 존재하지만 알아보기 쉽도록 각각 한쪽씩만 나타냈다.)

④ **가쪽척수시상로** 외측척수시상로/lateral spinothalamic tract | 온도감각과 통각을 반대쪽의 시상으로 전달한다.

⑤ **앞척수시상로** 전척수시상로/anterior spinothalamic tract | 대략적인 촉각과 압각을 반대쪽의 시상으로 전달한다.

내림길(운동성 출력)

대뇌겉질(주로 운동영역)에서 척수로 나가는 운동성하행로는 겉질에서 직접 척수에 이르는 경로와, 뇌줄기(적핵과 그물체 등)에서 중계되어 척수에 이르는 경로가 있다.

⑥ **겉질척수로** 피질척수로/corticospinal tract | 수의운동에 중요한 경로로, **대뇌겉질** 대뇌피질/cerebral cortex 의 운동영역에서 시작된 신경섬유가 속섬유막, 중간뇌(대뇌다리), 다리뇌(배쪽 부위), 숨뇌의 피라미드를 통해 척수로 내려가는 경로이다. **피라미드로** 추체로/pyramidal tract 라고도 불린다(NOTE 1, 2). 대부분의 신경섬유는 **피라미드** 추체/pyramid 에서 교차되어 반대쪽 척수의 가쪽(가쪽섬유단)을 통해 내려가고(가쪽겉질척수로), 일부 섬유는 숨뇌 피라미드에서 교차하지 않고 같은 쪽 척수의 앞섬유단을 통해 내려간다(앞겉질척수로).

NOTE 1 피라미드로와 겉질숨뇌로

겉질숨뇌로(피질연수로/corticobulbar tract)는 대뇌겉질운동영역에서 뇌줄기의 운동신경세포로 나가는 내림길이다. 머리와 얼굴근육에 수의운동의 명령을 전달한다. 대뇌겉질에서 나온 운동명령을 전달하는 경로라고 하는 의미에서는 겉질척수로와 동일하다. 이 때문에 겉질숨뇌로는 피라미드를 통과하지 않음에도 불구하고 피라미드로에 포함해서 다루는 경우가 있다.

NOTE 2 피라미드로의 특징

피라미드로(추체로/pyramidal tract)는 수의운동에 중요하기 때문에 장애가 발생하면 수의운동에 지장이 생겨 마비가 발생하거나 손가락의 정밀한 운동이 불가능해진다. 임상적으로 피라미드로의 장애로 보이는 징후(피라미드징후)는 ① 근위축을 동반하지 않는 경직마비, ② 힘줄반사항진, ③ 바뱅스키반사(Babinski reflex)의 출현 등이 있으며 ①과 ②는 추체바깥길(추체외로/extrapyramidal tract)의 장애로도 나타난다.

바뱅스키반사는 발바닥의 가쪽을 끝이 뭉툭한 핀이나 열쇠 등으로 발꿈치에서 새끼발가락과 엄지발가락 밑부분에 걸쳐 1~2초 천천히 천천히 문지르면 엄지발가락이 위로 젖혀지고 다른 발가락들은 부채처럼 펼쳐지는 현상을 말한다. 2살까지의 소아에게 나타나며 그 후에는 동일한 자극이 발가락의 안쪽으로 굽는 발바닥반사로 이행한다. 한번 사라진 바뱅스키반사가 다시 나타나는 경우에는 바뱅스키징후양성이라고 표현하며 이런 경우에는 피라미드로 장애가 의심된다.

경직(spasticity)이 있는 상태에서는 바뱅스키징후도 양성인 경우가 많다. 특히 피라미드로 장애의 급성기에는 바뱅스키징후가 양성이라도 경직이 나타나지 않기도 한다.

⑦ **적색척수로** 적핵척수로/rubrospinal tract | 중간뇌의 적핵에서 시작하며 반대쪽의 척수로 내려가는 경로이다. 이 경로는 동물에게 협조적인 운동에 관여한다. 인간에게는 퇴화되어 있어서 작용 원리는 잘 알려져 있지 않다.

⑧ **그물척수로** 망상척수로/reticulospinal tract | 뇌줄기의 그물체에서 양쪽의 척수로 내려가는 경로이다. 주로 몸통의 근육이나 팔다리의 몸쪽근육을 지배하며 자세나 보행 등의 조절에 관여한다.

척수반사

반사중추가 척수에 있는 것을 **척수반사** spinal reflex 라고 한다. 척수반사에는 뼈대 근육을 효과기관으로 하는 운동반사(몸신경반사)와 내장계통(민무늬근육이나 샘)을 효과기관으로 하는 **자율반사**가 있다.

운동반사

늘임반사

무릎힘줄반사(L2~L4), 위팔두갈래근반사(C5~ C6), 위팔세갈래근반사(C6~C8), 아킬레스힘줄반사(S1~S2) 등이 있다.

무릎힘줄반사는 대표적인 **늘임반사** 신장반사/stretch reflex 이다. 무릎힘줄을 가볍게 두드리면 넓적다리네갈래근이 수축해서 종아리가 뛰어오르는 반사이다(그림 4-6). 무릎힘줄을 두드리면 넓적다리네갈래근의 근육방추가 늘어나게 되고 그 흥분이 **Ia군 들신경섬유**를 통해 척수에 전달되며, 넓적다리네갈래근의 α운동신경세포를 흥분시켜 근육을 수축시킨다(128쪽 참조). **늘임반사** 신장반사/stretch reflex 는 유일한 단일연접반사(중추신경계통 내부의 시냅스가 하나인 반사)이다.

Ia상반억제

Ia군 들신경섬유의 흥분은 동시에 **억제사이신경세포** 억제개재뉴런/inhibitory interneuron 를 통해 대항근인 넓적다리두갈래근의 α운동신경을 억제하고 근육을 이완시킨다(그림 4-6). 이러한 반사를 **Ia상반억제** 상호억제/reciprocal inhibition (Ia억제 또는 Ia길항억제)라고 한다.

자원억제

힘줄 부분에는 **골지힘줄기관** Golgi tendon organ 이 근육섬유와 직렬로 위치해 있다.

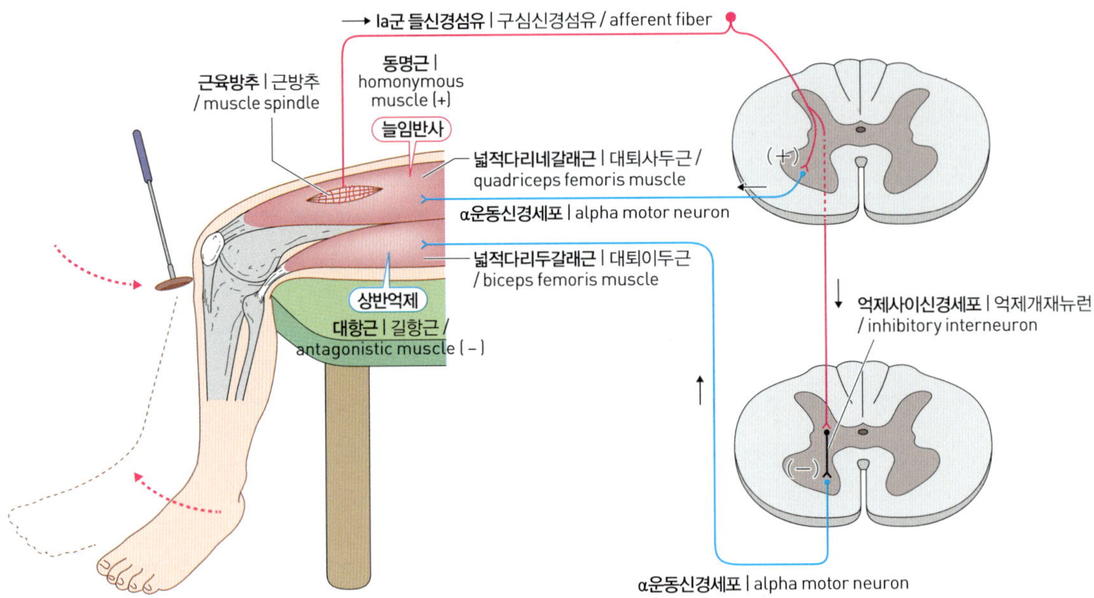

그림 4-6. 늘임반사(무릎힘줄반사)와 Ia상반억제
이들 반사중추는 척수의 동일한 높이에 있지만 알기 쉽게 이해할 수 있도록 위아래로 구분해서 표시했다.

골지힘줄기관은 근육의 수축(근장력이 발생)에 따라 발생하는 힘줄의 미세한 신전에 반응해서 장력(수축) 센서로서 기능한다. 예를 들어 넓적다리네갈래근의 수축에 의해 골지힘줄기관이 흥분하면 그 정보는 Ib군 들신경섬유를 통해 척수로 보내지고 억제사이신경세포를 통해 넓적다리네갈래근으로 나가는 α운동신경세포를 억제해서 근육을 이완시킨다. 이 반사를 자원억제(Ib억제)라고 한다. 늘임반사에 의한 과도한 수축을 막는 메커니즘이다(그림 4-7).

뇌졸중이나 척수손상 등으로 피라미드가 손상된 환자는 팔다리의 근장력이 지속적으로 항진된다. 이것을 경직이라고 하는데 이는 폄반사가 항진된 상태이다. 경직이 일어난 팔다리를 수동적으로 펴면 처음에는 강한 저항이 일어나지만 어느 한도를 넘어가면 근장력이 떨어져서 이완된다. 이 현상을 **접는칼현상** clasp-knife phenomenon 이라고 하는데 이는 자원억제에 의한 것으로 알려져 있다. 장딴지에 쥐가 날 때에는 통증을 참고 발을 등쪽으로 굽히면 어느 순간 급속히 근육의 긴장이 이완되며 통증이 사라지게 되는 것도 자원억제가 작용하기 때문이다.

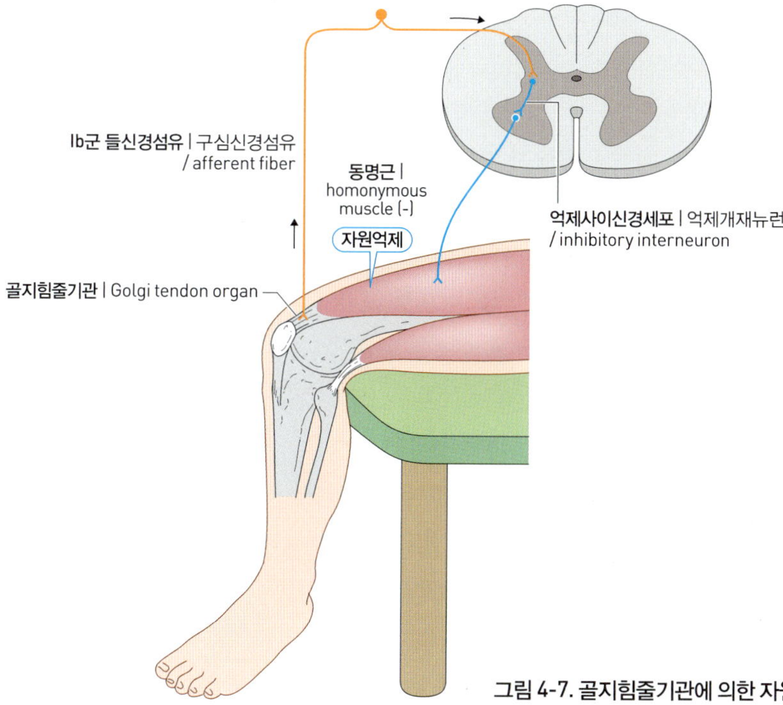

그림 4-7. 골지힘줄기관에 의한 자원억제의 경로

굽힘근반사와 교차폄반사

압정을 밟았을 때 무의식적으로 발을 들어올리는 것과 같은 반사를 **굽힘근반사** 굴근반사/flexor reflex 라고 한다. 이는 방어반사의 하나로 피부의 강한 자극(통각)에 의해 유발된다. 감각신경은 척수에서 복수의 **사이신경세포** 개재신경세포/interneuron 를 통해 자극을 받은 발의 굽힘근을 지배하는 α운동신경세포의 흥분(굽힘근의 수축) 및 폄근을 지배하는 α운동신경세포의 억제(폄근의 이완)를 일으켜 발이 굽어지게 된다. 이때 반대쪽 발에서는 이와 반대로 폄근의 수축과 굽힌근의 이완이 일어나 발이 펴지게 되어 몸을 지지하는 반사가 나타난다(**교차폄반사** 교차신전반사/crossed extension reflex).

자율반사

다양한 자율기능이 반사에 의해 조절된다. 예를 들어, 축뇨는 방광 내 소변량이 적을 때 일어나는 척수반사다. 소변량 정보(방광벽의 신전 정보)가 엉치분절에 전달되면, 자율신경을 통해 방광의 조임근이 이완되고 조임근이 수축하여 방광에 소변이 저장된다(축뇨반사). 배뇨 역시 엉치분절을 중추로 하는 척수반사가 있어 척수손상 환자에서도 배뇨반사가 나타난다. 그러나 일반적으로는 다리뇌의 배뇨중추가 배뇨반사를 조절한다. 소변의 저장과 배뇨는 반사뿐만 아니라 의도적으로(수의근을 통해) 조절할 수 있어 어느 정도 소변을 참을 수 있고, 소변이 많이 저장되지 않아도 배뇨가 가능하다.

03 뇌줄기

뇌줄기의 기능

숨뇌, 다리뇌, 중간뇌로 이루어져 있는 **뇌줄기** 뇌간/brainstem 에는 순환과 호흡, 소화 등 생명유지와 직결되는 중추가 집중되어 있다. 또한 뇌신경의 **기원핵** 기시핵/nucleus of origin 대부분이 존재하며 **안뜰반사** 전정반사/vestibular reflex 나 **빛반사** 대광반사/light reflex 등의 반사에 관여한다.

뇌줄기는 대뇌와 소뇌, 척수를 연결하는 중계부위이며 자세나 보행의 조절에 중요한 역할을 담당하고 있다. 또한 뇌줄기에 존재하는 **그물체** 망상체/reticular formation 는 대뇌에 섬유를 보내 대뇌의 각성수준을 유지하는 역할도 하고 있다.

자율신경중추

뇌줄기에는 후각신경과 시각신경을 제외한 모든 뇌신경의 핵이 존재한다. 뇌신경에 포함되는 부교감신경의 기원핵도 이곳에 존재한다. 또한 숨뇌에는 순환중추(심장촉진중추, 심장억제중추, 혈관운동중추), 호흡중추, 삼킴중추, 구토중추 등이있고, 다리뇌에는 배뇨중추, 중간뇌에는 빛반사중추 등이 존재한다. 예를 들어 우리들은 잠들어 있는 상태에서도 호흡을 유지한다. 그러나 호흡중추에 장애가 발생하여 의식적으로 숨을 쉬지 않으면 호흡이 정지하게 된다.

뇌줄기가 담당하는 반사와 뇌사판정

뇌줄기는 다음과 같은 반사의 중추가 된다. 이러한 반사의 유무를 검사하는 것은 뇌사판정을 할 때 필수 항목으로 정해져 있다.

빛반사

한쪽 눈에 빛을 비추면 그 눈의 동공이 수축함과(직접빛반사) 동시에 반대쪽 눈의 동공도 수축한다(간접빛반사).

반사경로는 반사중추(중간뇌) → 눈돌림신경(부교감신경) → 동공조임근이다.

각막반사

각막반사 corneal reflex 는 **각막** cornea 을 **솜** cotton 등으로 가볍게 문지르면 **눈깜박임** 순목/blink 이 발생한다.

반사경로는 삼차신경 → 삼차신경핵(다리뇌) → 얼굴신경(운동신경) → 눈둘레근이다.

안뜰눈반사

안뜰눈반사 전정안구반사/vestibulo-ocular reflex 는 머리의 진동을 상쇄하도록 안구가 움직이는 반사로 시선의 안정성을 유지하는 데 도움이 된다. 이 반사는 **바깥귀길** 외이도/external acoustic meatus 에 소량의 찬물을 주입하는 것만으로도 유발할 수 있기 때문에 검사에서 이 방법을 사용하기도 한다. 예를 들어 머리가 회전하면 안뜰기관의 반고리관(반고리관팽대, 159-160쪽 참조)이 자극되어 안구가 회전과 반대 방향으로 움직인다.

반사경로는 안뜰신경 → 반사중추(숨뇌, 다리뇌, 중간뇌) → 얼굴신경(운동신경), 갓돌림신경 → 안구근육(안쪽곧은근, 가쪽곧은근)이다.

뇌줄기와 자세의 유지

뇌줄기는 평형감각을 담당하는 **안뜰기관** 전정기관/vestibular organ (반고리관, 둥근주머니와 타원둥근주머니, 159쪽 참조)과 섬유가 연결되어 있는 동시에 소뇌와도 섬유로 연결되어 있으며 척수로 신호를 내보낸다. 이 때문에 자세의 제어(자세반사)에 중요한 역할을 담당하고 있다.

자세를 유지할 때 머리는 지면과 수직으로 유지되지만, 속귀에 있는 안뜰기관은 머리의 움직임과 기울기를 감지한다. 안뜰기관의 정보는 사이뇌(다리뇌)의 안뜰신경핵에 전달되어 반사적으로 안뜰척수로를 통해 항중력근의 수축상태를 조절한다(안뜰눈반사). 자세 조절에는 안뜰기관 외에 근육과 피부의 수용체로부터의 정보와 시각정보도 중요하다.

다리뇌와 숨뇌에는 반중력근의 근육긴장을 조절하는 영역이 있다. 중간뇌와

NOTE 3 양성징후와 음성징후

신경증상은 양성징후(정상 상태에서는 관찰되지 않는 현상의 출현)와 음성징후(정상 상태에서 관찰되는 현상의 소실)로 나뉜다. 예를 들어 뻗침반사의 항진은 양성징후이고 운동마비는 음성징후이다. 양성징후는 손상부위보다 아래에 있는 중추가 상위 중추의 억제에서 벗어난 결과이며, 음성징후는 병변 부위에 의한 기능장애이다. 실제 임상에서 환자는 종종 양성징후와 음성징후가 혼합된 증상을 보인다. 재활치료는 양성 및 음성징후의 완화를 목표로 시행된다.

다리뇌 사이의 연결이 끊어지면 상부 중추로부터의 억제가 사라지기 때문에 팔다리의 폄근과 목근육으로 가는 γ뉴런의 활동이 증가하여 폄반사가 항진되어 이들 근육의 긴장이 높아진다. 이 상태를 대뇌제거경축(또는 γ경축)이라고 한다(그림 4-8).

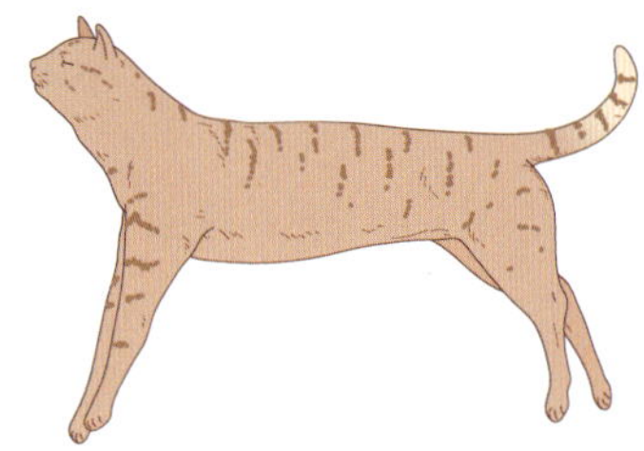

그림 4-8. 대뇌제거경축인 고양이 자세

뇌줄기는 보행운동에도 관여한다. 기본적인 보행패턴은 척수에서 형성되지만, 뇌줄기에는 척수의 보행패턴의 시작과 정지를 지시하는 영역(보행관련영역)이 존재한다.

그물체활성계

뇌줄기의 그물체는 시상을 거쳐 대뇌로 섬유를 보내고 대뇌의 활동레벨을 조절한다. 수면과 각성을 제어하고 이에 더해 의식의 집중이나 사고 등도 조절하고 있는 것으로 알려져 있다.

각성상태를 조절하는 신경세포가 방출하는 신경전달물질로는 노르아드레날린, 도파민, 세로토닌, 아세틸콜린 등이 있다.

04 소뇌

소뇌의 기능

소뇌 cerebellum 는 신체의 평형과 자세유지, 근육의 긴장유지와 관련되어 있는 동시에 **대뇌겉질** 대뇌피질/cerebral cortex 과 공동으로 운동 협조와 운동학습에 중요한 역할을 담당한다. 소뇌가 손상을 받게 되면 운동마비는 발생하지 않지만 이상한 자세가 되거나 협조적인 운동이 불가능해진다. 장애부위에 따라 한 발로 서기가 안 되거나 손가락으로 자신의 코를 만지는 동작(손가락코검사)이 자연스럽게 되지 않는 등의 증상이 나타난다(NOTE 4).

NOTE 4 소뇌증상

인간의 소뇌기능에 장애가 발생하면 다음과 같은 임상증상이 나타난다.

① 운동장애
- 목표물에 손을 뻗으려고 하면 정확한 위치에 도달하지 않거나(측정이상), 운동궤적이 불안정하거나 떨리게 된다(활동떨림).
- 운동의 개시와 정지가 늦어진다.
- 손의 엎침과 뒤침을 빠르게 반복하는 것과 같은 운동이 불가능하다(대항운동반복불능증(adiadochokinesis)).
- 원활한 발화가 불가능하다(조음장애).

② 평형장애, 보행장애
- 신체의 균형을 유지하지가 힘들어진다(평형장애).
- 정지해 있는 물체가 흔들리는 것처럼 보인다(진동시각).
- 보행이 불규칙하고 불안정해진다(보행실조).

③ 근육긴장저하
- 관절의 수동적인 신전에 대한 저항이 감소한다.

소뇌의 입출력

소뇌로는 평형감각을 담당하는 안뜰신경에서 나온 신호가 입력된다(안뜰소뇌로). 또한 근육방추나 골지힘줄기관 등의 심부감각기관에서 나온 정보가 **척수소뇌로** spinocerebellar tract 를 통해 입력된다. 대뇌겉질운동영역에서 나오는 정보도 입력된다.

소뇌는 대뇌겉질운동영역에서 나온 운동명령과 척수나 안뜰기관에서 나온 감각정보를 대조해서 운동명령과 실제 신체의 운동 상태의 오차를 산출하고 그 신호를 **소뇌핵** cerebellar nuclei (**치아핵** 치상핵/dentate nucleus)에서 대뇌겉질로 내보낸다. 이로 인해 오차가 보정되어 원활한 운동이 가능해진다(그림 4-9).

운동학습

소뇌에 의한 운동학습 효과는 처음 자전거 타는 연습을 하던 때를 생각해 보면 이해하기 쉽다. 처음에는 소뇌의 운동명령과 신체의 운동 상태 사이에서 오차

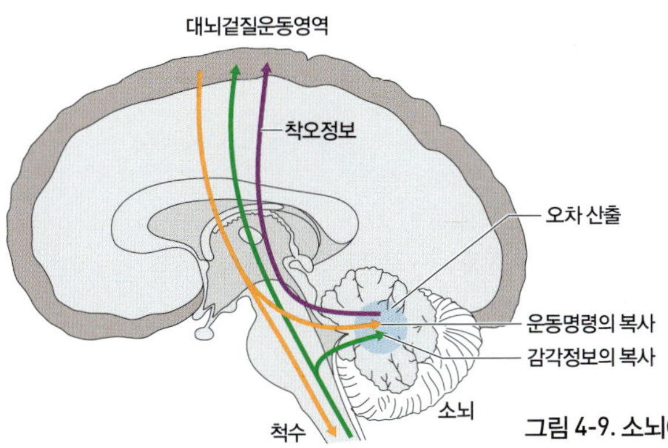

그림 4-9. 소뇌에 의한 운동조절

보정이 이루어지지 않기 때문에 자전거 타는 것이 매우 어렵다. 그러나 연습을 반복하면 소뇌에서 자동적으로 오차 보정이 이루어지기 때문에 자전거 타는 것이 자연스러워진다.

일단 학습한 운동은 장기간 유지된다. 예를 들어 10년 만에 자전거를 타게 되어도 타는 법을 바로 기억해 낼 수가 있다.

05 사이뇌: 시상과 시상하부

사이뇌 간뇌/diencephalon 는 중간뇌와 대뇌 사이에 위치해 있으며 대뇌에 둘러싸여 있기 때문에 외부에서는 보이지 않는다. 사이뇌는 **시상** thalamus 과 **시상하부** hypothalamus 로 나뉘어져 있다(그림 4-10).

시상

시상은 사이뇌의 약 4/5를 차지한다. 다수의 신경핵으로 구성되어 있으며 감각정보(후각을 제외)는 시상으로 들어가 섬유를 교체하고 대뇌겉질의 감각영역(일차감각중추)에 도달한다. 즉 감각정보의 중계핵 기능을 하고 있다.

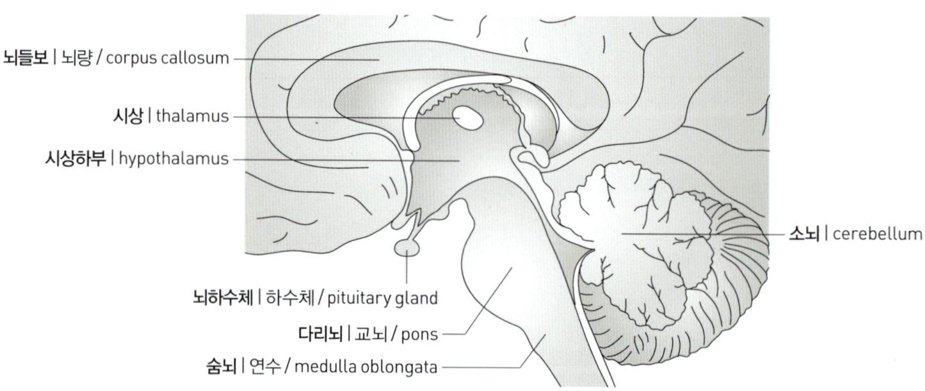

그림 4-10. 사이뇌의 구조

시상하부

시상하부는 사이뇌의 약 1/5를 차지할 정도로 작은 영역이지만 매우 중요한 역할을 담당하고 있다.

항상성의 중추

생명유지에 직결되는 중추(순환중추, 호흡중추 등)는 뇌줄기에 집중되어 있으며 시상하부에는 그것들을 총괄하는 생체의 **항상성** homeostasis (39쪽 참조)을 유지하는 중추가 존재한다.

체온조절중추

체온이 미리 설정된 수준(세트포인트: 보통 37°C 전후, 36쪽 참조)이 되도록 조절한다. 더울 때에는 피부혈관의 확장과 발한에 의해 열발산을 하고, 추울 때에는 뼈대근육의 떨림과 조직의 대사항진에 의해 열발생을 증가시킨다.

섭식중추와 포만중추

공복 시에는 혈중포도당 농도가 낮아지고 유리지방산 농도가 상승한다. 이러한 정보는 섭식중추의 활동을 증가시켜 섭식행동을 일으킨다. 반대로 식사를 하여 혈중포도당 농도가 상승하면 포만중추의 활동이 높아져 섭식행동이 억제된다. 최근 시상하부의 다른 부위(뇌실옆핵, 활꼴핵)와 뇌줄기도 섭식조절에 중요한 역할을 하는 것으로 밝혀지고 있다. 또한 아미노산, 인슐린, 렙틴(지방세포에서 분비)도 식욕을 억제한다.

음수중추

음수중추는 혈장삼투압의 상승이나 세포외액량(순환혈액량)의 감소에 따라 음수행동을 유발한다. 예를 들어 짠 음식을 먹으면 시상하부의 삼투압수용신경세포가 혈장삼투압의 상승을 감지하여 갈증을 느끼게 하고 물을 마시는 행동이 일어난다. 이때 뇌하수체뒤엽에서 **바소프레신**(**항이뇨호르몬** ADH)의 분비도 촉진되어 소변량이 감소하여 체내 수분손실을 억제한다.

내분비기능과 그 조절

시상하부는 뇌하수체호르몬의 분비에 밀접한 관련이 있다(그림 4-11). 시상하부에서는 **뇌하수체앞엽** 뇌하수체전엽/anterior pituitary gland 호르몬의 분비를 촉진,

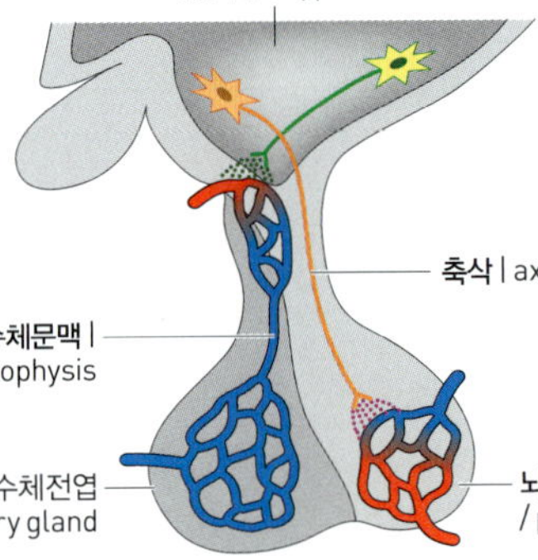

그림 4-11. 뇌하수체의 구조

억제하는호르몬이 방출된다. 또한 시상하부에는 축삭을 **뇌하수체뒤엽** 뇌하수체후엽/posterior pituitary gland 으로 운반하는 신경세포가 존재하며 뇌하수체뒤엽의 신경종말에서 뇌하수체뒤엽호르몬(바소프레신, 옥시토신)을 분비한다(326쪽 참조).

본능행동과 감정행동의 발현

시상하부는 **둘레계통** 변연계/limbic system 과 협조해서 섭식행동, 음수행동, 성행동이나 모성행동 등의 본능행동을 발현시킨다. 한편 분노나 공포 등의 감정에 따라 공격이나 도피 등의 감정행동을 발현시킨다.

시상하부는 쾌감과 불쾌감의 감정에도 관여한다. 쾌감을 발생시키는 신경회로(보상계열)에는 중간뇌, 시상하부, 둘레계통이 포함되며, 특히 시상하부의 **기댐핵** nucleus accumbens 이 중요하다고 알려져 있다. 불쾌감을 발생시키는 신경회로(혐오계열)에는 중간뇌와 시상하부가 포함되어 있다.

06 대뇌겉질

인간은 대뇌가 매우 발달해 있으며 뇌의 대부분을 차지하고 있다. **대뇌세로틈새** 대뇌종렬/longitudinal cerebral fissure 에 의해 좌우의 대뇌반구로 나뉘어져 있으며 좌우의 반구는 신경섬유다발(맞교차섬유)에 의해 연결되어 있다. 이 때문에 한쪽 대뇌반구에 입력된 정보(예를 들면 시각)는 반대쪽 반구로 신속하게 전달되어 양쪽 반구가 협력하여 정보를 처리한다. 대뇌세로틈새의 기저부에 있는 뇌들보는 가장 굵은 맞교차섬유로 되어 있으며 좌우 반구가 협동하여 작동하는 데 매우 중요한 역할을 한다(그림 4-4).

대뇌의 표면 부분은 겉질이라고 부르며 신경세포체를 많이 포함하고 있는 회색질로 이루어져 있다.

한쪽 대뇌반구 내에서 대뇌겉질의 각 부위를 연결하는 신경섬유를 연합섬유라고 한다. 대뇌겉질에는 많은 **고랑** 구/sulcus 이 있어 대뇌겉질의 표면적을 크게 만들어 준다. 고랑과 고랑 사이의 융기부분은 **이랑** 회/gyrus 이라고 부른다. 고랑 중에서도 특히 크고 깊은 것에는 중심고랑, 가쪽고랑, 마루뒤통수고랑이 있고, 이러한 고랑에 의해 대뇌겉질은 이마엽, 마루엽, 관자엽, 뒤통수엽으로 나뉜다(그림 4-12). 또한 관자엽 안쪽에는 둘레엽이라고 불리는 발생학적으로 오래된 대뇌겉질이 있지만 이에 대해서는 나중에 설명하겠다(106쪽 참조).

대뇌겉질에는 기능위치선정이 있다(그림 4-13A). 기본적인 운동기능을 담당하는 영역을 일차운동영역(또는 **운동영역** motor area), 기본적인 감각기능을 담당하는 영역을 일차감각영역(또는 **감각영역** sensory area)이라고 한다. 대뇌겉질의 일차운동영역과 일차감각영역 이외의 부분을 **연합영역** association area 이라고 한다. 일차운동영역 및 일차감각영역 부근의 연합영역은 운동연합영역 및 각종 감각의 연합영역이라고 부르며 운동기능과 감각기능을 통합한다. 이러한 연합영역은 서로 연결되어 있어서 다양한 정보를 통합하여 인식하며 언어, 학습, 사고, 기억, 판단 등의 고차원 기능을 수행한다.

대뇌겉질을 구성하고 있는 신경세포의 종류와 계층구조는 부위에 따라 다르다. **브로드만** Brodmann 은 구성하고 있는 세포에 기초해서 대뇌겉질을 52 영역

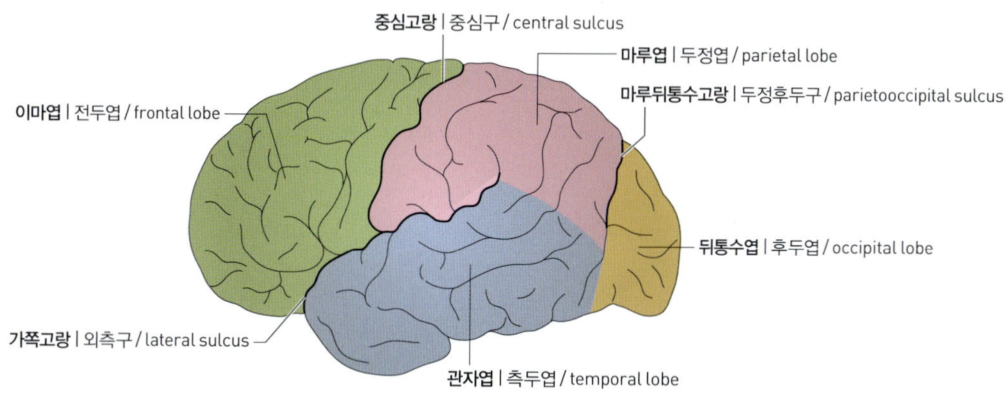

그림 4-12. 대뇌겉질의 구조

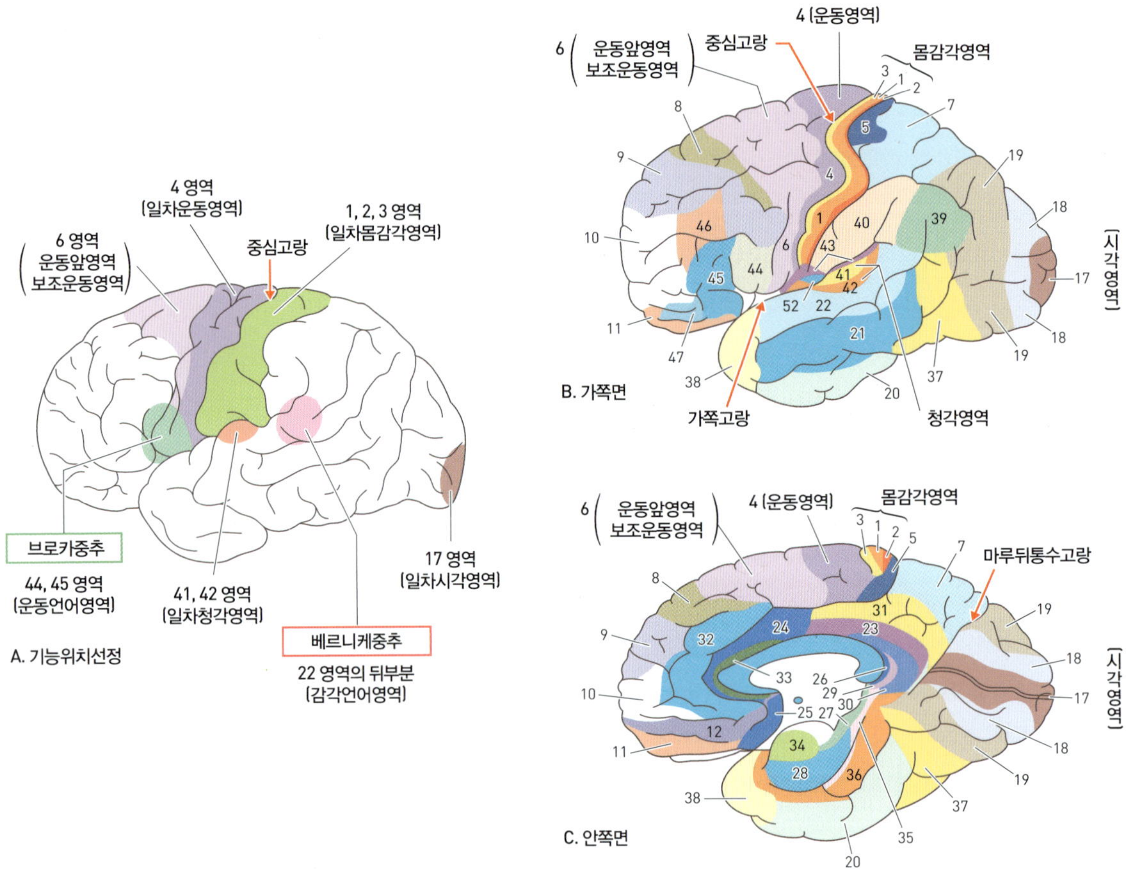

그림 4-13. 대뇌겉질의 기능위치선정과 브로드만(Brodmann)의 뇌지도
A. 감각과 운동의 영역은 양쪽(좌우대칭)에 존재하지만, 언어영역(Broca중추와 Wernicke중추)은 한쪽(일반적으로 왼쪽)에만 존재한다.

으로 나눴다. 다만 사람에 따라서는 48~51 영역이 없기도 하다(그림 4-13B, C).

이마엽

이마엽 전두엽/frontal lobe 은 중심고랑보다 앞에 있는 부분이다. 중심고랑 바로 앞에 있는 부분은 **중심앞이랑** 중심전회/precentral gyrus 이라고 불리며 일차운동영역이고 온몸의 뼈대근육으로 운동명령을 내리는 부분이다. 이곳에서도 세로방향으로 어느 부분이 어느 근육을 지배하는지가 명료하게 정해져 있으며(몸부위기능위치선정) 아래에서 순서대로 혀, 얼굴, 손가락, 손, 팔, 몸통, 다리를 지배한다(그림 4-14A). 발성과 관련이 있는 혀와 입술, 그리고 섬세한 작업을 수행하는 손가락을 지배하는 부분이 넓은 것이 특징이다.

일차운동영역의 앞방향에 있는 운동앞영역과 보조운동영역, 앞보조운동영

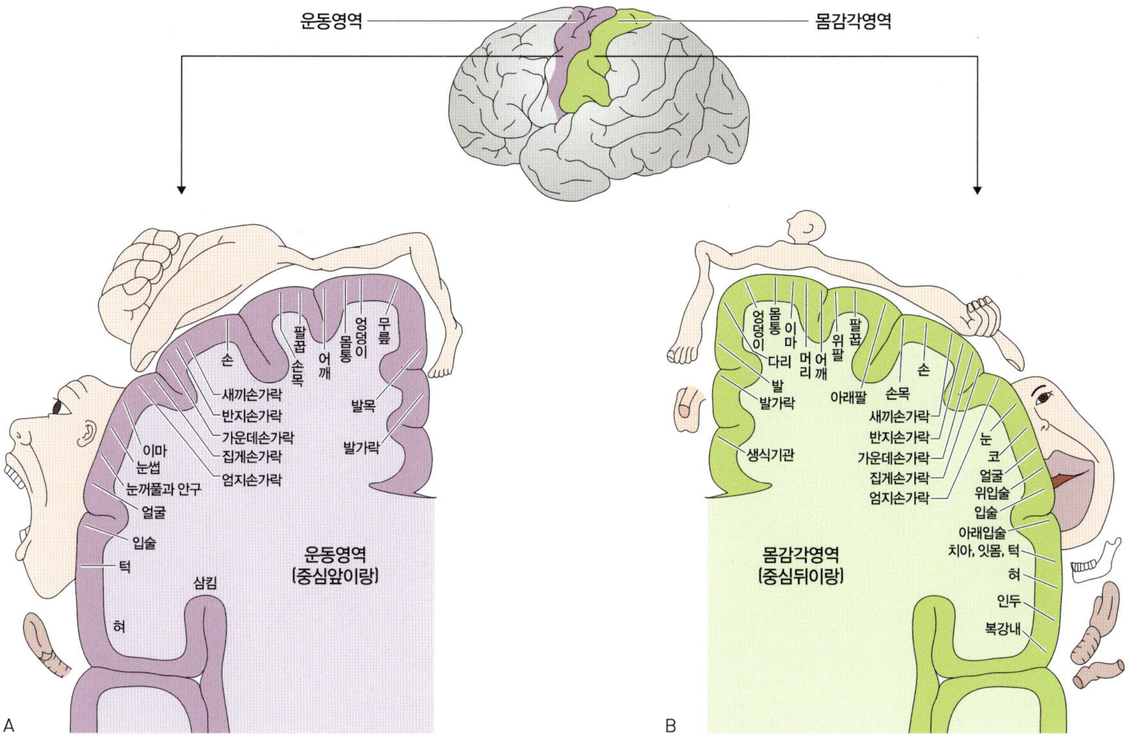

그림 4-14. 운동영역(일차운동영역)과 몸감각영역(일차몸감각영역)의 몸부위기능위치선정

역은 운동연합영역으로 불린다(NOTE 5). 일차운동영역은 뇌줄기와 척수의 운동신경세포를 통해 뼈대근육을 수축시키는 명령을 내린다. 이에 반해 운동앞영역과 보조운동영역은 다양한 정보를 통합하여 목표에 적절히 도달하기 위한 운동이나 개별 뼈대근육을 순차적으로 수축시켜 복잡한 운동을 제어한다. 일차운동영역이 손상되면 마비가 발생하지만, 운동연합영역이 손상되면 마비가 발생하지 않는다.

일차운동영역을 제외한 이마엽 영역을 이마엽연합영역이라고 한다. 일차운동영역의 아래앞방향에서 관자엽에 접해있는 부분은 운동언어영역(브로카중추

NOTE 5 운동연합영역

운동영역(일차운동영역)의 앞쪽에 위치해 있는 **운동앞영역**(premotor area)과 **보조운동영역**(supplemental motor area)은 운동기능에 관여하는 연합영역이며 운동연합영역이라고 불린다. 운동영역과 운동연합영역을 묶어서 **운동겉질**(운동피질/motor cortex)로 취급해 온 경위가 있었기 때문에 운동연합영역이 연합영역에 포함되지 않는 경우도 많다.

Broca's center, 그림 4-13A)이다. 이곳이 장애를 받으면 유창하게 말하는 것은 불가능하게 된다(Broca언어상실증). 이마엽연합영역은 다양한 정보를 받아들이고 통합하여 인지, 사고, 판단, 추론, 의사결정을 내리고, 계획적인 목적에 따라 사회성과 의욕, 감정과 이성을 제어하는 등에 깊이 관여하고 있다.

마루엽

마루엽 두정엽/parietal lobe 은 중심고랑에서 마루뒤통수고랑까지의 부분이다. 중심고랑 바로 뒤쪽 부분은 **중심뒤이랑** 중심후회/postcentral gyrus 이라고 하는 **몸감각영역** 체감각영역/somatosensory area (일차몸감각영역)이다. 운동영역과 마찬가지로 몸부위 기능위치선정이 있다(그림 4-14B).

마루엽연합영역은 공간인지나 자기신체에 대한 의식 등에 관여한다. 이 부분이 장애를 받게 되면 삼차원 공간이 이해되지 않게 되고, 눈으로 보이지만 자기 왼쪽의 세계를 무시하거나(한쪽공간무시), 자신의 신체부위(무릎이나 배 등)를 인식하지 못하는(자세인식불능증) 등의 증상이 나타난다.

관자엽

관자엽 측두엽/temporal lobe 은 대뇌피질 측면에 있는 가쪽고랑의 아래쪽 부분에 있다. 가쪽고랑 바로 아래에 있는 청각영역(일차청각영역)은 소리 정보를 감지한다. 청각영역 이외의 부분이 관자엽연합영역이다. 청각영역의 뒤쪽에는 감각언어영역(**베르니케중추** Wernicke's center)이 있다(그림 4-13A). 이 영역이 손상되면 언어를 이해하는 것이 어려워진다(베르니케언어상실증). 관자엽연합영역은 청각정보의 처리, 즉 들리는 소리(예를 들어 환경음이나 음악)의 인지와 관련된다. 손상되면 알고 있는 소리를 들어도 무슨 소리인지 알 수 없게 된다(청각인식불능증). 또한 관자엽연합영역에는 시각영역 및 시각연합영역에서 온 정보도 입력되어 보고 있는 것이 무엇인지 인지하는 것과도 관련되어 있다. 이마엽의 운동언어영역과 관자엽의 감각성 언어영역은 일반적으로 왼쪽에만 존재한다. 언어영역이 존재하는 좌반구를 우위반구라고 부르기도 한다.

관자엽 안쪽 부분(해마, 편도체 등)은 기억에 중요한 역할을 담당하고 있으며, 이 영역이 손상되면 기억장애(건망증)가 발생하게 된다.

뒤통수엽

뒤통수엽 후두엽/occipital lobe 안쪽에는 시각영역(일차시각영역)이 넓게 펴져있으며 표면으로 나와 있는 것은 일부뿐이다. 그 이외의 영역(뒤통수엽연합영역)은 대부분 시각연합영역이다. 즉 뒤통수엽의 거의 모든 영역이 시각을 담당하고 있다.

07 뇌의 고차원 기능

학습

학습이란 경험을 바탕으로 행동을 변화시키거나 정신의 내적 상태를 변화시키는 것이다. 여기서 설명하는 학습은 자극에 대한 반응의 학습으로, 비연합학습과 연합학습이 있다. 비연합학습은 하나의 자극에 대해 학습하고, 연합학습은 두 개의 자극의 관련성(연합)을 학습한다.

비연합학습에서는 자극이 반복되면 반응이 작아지는 경우(습관화 또는 순응)와 커지는 경우(민감화 또는 감작)가 있다. 습관화는 무해한 자극일 때 관찰된다. 예를 들어 조용한 농촌에서 살던 사람이 도시에서 살게 되면 처음에는 소음에 놀라지만, 곧 익숙해져서 아무것도 느끼지 않게 된다. 반대로 유해한 자극은 민감화를 일으키기 쉽다.

연합학습에는 고전적 조건화와 조작적 조건화가 있다. 고전적 조건화는 파블로프Pavlov가 실험을 통해 확립한 조건반사를 말한다(NOTE 6). 매실장아찌나 레몬을 보면 타액이 분비되는 것은 조건반사의 한 예이다. 조작적 조건화는 어떤 자극에 대해 어떤 반응(행동)을 했을 때 보상을 주면, 다음에 그 자극이 주어졌을 때 같은 행동을 하게 되는 것으로, 예를 들어 공부해서 칭찬받고 용돈을 받으면 더욱 공부하게 된다. 반대로 처벌을 주면 그 행동을 피하게 된다.

NOTE 6 파블로프의 실험

Ivan P. Pavlov (1849~1936)는 러시아 제국과 소련의 생리학자이다. 1902년에 개를 이용한 실험으로 조건반사 개념을 확립했다. 구체적으로는 개의 뺨을 수술해서 침을 입안 바깥으로 유도해서 침의 분비량을 측정했다. 먹이를 주면 침 분비가 증가하는 데 먹이를 주기 전에 벨을 울리면 침 분비가 증가한다. 먹이를 주기 전에 벨 울리는 것을 반복하면 개는 결국 벨만 울리면 먹이를 먹을 수 있다는 것을 학습하게 된다. 벨을 울리는 것을 조건자극(conditioned stimulus)이라고 하고, 벨소리로 침을 분비하는 것을 조건반사(conditioned reflex)라고 한다. 파블로프는 이 실험의 공적으로 1904년에 노벨생리학상과 의학상을 수상했다.

기억

기억이란 경험이나 학습한 결과를 일정 기간 동안 유지하는 기능이다. 어떤 방식으로 기억되는 것인지에 대한 메커니즘은 아직까지 해명되지 않았지만, 새로운 신경회로의 형성, 연접전달의 변화, 시냅스채널의 증가, 새로운 단백질 형성 등이 서로 복잡하게 관련되어서 기억이 형성되는 것으로 알려져 있다.

기억의 분류

기억은 기억시간의 차이에 따라 감각기억, 단기기억, 장기기억으로 나뉜다(그림 4-15).

감각기억은 감각기관에서 들어온 정보의 기억(가끔씩 눈이 마주친 알지 못하는 사람의 얼굴 등)이며 대부분은 1초 이내에 잊혀진다. 감각기억의 일부는 단기기억으로 전송되어 수 분간 유지된다(처음 들은 전화번호로 전화를 거는 등의 일).

단기기억은 반복 · 연습 · 장기간 노출(잠시 동안 이야기를 나눈 사람의 얼굴 등)을 통해 장기기억으로 전송된다.

장기기억은 수 시간에서 수 년을 거쳐 거의 일생 동안 유지된다. 장기기억은 서술기억(에피소드기억과 의미기억)과 비서술기억(절차기억 등)으로 분류된다. 서술기억은 언어로 표현될 수 있는 기억이며 에피소드기억은 개인적인 회상(일주일 전에 친구와 유원지에 간 일 등)이며 의미기억은 일반적인 지식(설탕은 달다 등)이다. 절차기억은 운동이나 기술(자동차 운전 등)에 대한 기억이며 의식적으로 이루어지지 않는다.

단기기억에서 장기기억으로 전송되면서 기억은 고정된다. 둘레계통의 해마 hippocampus는 서술기억의 고정화에 중요한 역할을 담당하고 있다. 해마에서 처음으로 형성되고 저장된 기억은 그 후 시간을 거쳐 대뇌겉질로 이동해서 고정화되는 것으로 알려져 있다(NOTE 7).

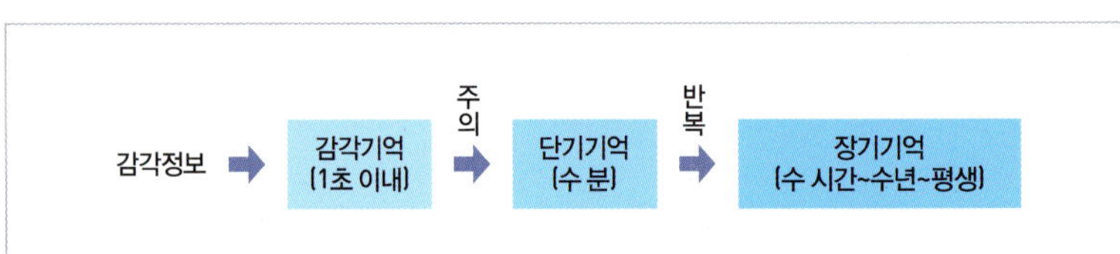

그림 4-15. 단기기억과 장기기억

NOTE 7 치매와 기억장애

치매(dementia)는 ICD-10에서 「뇌질환에 의한 증후군이며 보통 만성 또는 급성으로 나타난다. 기억, 사고, 정체성, 이해, 학습능력, 언어, 판단을 포함한 다수의 고차겉질기능장애를 나타낸다」라고 정의되어 있다. 원인질환에 따라 **알츠하이머치매**(Alzheimer's dementia), **혈관치매**(vascular dementia), **레비소체치매**(dementia with Lewy body) 등으로 구별된다.

치매는 일반적으로 서술기억이 장애를 받는다. 치매의 형태에 따라 차이는 있지만 초기에는 최근의 일을 기억해내지 못하는 **사건후기억상실**(전향기억상실/anterograde amnesia)이 많고, 치매가 진행됨에 따라 옛날 일을 기억해내지 못하는 **사건전기억상실**(후향기억상실/retrograde amnesia)도 현저하게 나타난다.

수의운동

우리는 자신의 의지로 신체를 움직여 다양한 행동을 취한다. 예를 들어 '책상 위의 컵을 잡아 물을 마시는' 운동을 생각해보자. 이 동작을 수행하기 위해서는 손을 정확히 컵의 위치까지 뻗어 적절한 힘으로 컵을 잡고 입까지 가져가야 한다. 이를 위해서는 시각과 과거의 경험(기억) 등의 정보를 바탕으로 어떤 근육을 어떤 순서로 어느 정도 수축시킬지를 계획하고 준비하여 실행할 필요가 있다. 이처럼 복잡한 과정을 우리는 순식간에 수행하고 있다.

수의운동 voluntary movement을 실행하는 최종적인 운동명령은 대뇌겉질에서 피라미드로를 통해 운동신경세포로 출력되지만, 운동을 계획하고 준비하는 과정에는 뇌의 다양한 영역이 관여한다. 대뇌겉질에서 수의운동에 특히 중요한 영역은 운동영역(일차운동영역)과 고차운동영역(운동앞영역, 보조운동영역, 앞보조운동영역, 대상피질운동영역)이다. 일차운동영역과 고차운동영역 사이에는 신경연락이 존재하여 서로 정보를 주고받으며, 이 둘을 통틀어 대뇌운동겉질이라고 한다(그림4-16).

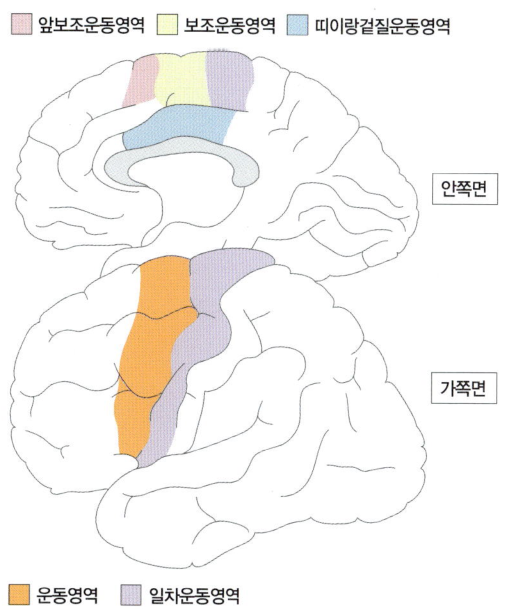

그림 4-16. 뇌표면도(위: 안쪽면, 아래: 가쪽면)와 운동개시영역

수의운동을 수행할 때는 우선 다양한 감각, 감정, 기억 등이 통합되어 동기가 발생하며, 그 목적을 수행하기 위해 어떻게 근육을 움직일지가 계획되고 준비되어 실행된다. 이러한 통합기능에는 연합영역이 중요한 역할을 담당한다. 특히 이마엽앞영역(이마엽의 연합영역 중 고차운동영역 이외의 영역)에는 다른 연합영역, 둘레계통, 시상 등 뇌의 광범위한 영역으로부터 정보가 모인다. 이마엽앞영역은 이러한 정보들을 통합하여

다양한 고차기능을 담당하고 있다. 수의운동 시에 이마엽앞영역은 고차운동영역을 통해 일차운동영역에서 적절한 운동명령이 출력되도록 조절하는 것으로 여겨지고 있다.

또한 **바닥핵** 기저핵/basal ganglia 과 **소뇌** cerebellum 는 대뇌겉질(이마엽앞영역과 운동겉질)에서 정보를 받아 처리하고 대뇌운동겉질로 되돌리는 신경회로를 구성한다. 그 경로는 '대뇌겉질 → 바닥핵 → 시상 → 운동겉질'과 '대뇌겉질 → 뇌줄기 → 소뇌 → 운동겉질'로, 수의운동의 계획과 학습 등에 관여한다.

수의운동의 수행 중에는 근육과 관절, 안뜰기관 등으로부터 다양한 감각정보가 피드백된다. 이러한 피드백에 의해 운동계획은 수정되어 보다 적절한 운동을 수행할 수 있도록 조절된다.

뇌파

대뇌겉질의 신경세포의 전기활동을 두피 위에 장착한 전극을 통해 기록한 것을 **뇌파도** electroencephalogram; EEG 라고 하며 수십 μV의 전위변화가 기록된다.

뇌파는 그 주파수에 따라 δ파(0.5~3 Hz), θ파(4~7 Hz), α파(8~13 Hz), β파(14~30 Hz)로 나뉜다(그림 4-17).

α파는 각성상태에서 안정을 취하고 눈을 감고 있을 때 잘 나타나는 파형이며 뒤통수부위의 진폭이 크다(약 50 μV). 눈을 뜨거나 암산 등을 하며 정신을 집중하면 α파가 사라지고 10~20 μV 정도의 낮은 진폭을 가진 β파(속파라고도 한다)가 나타난다. 주파수가 낮은 δ파와 θ파는 서파라고 불리며 수면 시에 나타난다(표 4-1, 105쪽 참조).

뇌파는 수면심도 측정에 이용되는 한편 간질 진단과 뇌사판정 등에도 활용된다(그림 4-18). 또한 특정 감각자극을 주었을 때 출현하는 파형(유발뇌파)은 감각전도경로의 장애 부위를 진단하는 데 유용하다.

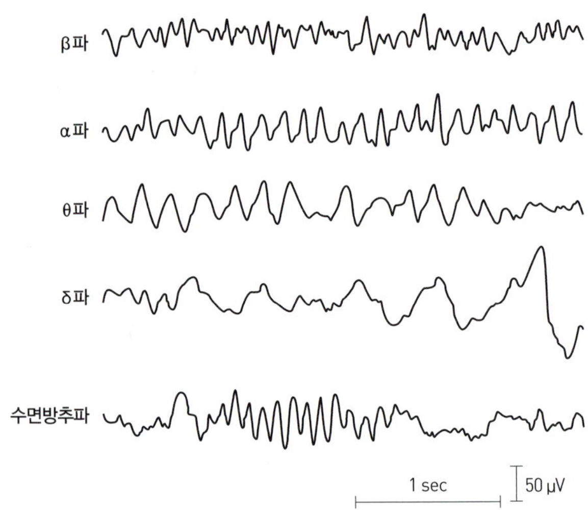

그림 4-17. 뇌파의 분류

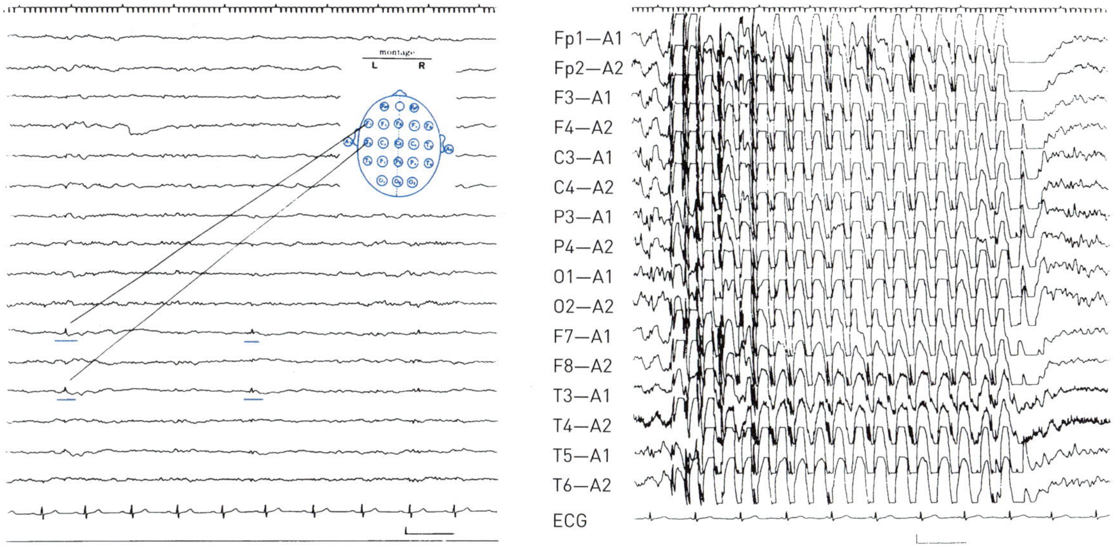

A. 관자엽간질에서 나타나는 스파이크 형태의 뇌파(파란선 부분) B. 3 Hz의 spindle and wave를 나타내는 전형적인 간질의 뇌파

그림 4-18. 간질의 뇌파[시노미야 시게코 박사(시노미야 클리닉)]

각성과 수면

수면의 역할

인간은 거의 24시간 주기(NOTE 8)로 각성과 수면을 반복한다.

수면부족이 되면 피로감이 생기고, 운동능력, 주의력과 판단력이 저하되며,

NOTE 8 하루주기리듬(Circadian rhythm)

인간은 아침에 눈을 뜨고 밤이 되면 잠을 잔다. 각성-수면리듬뿐만 아니라 체온과 혈압, 멜라토닌, 성장호르몬, 코티솔 등의 호르몬 분비도 24시간 주기로 변동되고 있는데 이것을 하루주기리듬이라고 부른다. 이 리듬의 기초가 되는 것은 시상하부의 **시신경교차위핵**(교차위핵/suprachiasmatic nucleus)이라고 불리는 신경세포군이며 이 세포군이 자발적으로 활동도를 변화시킴으로써 리듬이 형성된다. 이러한 세포군은 정확히는 25시간 주기로 그 활동도를 변화시키지만 아침 햇살을 받으면 이들 세포군의 활동이 초기화되어 24시간의 하루주기리듬이 된다.

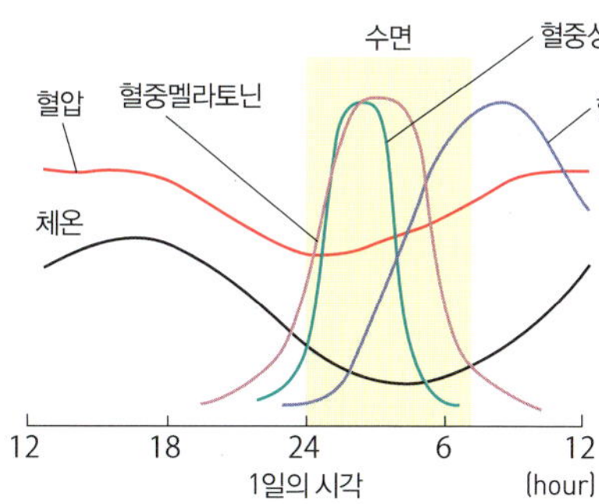

인간의 하루주기리듬

짜증이 난다. 이러한 증상들은 충분한 수면을 취하면 회복된다. 수면 중에는 단순히 휴식을 취하는 것이 아니라, 뇌 내에서 정보의 정리, 기억의 정착, 노폐물의 제거 등이 이루어지는 것으로 여겨지고 있다.

뇌 안에는 수면을 유발하는 영역(시상하부시각로앞영역의 GABA신경세포)과 각성을 유발하는 영역(그물체의 아세틸콜린신경세포, 노르아드레날린신경세포 등)이 존재하며, 둘은 서로 억제하면서 수면과 각성을 전환하고 있다. 이와 더불어 시상하부(가쪽영역)의 오렉신신경세포는 뇌줄기의 각성계를 활성화하여 각성상태를 유지하도록 작용한다.

수면의 분류

수면은 **비렘수면** nonREM 과 **렘수면** REM 으로 나뉜다. 수면은 비렘수면으로 시작되고, 약 90분 주기로 렘수면이 출현한다(그림 4-19).

비렘수면(정상수면)

비렘수면 중에는 각성 시와 다른 뇌파가 출현하며, 그 특징에 따라 4단계의 수면심도로 분류된다(표4-1). 잠들려고 눈을 감고 안정을 취하면 먼저 α파가 출현한다. 그리고 졸리기 시작하면 α파가 감소하고 θ파가 출현한다(제1기). 제2기가 되면 이 시기에 특징적인 수면방추파와 K복합파가 관찰되기 시작한다. 수면이 더욱 깊어져서 제3기에서 제4기가 되면 큰 진폭의 느린 δ파가 증가한다(서파수면).

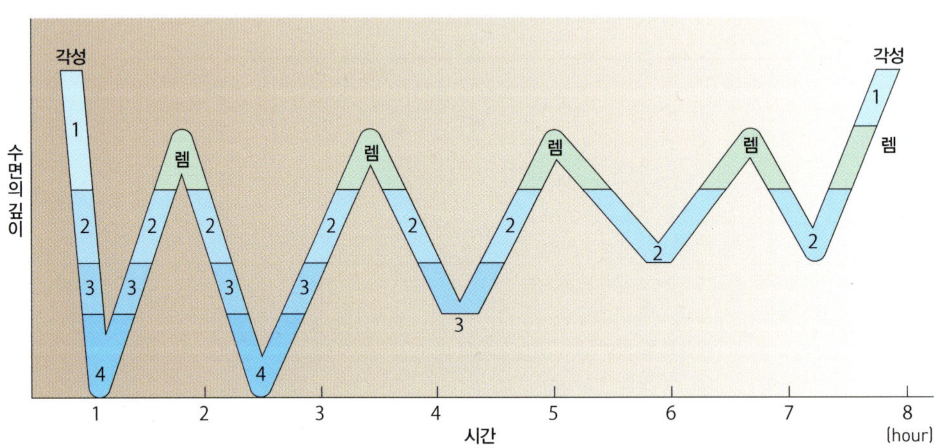

그림 4-19. 수면주기

1~4의 숫자는 비렘수면의 단계를 나타내고 있다.

표 4-1. 수면단계와 뇌파의 특징

제1기(입면기)	각성 시에 나타나는 α파의 진폭이 점차적으로 감소되고 θ파(4~7 Hz)가 나타난다.
제2기(약한 수면기)	뇌파는 평평해지고 수면방추파(13~15 Hz)가 나타난다.
제3기(중간 수면기)	느린 δ파(1~3 Hz 미만)가 나타난다.
제4기(깊은 수면기)	수면방추파는 사라지고 큰 진폭의 δ파가 이어진다.

렘수면

렘수면은 성인의 경우 하룻밤(6~7시간) 동안 4~5회 정도 출현한다. 이 시기에는 각성 시와 같은 β파(속파)가 관찰되며, 대뇌의 신경세포가 활발하게 활동한다. 그러나 렘수면 중에는 감각계와 운동계의 작용이 현저하게 저하되며 전신의 뼈대근육은 이완된다. 이 때문에 **모순수면** paradoxical sleep 이라고도 불린다. 렘수면 중에는 그 이름대로 **급속눈운동** rapid eye movement; REM 이 일어나는 특징이 있다. 그 외에도 심박수와 호흡수의 불규칙한 변동과 음경의 발기가 관찰된다. 꿈을 꾸는 것은 렘수면일 때인 경우가 많다.

전체 수면시간에서 렘수면이 차지하는 비율은 연령에 따라 변화한다. 신생아는 전체 수면시간(약 16시간)의 약 50%이지만, 성장과 함께 감소하여 성인은 약 20%가 된다. 고령자에서는 렘수면의 비율이 더욱 저하되고, 또한 비렘수면(특히 제4기)도 짧아져서 수면이 얕아지기 때문에 야간에 깨기 쉬워진다.

08 바닥핵

대뇌겉질 아래에는 신경섬유로 이루어진 백질이 넓게 퍼져 있으며 그 바닥 부분에는 여러 개의 회백질 덩어리(신경핵: 신경세포체가 집합된 것)가 있어 **바닥핵** 기저핵/basal ganglia 이라고 부른다. 바닥핵은 **꼬리핵** 미상핵/caudate nucleus 과 **조가비핵** 피각/putamen 으로 이루어져 있는 **줄무늬체** 선조체/corpus striatum 와 **창백핵** 담창구/globus pallidus 으로 구성되어 있다.

바닥핵은 원활하고 적절한 운동을 수행하는 데 중요한 역할을 담당하고 있다. 줄무늬체는 주로 대뇌겉질(운동영역, 연합영역)에서 입력을 받고 있다. 이 입력은 뇌줄기(중간뇌)의 흑색질에서 줄무늬체로 연결되는 도파민신경세포계의 제어를 받는다. 창백핵은 시상밑핵과 연결되고, 줄무늬체는 창백핵과 흑색질을 통해 대뇌겉질로 나간다. 즉 바닥핵은 대뇌겉질에서 정보를 받아 통합하고, 그 결과를 시상을 통해 대뇌겉질(주로 일차운동영역과 운동연합영역)로 보내 운동을 조절한다.

바닥핵은 해부학적으로는 대뇌의 기저부에 있는 꼬리핵, 조가비핵, 창백핵을 지칭하지만, 생리학(및 임상의학)에서는 시상밑핵(사이뇌)과 흑색질(중간뇌)도 바닥핵에 포함하는 경우가 많다. 바닥핵 장애의 대표적인 예는 **파킨슨병** Parkinson's disease 으로, 고령자에서 발병하기 쉽다. 흑색질에서 줄무늬체로 가는 도파민신경세포의 감소로 인해 발생하며, 손떨림(안정 시), 근육긴장항진, 완만한 동작(운동감소), 넘어지기 쉬움 등의 증상이 나타난다.

09 둘레계통

둘레계통 변연계/limbic system 은 대뇌겉질의 둘레엽(띠이랑, 해마곁이랑, 해마 등) 및 겉질 밑의 편도체, 사이뇌의 유두체와 시상앞핵 등으로 구성된다. 시상하부와 함께 본능행동과 감정행동의 발현에 관여하고 있다(그림 4-20).

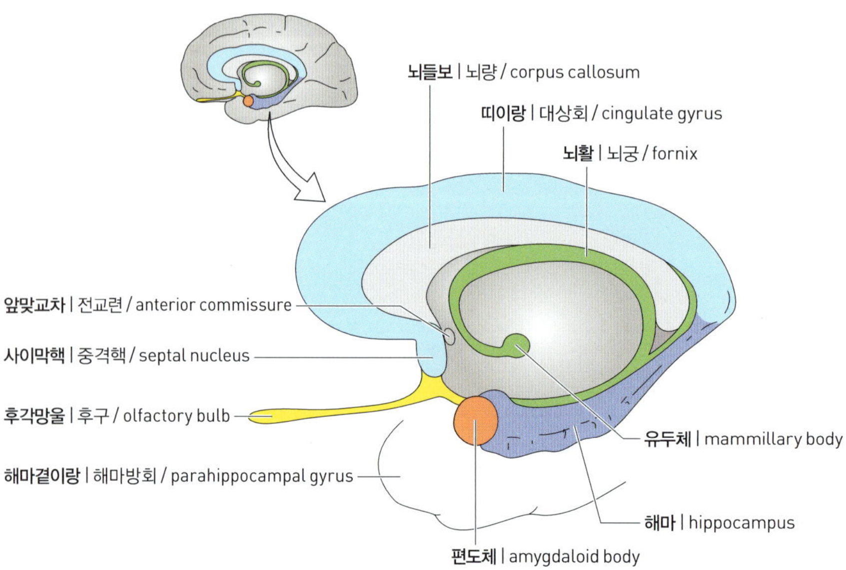

그림 4-20. 둘레계통
오른쪽 대뇌, 안쪽면. 해마에서 유두체로 신경섬유가 뇌활을 통과한다.

해마 - 유두체 - 시상앞핵 - 띠이랑 - 해마곁이랑 - 해마로 이어지는 신경회로(페입스회로 Papez circuit)는 감정에 중요한 회로로 인식되고 있는데, 그 후 기억에도 중요한 역할을 한다는 것이 알려지게 되었다.

10 뇌실과 뇌척수액, 혈액뇌장벽

뇌의 내부에 있는 넓은 공간을 **뇌실** ventricle 이라고 부르며, **뇌척수액** cerebrospinal fluid; CSF 으로 채워져 있다. 가쪽뇌실은 좌우 대뇌반구에 있으며, 아래쪽으로 중앙(좌우 사이뇌 사이)의 셋째뇌실과 연결된다. 그리고 더 아래쪽(뇌줄기와 소뇌 사이)의 넷째뇌실로 이어지며, 거기서 척수의 중심관으로 연결된다(그림 4-21).

뇌실 안에는 **맥락얼기** 맥락총/choroid plexus 라고 불리는 조직이 있으며, 뇌척수액은 주로 맥락얼기에서 생성된다. 생성된 뇌척수액은 거미막밑공간으로 나와 뇌

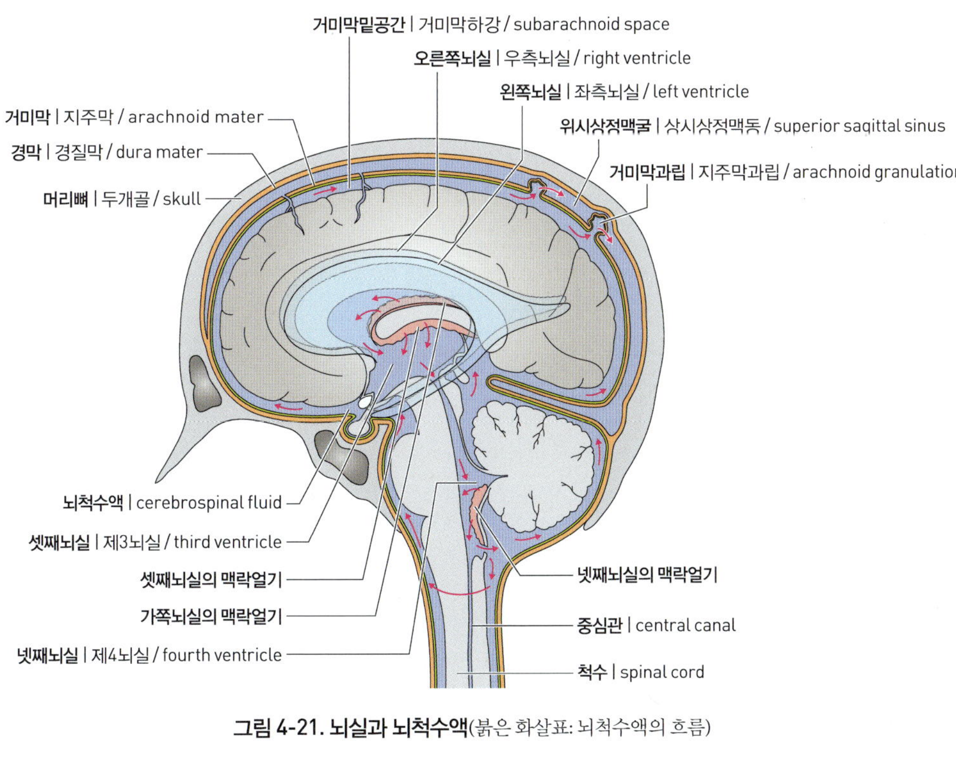

그림 4-21. 뇌실과 뇌척수액(붉은 화살표: 뇌척수액의 흐름)

표면을 순환하고, 중심관과 척수 표면도 순환한다. 거미막밑공간을 순환한 뇌척수액은 주로 정맥굴에 있는 거미막과립을 거쳐 정맥으로 흡수된다.

뇌척수액의 기능

뇌척수액의 기능은 뇌와 척수를 띄어 외부의 충격이나 내부의 박동을 완화하는 것이다. 또한 뇌를 띄움으로써 자체 무게로 인한 뇌 기저부의 신경근과 혈관 압박을 방지하는 역할도 한다(뇌 무게는 1,500 g이지만 부력으로 인해 실제 무게는 50 g이 된다). 더불어 과도한 세포바깥액을 배출하거나 노폐물을 제거하여 뇌 조직의 상태를 유지하는 데 도움이 된다.

뇌척수액 검사는 수막염이나 뇌종양 등의 질병 진단에 도움이 된다. 주로 넷째~다섯째허리뼈 사이(말총 부분)를 천자하며(**허리천자**), 뇌척수액의 압력과 구성(포함된 세포의 종류와 수, 포도당과 단백질의 농도 등)을 측정한다.

뇌척수압의 정상수치는 70~180 mmH_2O (옆누움)이며, 뇌척수액의 유출장애, 뇌종양이나 뇌내혈종 등(머리뼈속 점유성 병변)이 있으면 압력이 상승한다. 이 상태를 두개내압상승(머리속압력상승)이라 하며, 두통과 구토 등의 증상이 나타난다. 과도한 두개내압상승은 뇌를 압박하고 사이막을 넘어 뇌를 밀어내는 뇌탈출증을 일으켜 치명적인 문제가 될 수 있다(NOTE ⑨).

혈액뇌장벽의 기능

뇌의 모세혈관 내피세포는 **치밀이음** tight junction (융합막)으로 밀착되어 있어서 물질의 투과가 매우 제한되어 있다. 이것을 **혈액뇌장벽** blood-brain barrier 이라고 한다.

NOTE ⑨ 뇌척수액 관련 질환

허리천자의 합병증으로 허리천자두통이 있다. 천자 부위에서 뇌척수액이 새어 나오는 것이 원인이 되어 두통이 발생한다. 앉은 자세나 선 자세에서 나타나며 누워있으면 개선된다. 또한 특별한 이유 없이 뇌척수압력이 떨어지는 경우가 있는데 이를 뇌척수액감소증이라고 부른다. 기립두통, 검사자가 누워 있는 환자의 머리를 들어 올릴 때 발생하는 저항(목경축), 구토, 메스꺼움, 이명, 현기증 등 다양한 증상이 있다.

뇌척수액의 생산과 흡수의 밸런스가 무너져서 생산량이 흡수량보다 많아지면 뇌실이 확대되는 **수두증**(물뇌증/hydrocephalus)이 나타난다. 고령자에게 나타나는 **특발정상압물뇌증**(idiopathic normal pressure hydrocephalus; INPH)은 보행장애, 치매, 요실금 등의 특징적인 증상이 나타난다. 과잉된 뇌척수액은 **뇌실복막강션트**(ventriculoperitoneal shunt; VP shunt)나 **요추복막강션트**(lumboperitoneal shunt; LP shunt)로 방출해서 치료한다. INPH로 인한 치매는 션트로 개선시킬 수 있기 때문에 **치료가능치매**(treatable dementia)라고도 불린다.

혈액뇌장벽은 신경세포 주위의 환경을 일정하게 유지하는 데 도움이 된다. 물과 호흡가스(산소와 이산화탄소)는 쉽게 투과하지만 대부분의 독소나 바이러스, 색소 등은 투과할 수 없다. 반면 신경세포가 필요로 하는 포도당이나 아미노산 등은 **전달체**transporter를 통해 투과한다. 또한 알코올, 니코틴, 헤로인 등의 지용성 물질은 혈액뇌장벽(내피세포)을 쉽게 투과하여 뇌에 작용한다.

11 임상과의 관련 사항

• 척수반사와 재활의 치료방법

중추신경계가 발달한 동물은 특정 자극에 대한 반응이 일정하지 않고 조건에 따라 다르게 나타난다(예를 들어 같은 음식 냄새라도 배고플 때와 배부를 때의 반응이 상당히 다를 수 있다). 반면 척수반사는 중추신경계가 발달한 동물에서도 특정 자극에 대해 정해진 패턴의 반응을 보인다는 점에서 독특하다. 이러한 척수반사의 강력하고 안정적인 입출력 관계는 환자의 심신 상태에 좌우되지 않고 의도한 효과를 운동신경세포군에 전달할 수 있다.

뇌졸중 등으로 겉질척수로 등의 운동성 내림길 일부가 손상된 경우를 상상해보자. 정상적인 경우에는 운동성 내림길에서 충분한 양의 운동명령이 척수로 전달되어, 운동성 내림길에서 유래한 흥분연접후전위의 가중으로 인해 운동신경세포의 막전위가 임계값을 초과하여 자발적인 운동이 발생한다(그림4-22A).

반면 중추신경에 손상이 발생한 경우에는 그림 4-22B에서 보듯이 자발적인 운동을 일으키려 해도 손상된 운동성 내림길의 활동으로 인해 발생한 흥분연접후전위가 운동신경세포를 충분히 탈분극시킬 수 없어 근육수축이 발생하지 않는다(운동마비). 그러나 활동시키고자 하는 운동신경세포군에 대해 흥분작용을 가진 척수반사활을 동시에 활성화하면, 운동성 내림길과 반사활에서 유래한 흥분연접후전위의 공간적 가중이 발생하여 운동신경세포가 흥분할 가능성이 높아진다(촉진). 이와 같은 방식으로 과도한 활동상태에 있는 운동신경세포군에는 억제작용을 가진 척수반사활을 활성화하여, 막전위를 과분극시켜 활동전위 발생 확률을 낮출 수 있다(억제).

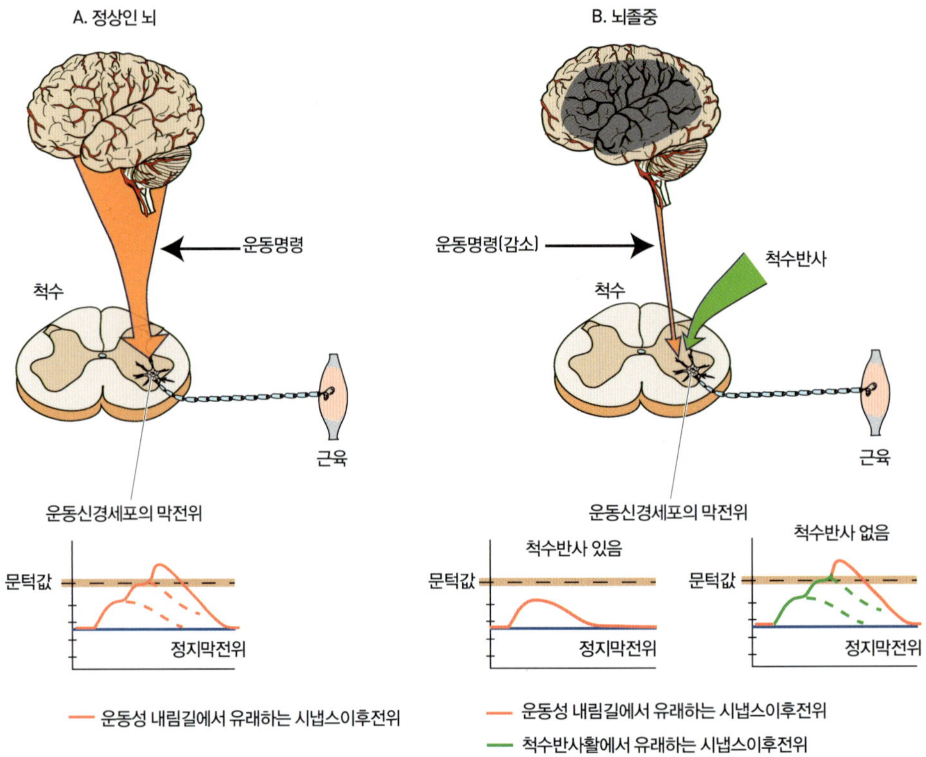

그림 4-22. 촉진의 개념도

A. 정상적인 뇌에서는 척수의 운동신경세포의 막전위를 문턱값 이상으로 탈분극(즉 운동신경세포가 흥분하여 근육이 수축함)시키기에 충분한 양의 운동명령이 공급된다. B. 그러나 대뇌겉질이나 운동성 내림길이 손상되면 척수로 전달되는 운동명령의 양이 감소하며 그것만으로는 운동신경세포의 막전위를 문턱값 이상으로 탈분극시킬 수 없게 된다. 따라서 탈분극 전위의 부족분을 척수반사에서 유래하는 흥분연접후전위와 공간적 가중을 통해 보완하려는 것이 촉진 방식이다.

위와 같이 척수반사를 이해하는 것은 재활치료에서 사용되는 치료이론을 이해하는 데 중요하다. 그러나 치료효과를 척수반사활의 활동만으로 설명하기 어려운 경우도 많으므로 주의가 필요하다. 예를 들어 스트레칭의 작용기전으로 Ib억제가 언급되는 경우가 많지만, Ib억제는 팔다리의 폄근에서 관찰되며 굽힘근에서는 거의 관찰되지 않기 때문에 스트레칭의 전반적인 효과를 척수반사만으로 설명할 수는 없다.

뇌의 고차원기능장애

뇌의 고차원기능장애는 질병이나 외상 등 다양한 원인으로 인해 뇌가 손상되어 발생하는 인지장애 전반을 가리킨다. 여기에는 기억장애, 주의장애, 실행기능장애, 사회적 행동장애 등이 포함된다. 뇌는 기능이 국소화되어 있고 어떤 뇌 영역이 어떤 역할을 하는지 대략적으로 알 수 있기 때문에, CT나 MRI로 뇌의 손상부위를 시각화하는 것은 환자의 병태를 이해하는 데 도움이 된다. 예를 들어 뇌에서 언어를 담당하는 영역이 손상되면 언어상실증이라 불리는 "읽기", "말하기", "듣기", "이해하기"가 어려워지는 뇌의 고차원기능 장애가 발생한다. 뇌의 손상영역에 따라 언어상실증은 크게 두 가지로 분류된다.

첫 번째는 브로카 Broca 영역이 손상되어 발생하는 운동언어상실증으로, 상대방의 말을 이해할 수 있지만 말을 하는 것이 어려운 경우이다. 두 번째는 베르니케 Wernicke 영역이 손상되어 발생하는 감각언어상실증으로 유창하게 말할 수는 있지만 상대방의 말을 이해하지 못하는 경우이다. 이 두 가지가 중복된 (말하기가 어렵고 상대방의 말을 이해하지 못하는) 완전언어상실증 환자도 존재한다.

말을 할 수 없는 원인이 운동언어상실증 때문인지, 입술이나 혀 등을 움직이기 어려운 운동 장애로 인한 발성(조음) 문제인지 구별하는 것은 매우 중요하다. 이러한 진단을 할 때에도 CT나 MRI를 통한 손상영역의 시각화는 유효하다. 동시에 손상영역이 명확해짐으로써 어떤 기능이 남아 있는지도 추측할 수 있어 문제에 대한 보상적 방법의 제안에도 도움이 된다.

복습 포인트

- 중추신경계통은 (1)와 (2)로 이루어져 있다.
- 척수는 (3), (4), (5), (6), (7)로 나뉜다.
- 뇌는 (8)(숨뇌, 다리뇌, 중간뇌), (9), (10)(시상과 시상하부), (11)로 나뉜다.
- 중추신경계통에는 신경세포체가 모여 있는 (12)과 신경섬유가 모여 있는 (13)이 있다.
- 척수에서는 중심부가 (12)이며 대뇌에서는 표면이 (12)이다.
- 뇌는 백질 안에 회색질 덩어리가 보이는데 이것을 (14)이라고 한다.
- 중추신경계통은 (15)와 (16)의 뼈대계통과 뇌혈류의 안정을 유지시켜주는 (17), 유해물질이 혈액으로부터 신경조직으로 들어오지 못하도록 막아주는 (18)에 의해 보호된다.
- 척수의 뒤뿌리는 (19), 앞뿌리는 (20)이 통과한다.
- 척수의 백질에는 말초에서 나온 정보를 뇌로 전달하는 뒤섬유단, 척수시상로 등의 (21)과 뇌에서 나온 명령을 말초로 전달하는 겉질척수로 등의 (22)이 통과하고 있다.
- 척수반사에는 (23), (24), (25) 등의 운동반사가 있고 (26) 등의 자율반사가 있다.
- 뇌줄기에는 뇌신경의 (27), 순환중추나 호흡중추 등의 (28)가 존재하며 생명유지에 필요한 기능을 담당한다.
- 소뇌는 자세 제어, 근육긴장의 유지, 운동의 협조, (29)에 중요한 역할을 담당한다.
- 소뇌는 대뇌겉질운동영역에서 나온 (30)과 평형감각이나 심부감각 등의 (31)를 조합해서 오차를 검출해 대뇌겉질로 보내고 (29)을 수행하고 있다.
- 시상은 감각의 (32)으로서 기능한다.
- 시상하부는 뇌줄기의 자율신경중추를 총괄하고 (33) 호르몬 분비를 조절하며 생체의 항상성 유지에 중요한 역할을 한다.
- 시상하부와 둘레계통은 협조해서 (34), (35)의 발현에 관여한다.
- 대뇌겉질에는 (36)이 있고 이마엽의 중심앞이랑에는 (37)이, 마루엽의 중심뒤이랑에는 (38), 관자엽에는 (39), 뒤통수엽에는 (40)이 있다.
- 운동언어영역((41)중추)은 이마엽에, 감각언어영역((42)중추)은 관자엽에 존재한다.
- 기억은 (43) → (44) → (45)으로 전송되며 오래 유지되도록 한다. (45)은 (46)과 (47)으로 분류된다.
- 뇌파는 주파수에 의해 (48)(14 Hz 이상), (49)(8~13 Hz), (50)(4~7 Hz), (51)(1~3 Hz)로 나뉜다.
- 수면은 (52)(정상수면)과 (53)으로 나뉜다.
- 바닥핵은 (54)와 (55)으로 구성되며 운동을 조절한다.

정답 | 1. 척수, 2. 뇌, 3. 목척수, 4. 가슴척수, 5. 허리척수, 6. 엉치척수, 7. 꼬리척수, 8. 뇌줄기, 9. 소뇌, 10. 사이뇌, 11. 대뇌, 12. 회색질, 13. 백질, 14. 신경핵, 15. 머리뼈, 16. 척추뼈, 17. 자동조절, 18. 혈액뇌장벽, 19. 감각신경, 20. 운동신경, 21. 오름길, 22. 내림길, 23. 늘임반사, 24. 굽힘근반사, 25. 교차폄반사, 26. 배뇨반사, 27. 기원핵, 28. 자율신경중추, 29. 운동학습, 30. 운동명령, 31. 감각정보, 32. 중계핵, 33. 뇌하수체앞엽, 34. 본능행동, 35. 감정행동, 36. 기능위치선정, 37. 일차운동영역, 38. 몸감각영역, 39. 청각영역, 40. 시각영역, 41. 브로카(Broca), 42. 베르니케(Wernicke), 43. 감각기억, 44. 단기기억, 45. 장기기억, 46. 서술기억, 47. 비서술기억, 48. β파, 49. α파, 50. θ파, 51. δ파, 52. 비렘수면, 53. 렘수면, 54. 줄무늬체, 55. 창백핵

제 5 장

근육과 뼈

학/습/목/표

1. 뼈대근육의 구조와 기능의 관계를 설명할 수 있다.
2. 뼈대근육의 수축메커니즘을 설명할 수 있다.
3. 근육방추와 골지힘줄기관의 기능을 설명할 수 있다.
4. 심장근육과 민무늬근육의 특징을 뼈대근육과 비교하여 설명할 수 있다.
5. 뼈의 형성과 흡수, 성장과 노화에 따른 변화를 설명할 수 있다.

01 근육의 분류

근육조직은 근육세포와 세포사이물질로 이루어져 있다. 세포사이물질에는 혈관과 신경이 풍부하게 분포되어 있고 근육조직에 영양과 산소를 공급해서 근육의 수축상태를 조절하고 있다.

근육은 3종류로 나뉜다. 뼈나 피부에 붙어 있는 **뼈대근육** 골격근/skeletal muscle, 심장의 벽을 구성하는 **심장근육** 심근/cardiac muscle, 그리고 혈관과 위, 홍채, 자궁 등을 구성하는 **민무늬근육** 평활근/smooth muscle 이 그것이다.

뼈대근육과 심장근육은 현미경으로 관찰하면 줄무늬가 보이기 때문에 **가로무늬근육** 횡문근/striated muscle 이라고도 불린다. 한편 심장근육과 민무늬근육은 의식적으로 수축하거나 이완시킬 수 없기 때문에 **불수의근육** 제대로근육/involuntary muscle 이라고 불린다. 뼈대근육은 의식적으로 움직일 수 있으므로 **수의근육** 맘대로근육/voluntary muscle 이다(그림 5-1).

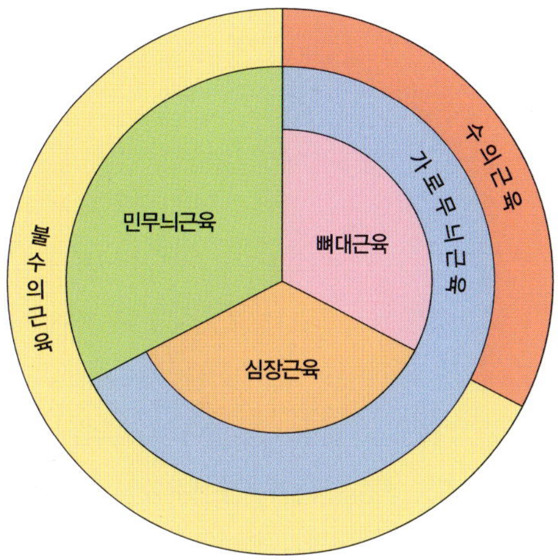

그림 5-1. 근육의 분류

02 뼈대근육

뼈대근육의 구조

뼈대근육세포는 다수의 핵을 가진 가늘고 긴(직경 20~100 μm, 길이 수 cm~10 cm 이상) 세포이며 **근육섬유** 근섬유/muscle fiber 라고도 불린다(표 1-1, 22쪽 참조). 수 개~수십 개의 근육섬유가 모여서 **근육원섬유다발** 근섬유속/sarcostyle 을 만들고, 무수히 많은 근육원섬유다발이 모여서 뼈대근육을 구성한다(그림 5-2). 뼈대근육의 주위는 근막으로 덮여 있다.

근육섬유는 다수의 **근육원섬유** 근원섬유/myofibril 로 구성되어 있다. 근육원섬유는 주로 **액틴** actin 이라고 하는 단백질로 이루어진 가는근육잔섬유와 **마이오신** 미오신/myosin 이라고 하는 단백질로 이루어진 굵은근육잔섬유의 2종류로 이루어져 있다. 이러한 잔섬유가 규칙적으로 늘어서 있어서 줄무늬를 형성한다.

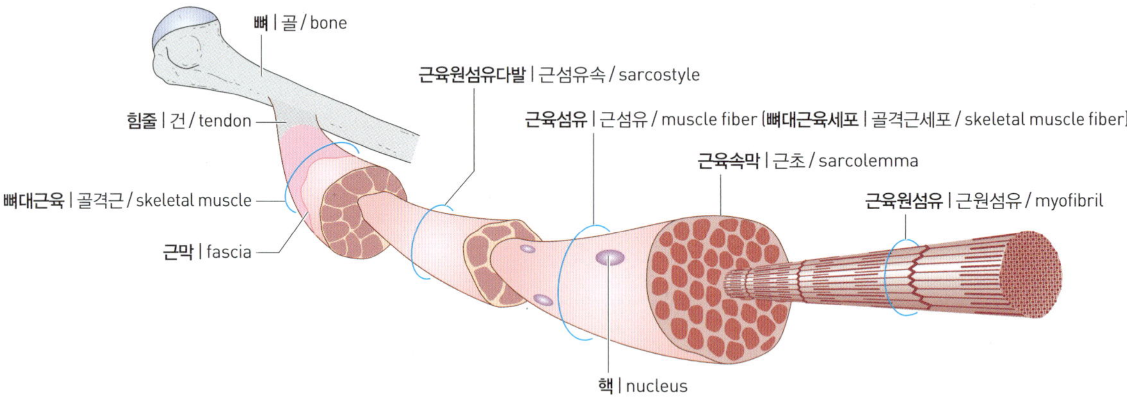

그림 5-2. 뼈대근육의 미세구조

어둡게 보이는 부분이 굵은근육잔섬유가 있는 A띠, 밝게 보이는 부분이 가는근육잔섬유만으로 이루어져 있는 I띠이다(그림 5-3). I띠의 중앙부분에는 Z띠가 있다. Z띠에서 이웃해 있는 Z띠까지를 **근육원섬유마디** 근절/sarcomere 라고 부르며 이것이 수축의 단위가 된다. 가는근육잔섬유와 굵은근육잔섬유는 부분적으로 겹쳐있다. 굵은근육잔섬유의 중앙부분(굵은근육잔섬유만 있는 부분)을 H띠라고 한다.

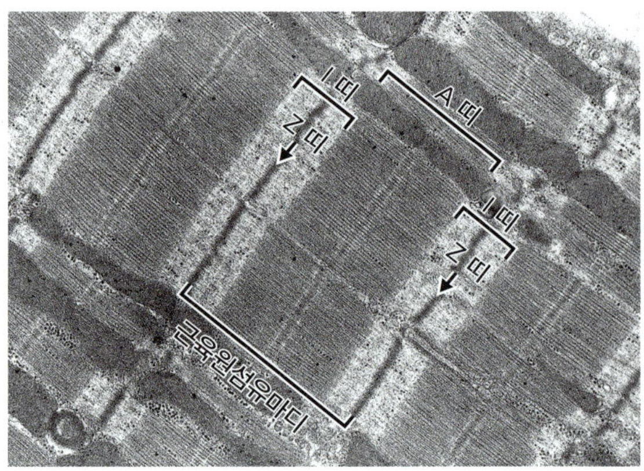

그림 5-3. 근육원섬유

가는근육잔섬유는 다음과 같이 구성된다. 우선 공 모양의 G액틴이 연결되어 만들어진 띠 모양의 부분을 F액틴이라고 한다. 이 F액틴 2개가 합쳐져서 이중나선을 형성한다. 이 이중나선의 틈새에는 끼워 넣어진 것처럼 **트로포닌** troponin 과 **트로포마이오신** 트로포미오신/tropomyosin 이 있다. 이것이 **가는근육잔섬유** 액틴잔섬유/actin filament 이다(그림 5-4B).

굵은근육잔섬유 마이오신잔섬유/myosin filament 는 머리부분과 꼬리부분으로 이루어진 마이오신분자가 다발 형태로 되어 있다(그림 5-4A). 마이오신분자의 머리부분에는 ATP분해효소활성이 있으며 **아데노신삼인산** adenosine triphosphate; ATP 을 분해한 에너지를 이용해서 수축한다.

근육섬유의 세포막은 A띠와 I띠의 접목 부근에서 세포 안으로 깊게 함입되어 **가로세관** T tubule (T관)을 형성한다. **근육세포질그물** 근육형질그물/sarcoplasmic reticulum; SR (특수화된 무과립세포질그물)은 근육원섬유를 둘러싸듯이 뻗어 있으며 Ca^{2+}을 저장하고 있다. 근육세포질그물은 가로세관에 접해 있는 부분이며 부풀어 올라서 **종말수조** terminal cistern 를 형성한다. 근육세포질그물의 종말수조는 양쪽에서 가로세관에 접해 있기 때문에 이들을 **세동이** triad 라고 부른다(그림 5-5).

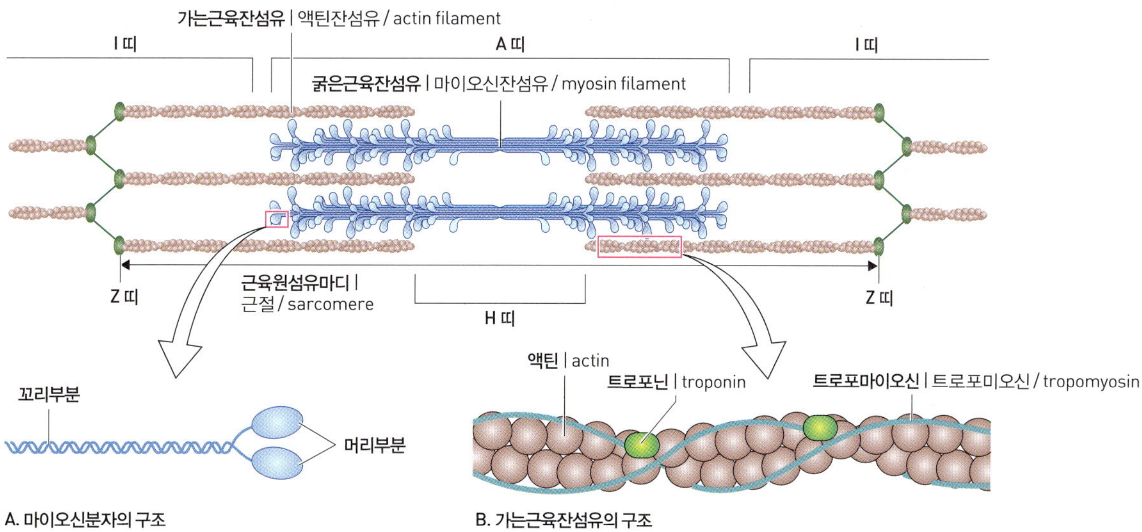

그림 5-4. 근육원섬유와 근육잔섬유의 나선구조(그림 5-3을 모식적으로 나타냈다.)

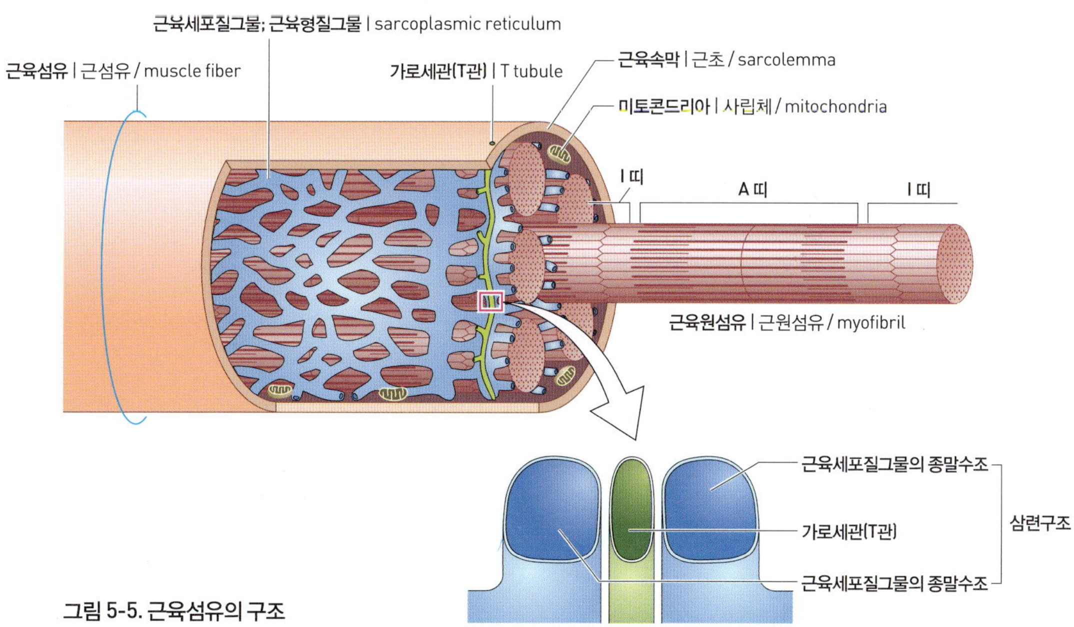

그림 5-5. 근육섬유의 구조

신경에 의한 뼈대근육의 지배

신경근육접합부

대뇌겉질운동영역에서 나온 근육수축 명령은 뇌줄기나 척수에서 나온 α운동신경세포에 의해 뼈대근육으로 전달된다. 운동신경세포의 말단은 여러 개의 가지로 나누어지고 각 가지는 하나의 근육섬유와 **신경근육접합부** 신경근육이음부/neuromuscular junction 라고 불리는 시냅스를 형성한다(그림 5-6). 신경종말에는 아세틸콜린을 포함한 연접소포가 다수(약 30만 개) 존재하며 활동전위가 도착하면 아세틸콜린이 방출된다. 이 메커니즘은 다른 시냅스와 동일하며 활동전위에 의해 탈분극→Ca^{2+}의 유입→연접소포의 세포막 융합→분비를 통해 아세틸콜린이 연접틈새로 방출되는 순서로 진행된다.

신경근육접합부의 뼈대근육세포막은 **종말판** 끝판/endplate 이라고 불리며 이곳에 다수의 니코틴아세틸콜린수용체가 모여있다. 이 수용체는 이온채널과 일체가 되어 아세틸콜린이 결합되면 채널이 열리고 Na^+가 유입되서 뼈대근육속막에 탈분극이 발생한다. 이것을 **종말판전위** 끝판전위/endplate potential 라고 부른다. 종말판전위가 **문턱값** 역치/threshold 을 넘으면 근육섬유에 활동전위가 발생한다.

운동단위

하나의 근육섬유는 하나의 운동신경세포에 의해 지배되며, 하나의 운동신경세포는 여러개의 근육섬유를 지배한다. 하나의 운동신경세포와 그것에 의해

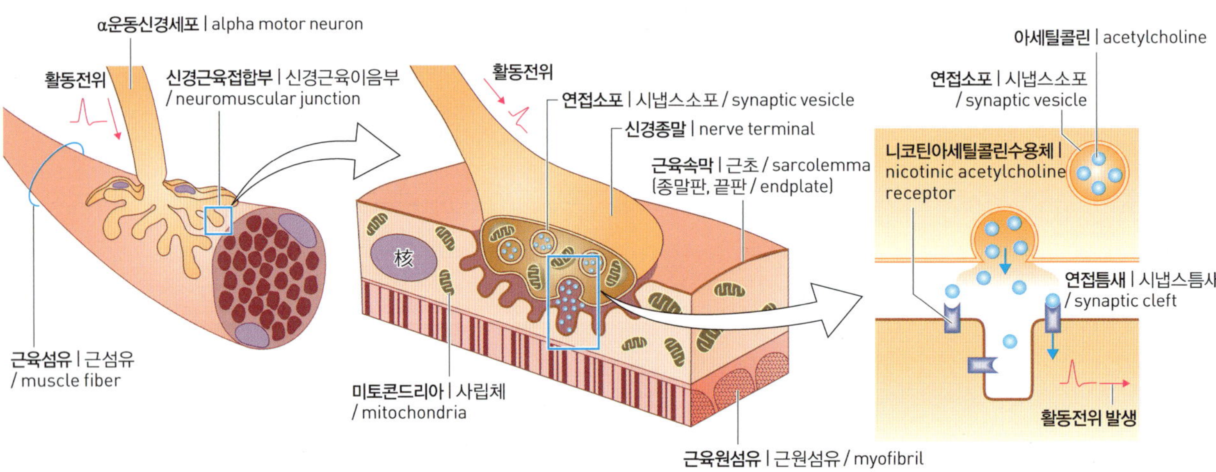

그림 5-6. 신경근육접합부의 구조와 활동전위의 발생

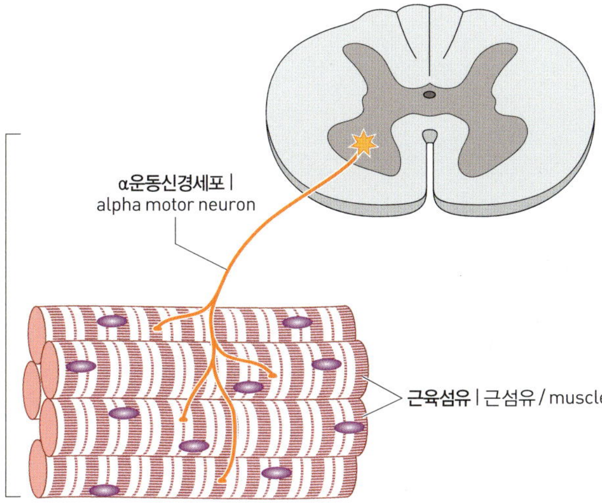

그림 5-7. 운동단위의 구조

지배되는 근육섬유군을 합쳐서 **운동단위** motor unit 라고 부른다(그림 5-7).

하나의 운동신경세포에 의해 지배되는 근육섬유의 수를 **신경지배비** innervation ratio 라고 한다. 신경지배비가 적은 곳은 2~3개, 많은 곳은 2,000개 이상에 달한다. 손가락근육처럼 섬세한 움직임이 필요한 근육에서는 신경지배비가 적어서 하나의 운동신경세포에 의해 지배되는 근육섬유의 수가 적다. 한편 넓적다리근육처럼 큰 힘을 필요로 하고 다수의 근육섬유가 동기화되어 수축하는 편이 적합한 부위에서는 신경지배비가 크게 되어 있다.

하나의 근육에는 다수의 운동단위가 포함된다. 근육이 수축할 때 운동단위가 어느 정도 활동하는가에 따라 근육의 수축력이 변화한다. 즉 각각의 운동단위(운동신경세포)의 활동 빈도와 활동하는 운동단위의 수 등이 장력에 영향을 미친다. 근육에 포함되는 모든 운동단위가 동시에 활동하면 가장 강하게 수축한다.

뼈대근육의 흥분수축결합

뼈대근육이 흥분을 시작해서(활동전위가 발생했을 때부터) 수축이 발생할 때까지의 과정을 **흥분수축결합** excitation contraction coupling 이라고 부른다.

뼈대근육속막에서 발생한 활동전위는 신속하게 근육섬유 전체로 퍼져 나가는 동시에 가로세관을 통해 근육섬유 내부까지 전파된다. 가로세관으로 활동전위가 발생하게 되면 전위센서인 **디히드로피리딘수용체** dihydropyridine receptor; DHP

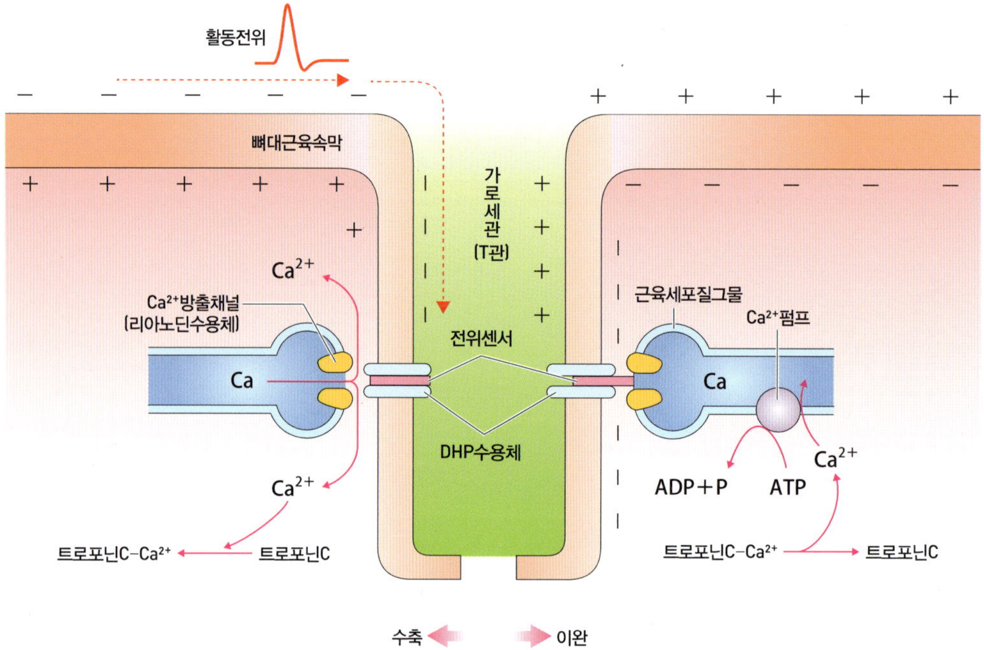

그림 5-8. 뼈대근육의 흥분수축결합에서 근육세포질그물의 Ca^{2+}방출과 흡수

receptor 를 통해 가로세관에 접해 있는 근육세포질그물이 자극을 받는다. 그러면 근육세포질그물의 Ca^{2+}방출채널(**리아노딘수용체** ryanodine receptor)이 열려서 세포내부에 저장되어 있던 Ca^{2+}가 세포질 안으로 방출된다(그림 5-8). 방출된 Ca^{2+}은 확산되어 액틴잔섬유 위에 있는 트로포닌과 결합해서 수축의 방아쇠를 당기게 된다.

뼈대근육의 수축

뼈대근육의 수축메커니즘

Ca^{2+}이 트로포닌과 결합해서 수축이 시작된다. 트로포닌이 Ca^{2+}과 결합하면 분자구조가 변한다. 이로 인해 트로포닌에 결합되어 있던 트로포마이오신의 위치가 바뀌면서 액틴분자의 마이오신결합부위가 노출된다(그림 5-9). ATP가 가수분해되어 고에너지 상태로 된 마이오신 머리부분이 액틴잔섬유에 접근해서 **교차결합** cross bridge 이 형성된다(그림 5-10 ①). 마이오신 머리부분에서 인산(Pi)이 떨어져 나오면서 마이오신 머리부위(교차결합)의 운동이 발생하고 액틴잔섬유가 근육원섬유마디 중앙을 향해 미끄러져 들어간다(그림 5-10 ②).

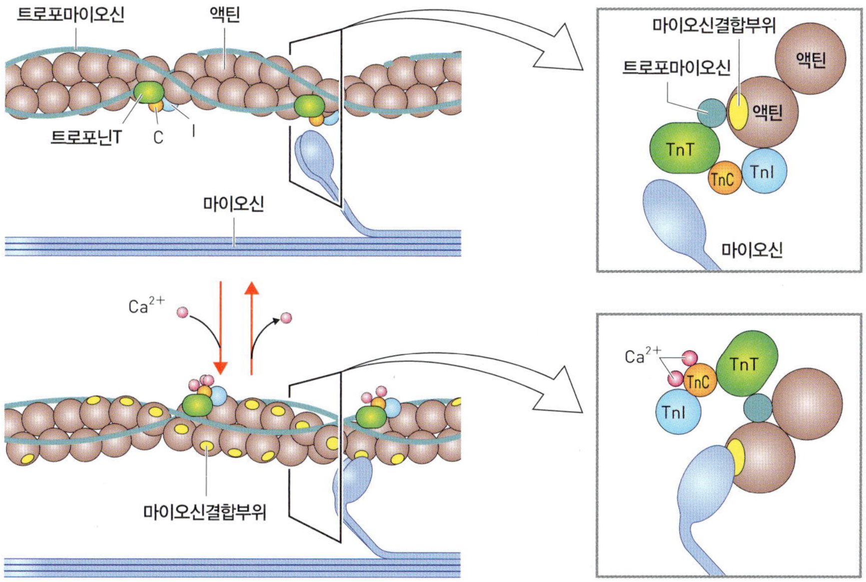

그림 5-9. 액틴잔섬유의 구조변화

트로포닌(Tn)은 3개의 서브유닛(TnT, TnC, TnI)으로 이루어진 복합체이며, Ca^{2+}는 TnC와 결합한다.
[사카이 타츠오, 카와하라 카즈마사(편저): 인체의 정상구조와 기능, 제4판. p762. 일본의학신보사. 2021에서 일부 수정]

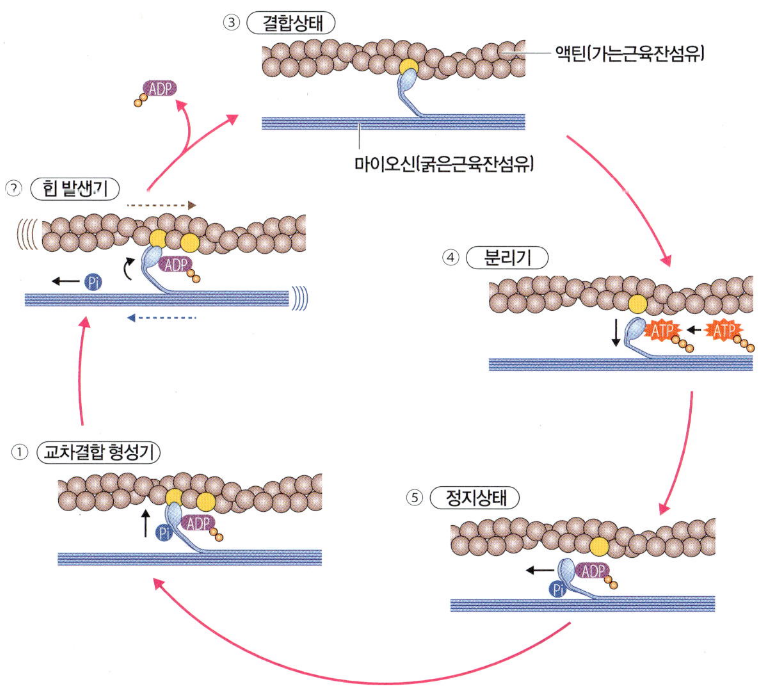

그림 5-10. 근육수축의 교차결합 사이클

[Boron WF, Boulpaep EL: Medical Physiology A Cellular and Molecular Physiology. Elsevier, 2005.
와쿠이 마코토(총감수): 보론 불르페프 생리학 컬러판. p255. 니시무라서점. 2011에서 일부 수정]

이어서 아데노신이인산 adenosine diphosphate; ADP 이 해리되고 마이오신 머리부분은 액틴과 결합한 채로 남는다(그림 5-10 ③). 여기서 ATP가 마이오신 머리부분과 결합하면 마이오신 머리부분이 액틴에서 떨어지게 되고(그림 5-10 ④), ATP를 가수분해함으로써 다시 원래 위치로 되돌아온다(그림 5-10 ⑤).

Ca^{2+}이 트로포닌과 결합해 있는 동안, 그리고 ATP가 계속해서 공급되는 한에는 이 사이클이 계속해서 반복된다.

이처럼 근육의 수축(단축)은 액틴잔섬유가 마이오신잔섬유 사이로 미끄러져 들어가서 발생하는 것이며(그림 5-11) 잔섬유 자체가 수축하는 것은 아니다. 이러한 메커니즘을 **활주설** sliding theory 이라고 부른다.

신경에서 나온 자극이 도중에 끊어져서 뼈대근육의 흥분이 종료되면 세포질의 Ca^{2+}는 근육세포질그물막의 Ca^{2+}펌프에 의한 에너지를 이용해 세포질그물 내부로 흡수된다. 세포질의 Ca^{2+}농도가 저하되면 트로포닌에서 Ca^{2+}가 떨어져 나오고, 마이오신 머리부분은 액틴으로부터 떨어져서 이완된다.

단일수축과 강축, 그 외의 수축

1회의 자극으로 발생하는 일과성수축을 **단일수축** twitch 이라고 한다. 적출한 개구리의 뼈대근육에 1 Hz 정도의 반복전기자극을 주면 각각의 자극에 반응해서 단일수축이 반복해서 일어난다. 이때 첫 번째의 자극으로 발생하는 단일수축보다 두 번째, 세 번째의 단일수축은 조금씩 커지게 된다(계단현상). 그러나 반복자극을 계속해서 반복하면 근육에 피로가 쌓이기 시작해서 단일

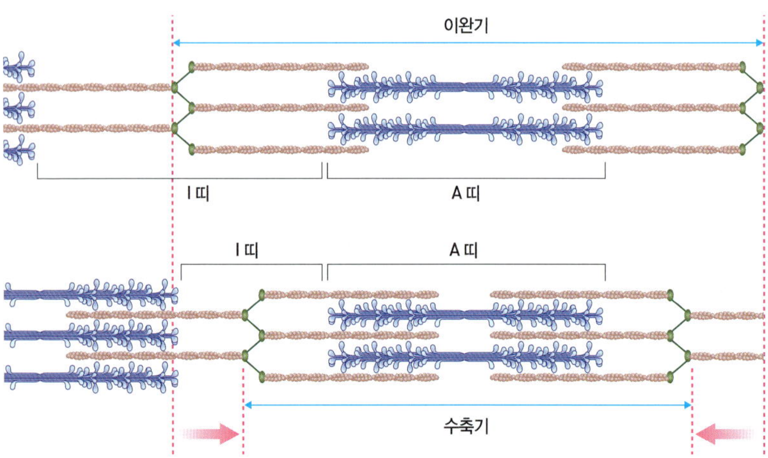

근육의 단축은 가는근육잔섬유가 굵은근육잔섬유 사이로 미끄러져 들어가서 근육원섬유마디가 단축되어 발생한다.

그림 5-11. 활주설

수축은 서서히 작아지게 되고 최종적으로는 수축이 일어나지 않게 된다.

단일수축이 가장 강할 때 다음 자극을 가하면 단일수축이 겹쳐져서(가중되어) 큰 수축 강축, 테타너스/ tetanus 이 발생한다(그림 5-12, NOTE ❶). 신체운동을 할 때 근육수축의 대부분은 완전강축이다.

실험적으로 세포바깥액의 K^+농도를 상승시켜서 근육섬유를 장시간 탈분극시키거나, 약물로 근육세포질그물의 Ca^{2+}흡수를 억제해서 발생되는 장시간의 수축을 **구축** contracture 이라고 한다. 또한 ATP의 고갈로 인해 교차결합이 풀어지지 않은 상태를 **경축** 경직/rigor 이라고 한다. **사후경축** 사강/rigor mortis 이 대표적인 예이다. 임상적으로 나타나는 **경직** spasticity 이나 **경축** rigidity 은 운동신경 활동이 항진되어 근육이 지속적으로 자극을 받는 상태이므로 경축과는 다르다.

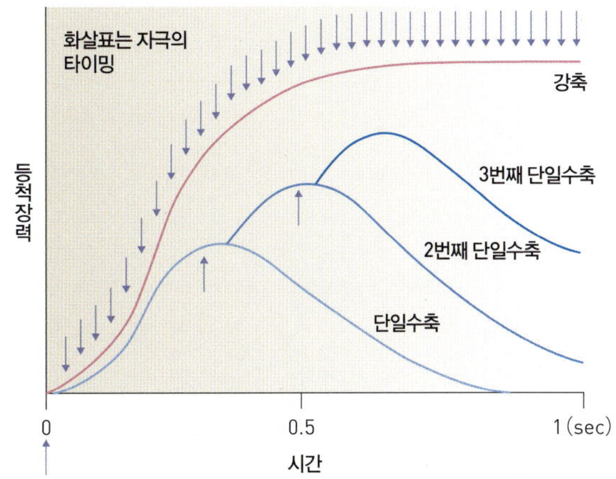

그림 5-12. 단일수축 및 강축 중의 장력발생의 경과적 변화
[Ward J, Clark R, Linden R: Physiology at a Glance. Wiley, 2005. 오카다 타카오(감수): 한눈에 알 수 있는 생리학. p104, 메디컬사이언스 인터내셔널, 2006]

등척수축과 등장수축

근육의 길이가 일정한 상태로 장력을 발생하는 수축을 **등척수축** isometric contraction 이라고 한다(그림 5-13A). 움직이지 않는 벽을 밀거나 선 자세로 정지해 있을 때 다리와 등의 근육무리의 수축이 여기에 해당한다.

물체를 들어 올리는 경우처럼 일정한 장력(물체의 중량과 같다)을 발생하면서 단축하는 수축을 **등장수축** isotonic contraction 이라고 한다(그림 5-13B, NOTE ❷).

NOTE ❶ 불완전강축과 완전강축

단일수축 도중(피크 이후)에 다음 자극이 들어오면 그 자극에 의한 수축이 겹쳐서 더 커진다(그림 5-12, 파란 곡선). 이처럼 개별 단일수축을 구별할 수 있는 경직을 불완전강축이라고 한다. 단일수축의 피크 이전에 다음 자극이 들어오면 단일수축이 부드럽게 융합되어 매우 큰 수축이 발생한다(그림 5-12, 빨간 곡선). 이를 완전강축이라고 한다. 적출한 개구리의 뼈대근육은 환경온도가 15℃일 경우, 20 Hz 이상의 자극빈도로 완전강직이 발생한다. 포유동물의 뼈대근육이 경직하기 위해서는 개구리보다 더 높은 빈도의 자극이 필요하다.

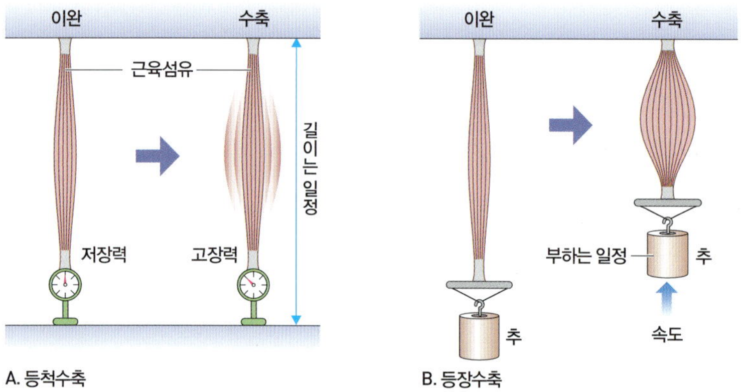

그림 5-13. 등척수축과 등장수축

NOTE 2 근육수축의 분류

근육의 길이에 변화가 없는 등척수축에 비해 등장수축은 보통 관절운동을 동반한다.
무거운 물건을 천천히 내려놓는 경우에는 근육의 수축으로 장력이 발생하는데 외부 부하(물건의 무게)가 크기 때문에 근육의 길이가 길어진다. 이를 **편심수축**(eccentric contraction)이라고 한다.
반대로 무거운 물건을 바닥에서 들어 올리는 경우 근육에서 발생하는 장력은 외부 부하(물건의 무게)를 이겨내야 하기 때문에 근육의 길이가 짧아진다. 이를 **동심수축**(concentric contraction)이라고 한다.
외부 부하와 근력이 균형을 이루고 있는 특수한 상황에서는 근육의 길이가 변하지 않는데 이를 정지수축이라고 한다.
일상생활에서는 근육길이와 장력이 시간이 따라 변하는 경우가 많다. 임상에서는 근력훈련에 등속운동을 이용한 훈련기구가 이용된다.

길이와 장력의 관계

적출한 개구리의 **넓적다리빗근** 봉공근/sartorius muscle 을 여러 길이의 근육에 고정해서 전기자극을 주었을 때의 장력(등척수축에 의한 장력곡선)을 그림 5-14에 나타냈다. 자극 전의 장력은 근육길이를 생체 안에서의 길이(정지길이)보다 길게 하면 커진다. 이는 근육의 구조단백질(근육의 형태를 유지하며 수축잔섬유를 연결하고 있는 단백질)과 힘줄이 늘어나면서 발생하는 장력이며 이를 **정지장력** resting tension 이라고 부른다(그림 5-15B 파란색 곡선).

한편 자극에 반응해서 액틴잔섬유와 마이오신잔섬유 사이에 교차결합이 일어나서 능동적으로 발생하는 장력이 **활동장력** active tension 이다(그림 5-15B 분홍색 곡선). 활동장력의 크기는 근육의 길이(근육원섬유마디)에 의존해서 변화한다. 근육원섬유마디의 길이가 극단적으로 짧으면(그림 5-14 ①, 15A ①), 좌우에서 오는 액틴잔섬유는 근육원섬유마디 중앙부분에서 이중으로 오버랩

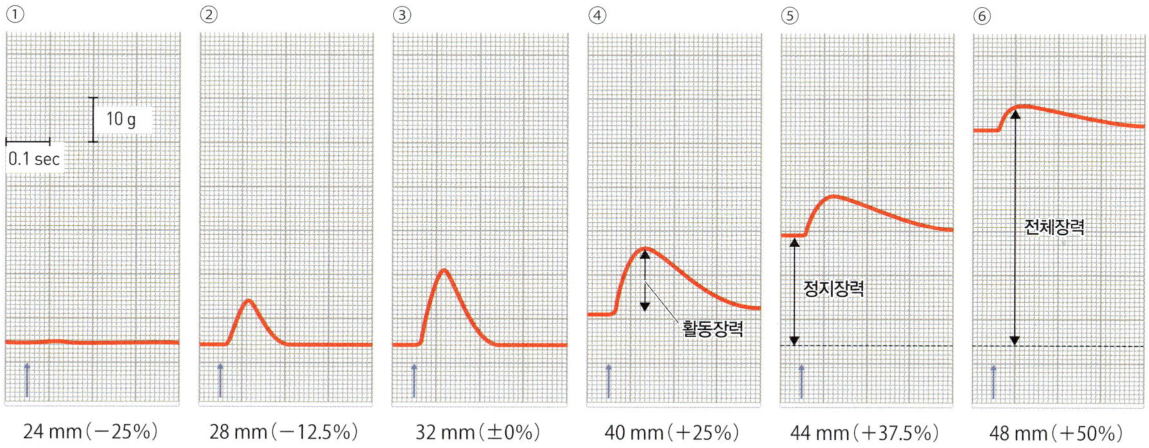

그림 5-14. 넓적다리빗근의 장력곡선(개구리)

( ) 안은 생체 내의 길이에서 줄어든/늘어난 비율을 나타낸다. ↑ 지점에서 전기자극을 주었다.

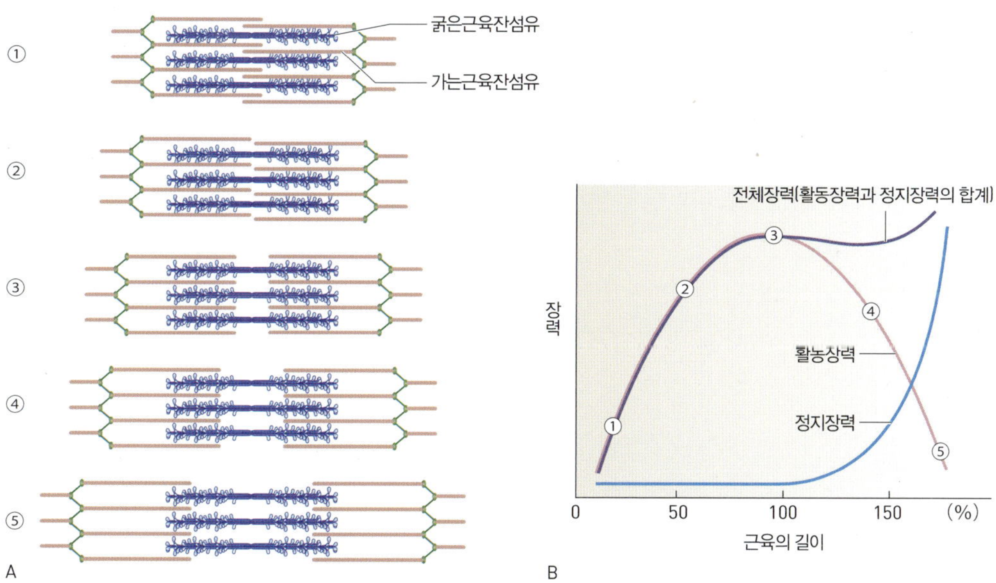

그림 5-15. 근육원섬유마디의 길이와 장력의 관계

되고 그곳에는 교차결합이 이루어지지 않기 때문에 발생하는 장력이 작다. 이 상태에서 다음 근육으로 늘려나가게 되면 형성될 수 있는 교차결합의 수가 점점 증가해서 발생장력도 점차 증가한다(그림 5-14 ②, 15A ②). 근육길이가 정지길이일 때에는 형성 가능한 교차결합의 수는 최대가 되며 활동장력도 최대가 된다(그림 5-14 ③, 15A ③). 그 후에는 마이오신잔섬유와 겹치는 부분이 감소하기 때문에 활동장력이 점점 감소한다(그림 5-14 ④~⑥, 15A ④, ⑤). 정지장력과 활동장력을 합친 것이 **전체장력** total tension 이다.

정지장력이 발생하기 시작한 근육길이를 정지길이라고 한다. 이것은 근육이 생체 내에서 이완되어 있고 관절이 중간 위치에 있을 때의 길이(생체길이)와 거의 같다. 정지길이는 활동장력이 최대로 되는 최적근육길이기도 하다.

부하와 속도의 관계

적출한 개구리의 **장딴지근** 비복근/gastrocnemius muscle 에 부하를 걸어서 등장수축시키면 근육의 단축속도는 부하가 증가할수록 늦어진다(그림 5-16). 단축속도는 부하가 없을 때 최대가 되며 부하가 등척수축의 최대장력과 같아질 때 제로가 된다.

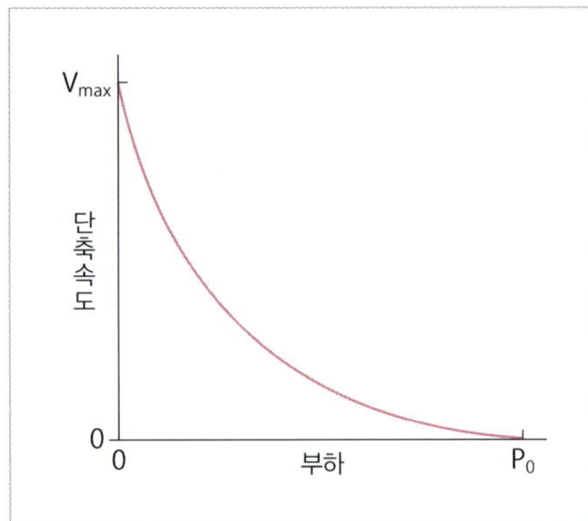

그림 5-16. 부하와 단축속도와의 관계

뼈대근육섬유의 종류

뼈대근육섬유는 수축속도와 대사과정에 따라 타입I, 타입IIa, 타입IIb의 3가지 종류로 분류된다(표 5-1, NOTE ❸).

- 타입I 섬유 : 수축속도는 느리지만 잘 피로해지지 않는다.
- 타입IIb 섬유 : 수축속도는 빠르지만 쉽게 피로해진다.
- 타입IIa 섬유 : 양쪽의 중간형이다.

수축속도에 따라 타입I을 지근, 타입II를 속근이라고도 부른다. 수축의 지속시간은 지근에서 길고 속근에서 짧다. 따라서 수축을 일으키기 위해서는 속근

표 5-1. 뼈대근육섬유의 타입

특징	I	IIa	IIb
지구력	높다	중간	낮다
운동신경세포의 크기	작다	중간	크다
수축속도	늦다	빠르다	빠르다
발생장력	작다	중간	크다
모세혈관 밀도	높다	중간	낮다
미토콘드리아 밀도	높다	중간	낮다
근색소(미오글로빈) 함유량	많다	중간	적다
포도당량	적다	많다	많다
마이오신ATPase활성	낮다	높다	높다

NOTE 3 운동단위의 종류

근육섬유의 타입과 그것을 지배하는 α운동신경세포의 크기는 서로 관계성이 있다. 타입I 근육섬유는 소형이고, 타입IIa 근육섬유는 중형, 타입IIb 근육섬유는 대형의 α운동신경세포에 의해 지배되며 각각의 운동단위를 S형, FR형, FF형으로 부른다(376쪽 참조).

S형(slow-twitch type)은 천천히 수축해서 작은 장력을 발생하며 잘 피로해지지 않는다.
FF형(fast-twitch fatigable type)은 빠르게 수축해서 큰 장력을 발생하며 쉽게 피로해진다.
FR형(fast-twitch fatigue resistant type)은 S형과 FF형의 중간 성질을 가진다.

수의적으로 근육의 수축력을 서서히 강하게 하면 우선 소형의 운동신경세포(S형)가 활동하며, 이어서 FR형, 그리고 FF형도 활동하게 된다(크기의 원리).

보다 높은 빈도의 자극을 필요로 한다(강축을 일으키는 자극빈도의 문턱값이 높다).

또한 타입I 섬유는 조직 중에서 산소를 저장하는 **근색소** 미오글로빈/myoglobin 의 함유량이 높아서 붉게 보이기 때문에 **적색근육** red muscle 이라고 불린다. 한편 타입IIb섬유는 근색소의 함유량이 적어서 상대적으로 흰색으로 보이기 때문에 **백색근육** white muscle 이라고 불린다.

등근육무리는 자세유지를 위해 장시간 수축하고 있어야 하기 때문에 타입I 섬유가 많고 안구를 움직이는 눈근육이나 정교한 동작을 필요로 하는 손가락의 근육에는 타입IIb 섬유가 많다.

이들 섬유의 비율은 태어날 때부터 유전적으로 결정된다. 태어날 때부터 타입I 섬유를 많이 가지고 태어난 사람은 마라톤과 같은 지구력이 필요한 운동에 적합하고, 반대로 타입IIb 섬유가 많은 사람은 단거리 육상에서 솜씨를 발휘할 수 있다. 트레이닝을 통해 각각의 섬유를 키우는 것은 가능하지만 타입I 섬유를 타입IIb 섬유로 바꾸거나 그 반대로 되는 일은 일어나지 않는다.

근육의 비대와 위축

근육은 트레이닝을 통해 비대해지고 굵어진다. 이것은 근육섬유의 수가 늘어나기 때문이 아니라 하나하나의 근육섬유가 굵어져서 그 안에 포함되어 있는 근육원섬유의 수가 늘어나기 때문이다.

반대로 우주비행사가 장기간 무중력 상태에 있거나 신경변성질환으로 인해 근육으로 향하는 자극이 오랫동안 차단된다면 근육은 위축된다. 근위축은 모든 근육의 체적이 줄어든 상태이며, 근육섬유 자체가 가늘어진 것으로 근육섬유의 수가 줄어든 것은 아니다.

근육방추와 골지힘줄기관

우리들은 눈을 감고 있어도 팔다리의 위치와 움직임, 그리고 그곳에 가해지는 힘을 감지할 수 있다. 이것을 **고유감각** proprioception 이라고 하며, 그 수용기관은 근육과 관절에 존재한다. 여기서는 고유감각의 수용기관을 대표하는 **근육방추** 근방추/muscle spindle 와 골지힘줄기관(힘줄수용기)에 대해 설명한다.

근육방추

근육 안에서는 근육방추는 근육섬유에 끼워져 있는 것처럼 존재한다. 근육방추는 결합조직으로 둘러싸여 있는 조직이며 그 안에는 여러 개의 가늘고 짧은 근육섬유(방추속근육섬유)가 다발 형태로 뻗어 있다. 방추속근육섬유의 중앙부분은 길이수용기이다. **방추속근육섬유** 방추내근섬유/intrafusal muscle fiber 는 **핵주머니근섬유** 핵낭섬유/nuclear bag fiber 와 **핵사슬근섬유** nuclear chain fiber 로 크게 구별된다. 핵주머니근섬유는 중앙부분이 부풀어 있으며, 핵사슬근섬유는 가늘고 길다. 방추속근육섬유의 중앙부분에는 Ia군 또는 II군 들신경섬유가 분포되어 있고 근육길이의 정보를 중추신경계통으로 전달한다.

Ia군 들신경섬유의 종말을 일차종말, II군 들신경섬유의 종말을 이차종말이라고 한다. Ia군 섬유는 핵주머니근섬유와 핵사슬근섬유 양쪽에 분포하지만 II군 섬유는 주로 핵사슬근섬유에 분포되어 있다(그림 5-17). Ia군 들신경섬유는 근육의 길이가 변화하는 속도를 감지하며, 힘줄을 두드렸을 때처럼 순간적인 길이의 변화에도 잘 대응한다(동적감수성). II군 들신경섬유는 근육의 길이를 감지한다(정적감수성).

힘줄을 두드리면 힘줄과 연결되어 있는 근육조직이 순간적으로 늘어나고 근육방추도 늘어난다. 이러한 급속한 길이의 변화에 따라 근육방추가 흥분하면 Ia군 들신경섬유를 통해 척수로 전달된다. 그리고 척수 안에서 하나의 시냅스를 거쳐 동일한 이름의 근육을 지배하는 α운동신경세포를 흥분시켜 동일한 이름의 근육이 수축된다(**늘임반사** 신장반사/stretch reflex, 85쪽 참조).

한편 방추속근육섬유는 말이집의 γ운동신경세포의 지배를 받는다. 방추속근육섬유에는 액틴잔섬유와 마이오신잔섬유가 근육방추의 양쪽 끝에만 존재한다. 이 때문에 γ운동신경세포의 자극으로 방추속근육섬유의 양쪽 끝이 수축하면 중앙부분이 늘어난다. 즉 γ운동신경세포가 움직이면 주위에 있는 보통의 근육섬유(방추속근육섬유에 대비해서 **방추바깥근육섬유** extrafusal muscle fiber 라고 한다)가 늘어나지 않더라도 방추속근육섬유로부터 들신경섬유가 흥분해서

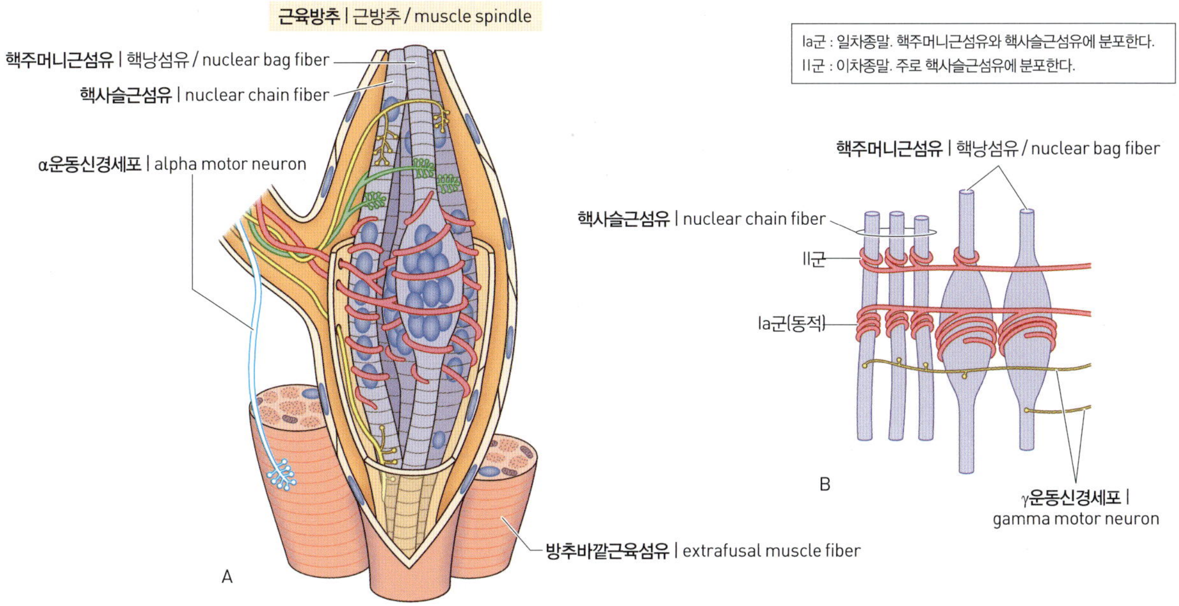

그림 5-17. 근육방추

늘임반사를 일으킨다. 이처럼 γ운동신경세포 – 근육방추 – Ia군 섬유의 루프를 γ고리 γ loop 라고 한다.

결국 γ운동신경세포의 활동 상태에 따라 근육방추의 감도가 조절되는 것이다. 자세를 유지할 때 근육의 길이와 수축의 정도는 척수를 통한 반사에 의해 자율적으로 조절된다.

골지힘줄기관

근육방추가 보통의 근육섬유와 병렬로 나란히 위치하고 있는 것에 비해 **골지힘줄기관** Golgi tendon organ 은 근육섬유종말의 힘줄 안에 있으며, 근육섬유와 직렬로 위치한다.

골지힘줄기관은 근육이 수축하면 늘어나게 되고, 흥분해서 그 정보를 Ib군 들신경섬유를 통해 척수로 보낸다. 척수에서 **억제사이신경세포** 억제개재뉴런/inhibitory interneuron 를 통한 반사에 의해 해당 근육의 수축이 억제된다(자원억제, 86쪽 참조). 이는 근육이 너무 늘어나서 찢어지는 등의 손상을 방지하기 위한 방어반사이다.

근전도

근육 바로 위의 피부에 전극을 장착하거나 가는 바늘전극을 근육에 삽입해서 뼈대근육의 활동전위를 세포바깥에서 기록한 것을 **근전도** electromyogram; EMG 라고 한다(그림 5-18).

피부에 장착한 전극으로부터 기록한 표면근전도에는 바로 아래 근육의 전체 활동이 기록된다. 근육활동의 정도를 시각적으로 관찰함으로써, 예를 들어 불수의적인 근육수축이 일어났을 때 의식적으로 이완시키기 위한 트레이닝에 도움이 된다.

바늘전극은 하나의 운동단위의 발화상태(활동전위의 발생상태)를 기록하는 것이 가능하다. 따라서 운동기능 이상의 원인이 근육 자체에 있는지, 운동신경에 있는지 진단하는 데 도움이 된다.

유발근전도 evoked EMG 는 신경을 전기자극해서 근전도를 기록하는 것이다.

다리오금 슬와/popliteal fossa (무릎의 안쪽)에서 **정강신경** 경골신경/tibial nerve 을 전기자극해서 **장딴지세갈래근** 하퇴삼두근/triceps surae muscle 의 근전도를 기록하는 경우가 많다(그림 5-19). 전기자극을 점점 강하게 하면 처음에는 잠재기가 긴 H파(발견자 **호프만** Hoffmann 의 머리글자)가 출현한다(그림 5-19B ①). 이는 문턱값이 낮은 방추섬유에서 온 감각신경(Ia군 들신경섬유)이 자극을 받아 척수를 통해 발생하는 늘임반사의 근전도이다. 자극을 더욱 강하게 하면 잠재기가 짧은 M파(연구자 **마그라데리** Magladery 의 머리글자)가 출현한다(그림 5-19B ②). 이는 α 운동신경세포가 직접 자극되어 발생하는 근전도이다. 자극을 더욱 강하게 하면 M파는 계속 증가하지만 H파는 감소한다.

신경의 축삭이 전기자극을 받으면 활동전위는 양측으로 전도된다. Ia군 들신경섬유의 흥분은 척수의 운동신경세포를 흥분시키고, 그 활동전위는 축삭을 순행성으로 전도되어 근육에 H파를 유발한다. 한편 운동신경세포의 축삭이 전기자극을 받아 발생한 활동전위는 역행성으로 척수를 향해 전도

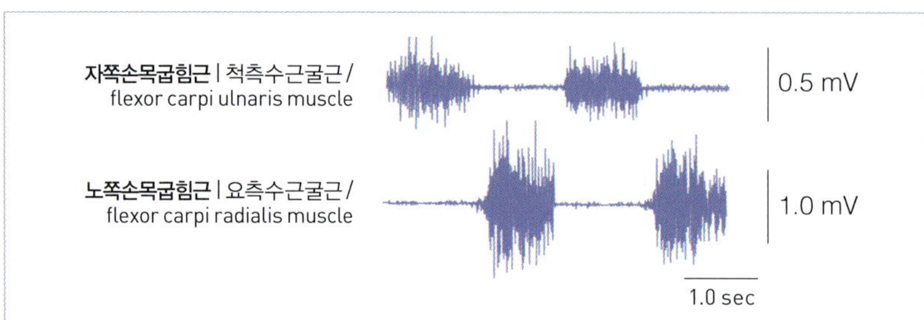

그림 5-18. 단순관절 운동 시의 표면근전도계측의 예

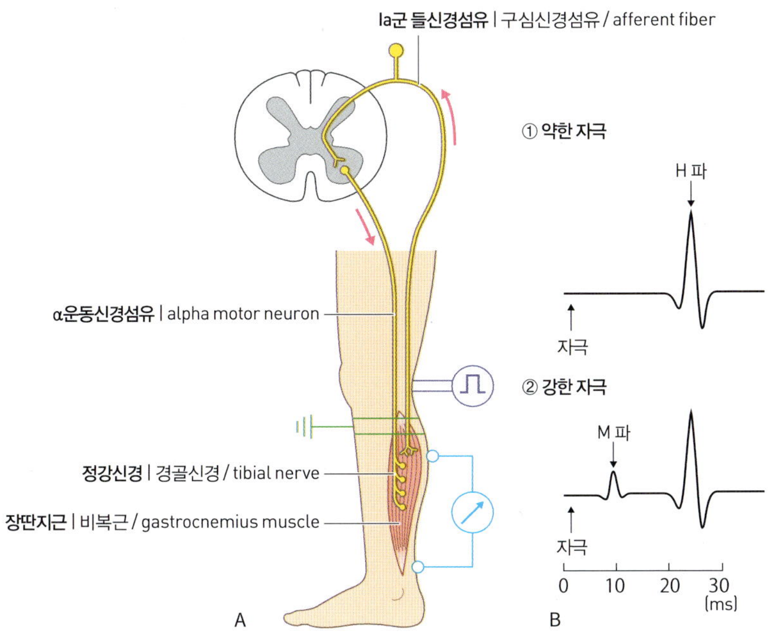

그림 5-19. 유발근전도

A: 자극전극(⎍)은 다리오금부위에서 정강신경 바로 위의 피부에, 기록전극(↗)은 장딴지세갈래근 바로 위에 붙인다.

B: H파-정강신경의 Ia군 들신경섬유의 자극으로 발생한다. M파-정강신경의 날신경섬유의 자극으로 발생한다.

된다. 순행성과 역행성의 활동전위가 충돌하면 순행성 활동전위가 사라지고 H파가 작아진다.

유발근전도는 늘임반사와 신경근육접합부의 이상, 운동신경 전달속도의 이상 등을 발견하기 위해 이용된다.

03 심장근육

심장근육 심근/cardiac muscle 은 심장의 벽을 구성하는 근육조직이다. 심장근육이 수축과 이완을 반복함으로써 심장 전체가 수축과 이완을 반복하게 되며 확장기에 심실에 가득 찬 혈액을 수축기에 동맥 내부로 박출한다.

심장근육은 뼈대근육과 동일한 가로무늬근육이며 흥분수축메커니즘은 뼈대근육과 공통적인 부분이 많지만 다른 부분도 있다. 아래에 뼈대근육과 다른 부분을 열거한다.

심장근육의 활동전위와 흥분수축관련

뼈대근육의 활동전위는 신경의 활동전위와 동일한 Na^+의 유입으로 발생하는 극파이다. 반면에 심장근육의 활동전위는 Na^+의 유입으로 강하게 시작되지만 그 후 Ca^{2+}채널이 열리고 세포내부로 Ca^{2+}이 유입되면서 탈분극이 장시간 유지된다(그림 5-20 ①). 이 부분을 **정점지속** plateau 이라고 부른다.

활동전위 발생 중에 세포 안으로 유입된 Ca^{2+}은 세포내부의 Ca^{2+}농도를 상승시킨다. 이것이 자극이 되어 근육세포질그물에서 나온 다량의 Ca^{2+}가 방출된다. 즉 뼈대근육에서는 활동전위로 인한 탈분극이 자극이 되어 근육세포질그물에서 Ca^{2+}이 방출되는 것에 비해 심장근육에서는 Ca^{2+}농도의 상승이 자극이 된다. 이러한 메커니즘을 **Ca^{2+}유발성Ca^{2+}유리** Ca^{2+}-induced Ca^{2+} release 라고 한다. 세포내부에서 상승한 Ca^{2+}농도(그림 5-20 ②)의 20~30%는 세포바깥에서 유입된 Ca^{2+}이며 70~80%는 근육세포질그물에서 나온다. 유리된 Ca^{2+}이 트로포닌과 결합해서 수축을 시작한다는 점은 뼈대근육과 동일하다.

수축경과와 불응기

수축의 시작은 뼈대근육에 비하면 훨씬 늦고, 수축의 지속시간도 길다(그림 5-20 ③). 또한 불응기도 길기 때문에 수축의 가중이나 **강축** 테타너스/tetanus 은 일어나지 않는다.

심장근육에서 강축이 일어나지 않는 것은 매우 중요하다. 왜냐하면 심장박동이 빨라져도 수축한 후에는 반드시 이완을 통해 심장이 확장되어 심장내에 혈액을 충만하게 채울 수 있기 때문이다. 만약 심장근육에 강축이 일어나면 혈액을 박출할 수 없게 된다.

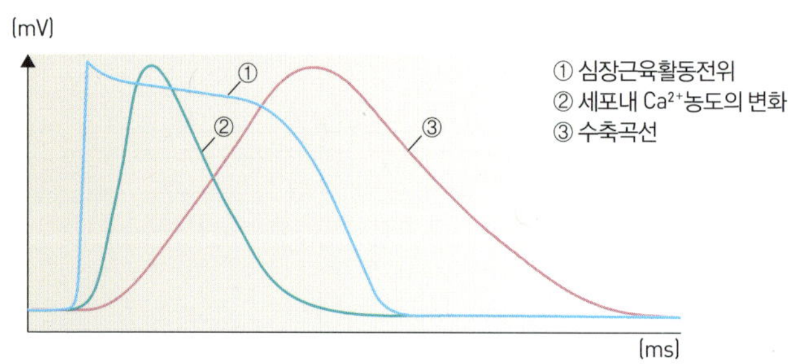

그림 5-20. 심장근육의 활동전위, 세포질 Ca^{2+}농도변화와 수축의 시간관계
[오바타 쿠니히코, 외 : 신생리학, 제4판. p350, 문광당, 2003에서 일부 수정]

길이-장력관계

심장근육의 길이-장력관계는 원칙적으로 뼈대근육과 동일하지만 중요한 차이점도 있다(그림 5-21). 심장근육조직에는 결합조직이 많고 비교적 짧은 근육길이에서 정지장력이 발생하기 시작한다. 그리고 급격하게 증가하기 때문에 심장근육은 최적근육길이를 넘어서 늘어날 수가 없다. 즉 심장근육의 길이-장력관계는 상행각만 있으며 심장근육은 최적근육길이까지 늘어나면 늘어날수록 큰 장력을 발생할 수 있다고 말할 수 있다. 이것은 **스탈링의 심장의 법칙** Starling's law of the heart 이라고 불리는 중요한 성질의 원리이다. 또한 심장근육이 늘어남에 따라 활동장력은 뼈대근육보다 더 가파르게 올라간다. 이는 심장근육이 늘어남에 따라 수축단백질의 Ca^{2+}감수성이 상승하기 때문이다.

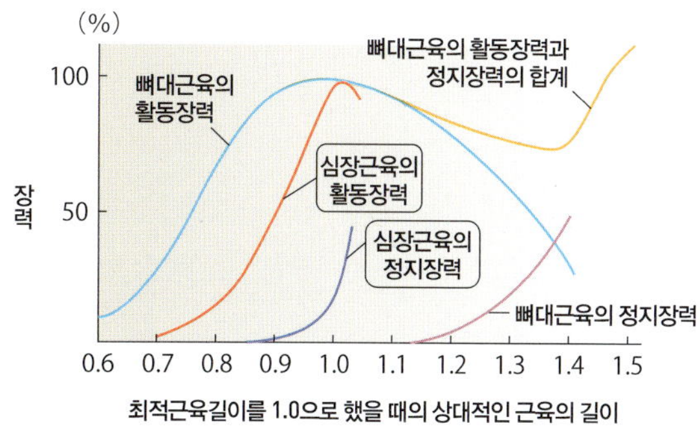

그림 5-21. 심장근육과 뼈대근육의 길이-장력 관계의 비교

수축성

뼈대근육은 동원되는 근육섬유의 수를 조절해서 발생하는 힘을 변화시킨다. 그러나 심장근육은 심장근육세포들이 **사이원반** intercalated disc 에 밀착되어 있어서 **틈새이음** 간극연결/gap junction (**교통반점** nexus)에 의해 전기적, 기능적으로 연결되어 있다. 이 때문에 심방이나 심실의 세포 1개가 흥분하면 그 흥분이 심방이나 심실 전체로 퍼져나간다(심방과 심실 사이는 결합조직에 의해 절연되어 있다). 이 때문에 심방과 심실은 하나의 기능단위(**융합체** 합포체/syncytium)로 기능하며 동원되는 심장근육세포의 수를 조절하는 것은 불가능하다.

안정 상태에서는 심장근육의 흥분으로 발생하는 세포내 Ca^{2+}의 상승은 별로 크지 않다. 이 때문에 안정 시의 심장수축에는 마이오신 머리부분의 일부만 교차결합을 형성하지 않는다. 운동 상태에서는 심장근육의 흥분으로 발생하는 세포내 Ca^{2+}의 상승이 커지고 형성되는 교차결합이 증가해서 심장수축이 강해진다. Ca^{2+}농도를 조절함으로써 수축력을 변화시키는 성질을 **수축성** contractility 이라고 한다. 수축성이 상승하면 동일한 근육길이에서도 보다 큰 장력이 발생하고, 수축과 이완속도가 증가해서 수축지속시간이 단축된다(그림 8-19A, 214쪽 참조).

04 민무늬근육

민무늬근육의 기능

민무늬근육 평활근/smooth muscle 은 방추형의 단핵세포이며 내장에 분포되어 있는 불수의근육이다.

눈의 홍채에 분포되어 있는 민무늬근육은 수축을 통해 동공을 확대(동공확대 산동/mydriasis)하거나 축소(동공수축 축동/miosis)한다. 위벽을 구성하는 민무늬근육은 수축해서 장관에 꿈틀운동을 발생시키고 내용물을 섞어서 소화를 도와주며 항문 쪽으로 밀어내는 역할을 한다. 혈관벽의 민무늬근육이 수축하면 혈관의 직경이 작아지고 혈류에 대한 저항이 증가해서 혈압이 상승한다. 자궁의 민무늬근육은 분만 과정에서 수축을 통해 태아를 출산시킨다.

장력의 발생과 수축

민무늬근육도 마이오신과 액틴 사이에 교차결합을 형성해서 장력을 발생시킨다. 다만 마이오신잔섬유와 액틴잔섬유는 불규칙하게 뻗어 있어서 가로무늬는 보이지 않는다. 또한 민무늬근육에서는 트로포닌이 없고 그 대신 칼모듈린 calmodulin; CaM 이라고 하는 단백질이 Ca^{2+}과 결합한다. Ca^{2+}과 결합한 칼모듈린에 의해 미오신경쇄키나아제 myosin-light-chain kinase; MLCK 가 활성화되고, 마이오신이 인산화된다. 이로 인해 마이오신과 액틴 사이에 교차결합이 형성되어 수축이 발생한다. 인산분해효소의 작용으로 마이오신이 탈인산화되면 교차결합이 해체되어 이완된다(그림 5-22).

민무늬근육의 수축속도는 심장근육보다도 더 늦다. 이는 ATP분해속도가 늦기 때문이다. 그 대신 지구력이 강해서 장시간 계속해서 수축할 수 있다.

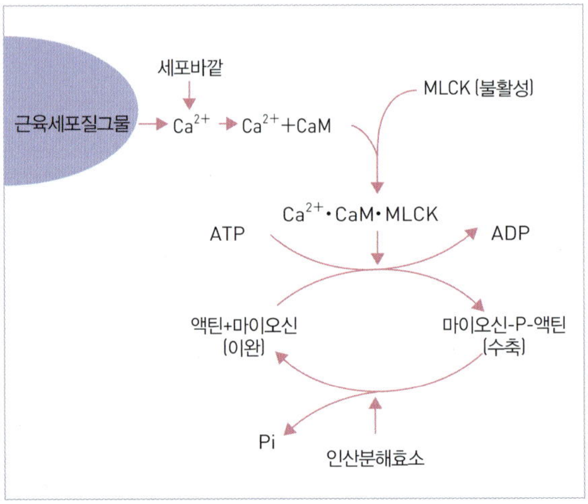

그림 5-22. 민무늬근육의 수축 메커니즘

05 뼈

뼈 골/bone 는 견고한 조직이다. **머리뼈, 갈비뼈, 골반**은 내장을 보호하고 **척주** vertebral column 는 척수를 보호하는 동시에 자세를 유지하는 데 도움을 준다. 대부분의 경우 뼈와 뼈의 연결은 가동성 관절을 형성한다. 뼈대근육의 수축에 의해 관절이 움직여서 운동을 가능하게 한다.

뼈는 **뼈모세포** 골모세포/osteoblast 와 **뼈파괴세포** 파골세포/osteoclast 에 의해 끊임없이 생성과 교환을 반복하며, 이러한 균형을 통해 혈장 안의 Ca^{2+}농도를 조절한다. 또한 뼈의 중심부분에 있는 골수는 혈구의 생산을 담당하는 중요한 역할을 한다.

뼈의 구조

뼈의 가장 바깥쪽은 **뼈막** 골막/periost (섬유성결합조직)으로 덮여 있다(그림 5-23). 뼈막 바로 아래에는 **치밀질** compact substance 이라고 불리는 매우 견고한 뼈조직이 있고, 그 안쪽에는 그물코 모양의 **뼈잔기둥** bone trabecula 으로 이루어져 있는 **해면질** 갯솜질/spongy substance 이 있다. 뼈잔기둥의 배열은 뼈에 가해지는 힘에 대한 강도를 높여준다. 뼈의 가장 안쪽에는 골수공간이 있으며 골수로 채워져 있다(그림 5-23). 골수(적색골수)에는 조혈간세포가 있어서 모든 혈구는 이곳에서 생성

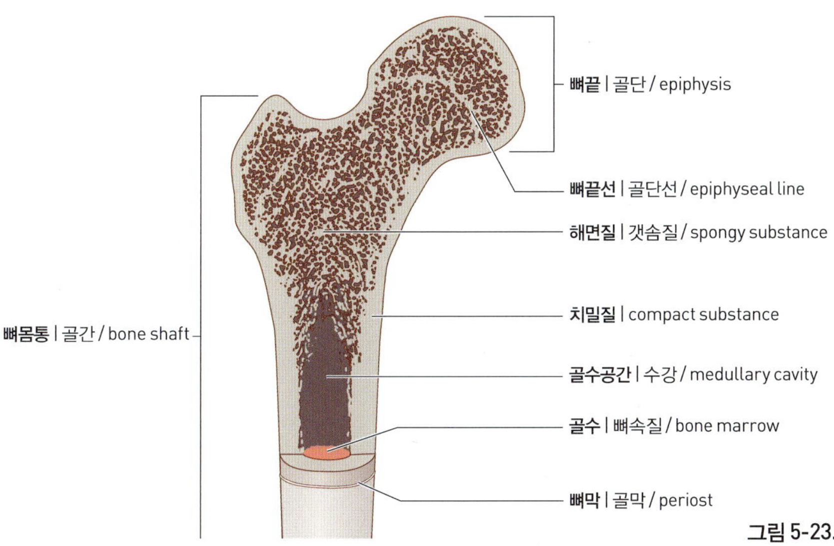

그림 5-23. 뼈의 구조(넙다리뼈)

된다(그림 7-1, 167쪽 참조).

뼈막에는 뼈모세포 등의 전구세포가 존재하며 뼈의 생성과 복구에 관여하고 있다. 또한 뼈의 감각세포(주로 통각)는 뼈막에 많이 분포되어 있어서 골절 등의 통증을 전달한다.

치밀질에는 여기저기에 혈관의 통로인 **하버스관** Haversian canal 이 뚫려 있고 그 주위를 동심원 형태로 **뼈층판** bone lamella 이 둘러싸고 있다. 뼈층판과 뼈층판 사이의 **뼈방** bone lacuna 에는 뼈세포가 있으며, 다수의 기다란 돌기를 뻗어서 서로 연결되어 있다(그림 5-24).

뼈의 형성과 흡수

뼈모세포는 아교질과 당단백질을 분비해서 만들어진 틀(풋뼈)에 **수산화인회석** hydroxyapatite 이라고 불리는 인산칼슘염[$Ca_{10}(PO_4)_6(OH)_2$]을 침착시켜서 뼈를 형성한다(석회화). 이 과정을 **뼈형성** 골화/ossification 이라고 한다. 뼈세포는 뼈모세포가 스스로 형성한 뼈질 안에 묻혀서 분화, 성숙한 것으로 뼈대사를 조절하는 역할을 담당하고 있다.

뼈파괴세포는 이동이 가능한 다핵거대세포이며, 뼈표면에 접착해서 오래된 뼈질을 제거하고 인과 Ca^{2+}을 혈장에 제공한다. 이 과정을 **뼈흡수** 골흡수/bone

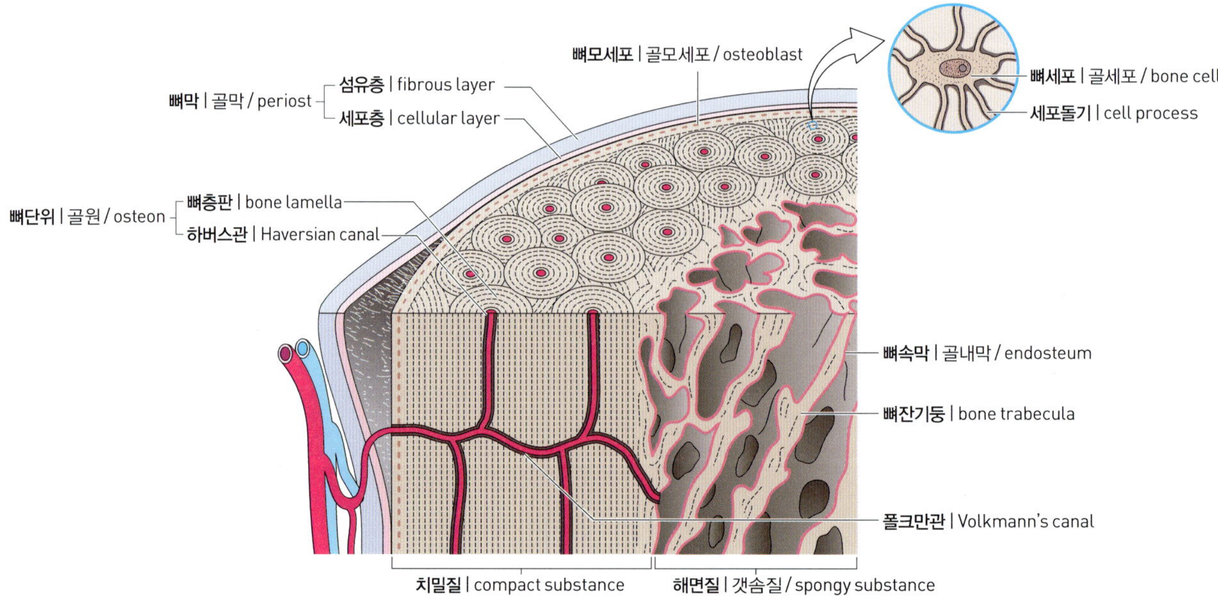

그림 5-24. 뼈의 조직구조

resorption 라고 한다.

뼈형성과 뼈흡수의 균형은 뼈의 유지 측면에서 중요하며, 혈장Ca^{2+}농도의 조절이라는 의미에서도 중요하다. 혈장Ca^{2+}농도는 부갑상샘에서 분비되는 부갑상샘호르몬(PTH), 갑상샘에서 분비되는 칼시토닌, 그리고 활성비타민D에 의해 조절되고 있다(그림 13-15, 328쪽 참조).

뼈의 성장

팔과 다리와 같은 기다란 뼈(긴뼈)에서 줄기부분을 **뼈몸통** 골간/bone shaft, 말단을 **뼈끝** 골단/epiphysis 이라고 한다(그림 5-23). 성장기에는 뼈몸통과 뼈끝의 경계에 판 형태의 연골(**뼈끝연골**)이 있다. 이 부분의 뼈끝쪽에 연골이 증식하고, 뼈몸통쪽에서 뼈되기가 진행되어 긴축 방향으로 늘어난다. 이 때문에 뼈끝연골을 **성장판** 뼈끝연골/growth plate 이라고도 불린다. 뼈의 성장은 성장호르몬과 간에서 분비되는 **인슐린유사성장인자**Ⅰ insulin-like growth factor-I; IGF-I 에 의해 조절된다(336쪽 참조). 성장기가 끝나면 뼈끝연골은 사라지고 흔적(뼈끝선)이 남는다.

뼈의 가로방향으로의 성장(두꺼워진다)은 뼈막 아래에 있는 뼈모세포의 석회화에 기인한다. 신체운동으로 뼈에 힘이 가해지면 그 자극에 의해 뼈모세포의 활성이 상승하고 뼈질이 증가해서 뼈가 두꺼워진다.

골절이 발생하면 뼈막 등에 존재하는 전구세포가 뼈모세포와 연골모세포로 분화해서 뼈조직을 형성해 뼈가 회복된다.

뼈의 노화

뼈의 양 변화

뼈는 신체의 성장과 함께 그 양이 증가하며 20세 전후에 최대치에 도달한다. 골량은 유전 요인 외에도 영양이나 운동의 영향을 받지만, 일반적으로 40대 무렵부터 나이가 들면서 감소하기 시작한다. 이는 뼈모세포와 뼈파괴세포의 활성 균형이 깨지면서 뼈형성보다 뼈흡수가 더 활발해지기 때문이라고 여겨진다. 나이가 들면서 신장 기능이 저하되어 활성형 비타민D가 줄어들고, 성호르몬의 감소, 칼슘 섭취량과 흡수 능력의 저하, 운동 부족 등이 원인으로 작용한다. 나이가 들수록 뼈의 강도도 감소한다. 뼈의 강도는 골량과 골질(구조적 특성과 물질적 특성)에 의해 결정된다. 예를 들어, 고령자에서는 해면골의 뼈잔기둥이 작아지고, 뼈바탕질을 구성하는 콜라겐이 손상되어 뼈아교

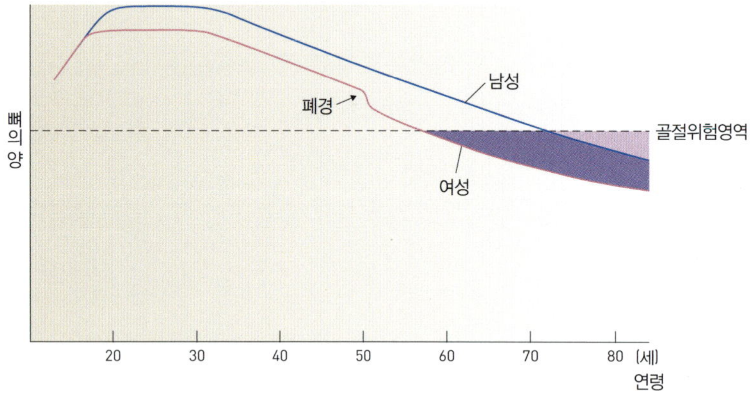

그림 5-25. 노화에 따라 변화하는 뼈의 양

질이 저하되고 뼈 강도가 낮아진다.

골다공증

뼈 강도가 병적으로 낮아져 골절의 위험이 증가한 상태를 **골다공증** 뼈엉성증/osteoporosis 이라고 한다. 골다공증의 남녀 비율은 1:4로, 여성에게 압도적으로 많이 나타난다. 이는 폐경 후에 에스트로젠 분비가 급격히 감소해 뼈파괴세포의 활성이 증가하고, 최대 골량이 원래 적으며, 여성이 평균적으로 장수하여 고령자 수가 많기 때문이다(그림 5-25). 골다공증으로 인한 골절은 척추압박골절이나 넘어져서 발생하는 넙다리뼈목 부위의 골절이 많으며, 고령자에게는 활동저하증후군의 원인이 되는 경우가 많다.

한편 성인에게서 뼈의 석회화가 장애를 일으켜 풋뼈가 증가하는 병태를 **골연화증** 뼈연화증/osteomalacia 이라고 한다. 원인은 비타민D 부족이나 그 작용이 장애을 받는 경우이며, 나이와 직접적인 관련은 없다.

06 임상과의 관련 사항

- **근육의 길이-장력 관계와 의지(의수/의족) 및 보조기**

그림 5-21에 제시된 근육의 길이-장력 관계는 의족과 보조기에도 적용된다. 엉덩관절 신전 운동의 주요 작용 근육은 큰볼기근과 햄스트링이다. 그러나 그림 5-26A에서 보이듯, 넓적다리 절단자의 경우 햄스트링이 절단되어 엉덩

관절의 신전 근력이 현저히 감소한다. 엉덩관절 신전 근력 부족은 의족을 사용한 보행 습득에 장애가 된다. 이 문제를 해결하기 위해 의족의 넓적다리부 소켓은 발 부분과 연결되는 지지대에 수직이 아닌, 엉덩관절이 굽힌 위치(초기 굽힘 각도: 이해를 돕기 위해 극단적인 굽힘 위치로 표시)를 이루도록 설치된다(그림 5-26B). 이는 초기 굽힘 각도를 통해 큰볼기근의 근육길이를 길게 하여, 그 활동 장력을 증가시키기 위한 것이다(그림 5-21).

● 근육에서 분비되는 미오카인과 운동요법의 효과

최신 연구에 따르면 근육 수축에 따라 근섬유에서 미오카인이라 불리는 다양한 사이토카인이 방출되어서, 근육섬유가 분비세포로도 기능할 수 있음이 밝혀졌다. 현재 미오카인의 후보로 여겨지는 물질은 수백 종이 알려져 있으며, 그 기능이 점차 밝혀지고 있다. 미오카인의 작용은 운동기관과 대사조절에 그치지 않고 신체의 다양한 조직에 널리 영향을 미친다. 예를 들어 미오카인의 일종으로 여겨지는 이리신은 중추신경계통에 작용하여 인지기능을 향상시키며, SPARC[secreted protein acidic and rich in cysteine]는 대장암을 예방하는 데 기여한다. 향후 연구의 발전에 따라 미오카인은 운동과 건강의 관계를 밝히는 열쇠가 될 것으로 기대된다.

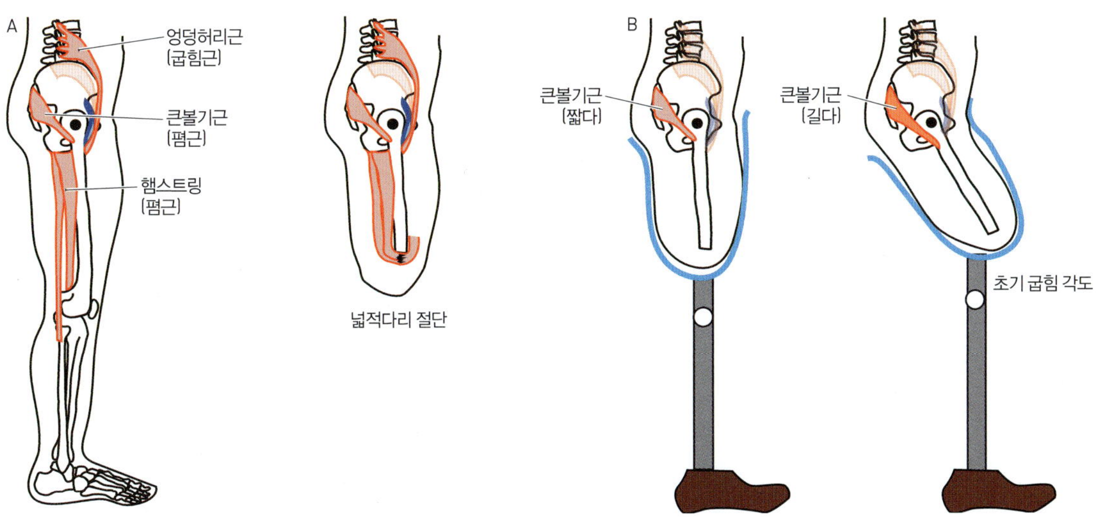

그림 5-26. 넓적다리의족의 초기굽힘에서 보이는 길이-장력 관계의 임상 응용

복습 포인트

- 근육에는 (1), (2), (3)의 3종류가 있으며 (1)은 수의근육이며 (2)과 (3)은 불수의근육이다.
- 뼈대근육과 심장근육은 (4)이다.
- 뼈대근육세포(근육섬유)는 다수의 근육원섬유로 구성되며, 근육원섬유 안에는 가는 (5)필라멘트와 굵은 (6)필라멘트가 규칙적으로 뻗어나가며 (4)을 형성한다.
- (6)필라멘트가 존재하는 부위를 A띠, (5) 필라멘트만 존재하는 부위를 I띠라고 부른다. I띠 중앙에는 Z띠가 존재한다.
- 하나의 Z띠에서 이웃해 있는 Z띠까지를 (7)라고 하며 근육수축의 단위가 된다.
- 운동신경세포와 뼈대근육세포 사이의 시냅스를 (8) 라고 하며 신경전달물질은 (9)이다.
- 근육세포에 활동전위가 발생하면 근육세포질그물에서 세포 안으로 (10)이 방출되고 그 결과 (5) 필라멘트와 (6)필라멘트 사이에서 활주가 일어나 근육이 수축한다. 이 과정을 (11)이라고 한다.
- 한 번의 자극으로 발생하는 일과성수축을 (12)이라고 한다. 고빈도로 연속적으로 자극이 되면 (12)은 중첩되어 (13)이라고 하는 큰 수축이 된다.
- 근육길이가 일정한 수축을 (14), 근장력이 일정한 수축을 (15)이라고 한다.
- (14)에서는 근육길이가 정지길이일 때 (16)은 최대가 된다. 근육이 정지길이보다 길어지면 (17)이 발생하기 때문에 (16)과 (17)의 총합인 전체 장력이 커진다.
- 뼈대근육섬유에는 타입I ((18))과 타입II ((19))가 있으며, 타입II는 다시 IIa와 IIb로 분류된다.
- 타입I은 (20)섬유에 해당하며 유산소대사의 활성이 높다. 잘 피로해지지 않으며 발생장력이 작다.
- 타입IIb는 (21)섬유에 해당하며 무산소대사의 활성이 높다. 쉽게 피로해지며 발생장력이 크다.
- (22)는 타입I과 타입IIb의 중간이다.
- 근육의 길이를 감수하는 (23)는 늘임반사의 수용기이며, 근장력을 감수하는 (24)은 자원억제의 수용기이다.
- 유발근전도의 (25)는 α운동신경세포가 직접 자극되어 발생하며 (26)는 늘임반사에 의해 발생한다.
- 심장근육은 뼈대근육보다 활동전위의 지속시간이 길며 (27)도 길기 때문에 수축은 가중되지 않고 단일수축만 일어난다.
- (3)은 뼈대근육보다 수축속도가 늦고 잘 피로해지지 않는다.
- 뼈의 형성과 흡수는 (28), (29), (30)에 의해 조절된다.
- 폐경 후에는 (31)의 분비가 감소되기 때문에 골다공증이 되기 쉽다.
- 비타민D 결핍증으로 인해 (32)이 발생한다.

정답 | 1. 뼈대근육, 2. 심장근육, 3. 민무늬근육, 4. 가로무늬근육, 5. 액틴, 6. 마이오신, 7. 근육원섬유마디, 8. 신경근육접합부, 9. 아세틸콜린, 10. Ca^{2+}, 11. 흥분수축결합, 12. 정지장력, 13. 강축(테타너스, tetanus), 14. 등척수축, 15. 등장수축, 16. 활동장력, 17. 정지장력, 18. 지근, 19. 속근, 20. 적색근육, 21. 백색근육, 22. 타입IIa, 23. 근육방추, 24. 골지힘줄기관, 25. M파, 26. H파, 27. 불응기, 28. 부갑상샘호르몬, 29. 칼시토닌, 30. 활성비타민D, 31. 에스트로젠, 32. 골연화증

제 6 장

감각

학/습/목/표

1. 적정자극, 문턱값, 베버의 법칙에 대해 설명할 수 있다.
2. 몸감각을 분류해서 열거하고 각각의 특징을 설명할 수 있다.
3. 내장감각과 연관통증에 대해 설명할 수 있다.
4. 빛의 수용, 시각정보의 전도경로, 원근조절과 명암순응에 대해 설명할 수 있다.
5. 그 외의 특수감각을 예로 들고 정보의 수용메커니즘과 전달경로에 대해 설명할 수 있다.

01 감각이란

외부환경과 내부환경의 변화를 감지하는 것을 **감각** sensation, sense 이라고 한다(NOTE ❶). 감각에는 감각수용기와 그곳에서 나온 정보를 뇌로 전달하는 감각신경, 그 정보를 인식하는 **대뇌겉질** 대뇌피질/cerebral cortex 의 감각영역이 필요하다.

내부 환경의 변화를 감지하는 수용기는 많지만 그 정보가 대뇌겉질까지 전달되지 않는 것은 보통 감각이라고 부르지 않는다. 예를 들어 혈압의 상승과 하강은 목동맥 등의 압력수용기에서 감지되며 자동적으로 조절된다. 그러나 그 정보는 대뇌겉질까지 도달하지 않기 때문에 우리는 혈압의 높낮이를 감각으로 알 수 없다(NOTE ❷).

감각은 크게 **몸감각** 체성감각/somatic sense, **내장감각** visceral sense, **특수감각** special sense 으로 나뉜다.

적합자극과 문턱값

귀에 아무리 빛을 비추어도 소리가 들리지 않으며, 눈에 설탕물을 떨어뜨려서 미각을 느끼는 것은 불가능하다.

NOTE ❶ 김긱과 지긱

감각과 지각은 자주 혼동해서 사용하는 경우가 많은데 다음과 같이 정의할 수 있다.
감각(sensation, sense)은 빛, 소리, 물리적인 자극 등에 대응하는 감각수용기에서 나온 정보를 말한다. **지각**(perception)은 감각수용기에서 전달된 정보로부터 외부 대상의 성질, 형태, 관계와 체내의 여러 장기와 기관의 상태를 감지하고 분별하는 것을 말한다. 다만「perception」을 인지라고 부르기도 한다. [일본신경학회 용어위원회(편): 신경학용어집, 개정 제3판, p19, 문광당, 2008]

NOTE ❷ 이차감각

혈압의 상승과 하강, 혈당치의 저하 등을 감각을 통해 자각하는 것은 불가능하지만 그러한 변화로 인해 발생하는 다양한 신체증상을 통해 이차적으로 느끼게 되는 경우도 있다.
예를 들어 혈압이 급격히 상승한 경우에 두통과 두근거림이 나타나기도 한다. 혈압이 떨어진 경우에는 권태감, 현기증, 두통 등이 발생한다. 저혈당인 경우에는 식은땀 등의 자율신경 증상과 손가락의 떨림, 뇌의 기능저하로 인한 권태감, 집중력 저하, 졸림 현상 등이 나타나며 중증화되면 의식장애로 인한 혼수상태가 올 수도 있다.

이처럼 감각수용기에 흥분을 불러일으키기 위해서는 감각기관에 적합한 자극이 필요하다. 귀에 대한 음파, 혀에 설탕물의 도포 등은 감각을 불러일으키기 때문에 **적합자극** adequate stimulus 이라고 할 수 있다.

적합자극이라도 자극의 크기가 너무 약하면 감각은 발생하지 않는다. 감각수용기를 흥분시키는 가장 작은 자극의 강도를 **문턱값** 역치/threshold 이라고 한다. 예를 들어 야행성 동물의 시각은 문턱값이 낮아서 어두운 장소에서도 잘 볼 수 있다. 또한 인간의 후각 문턱값은 개보다 100만~ 1,000만 배 높은 것으로 알려져 있다. 자극의 강도는 감각수용기에서 나오는 임펄스 빈도의 변화로 중추(뇌)에 전달된다(그림 6-1).

베버의 법칙

자극의 강도 차이를 Δ로 표시하면 감각자극 I와 I + ΔI의 차이가 겨우 판별될 수 있을 때 ΔI를 **식별문턱값** 식별역치/discrimination threshold 이라고 한다. ΔI/I는 때때로 일정하게 되는데, 이것을 **베버의 법칙** Weber's law 이라고 한다. 예를 들어 100 g의 추와 103 g의 추의 무게 차이를 겨우 판별할 수 있다고 하면 ΔI/I는 3/100, 즉 3%가 된다. 이 경우에 1,000 g의 추를 가지고 있을 때는 추가로 30 g 증가될 때까지는 무게의 차이를 인식할 수 없다.

식별문턱값은 감각의 종류에 따라 다르다. 촉각은 약 1%로 예민하지만 후각은 30% 정도로 둔하다.

감각의 순응

적합자극이라고 해도 자극이 장시간 계속해서 주어지면 감각수용기의 흥분 빈도가 차츰 줄어들어서 감각이 약해진다(그림 6-1B, C). 이러한 현상을 **순응** adaptation 이라고 한다.

촉각은 매우 순응하기 쉽다. 예를 들어 속옷을 입은 순간에는 이질적인 기분을 느끼지만 곧바로 입고 있다는 사실을 잊어버리게 된다. 후각 역시 쉽게 순응하는 것에 비해 통각은 순응하기가 굉장히 어렵다.

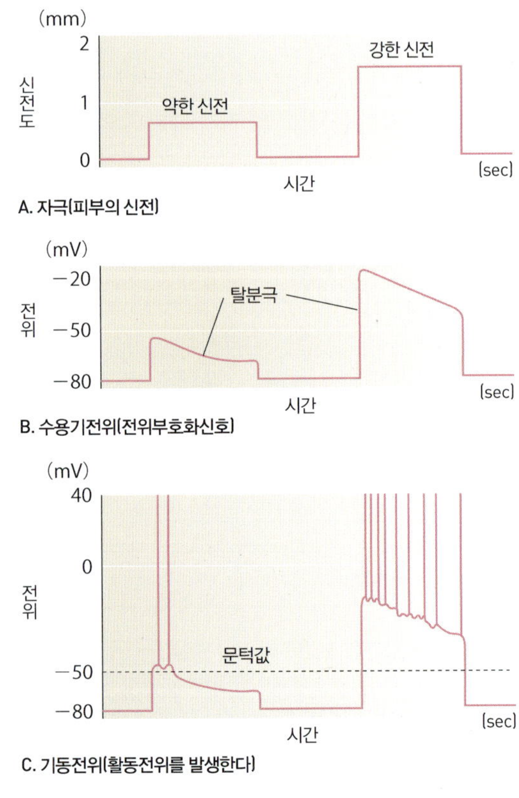

그림 6-1. 적합자극과 문턱값의 관계

02 몸감각

몸감각이란 특수감각(시각, 청각, 평형감각, 미각, 후각)과 내장감각으로 나뉘며, 주로 다음 2개의 전달경로(그림 4-5, 83쪽 참조)를 통해 중추로 전달된다(그림 6-2).

뒤섬유단로

촉각, 압각, 진동감각, 심부감각을 전달한다. 동일한 쪽으로 올라가서 숨뇌 아래부분(뒤섬유단핵)에서 신경세포를 바꾼 후 교차해서 반대쪽 시상에 도달하고, 그곳에서 신경세포를 바꾼 후 대뇌겉질(몸감각영역, 97쪽 참조)로 전달된다. 뒤섬유단핵에서 시상에 이르는 섬유의 다발을 **안쪽섬유띠** 내측섬유대/medial lemniscus 라고 한다.

척수시상로

온도감각, 통각, 일부의 촉각과 압각을 전달한다. 척수의 뒤뿔에서 신경세포를 교체한 후 교차해서 반대쪽 앞가쪽섬유단을 타고 올라가 시상에 도달하고 여기서 다시 신경세포를 바꾼 후 대뇌겉질(몸감각영역)로 전달된다.

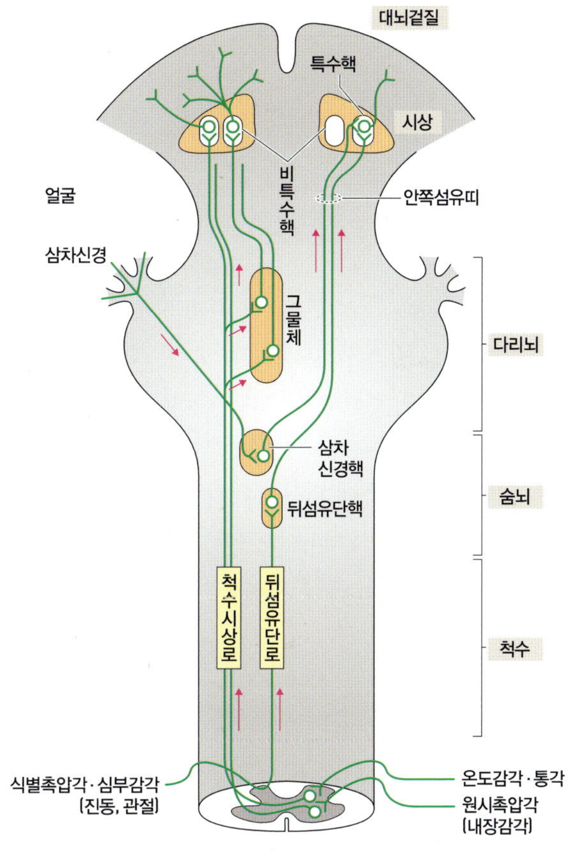

그림 6-2. 몸감각의 전달경로

피부감각

피부와 점막에는 통각, 촉압각, 냉각, 온각의 수용기가 흩어져 있다. 각 감각점의 분포밀도는 피부부위에 따라 서로 다르지만 대략적으로 통점은 25/cm², 촉압점 6~25/cm², 냉점 200/cm², 온점 ~3/cm²이다.

두점식별감각이란 피부의 2점을 동시에 자극해서 두 점을 동시에 느낄 수 있는 최소거리이다(공간적 두점식별문턱값). 신체부위에 따른 차이가 크며 혀끝이나 손가락, 입술이 예민하다.

온각이나 냉각, 통각은 자유신경종말에 의해 감지되며 촉압각은 특수한 감각

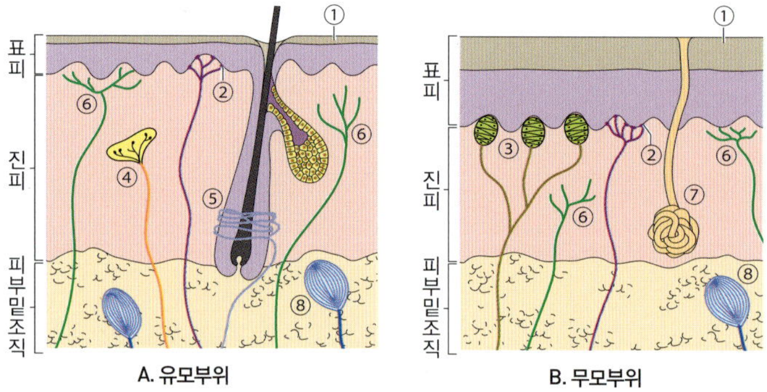

그림 6-3. 피부의 감각수용기
① 각질층 ② 메르켈원반 ③ 마이스너소체 ④ 루피니소체 ⑤ 모낭수용기 ⑥ 자유신경종말
⑦ 에크린땀샘 ⑧ 파치니소체

수용기가 발달해 있다(그림 6-3). **메르켈원반** 촉각원반/Merkel's disk 과 **루피니소체** Ruffini corpuscle 는 순응이 늦고 피부에 대한 압박 크기를 감지하는 기관의 역할을 한다. **마이스너소체** 촉각소체/Meissner's corpuscle 와 **모낭수용기**는 순응이 중간 정도이며 빠르기 때문에 피부변위의 속도를 감지하는 역할을 한다. **파치니소체** Pacini's corpuscle 는 순응이 매우 빠르다. 피부변위의 가속도, 즉 진동을 감지하는 기관으로 작용한다. 최근 가려움의 감각에도 독자의 신경종말이 작용하고 있는 것이 판명되었다.

피부에서 나오는 감각정보는 감각신경을 통해 척수로 들어간다. 어느 신체부위에서 나온 감각신경이 척수의 어느 레벨을 통과할지는 정해져 있는데, 이를 **피부분절** dermatome 이라고 한다(그림 6-4). 또한 얼굴의 피부감각은 제V뇌신경인 삼차신경이 담당하고 있다.

심부감각

심부감각은 근육, 뼈막, 관절주머니, 인대 등에 있는 수용기가 자극을 받아 발생하는 감각으로, 고유감각과 심부통증이 있다.

고유감각은 관절의 위치(굽힘 및 폄의 정도), 뼈대근육의 수축상태, 운동이나 힘의 감각 등을 포함한다(128쪽 참조).

심부통증은 근육, 힘줄, 관절, 골막 등에서 기인하며, 둔하고 쑤시는 듯한 모호한 통증으로, 위치가 명확하지 않다. 예를 들어 격렬한 운동으로 인해 근육섬유에 미세한 손상과 염증이 생기면 **세로토닌** serotonin 과 **브라디키닌** bradykinin, **히스타민** histamine 등이 방출되어 근육통이 발생한다.

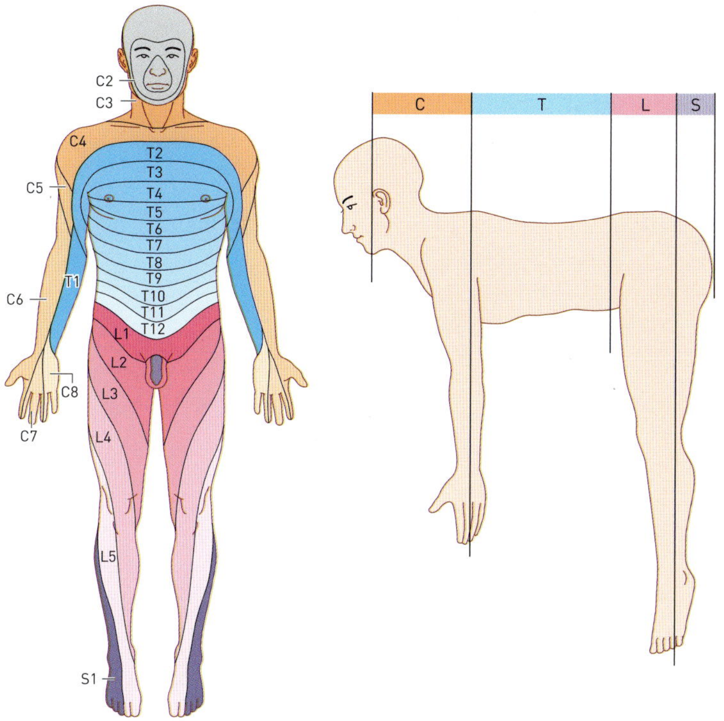

그림 6-4. 피부분절과 척수신경의 지배영역
인간도 원래는 사족보행이었기 때문에 이러한 신경지배가 된 것이라고 할 수 있다(C, T, L, S에 대해서는 그림 4-2, 80쪽을 참조).

03 내장감각

장기감각

내부 환경의 변화로 발생하는 감각을 장기감각이라고 한다. 장기감각은 내부 환경의 변화를 규정하는 것과 같은 방향으로 우리들의 행동을 변화시킨다. 예를 들어 갈증(목마름증)은 신체내 수분량이 감소해서 혈장의 삼투압이 상승하는 것으로 인해 물을 마시는 행동(음수행동)으로 우리를 이끈다.

장기감각에는 이와 마찬가지로 **공복감** hunger sensation, **포만감** satiety, **요의** micturition desire, **변의** defecation desire 등이 있다(NOTE ❸).

내장통각

가슴배부위 내장에서 기인하는 통증을 **내장통증** 장기통증/visceral pain 이라고 한다. 장관 등 속빈장기의 벽이 늘어나거나 벽의 민무늬근육이 심하게 수축하는

NOTE ❸ 미묘한 장기감각

조금 품위 없는 이야기지만, 이 책의 저자 중 한 명(오카다)은 약 20년 전 치루를 앓아 항문 수술을 받았다. 수술 덕분에 치루는 완치되었지만 전혀 예상하지 못한 후유증이 남았다. 그전에는 변의를 느낄 때 그것이 대변에 의한 것인지, 방귀에 의한 것인지 구별할 수 있었는데, 수술 후에는 그 구별이 어려워졌다. 상황으로 보아 방귀일 것이라고 예측할 수 있지만, 혹시 대변이 나오면 곤란하기 때문에 결국 화장실에 가게 된다. 대부분은 방귀만 나오고 끝나는경우가 많다.
'변의는 내려온 대변이 직장벽을 팽창시켜 발생한다'고 설명되지만, 직장벽은 대변에 의한 팽창인지, 가스에 의한 팽창인지의 미세한 차이를 감지할 수 있다고 한다. 내 경우에는 아마 수술로 인해 신경이 손상되어 그 구별이 어려워졌다고 생각된다. 장애인은 기능장애가 눈에 띄지만 감각장애가 숨겨져 있을 가능성에도 주의할 필요가 있다.

것을 통해, 또는 혈액의 감소(허혈)로 인해 통증을 유발하는 물질(브라디키닌 등)이 생산되는 등에 의해 자유신경종말이 자극되어 통증이 발생한다. 심부 통증과 마찬가지로 위치는 확실하게 알 수가 없다(NOTE ❺, 151쪽 참조). 또한 뇌에는 통각이 없다. 두통의 대부분은 머리부위의 혈관이 확장되거나 수축하는 것에 기인한다.

심근경색증 myocardial infarction 은 통증을 유발하는 물질이 축적되어 조이는 것과 같은 통증이 발생하며 왼쪽 어깨~왼쪽 위팔 안쪽의 피부에도 통증이 느껴진다. 이것을 **연관통증** 연관통/referred pain 이라고 한다. 이는 심장에서 나오는 통증을 전달하는 신경과 왼쪽 어깨~왼쪽 위팔 안쪽 피부의 통증을 전달하는 신경이 척수 뒤뿔에 있는 동일한 신경세포에서 시냅스를 만들기 때문에 심장의 통증 정보가 피부의 통각정보에도 있는 것으로 판단해서 나타나는 현상이다(그림 6-5).

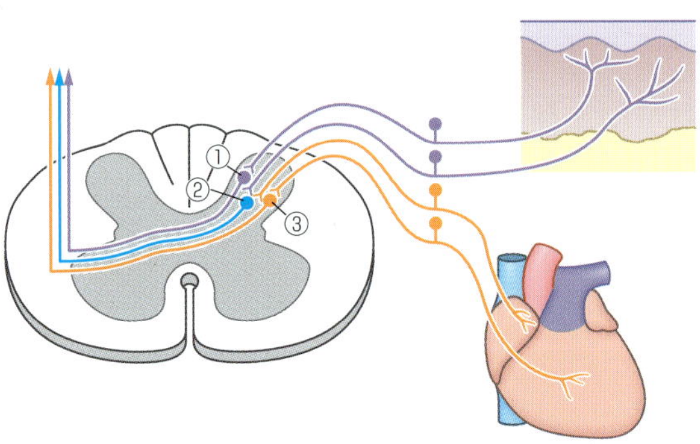

그림 6-5. 연관통증의 신경메커니즘

피부에서 나온 통각을 뇌로 보내는 세포군 ①과, 심장의 통각수용기에서 나온 정보를 전달하는 세포군 ③ 사이에는 양쪽으로부터 나온 신호를 받아들이는 세포군 ②가 있다. 이 때문에 심장에서 나온 세포군 ②로 보내진 통각정보가 마치 피부에서 나온 신호인 것처럼 느껴진다.

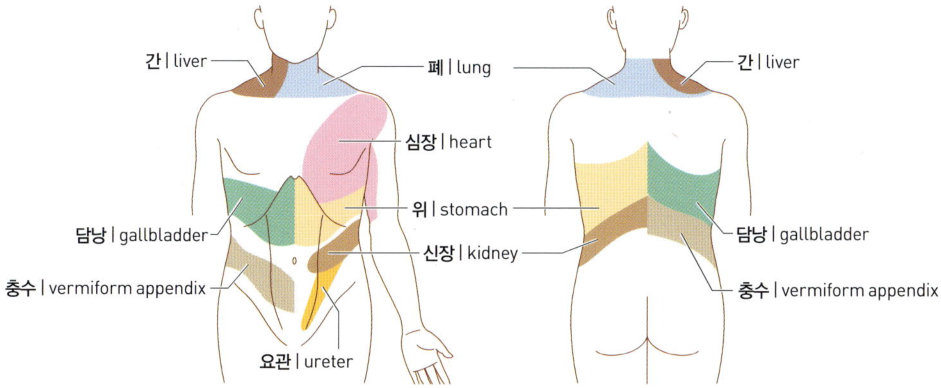

그림 6-6. 연관통증의 부위
[House EL and Pansky B, 1960에서]

담낭결석증 쓸개돌증/cholecystolithiasis 으로 인해 발생하는 통증 역시 동일한 방식에 따라 오른쪽 어깨 아래부위에 연관통증이 발생한다(그림 6-6).

04 특수감각

머리부위에 있는 특수기관을 통해 수용되는 감각을 특수감각이라고 부른다. 특수감각은 시각, 청각, 평형감각, 미각, 후각의 5가지가 있다.

시각

좌우의 안구를 통해 수용되는 감각이다.

빛의 수용

눈에 입사한 빛은 **각막** cornea 과 **앞방** 전방/anterior chamber 을 통과해서 **수정체** 렌즈/lens 에 의해 굴절되고 **유리체** 초자체/vitreous body 를 거쳐 **망막** retina 위에 상을 맺는다(그림 6-7). 망막의 가장 안쪽(유리체 쪽)에는 **신경절세포** ganglion cell 와 **시각신경** 시신경/optic nerve 이 있고 그 아래에는 **무축삭세포** 아마크린세포/amacrine cell, **두극세포** 쌍극세포/bipolar cell, **수평세포** horizontal cell, 그리고 바깥쪽에 **시각세포** 시세포/visual cell 가 있다(그림 6-8). 빛이 수용세포인 시각세포에 도달하기까지 이러한 복수의 세포층을 통과해야 하지만 이로 인해 줄어드는 빛의 양은 매우 적다.

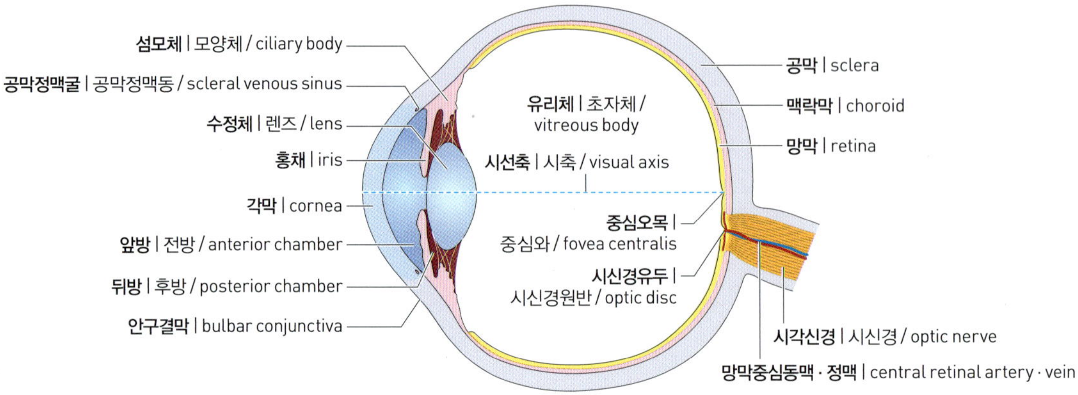

그림 6-7. 안구

막대와 원뿔

시각세포에는 **막대**rod와 **원뿔**cone 2가지 종류가 있다.

막대는 망막의 거의 전체에 걸쳐 약 1억 2,000만 개가 존재하지만 **중심오목** 중심와/fovea centralis 이라고 불리는 망막의 중심부분(그림 6-7)에는 존재하지 않는다. 막대에는 비타민A에서 합성된 **로돕신** rhodopsin 이라고 하는 색소가 들어 있으며 이 색소에 빛이 닿으면 수용기전위가 발생한다. 이 전위는 보통의 활동전위와 같은 탈분극이 아니라 과분극(전위가 깊어진다)이다. 막대는 빛에

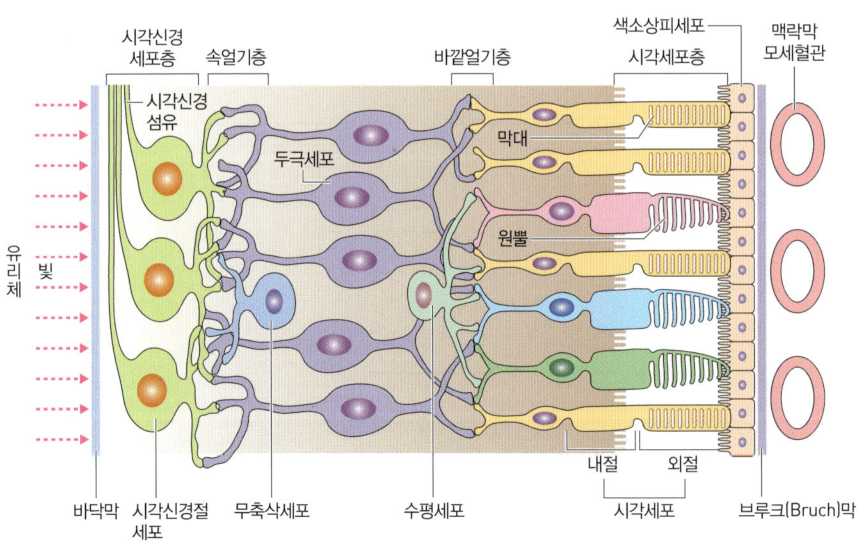

그림 6-8. 망막의 세포

대한 감도(명암)는 높지만 색을 판별하지는 못한다.

원뿔은 중심오목에 밀집되어 있으며 약 600만 개가 존재한다. 빛에 대한 감도는 낮지만 특정한 파장의 빛(청색, 녹색, 적색)에만 반응하는 색소(**요돕신** iodopsin)를 포함하고 있으며 **색각** color sense 을 느끼게 한다. 원뿔의 감도가 낮기 때문에 어두운 곳에서는 형태의 판별(막대에 의한)은 가능해도 색의 판별(원뿔에 의한)은 어렵다.

두극세포, 무축삭세포와 수평세포

두극세포는 여러 개의 시각세포에서 받은 정보를 하나의 신경절세포로 전달하는 역할을 한다(한쪽 눈에는 약 150만 개의 신경절세포가 있다).

무축삭세포와 수평세포는 약한 빛이 닿는 시각세포에서 오는 정보를 억제하여 대비를 조절하는(가쪽억제, NOTE 5) 등의 기능을 수행한다.

NOTE 4 자율신경반사항진

가슴분절 T6 레벨 이상의 척수가 손상되면 손상부위 이하의 감각(내장통각을 포함해)과 운동장애가 나타난다. 이러한 환자는 갑자기 두통이나 혈압상승이 나타나는 경우가 있다. 그 외에도 빠른맥, 느린맥, 발한, 동공확장, 침침한 눈, 코막힘, 안면홍조, 털세움 등의 증상이 동반되며 때로는 경련발작, 심방세동, 뇌출혈 등이 발생하는 경우도 있다.

이는 직장과 방광의 과신전이 원인이 된다. 변비, 항문자극, 방광결석, 욕창, 감입손발톱(내생손(발)톱/ingrowing nail) 등이 원인이 되는 경우도 있다. 이와 같은 유해자극으로 인한 교감신경계통 흥분에 비해 척수손상 환자의 경우에는 중추의 억제기구가 작동하지 않는 것이 원인이라고 알려져 있다.

임상에서는 유해자극이 무엇인지를 검사해서 그 원인을 제거하는 것이 중요하다.

NOTE 5 가쪽억제(Lateral inhibition)

시각세포의 흥분은 시냅스를 교환할 때 가쪽으로 발산되어 간다(A). 억제신경세포가 개입해서 주변의 신경세포로의 발산을 억제하는 것을 가쪽억제라고 한다. 예를 들어 백과 흑의 경계부분이 강조되어 콘트라스트가 높은 영상을 얻을 수 있게 된다(B).

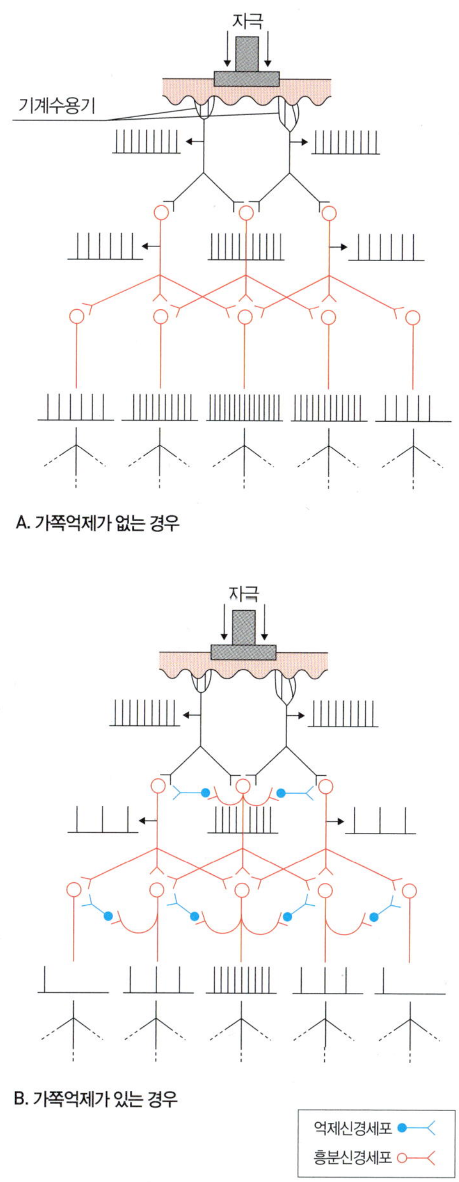

시각정보의 전도경로

신경절세포의 축삭인 시각신경은 **시신경유두**[시신경원반/optic disc] (그림 6-7) 부분에 집합해 안구에서 나온다.

시신경유두 부분에는 시각세포가 분포되어 있지 않기 때문에 이 부분에 입사한 빛은 수용되지 않아서 시각을 발생하지 않는다. 이것이 **맹점**[blind spot] 이다.

안구 바깥으로 나온 시각신경은 중간뇌 바닥부위의 시각교차를 거쳐 **가쪽무릎체**[외측슬상체/lateral geniculate body] 에서 섬유를 교체한 후 **시각부챗살**[시방사/optic radiation] 이 되어 대뇌겉질 뒤통수엽의 일차시각영역에 도달한다(그림 6-9A).

좌우 안구의 망막에서 나온 시각신경 중에서 귀 쪽의 망막에서 나온 시각신경 정보는 같은 쪽 뒤통수엽으로 입력된다. 코 쪽에서 나온 시각신경의 정보는 시각교차에서 교차되어 반대쪽 대뇌로 입력된다.

이 때문에 시각경로의 어느 곳이 장애를 받는가에 따라 다양한 시야 손상이 발생한다(그림 6-9B).

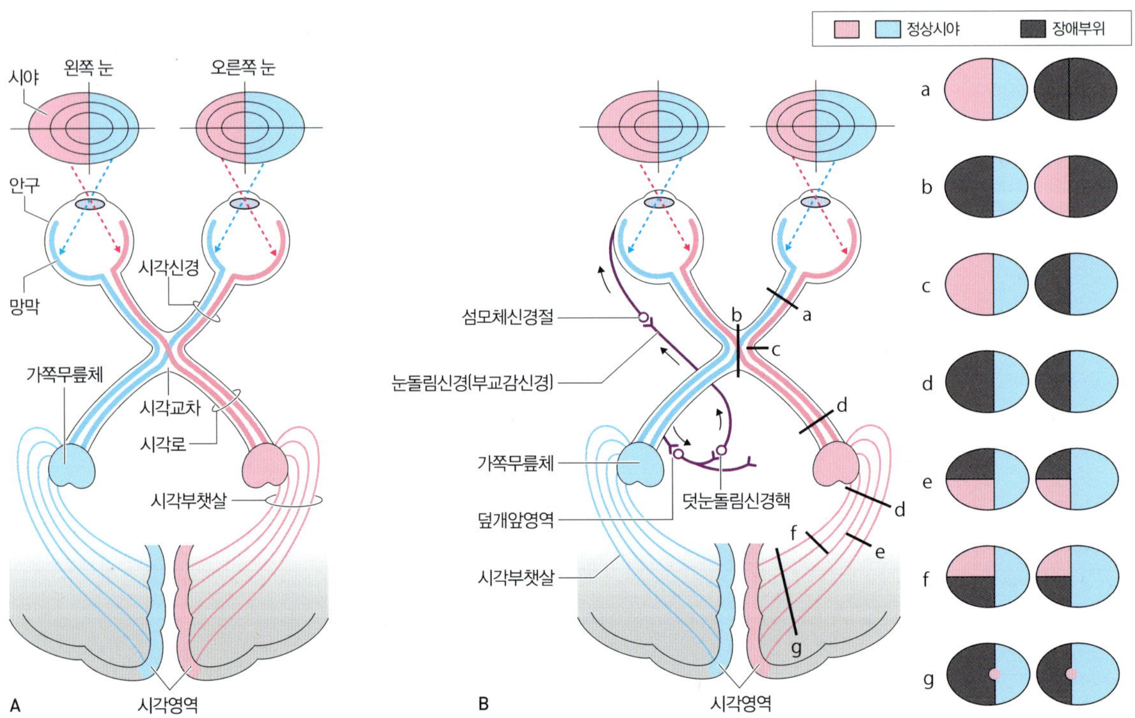

그림 6-9. 시각의 전달경로(A) 및 시각의 경로와 다양한 종류의 반맹(B)

시각경로의 각 부분에서 나타나는 장애(a~g)로 인해 B에 표시한 시야의 결손이 발생한다. 화살표는 동공의 빛반사 경로를 나타낸다[Homans, 1941].

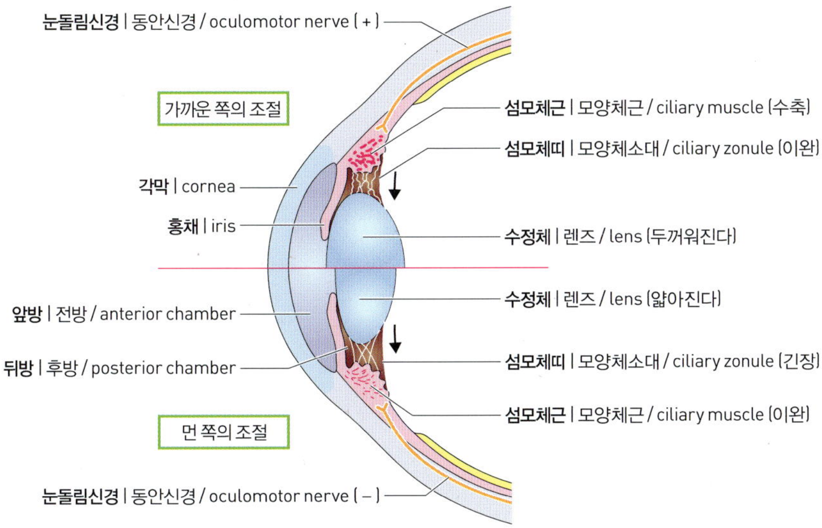

그림 6-10. 눈의 원근조절

원근조절

수정체의 표면은 수정체주머니로 덮여 있다. 수정체 주변은 **섬모체띠** 모양체소대/ciliary zonule 로 결합되어 있으며 섬모체의 수축과 이완에 의해 수정체의 곡률이 변한다(그림 6-10). 먼 곳을 보는 경우에는 망막 위에 상이 맺힐 수 있도록 섬모체근이 이완해서 수정체의 곡률이 줄어들며 얇아진다. 가까운 곳을 보는 경우에는 반대로 섬모체근이 수축해서 수정체가 두꺼워져서 망막에 상이 맺어질 수 있도록 조절된다.

수정체의 노화변화와 병적상태

수정체의 탄성은 노화에 따라 감소하기 때문에 섬모체근이 수축을 해도 수정체의 곡률이 충분히 증가하지 않아서 가까운 곳의 물체를 보려고 해도 망막 위에 상이 맺히지 않게 된다. 이것을 노안(노시안)이라고 한다. 볼록렌즈에 의해 보정한다.

안축 optic axis (안구의 안쪽 길)이 너무 짧거나 수정체의 굴절력이 부족한 경우가 원시이다. 이것도 망막 뒤쪽에서 상이 맺히기 때문에 볼록렌즈로 교정한다.

근시는 그 반대인 경우인데, 주로 안축이 너무 길어서 망막 바로 앞에서 상이 맺히게 되며 오목렌즈로 교정된다(그림 6-11).

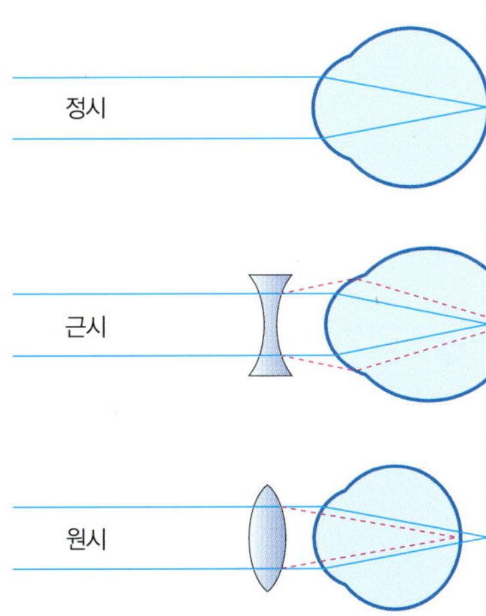

그림 6-11. 눈의 굴절이상
교정 후의 빛경로를 붉은 점선으로 나타냈다.

난시는 수정체가 아니라 각막의 이상으로 인해 생기는 것으로,

각막의 수평방향과 수직방향의 곡률이 다르게 되어 있는 경우나 각막 표면에 요철이 있는 경우에 발생한다. **원주렌즈** cylindrical lens 나 콘텍트렌즈 등으로 교정된다.

수정체는 노화와 함께 단백질이 변성해서 뿌옇게 탁해지고 심한 경우에는 시력장애를 불러 일으키는데 이것이 **백내장** cataract 이다. 백내장의 경우에는 수정체를 적출하고 인공 안구렌즈를 삽입하는 수술이 이루어지고 있다.

안압과 녹내장

각막과 수정체 사이를 **앞방** 전방/anterior chamber, 홍채와 유리체 사이를 **뒤방** 후방/posterior chamber 이라고 부른다(그림 6-10). 혈액의 여과로 생산되는 **방수** aqueous humor 로 채워져 있다. 방수가 나타내는 압력이 안압이며 정상은 20 mmHg 정도이다. 방수는 홍채가 나와 있는 부분으로 흘러나와서 생산과 유출이 균형을 이루는데, 유출에 장애가 생기면 안압이 상승해 **녹내장** glaucoma 이 발생한다. 녹내장은 높은 안압으로 인해 망막이 압박을 받아서 시야협착과 실명을 일으킨다.

명암순응

밝은 곳에서는 **동공조임근** 동공괄약근/sphincter pupillae muscle 이 수축해서 망막으로 들어오는 입사광량을 감소시키고 눈부심을 완화시켜준다. 이것을 **빛반사** 대광반사/light reflex 라고 한다(그림 6-12). 동공조임근은 제III뇌신경에 있는 눈돌림신경에 포함되어 있는 부교감신경의 지배를 받는다. 반대로 어두운 곳에서는 **동공확대근** 동공산대근/dilator pupillae muscle 이 수축해서 동공이 커지게 되고 망막으로 들어오는 입사광선이 증가한다.

동공확대근은 부교감신경의 지배를 받기 때문에 정신적인 긴장으로도 동공이 확대된다.

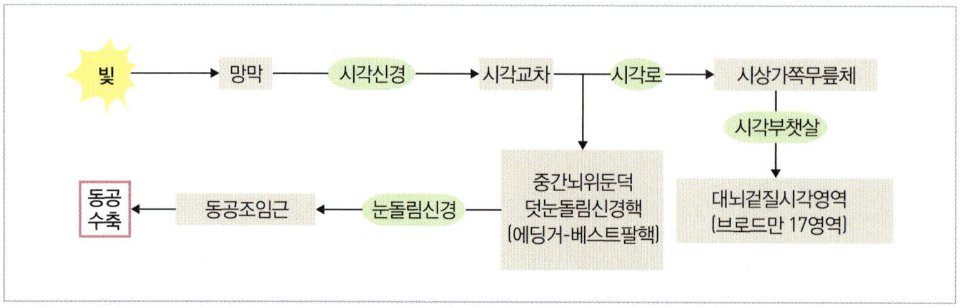

그림 6-12. 시각의 전달경로와 빛반사의 경로

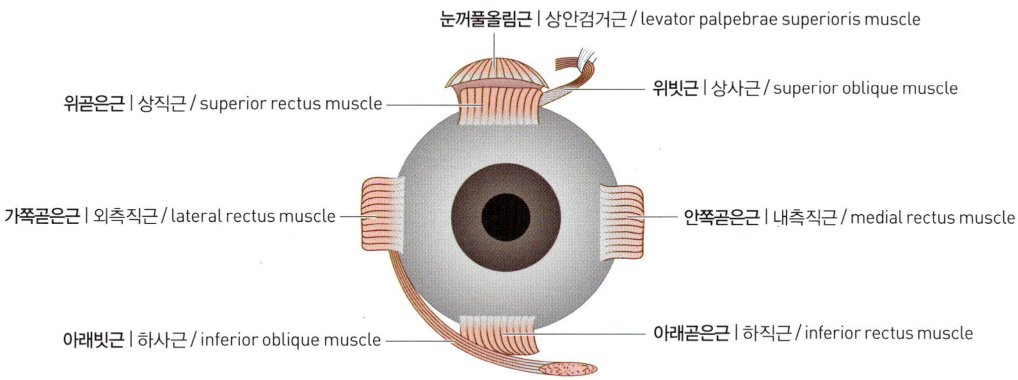

그림 6-13. 눈바깥근육

동공의 확대로 인해 증가되는 입사광량은 밝은 곳에서의 입사광량의 10배 정도이다. 그러나 어두운 곳에서는 시각신경의 암순응에 의해 훨씬 큰 감도 상승을 나타낸다. 그리고 뒤늦게 막대의 암순응이 일어나서 감도는 1,000배 더 상승한다. 어두운 곳에서 밝은 곳으로 이동한 경우에는 그 반대로 명순응이 일어나서 시각세포의 감도가 떨어진다. 명순응은 1분 정도로 완료되지만 암순응은 순응이 완료되기까지 30분 정도 걸린다.

안구운동과 두눈보기

좌우 각각의 안구는 위곧은근 상직근/superior rectus muscle, 아래곧은근 하직근/inferior rectus muscle, 안쪽곧은근 내측직근/medial rectus muscle, 가쪽곧은근 외측직근/lateral rectus muscle, 위빗근 상사근/superior oblique muscle, 아래빗근 하사근/inferior oblique muscle 의 6개의 눈바깥근육 외안근/extraocular muscle 에 의해 상하좌우로 부드럽게 회전하는 것이 가능하다(그림 6-13). 가쪽곧은근은 갓돌림신경, 위빗근은 도르래신경의 지배를 받으며 그 외 4개 근육은 눈돌림신경의 지배를 받는다.

안구운동은 이러한 눈바깥근육의 수축상태를 조절해서 주시하는 물체가 좌우 각각의 안구 중심오목에 상을 맺을 수 있도록 작동한다.

물체를 양쪽 눈으로 봄으로써 좌우 안구의 회전의 정도에 따라 안쪽으로 들어가서 원근을 인식할 수 있도록 한다(그림 6-14). 이것을 두눈보기 양안시/binocular vision 라고 한다.

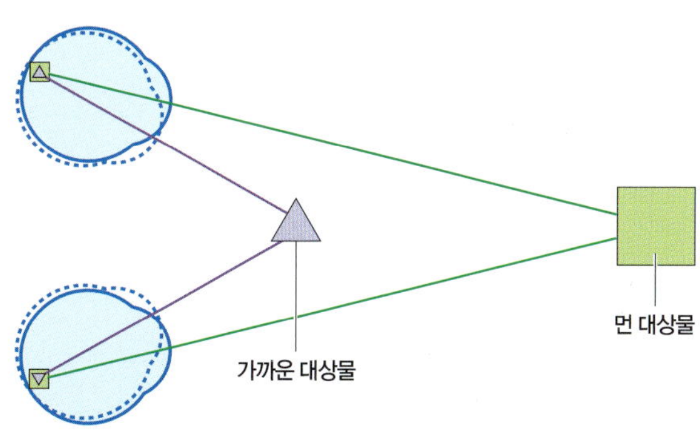

그림 6-14. 망막 위의 상에 따른 거리의 지각과 입체시에 의한 거리의 지각(가까운 대상물은 가쪽에서 상을 맺고 먼 대상물은 안쪽에서 상을 맺는다.)

안구와 관련 있는 반사

빛반사

빛반사[대광반사/light reflex]는 입사하는 빛의 양에 따라 동공이 확대되거나 축소되는 반사이다(89, 154쪽 참조).

눈모음반사

눈모음반사[폭주반사/convergence reflex]는 가까운 곳에 있는 물체를 볼 때 양쪽 눈이 모아지는 반사이다. 이때 동공축소가 동시에 일어난다.

눈깜박반사

안구 또는 눈 주위에 물체가 닿았거나 순간적으로 눈앞에 물체가 나타나거나 하면 반사적으로 눈을 감게 되는데, 이것을 **눈깜박반사**[순목반사/blinking reflex]라고 한다. 특히 각막에 물체가 닿았을 때 발생하는 반사를 **각막반사**[corneal reflex]라고 한다(89쪽 참조).

청각과 평형감각

청각과 평형감각(안뜰감각)은 모두 귀의 영향을 받는다. 그림 6-15에서 나타낸 귀의 구조 중에서 바깥귀~가운데귀와 속귀의 달팽이가 청각을 담당하고, 속귀의 반고리관, 타원주머니, 둥근주머니가 평형감각을 담당한다.

청각

소리의 경로

공기의 진동(음파)은 **바깥귀길**[외이도/external acoustic meatus]을 통해 **고막**[eardrum]을 진동시킨다. 고막의 진동은 **망치뼈**[추골/malleus], **모루뼈**[침골/incus], **등자뼈**[등골/stapes]라고 하는 3개의 **귓속뼈**[이소골/auditory ossicle]를 통해 속귀의 **안뜰창**[타원창/oval window]을 진동시킨다(그림 6-15).

달팽이[와우/cochlea]는 관이 2번 반 감긴 달팽이 모양을 하고 있으며 관은 3개의 방으로 나뉘어 있다. 1층의 넓은 **고실계단**[고실계/scala tympani]과 2층의 약간 좁은 **안뜰계단**[전정계/scala vestibuli], 그리고 양쪽 사이에 있는 가느다란 **달팽이관**[와우관/cochlear duct]이 있다. 고실계단과 안뜰계단은 **뼈나선판**[골나선판/osseous spiral lamina]으로

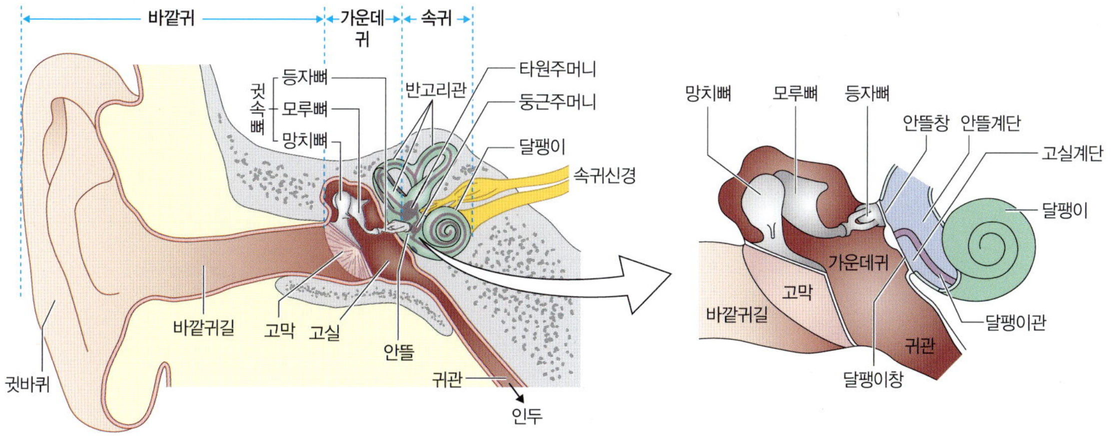

그림 6-15. 귀의 구조

분리되어 있으며 달팽이의 정점(**달팽이꼭대기**[와우정/cochlear cupula])에서 서로 연결되어 있다(그림 6-16). 고실계단과 안뜰계단은 바깥림프라고 불리는 액체로 채워져 있으며 안뜰창의 진동은 안뜰계단의 바깥림프를 진동시킨다. 이 진동은 안뜰계단 → 달팽이꼭대기 → 고실계단을 거쳐서 **달팽이창**[둥근창/round window]에 도달한다.

달팽이관 안에는 중간림프라고 불리는 액체로 채워져 있으며 **코르티기관**[나선기관/organ of Corti]이라고 불리는 소리의 감지장치가 있다(그림 6-16). 코르티기관에는 **털세포**[유모세포/hair cell](소리의 감각세포)가 뻗어 있으며 그 위를 덮개막이 덮고 있다.

음파로 인한 바깥림프의 진동으로 바닥막이 진동하고 털세포의 털이 덮개막에 접촉하면 이에 자극을 받아 탈분극을 일으킨다. 각 코르티기관에서 나오는 신경은 달팽이신경이며 안뜰에서 나온 안뜰신경과 합류해서 제VIII뇌신경인 속귀신경으로 교체되어 뇌로 들어가서 반대쪽 대뇌겉질에 도달한다(그림 6-17).

가운데귀 | 중이 / middle ear
고막 | eardrum
고실 | tympanic cavity
고실계단 | 고실계 / scala tympani
귀관 | 이관 / auditory tube
귓바퀴 | 이개 / auricle
귓속뼈 | 이소골 / auditory ossicle
달팽이 | 와우 / cochlea
달팽이관 | 와우관 / cochlear duct
달팽이창 | 둥근창 / round window
둥근주머니 | 구형낭 / saccule
등자뼈 | 등골 / stapes
망치뼈 | 추골 / malleus
모루뼈 | 침골 / incus
바깥귀 | 외이 / external ear
바깥귀길 | 외이도 / external acoustic meatus
반고리관 | 반규관 / semicircular duct
속귀 | 내이 / internal ear
속귀신경 | 내이신경 / vestibulocochlear nerve
안뜰 | 전정 / vestibule
안뜰계단 | 전정계 / scala vestibuli
안뜰창 | 타원창 / oval window
인두 | pharynx
타원주머니 | 타원낭, 난형낭 / utricle

소리의 강약과 고저

소리의 강약은 탈분극의 빈도에 따라, 소리의 고저(주파수)는 달팽이의 어느 부분의 코르티기관이 강하게 자극되는가에 따라 판별된다.

바닥막[기저막/basilar membrane]은 달팽이의 입구부분이 가장 높은 주파수에서 잘 진동하고 달팽이꼭대기는 낮은 주파수에서 잘 진동한다(그림 6-18). 청취가 능한 소리의 진동수는 20~20,000 Hz이고, 200~4,000 Hz 정도의 대화할 때의

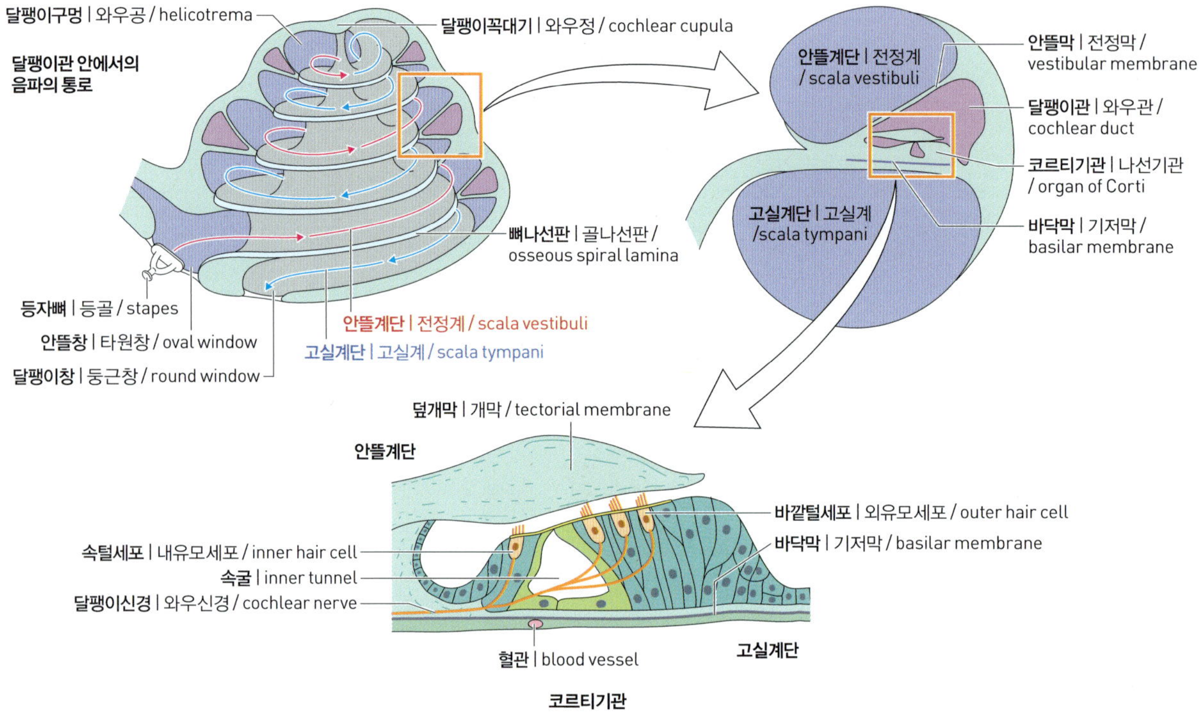

그림 6-16. 달팽이의 구조

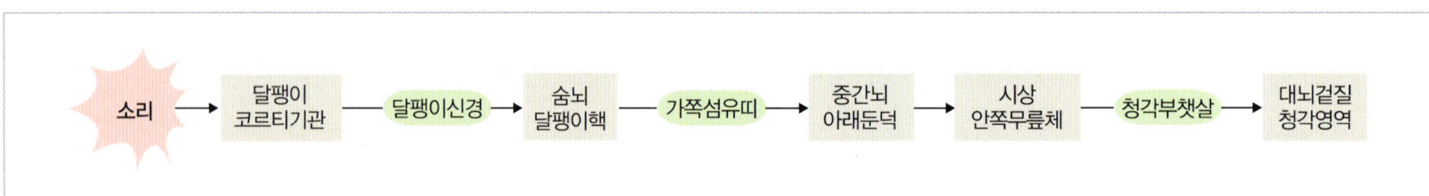

그림 6-17. 청각의 전달경로

영역에 해당하는 소리가 가장 잘 들린다. 20,000 Hz 이상의 청취 불가능한 소리를 초음파라고 한다.

난청

청각이 떨어져 있는 상태를 난청이라고 한다. 난청에는 바깥귀길~고막~귓속뼈로 이어지는 음파의 진동전달 구조에 장애가 생겨 일어나는 **전도난청** 전음난청/conductive hearing loss 과, 속귀~중추신경로에 장애가 발생해 소리를 감지하지 못하는 **감음난청** 지각난청/perceptive hearing loss 이

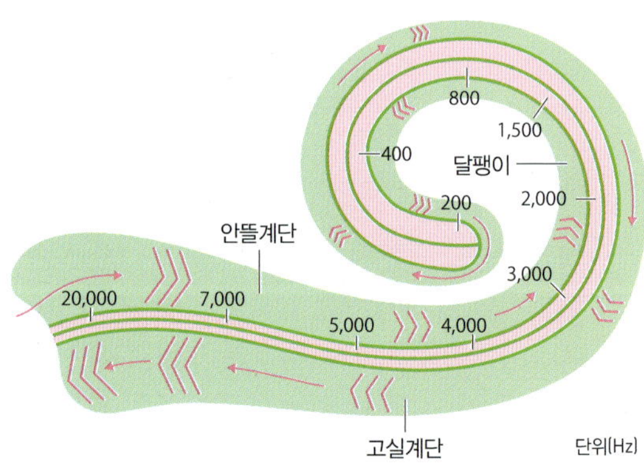

그림 6-18. 음파가 전달되는 경로와 소리의 주파수

있다. 전도난청은 중이염이 반복적으로 일어나서 고막과 귓속뼈에 장애가 발생했거나 외상으로 인해 나타나는 경우가 많다. 노화에 따른 난청(귀가 멀어진다)은 감음난청이며 특히 고음의 청력저하가 눈에 띈다.

평형감각

평형감각(안뜰감각)은 청각과 마찬가지로 털세포에 의해 감지된다. **타원주머니** 타원낭, 난형낭/utricle 와 **둥근주머니** 구형낭/saccule 의 **평형반** macula statica 에는 **이석** 귀돌/otolith 이라고 불리는, 탄산칼슘 입자를 포함하고 있는 젤라틴 모양의 막에 포함된 털세포가 있으며 이를 귀돌기관이라고 부른다. 타원주머니는 수평방향을, 둥근주머니는 수직방향을 맡고 있어서 서로 함께 직각방향의 직선

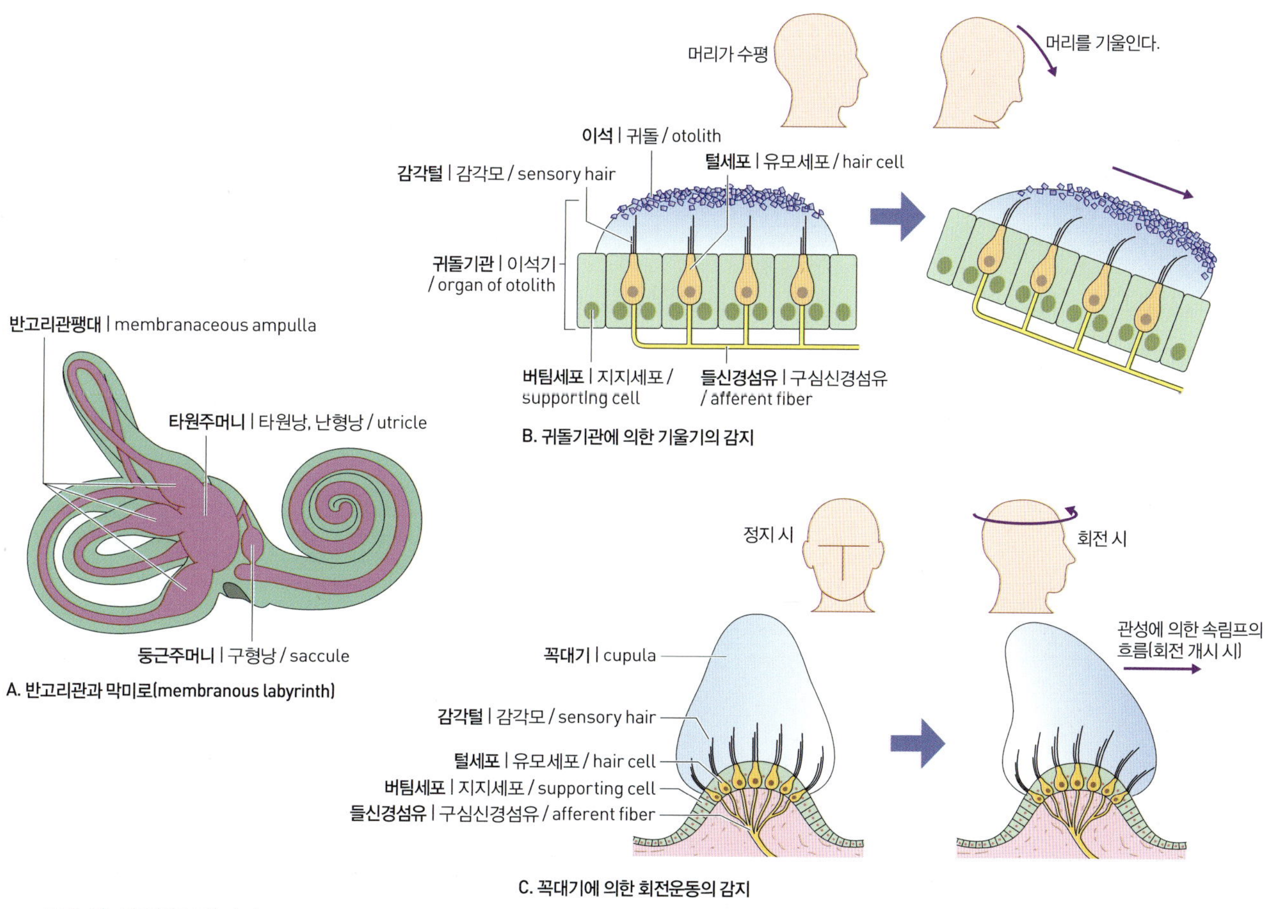

그림 6-19. 평형감각의 감지

A: 오른쪽 가쪽 반고리관팽대부를 나타낸다. 회전이 시작되면 속림프액은 관성에 의해 회전 방향과 반대쪽으로 흐른다. C와 같은 회전이 발생할 경우, 오른쪽 외측 반고리관에서는 탈분극 반응이 일어나고, 왼쪽 외측 반고리관에서는 과분극 반응이 나타난다.

가속도를 감지한다(그림 6-19A). 또한 **반고리관팽대** membranaceous ampulla 에는 **꼭대기** cupula 라고 불리는 젤라틴막으로 덮여 있는 털세포가 있으며 이곳에서 회전가속도를 감지한다(그림 6-19B).

평형감각에 관한 정보는 대뇌겉질로 보내져 인식되며, 대부분은 뇌줄기나 소뇌로 전달되어 자세 제어나 운동조절에 이용된다.

미각과 후각

미각은 수용성물질을 감지하고, 후각은 휘발성물질을 감지하는 화학수용감각이다.

미각

미각을 수용하는 미각세포는 꽃봉오리처럼 모여서 존재하기 때문에 **맛봉오리** 미뢰/taste bud 라고 부른다(그림 6-20). 맛봉오리는 보통 **혀유두** 설유두/lingual papilla (혀표면에 오돌토돌하게 나있는 것)의 꼭대기에 있으며, 혀의 안쪽에서는 혀유두의 바닥부위에 모여서 존재한다. 미각세포에서 나온 정보는 혀의 앞 2/3는 얼굴신경의 가지인 고실신경을 통해 전달되고, 뒤쪽 1/3은 혀인두신경을 통해 중추로 전달된다(그림 6-21).

맛은 **짠맛** salty, **단맛** sweet, **신맛** sour, **쓴맛** bitter, **감칠맛** umami 의 5가지 기본적인 맛이 혼합되어 발생한다. 참고로, 매운맛 hot 은 고추에 포함된 성분(캡사이신)이

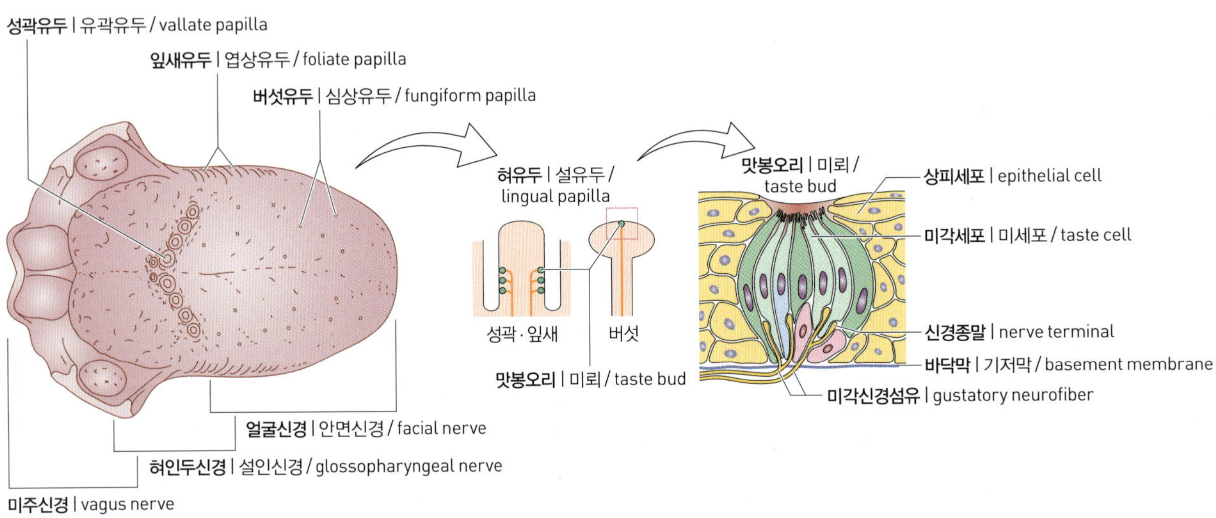

그림 6-20. 혀유두의 분포와 맛봉오리의 구조

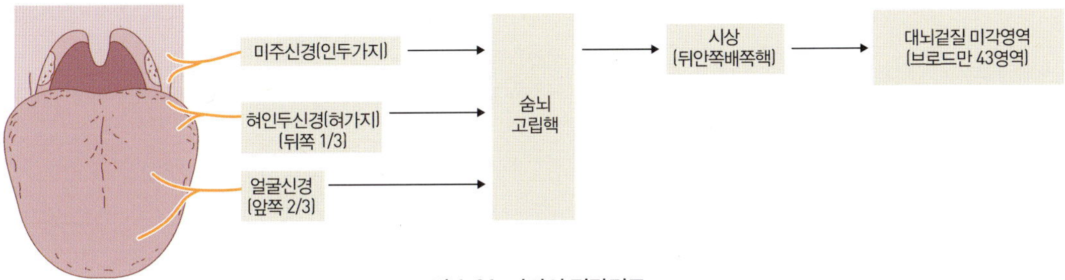

그림 6-21. 미각의 전달경로

입안 내부의 통각을 가볍게 자극하여 느껴지는 감각으로, 미각과는 구분된다. 미각의 주요 역할은 먹어도 되는 것인지 판단하는 것이며, 맛있는 음식은 식욕을 돋우고 소화와 흡수를 촉진하는 효과도 있다.

후각

후각은 코안의 내면을 덮고 있는 코점막의 천장부분(후각상피)에 산재하는 약 2,000만 개의 후각세포를 통해 수용되고(그림 6-22) 후각신경에서 **후각망울** 후구/olfactory bulb 을 거쳐 대뇌겉질로 정보가 전달된다(그림 6-23). 냄새는 8종류(겨드랑땀냄새, 정액냄새, 생선냄새, 맥아냄새, 소변냄새, 사향냄새, 박하냄새, 장뇌냄새)의 기본 냄새가 혼합되어 만들어지는 것으로 알려져 있다. 냄새

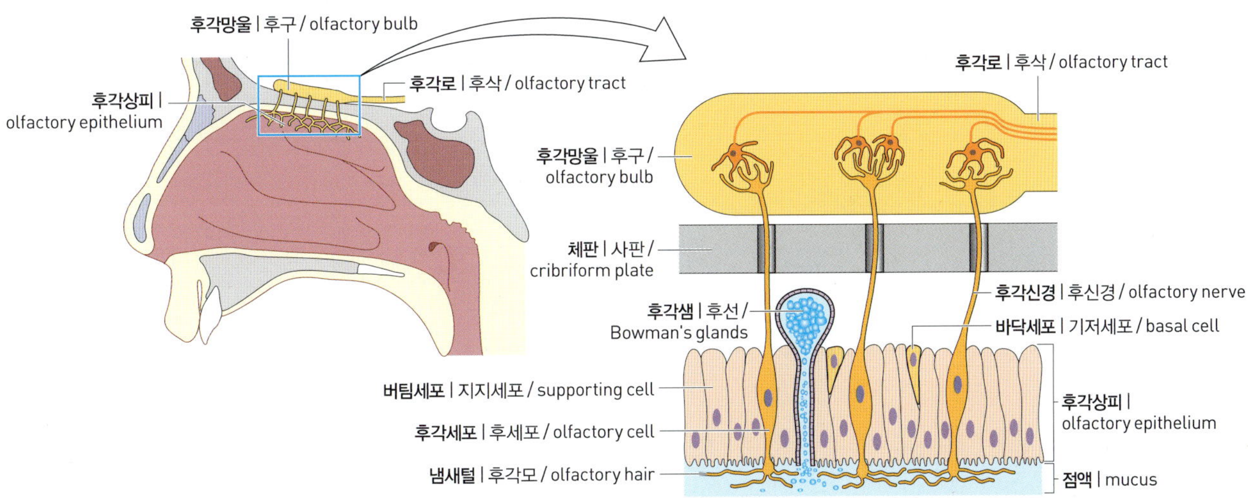

그림 6-22. 후각상피의 구조

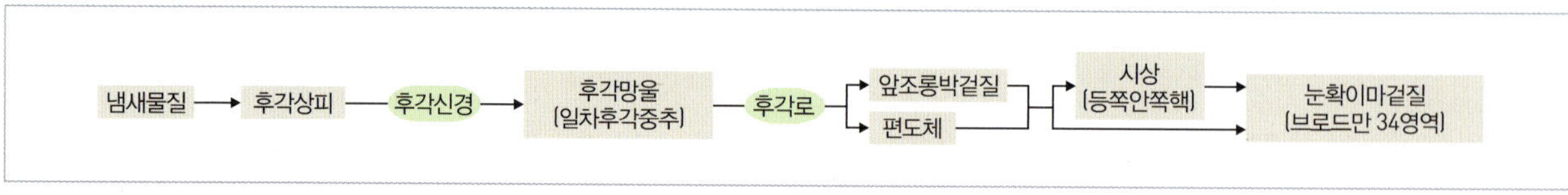

그림 6-23. 후각의 전달경로

NOTE 6 파킨슨병과 알츠하이머치매의 후각장애

파킨슨병(Parkinson's disease)은 떨림, 운동불능, 근육경축, 자세반사장애가 나타나고 **알츠하이머치매**(Alzheimer's dementia)는 기억장애와 인지장애를 특징으로 한다. 그러나 이러한 임상증상이 출현하기 전부터 사물의 냄새에 대한 인식능력이 저하되면 경고로 받아들여지게 된다.
특히 알츠하이머치매는 이러한 경향이 강하다. 각각의 질환에 특이적인 병리가 진행되기 이전부터 후각과 관련된 신경계통에 잠재적인 변화가 발생하는 것이 원인으로 알려져 있다.

감각은 농도에 따라서도 크게 변한다. 예를 들어 재스민 향기는 저농도일 때는 호감이 가는 냄새이지만 농도가 높아지면 대변냄새가 된다.

후각은 주로 대뇌겉질 둘레엽으로 입력되기 때문에 **정동** affect 이나 **본능행동** instinctive behavior 에 주는 영향이 매우 크다. 음식물에서 나는 냄새는 식욕을 증진시키고, 좋지 않은 냄새는 불쾌한 감정을 일으킨다. 또한 향수는 성적으로 이성을 끌어당기는 효과를 발휘한다. 향기의 효과를 이용해 마음을 안정시키기 위해 예전부터 향을 이용해 왔으며 현대에는 아로마테라피 등이 보편화되어 있다.

05 임상과의 관련 사항

● 감각장애

감각의 장애는 시각, 청각, 후각, 미각, 몸감각 등에서 감각이 둔해지거나 감각을 잃는 감각둔마 및 무감각뿐만 아니라, 감각을 과하게 느끼는 감각과민, 자극이 없는데도 불쾌한 감각을 느끼는 **이상감각** 감각장애/dysesthesia, 자극을 다른 감각으로 느끼는 **착각감각**, 그리고 통증이 포함된다. 어떤 경우든 감각장애가 어떤 형태로 어디에 분포하는지 정확히 파악하려면 본인의 호소가 필요하며, 이 정보는 감각장애의 원인을 밝히는 데도 중요하다. 예를 들어 추간판탈출로

신경근육이 손상되면 신경근육이 지배하는 피부분절에 일치하는 감각장애가 나타난다. 이와 같이 감각장애의 원인이 어디에 있는지, 영상데이터와 본인의 호소를 함께 검토하여 파악할 수 있다.

● 환상지통증

환상지통증은 사지를 절단한 후 거의 모든 사례에서 나타나는 현상으로, 없어야 할 신체부위를 있는 것처럼 느끼는 경험을 말한다. 이처럼 없는 신체부위에서 이상감각으로 통증을 느끼는 것을 환상지통증이라고 하며, 절단부위의 국소통증과는 구별된다. 환상지통증에 대한 재활방법으로는 **거울치료** mirror therapy 가 있다. 절단부위를 가린 상태에서 거울을 신체의 정중선에 놓고 절단되지 않은 쪽에서 거울을 보면 거울에 절단되지 않은 쪽의 건강한 사지가 비치는데, 이를 통해 절단한 쪽 팔다리가 존재하는 것처럼 착각이 생겨 통증이 완화된다는 보고가 있다.

복습 포인트

- 감각을 발생하는 최소자극의 강도를 (1)이라고 한다.
- 감각자극의 강도 차이를 겨우 판별할 수 있는 식별문턱값에는 (2)의 법칙이 성립한다.
- 몸감각은 (3)과 (4)으로 나뉜다.
- 내장감각은 공복감이나 요의 등의 (5)과 복통 등의 (6)으로 나뉜다.
- 빛은 (7)과 앞방을 거쳐 동공을 통해 안구 내부로 들어가고, (8)와 (9)를 거쳐 망막의 시각세포에 도달한다.
- 망막에는 빛감도는 높지만 색을 식별하지 못하는 (10)와, 빛감도는 낮지만 색각을 발생시키는 (11)의 2종류의 시각세포가 존재한다. 그중에서도 (11)은 중심오목에 밀집되어 있다.
- 섬모체의 수축과 이완에 따라 수정체의 곡률이 변하고 (12)이 이루어진다.
- (13)은 그 대부분이 시각세포 감도의 변화에 따라 발생한다.
- 안구에 관한 반사에는 (14), (15), (16) 등이 있으며 모두 뇌줄기에 그 중추가 존재한다.
- 음파는 바깥귀길을 통해 (17)을 진동시키고 그 진동은 귓속뼈를 거쳐 (18)을, 그리고 달팽이 내부의 바깥림프를 진동시킨다. 이 진동을 (19)이 감지하는 것으로 인해 청각이 발생한다.
- (19)에는 (20)가 뻗어 있으며 그 위를 (21)이 덮고 있다.
- 평형감각은 (22)와 (23)가 서로 함께 직각방향의 직선가속도로 감지하고, (24)가 회전가속도를 감지하는 것으로 발생한다.
- 미각은 (25), (26), (27), (28), (29)의 5가지 기본맛을 (30)로 감지하는 것으로 발생한다.
- 후각은 코안의 천장부분(후각상피)에 산재해 있는 후각세포에 의해 수용되고, 후각신경에서 (31)을 거쳐 대뇌겉질로 정보가 전달된다.

정답 | 1. 문턱값, 2. 베버(Weber), 3. 피부감각, 4. 심부감각, 5. 장기감각, 6. 내장통각, 7. 각막, 8. 수정체, 9. 유리체, 10. 막대, 11. 원뿔, 12. 원근조절, 13. 명암순응, 14. 빛반사, 15. 눈모음반사, 16. 눈깜박반사, 17. 고막, 18. 안뜰창, 19. 코르티(Corti)기관, 20. 털세포, 21. 덮개막, 22. 타원주머니, 23. 둥근주머니, 24. 반고리관팽대, 25. 짠맛, 26. 단맛, 27. 신맛, 28. 쓴맛, 29. 감칠맛, 30. 맛봉오리, 31. 후각망울

제 7 장

혈액

학/습/목/표

1. 혈액의 구성을 설명할 수 있다.
2. 적혈구의 역할과 적혈구에 관한 3개의 지표, 생성과 파괴를 설명할 수 있다.
3. 빈혈을 분류하고 각각의 원인과 특징을 설명할 수 있다.
4. 백혈구를 분류하고 각각의 역할을 설명할 수 있다.
5. 혈액의 응고와 용해를 설명할 수 있다.
6. 혈장성분을 열거하고 각각의 기능과 조절메커니즘을 설명할 수 있다.
7. 혈액형에 대해 설명할 수 있다.

01 혈액의 구성과 기능

혈액의 구성

혈액은 혈구성분(세포성분)과 그것을 떠다니게 해주는 액체성분인 혈장 plasma 으로 이루어져 있다.

혈구성분

혈구성분은 **적혈구** red blood cell, **백혈구** white blood cell, **혈소판** platelet 으로 이루어져 있다. 이들은 골수에서 **혈구줄기세포** 조혈간세포/hematopoietic stem cell 로부터 만들어져서 순환혈액 안으로 방출된다(그림 7-1). 백혈구는 **과립백혈구** 과립구/granular leukocyte

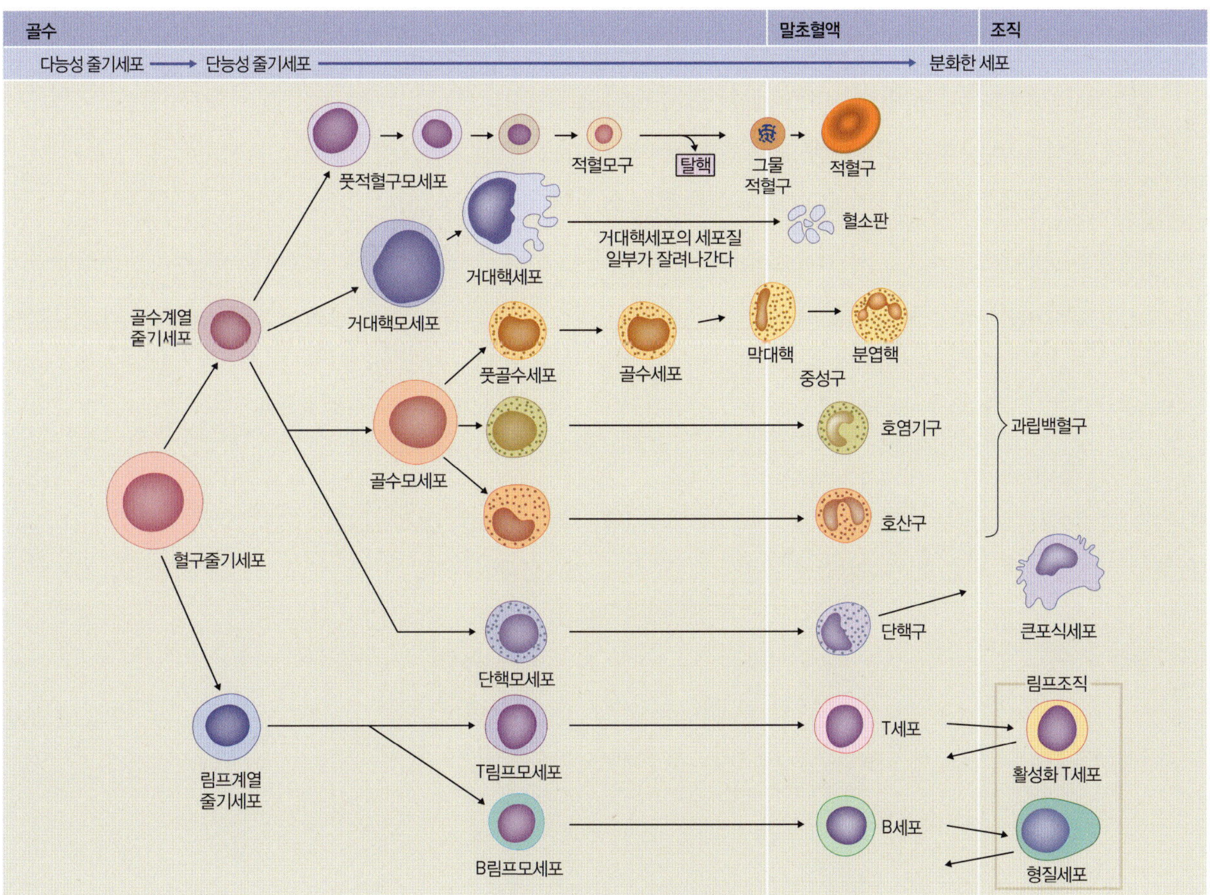

그림 7-1. 혈구성분의 분화

(중성구 호중구/neutrophil, 호염기구 basophil, 호산구 eosinophil), 림프구 임파구/lymphocyte (B림프구, T림프구), 단핵구 단구/monocyte 로 분화한다. 그 후에 B림프구(B세포)는 골수 뼈속질/bone marrow 에서, T림프구(T세포)는 가슴샘 흉선/thymus 에서 성숙한다.

혈장

혈장 안에는 전해질이나 포도당, 단백질, 각종 호르몬 등이 용해되어 있다.

혈액을 채취한 뒤에 방치해 두면 10분 정도 지나서 응고된다. 혈액응고의 메커니즘에 대해서는 나중에 따로 설명하겠지만 간단히 말하면 각종 응고인자가 계속 반응을 일으켜서 최종적으로 섬유소원 피브리노겐/fibrinogen 이라고 하는 단백질이 섬유 형태의 섬유소 피브린/fibrin 로 변하는 것이다. 이러한 섬유소의 그물망에 혈액성분이 달라붙어 응고가 이루어지게 된다(그림 7-2). 이 응고된 덩어리를 피덩이 피떡/blood clot 이라고 하며 피덩이 위에 고이는 옅은 황색의 투명한 액체를 혈청 serum 이라고 한다(그림 7-3). 즉 혈장에서 섬유소원 등의 응고인자를 제외한 것이 혈청이다.

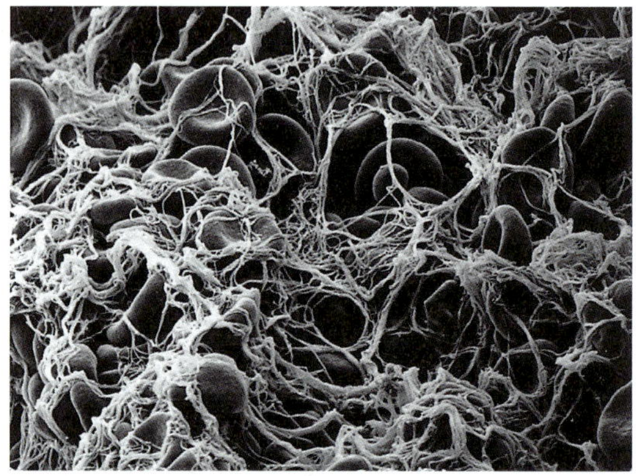

그림 7-2. 섬유소에 엉켜 붙어 있는 혈구성분

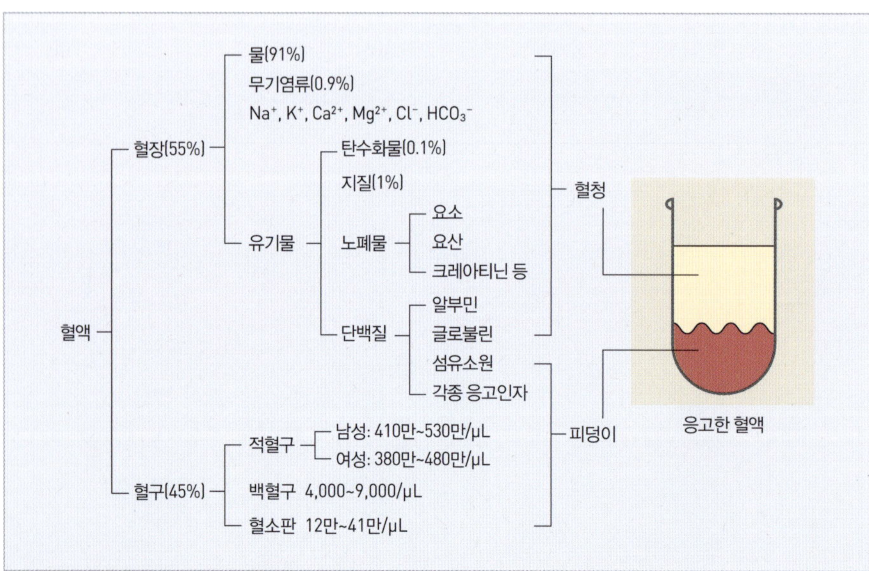

그림 7-3. 혈액성분

혈액의 기능

물질의 운반

혈액의 주요 역할은 물질의 운반이다. 펌프 역할을 하는 심장의 수축을 통해 혈액은 온몸을 돌며 조직세포에 산소와 영양소를 제공하고, 조직에서 발생한 이산화탄소와 노폐물을 폐와 신장으로 보내 처리한다.

내분비샘에서 방출된 호르몬은 혈액을 타고 목적지인 장기나 조직으로 보내지며 그곳에서 조절기능을 발휘한다.

생체방어

혈액이 가지고 있는 다른 하나의 역할은 백혈구가 담당하고 있는 방어기능이다. 백혈구는 **포식작용** phagocytosis 을 통해 이물질을 포식하고 항체를 생산해서 체내에 침투한 세균을 살균하는 등의 면역기능을 발휘한다.

응고와 용해

혈액은 상호 모순되는 성질을 지니고 있다. 즉 혈관 안에서는 응고되어서는 안 되지만 혈관이 잘려진 경우에는 재빨리 응고시켜서 출혈을 멈추게 하여야 한다. 혈액은 정교한 구조를 통해 이러한 난제를 해결하고 있다.

02 적혈구

적혈구의 형태

적혈구는 정지 상태에서 직경 약 7.5 μm, 두께 약 2 μm이며 중앙이 오목한 원반 형태를 하고 있다(그림 7-4). 다만 변형성이 높기 때문에 혈액 안에서는 유속에 따라 포탄형이나 슬리퍼형으로 변형되어 직경 5 μm 이하의 모세혈관도 통과할 수가 있다(그림 7-5).

적혈구는 골수에서의 성숙 과정에서 핵을 잃고 혈액 안으로 방출된다. 핵을 잃은 직후의 젊은 적혈구는 중심부분(세포질)에 리보소체와 RNA가 남아 있으며, 염색해서 보면 그것이 그물코 형태로 보이기 때문에 **그물적혈구** 망상적혈구/reticulocyte 라고 불린다. 정상일 때 그물적혈구는 전체 적혈구 수의 0.2~2%를

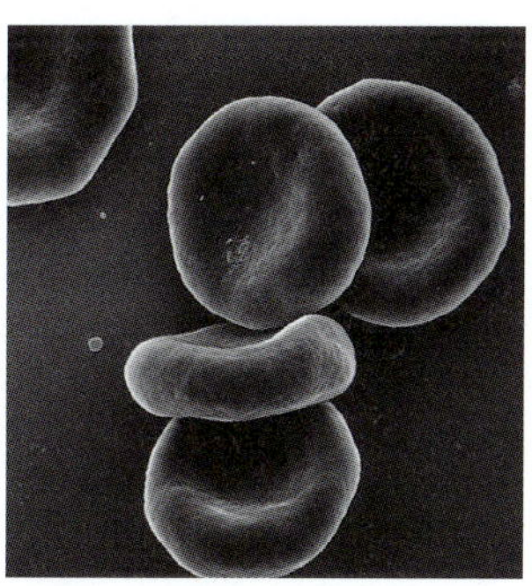

그림 7-4. 적혈구

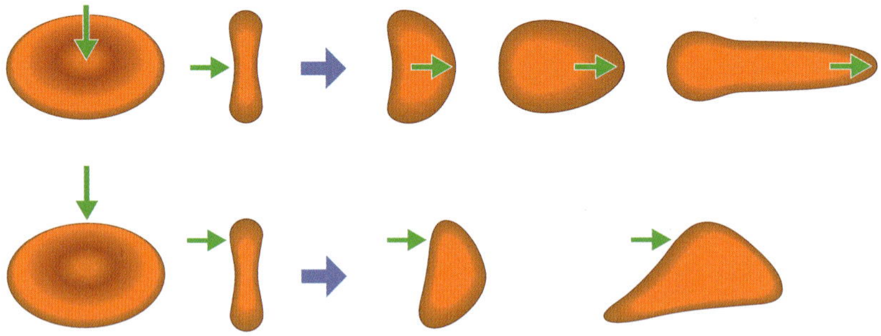

그림 7-5. 적혈구의 변형능력

차지하는데 불과하지만 대량출혈이 일어난 직후에는 적혈구 생성이 항진되어서 증가한다.

적혈구에는 세포소기관이 없으며 세포내부는 **혈색소** 헤모글로빈/hemoglobin; Hb 라고 하는 붉은 색소로 채워져 있다. 혈색소의 역할은 산소를 결합하는 일이다.

적혈구수, 혈색소농도, 적혈구용적률수치

충분한 양의 혈색소를 포함한(혈색소농도) 충분한 크기의 적혈구가 충분한 수만큼(적혈구수) 존재하지 않으면 산소의 운반에 지장이 발생한다. 보통 적혈구에 관해서는 다음 3가지 지표를 검사한다(표 7-1).

표 7-1. 적혈구의 3가지 지표

적혈구수(RBC)	1 mm^3의 혈액 안에 존재하는 적혈구의 수
기준치(정상치)	성인남자 : 410만~530만/μL 성인여자 : 380만~480만/μL
혈색소(Hb)농도	혈액 100 mL 중에 포함되어 있는 혈색소량
기준치(정상치)	성인남자 : 14~18 g/dL 성인여자 : 12~16 g/dL
적혈구용적률(Ht)수치	혈액 안에 세포성분이 차지하는 용적비율(적혈구가 압도적으로 많기 때문에 혈액 안에서 적혈구가 차지하는 용적이라고 해도 틀린 말은 아니다.)
기준치(정상치)	성인남자 : 40~48% 성인여자 : 36~42%

1 μL = 1 mm^3, 1 dL = 100 mL

적혈구에 의한 산소의 운반

산소는 적혈구 안에 있는 혈색소와 결합해서 운반된다. 혈색소는 철을 포함한 붉은 색소인 **헴** heme 과 **글로빈** globin 이라고 하는 단백질 결합물이 4개 모여서 구성되어 있다(그림 7-6). 철이 한 분자의 산소와 결합하는 형태로 산소와 결합된 혈색소는 **산소혈색소** 산소헤모글로빈/oxyhemoglobin 라고 불리며 선홍색(동맥혈액의 색)을 띤다. 한편 산소를 결합하고 있지 않은 혈색소는 **탈산소혈색소** 데옥시헤모글로빈/deoxyhemoglobin (= 환원Hb)라고 하며 암갈색(정맥혈액의 색)을 띤다.

혈색소가 산소를 어느 정도 결합하고 있는지는 혈장 안에 물리적으로 용해된 산소(혈장 1 mL당 0.023 mL)가 나타내는 분압(NOTE 1)에 의해 결정된다.

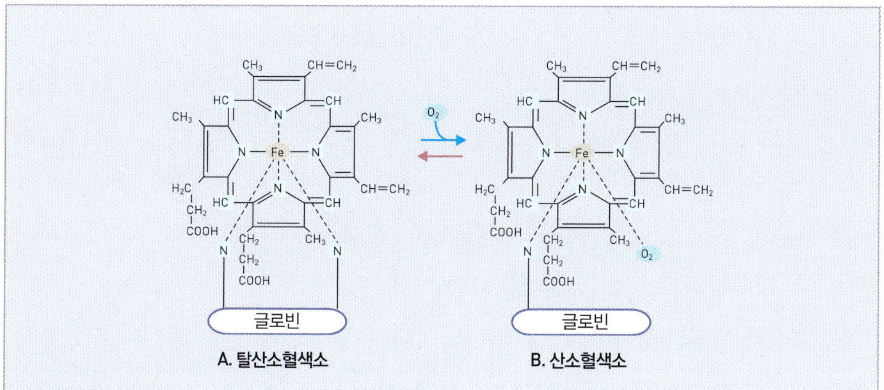

그림 7-6. 헴의 구조와 O_2의 결합

NOTE 1 기압, 분압, 혈압

보통은 전혀 자각되지 않지만 우리의 신체는 공기의 무게로 인한 압력을 받고 있다. 이것이 기압이다. 해발(해면의 높이)에서 760 mmHg (1기압)이다. 공기의 층이 두꺼워진 상태가 고기압이며 얇아진 상태가 저기압이다.

공기는 약 80%의 질소와 약 20%의 산소로 이루어져 있으며 760 mmHg의 대기압 중에 산소가 차지하는 비율, 즉 $760 \times 0.2 = 152$ mmHg를 산소분압이라고 부른다. 액체 안에서도 동일한 비율로 공기가 녹아들어 있기 때문에 테이블 위에 있는 컵 안의 물의 산소분압 역시 152 mmHg이다. 폐 안에는 수증기압이나 이산화탄소분압이 더해지기 때문에 산소분압은 더 낮아져서 약 100 mmHg가 된다.

또한 혈압이 100 mmHg라고 말하는 경우에는 대기압보다 100 mmHg 더 높다는 의미로 사용된 것이며 분압과는 전혀 상관이 없다는 점에 주의하자.

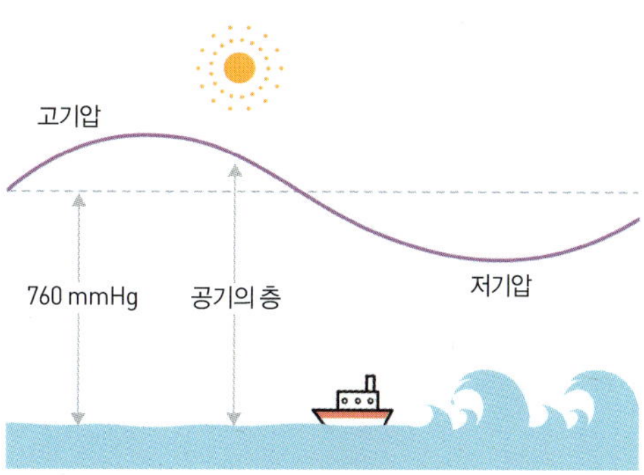

고기압과 저기압

이 관계는 혈색소산소해리곡선이라고 불리며 깨끗한 S자 곡선을 나타낸다(그림 7-7).

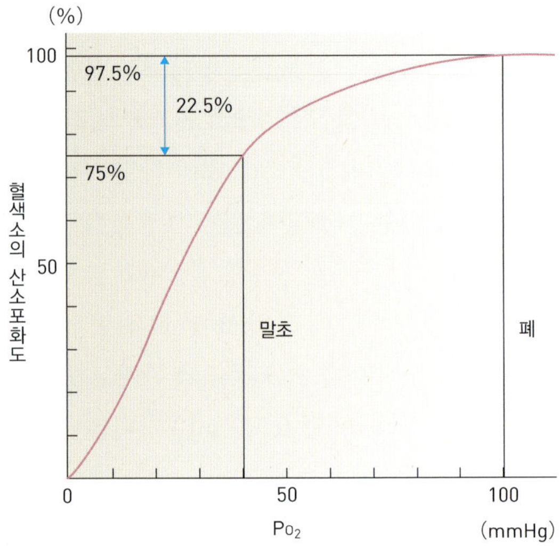

그림 7-7. 혈색소산소해리곡선

혈액 안의 모든 혈색소에서 산소혈색소가 차지하는 비율을 **산소포화도** oxygen saturation 라고 한다. 동맥혈액에서는 95~97.5%, 정맥혈액에서는 약 75%이다. 폐에는 산소가 풍부하게 있고 산소분압이 거의 100 mmHg이기 때문에 97.5%의 혈색소가 산소와 결합한다. 한편 말초조직에서는 산소가 소비되기 때문에 분압이 낮아져서, 산소분압은 40 mmHg가 된다. 이러한 환경에서는 혈색소의 75%만 산소를 결합할 수 있다. 결국 97.5−75=22.5%의 혈색소에서 산소가 분리되어 조직세포에 이용된다.

혈색소 1 g은 1.34 mL의 산소와 결합할 수 있다. 예를 들어 혈색소농도가 15 g/dL라고 하면 $1.34 \times 15 \times 0.225 \fallingdotseq 4.5$ mL/dL의 산소가 조직에 공급되는 것이다.

혈색소산소해리곡선은 pH의 저하나 P_{CO_2}의 상승(P_{CO_2}의 상승으로 인해 pH가 저하된다)으로 인해 오른쪽으로 이동한다. 이것을 **보어효과** Bohr effect 라고 한다. 온도(체온)가 상승하거나 **2,3-이인산글리세린산** 2,3-DPG (저산소 상태에서 증가하는 대사산물)의 증가 역시 마찬가지이다(그림 7-8). 이는 말초부위로 나가는 산소의 공급을 가능한 한 늘리기 위한 합리적인 방법이다.

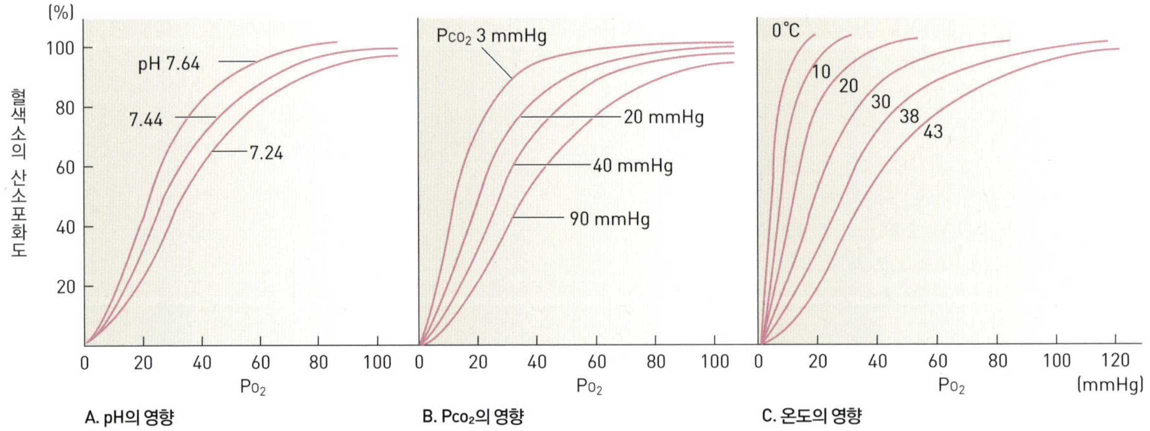

그림 7-8. pH, P_{CO_2}, 온도가 혈색소산소해리곡선에 미치는 영향

적혈구의 생성

적혈구는 골수(**적색골수** hematopoietic bone marrow)에서 생성된다. 적혈구 생성을 자극하는 것은 신장에서 분비되는 호르몬인 **적혈구형성호르몬** erythropoietin 이다. 혈액의 산소분압이 낮아지면 신장의 요세관 주위에 있는 사이질세포에서 적혈구형성호르몬이 분비된다. 적혈구형성호르몬은 골수에 작용해서 적혈구 생성을 촉진한다.

적혈구형성호르몬 외에 적혈구를 생성하기 위해 특히 필요한 물질은 다음의 두 가지이다.

철

철은 헴, 그리고 혈색소 합성을 위해 매우 중요하다. 고기나 생선에 포함되어 있는 산화형(Fe^{3+}) 철이 비타민C 등의 작용을 통해 환원형(Fe^{2+})으로 흡수된다. 우리들의 체내에는 약 3 g의 철이 존재한다. 이 중에서 2 g은 혈색소로 적혈구 안에 있으며 나머지 1 g은 골수나 간에 저장되어 있다.

철이 부족해지면 혈색소를 만들 수 없기 때문에 적혈구의 크기가 작아진다. 철이 부족해서 빈혈이 일어나는 현상을 철결핍빈혈이라고 한다.

항빈혈비타민

비타민B_{12} 및 엽산(수용성비타민의 일종)이 항빈혈비타민에 해당한다(NOTE ❷). 이들은 DNA합성을 위해 필요하다. **적혈모구** 적모구/erythroblast 의 분열과 증식이 일어날 때 이러한 비타민이 부족하면 세포분열이 억제되고 대형 적혈구가 적은 수만 만들어지는 형태의 **거대적혈모구빈혈** megaloblastic anemia 이 된다(176쪽 참조).

NOTE ❷ 항암제의 부작용

적혈구는 파괴된 수만큼 적혈모구가 골수에서 끊임없이 분열 증식되어서 보급된다. 혈소판은 세포의 파편이기 때문에 수명이 짧고 혈관의 보수를 위해 소비되기 때문에 이 역시 골수에서 **거대핵세포**(거핵구/megakaryocyte)가 분열 증식해서 보충되고 있다. 이러한 세포분열에 필요한 것이 비타민 B_{12}와 엽산 등의 항빈혈비타민이다.

흔히 말하는 항암제의 대부분은 암세포의 증식을 억제한다. 즉 암세포의 세포분열을 억제하는 것에 목표를 두고 있다. 그러나 그 부작용으로 체내에서 이루어지는 모든 세포분열이 억제되기 때문에 다양한 혈구의 생산에 장애가 발생하게 되고, 빈혈이나 혈소판의 감소, 백혈구의 감소 등이 발생하는 경우가 많다.

적혈구의 파괴(용혈)

적혈구는 골수에서 혈액 안으로 방출되고 나서 약 120일 만에 파괴(용혈)된다. 노화된 적혈구는 변형능력이 저하되어 **비장** 지라/spleen 의 세포조직(세포간극)을 통과하지 못하고 큰포식세포(뒤에서 설명한다) 등에게 포식되어 용혈된다.

혈색소의 분해

용혈로 인해 유출된 혈색소는 간이나 비장에서 큰포식세포(특히 간의 큰포식세포는 **쿠퍼세포** Kupffer cell 라고 불린다)에게 포식된다. 혈색소는 쿠퍼세포 안에서 헴과 글로빈으로 분해되어 Fe^{2+}이 떨어져 나가고 **비결합빌리루빈** 간접빌리루빈/unconjugated bilirubin 이 된다. 비결합빌리루빈은 혈장단백질인 **알부민** albumin 과 결합해서 간세포로 보내지고 그곳에서 **글루큐론산** glucuronic acid 과 결합되어 **결합빌리루빈** 직접빌리루빈/conjugated bilirubin 이 된다. 결합빌리루빈은 **담즙** 쓸개즙/bile 으로 **담관** 쓸개관/bile duct 에서 **장관** 창자관/intestinal canal 안으로 배설된다. 장관 안에서 빌리루빈은 **유로빌리노젠** urobilinogen → **스터코빌린** stercobilin 이 되어 대변으로 배설된다. 대변의 갈색은 이 스터코빌린의 색이다. 유로빌리노젠의 일부는 재흡수되어 소변으로 배설된다(그림 7-9).

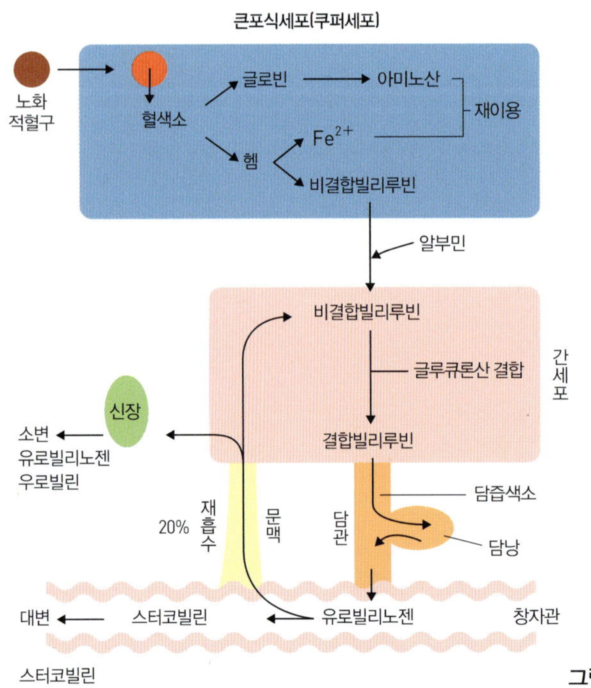

그림 7-9. 빌리루빈의 생성과 배설

황달

혈액 안의 빌리루빈농도가 상승하면 피부나 점막이 노란색으로 물들어 보이는데, 이것을 **황달** jaundice 이라고 한다. 용혈이 항진되면 비결합빌리루빈(간접빌리루빈)이 증가한다. **담낭결석증** 쓸개돌증/cholecystolithiasis 이나 **담관암종** 쓸개관암종/cholangiocarcinoma 등에 의해 담관이 폐쇄되면 결합빌리루빈(직접빌리루빈)의 농도가 상승한다. 간세포가 장애를 받은 경우에는 양쪽 모두 증가한다. 비결합빌리루빈은 혈액 안에서 거대분자인 알부민과 결합하고 있어서 소변 안으로 배설되지 않기 때문에, 용혈이 항진되어도 소변이 노랗게 물들지 않는다. 한편 결합빌리루빈은 혈액 안에서 단독으로 존재하기 때문에 **담도** 쓸개길/biliary tract 의 폐쇄로 인해 결합빌리루빈의 농도가 상승하면 소변이 눈에 띄게 노랗게 변한다.

철의 재이용

철은 우리 신체에서 귀중한 원소이기 때문에 소변으로 배설되지 않도록 커다란 분자인 **트랜스페린** transferrin 이라고 하는 단백질에 결합되어 운반된다. 철의 일부는 골수로 보내져서 다시 혈색소 합성에 재이용되고 나머지는 간에 저장되어 필요에 따라 이용된다.

빈혈

혈색소농도가 기준치 하한신 이하로 내려간 상태를 **빈혈** anemia 이라고 한다. 남성은 14 g/dL 미만, 여성은 12 g/dL 미만을 빈혈로 진단한다. 고령자는 건강한 상태라도 혈색소농도가 낮기 때문에 연령을 고려할 필요가 있다.

빈혈이 생기면 산소운반능력이 떨어지기 때문에 두근거림, 숨참, 현기증 등의 증상이 나타난다. 유전적이거나 선천성인 경우를 제외하고 다음과 같은 빈혈이 있다.

철결핍빈혈

철결핍 때문에 혈색소 합성이 부족해져서 발생한다. 각각의 적혈구 크기는 작아지고(소구성), 함유하고 있는 혈색소의 양도 적어진다(저색소성). 빈혈 중에 가장 발생빈도가 높다.

우리들의 체내에는 약 3 g의 철이 존재하며, 이 중에서 2 g은 혈색소로 적혈구 안에 있고 나머지 1 g, 즉 1,000 mg은 골수나 간에 있다. 소변으로 배설되는

NOTE 3 운동요법과 빈혈

재활을 위한 운동치료를 시행할 때 혈색소농도 7.5 g/dL 이하, 혈소판수 50,000/μL 이하, 백혈구수 3,000/μL 이하인 경우에는 위험한 상황이 발생할 수도 있다. 빈혈인 경우에는 산소공급량이 부족해서 동일한 운동량에서도 심박수가 더 증가하는 경향이 있기 때문이다.

NOTE 4 적혈구증가증(Erythrocytosis)

빈혈과는 반대로 적혈구가 증가하는 질병이다. 줄기세포의 종양화로 인한 경우가 많다.
또한 적혈구증가증은 비교적 드문 질환이기도 하다. 혈색소농도와 **적혈구용적률**(헤마토크리트/hematocrit; Ht)수치가 낮은 경우에는 보통 빈혈을 의심하게 되지만, 상승해 있는 경우에는 적혈구증가증이 아니라 탈수로 인한 혈액의 농축을 먼저 의심하게 된다.

철은 하루에 1 mg 정도이다. 따라서 남성은 음식물로 철을 전혀 섭취하지 않더라도 1,000일, 다시 말해 2년 반 정도는 철결핍에 시달리지 않는다.

그러나 여성은 이에 더해서 월경으로 인한 출혈이 있는데 1회의 월경으로 약 30 mg의 철을 잃기 때문에 남성의 약 2배에 해당하는 철을 잃게 된다. 더욱이 1회의 임신과 출산으로 약 500 mg의 철을 잃고, 수유를 위한 모유 생산으로 하루 1 mg을 더 잃는다. 이처럼 여성은 남성에 비해 훨씬 더 **철결핍빈혈** iron deficiency anemia 이 발생하기 쉽다.

중년 이후의 남성이나 폐경 후의 여성에서 철결핍빈혈이 발생한 경우에는 조금씩 출혈을 일으키는 소화관의 암이 우선 의심된다.

거대적혈모구빈혈

거대적혈모구빈혈 megaloblastic anemia 은 비타민B_{12}나 엽산의 부족으로 인해 발생하는 빈혈이다. 세포분열의 장애이기 때문에 각각의 적혈구 크기가 크고(대구성) 혈색소함유량은 크지만(고색소성) 수가 적다. 비타민B_{12}를 흡수하기 위해서는 **위** stomach 에서 분비된 **내인인자** 내인자/intrinsic factor 가 필요하기 때문에 예전에는 위적출수술 후 수년 내에 이 빈혈이 발생하는 경우가 많았다. 예전에는 원인을 알 수 없었기 때문에 치료법도 없었으며 악성빈혈로 불렸었다. 현재에는 비타민 보충요법에 의해 치료가능하다.

재생불량빈혈

재생불량빈혈 골수무형성빈혈/aplastic anemia 은 방사선, 약제, 바이러스의 영향, 또는 원인불명의 이유로 혈구줄기세포가 감소해서 발생하는 빈혈이다. 적혈구 뿐만 아니라 백혈구나 혈소판도 역시 감소한다.

용혈빈혈

용혈빈혈 hemolytic anemia 은 자가면역질환, 약제, 말라리아, 또는 장시간의 운동 등에 의해 적혈구의 파괴가 항진되어 발생하는 빈혈이다.

03 백혈구

백혈구의 분류와 기능

백혈구(그림 7-10)는 표 7-2와 같이 분류된다. 모든 백혈구의 수는 4,000~9,000/μL이며 적혈구와 비교하면 매우 적은 수이다.

과립백혈구 과립구/granular leukocyte 는 포식작용이나 세포상해물질의 방출 등에 의해 비특이방어기전을 담당하고 있다. **림프구** 임파구/lymphocyte 는 특이방어, 즉 면역을 담당하고 있다. **단핵구** 단구/monocyte 는 조직 안으로 숨어들어서 높은 포식능력을 갖춘 **큰포식세포** 대식세포/macrophage 가 된다. 큰포식세포는 조직에 따라 형태가 바뀐다. 간에서는 쿠퍼세포라고 하고, 피부에서는 **가지돌기세포** 수상돌기세포/dendritic cell 라고 불린다. 뼈를 녹여서 Ca^{2+}을 혈액 안으로 방출하는 **뼈파괴세포** 파골세포/osteoclast 도 큰포식세포이다. 또한 큰포식세포는 포식한 세균(항원) 등에 관한 정보를 림프구에 알려준다(이것을 **항원제시** antigen presentation 라고 한다). 이러한 역할 때문에 면역에도 관여한다.

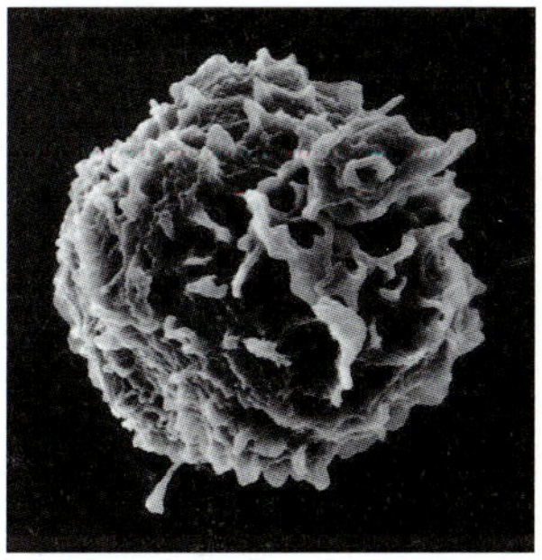

그림 7-10. 백혈구

표 7-2. 백혈구의 비율

백혈구의 종류	직경(μm)	동양인에서의 비율(%)
과립백혈구		
중성구 - 분엽핵	10~16	38~58
중성구 - 막대핵		2~13
호산구	12~18	0~7
호염기구	10~16	0~1
림프구	6~10	26~47
단핵구	15~20	2~8

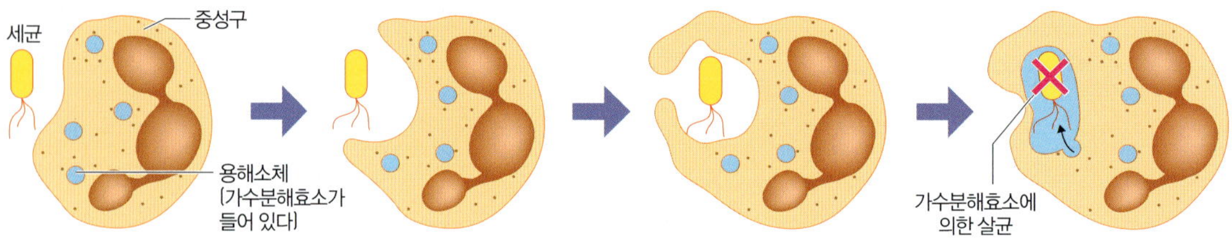

그림 7-11. 중성구에 의한 포식

과립백혈구의 분류

과립백혈구는 중성의 색소에 염색되는지(중성구), 염기성 색소에 염색되는지(호염기구), 산성 색소에 염색되는지(호산구)에 따라 다음과 같이 분류된다.

중성구

백혈구 중에서 가장 수가 많고 운동능력이나 포식작용이 가장 강하다. 염증이 생기면 혈관에서 조직 안으로 들어가 염증세포와 세균을 포식한다(그림 7-11). 체내에 염증이 생기면 **중성구** 호중구/neutrophil 의 생산이 증가해서 결과적으로 백혈구수가 증가한다. 중성구는 비특이방어기전의 주역으로 활동하고 있다.

호산구

호산구 eosinophil 는 기생충에 해를 가하는 물질을 방출하는 동시에 히스타민을 중화시켜 염증반응을 억제한다. 이 때문에 기생충질환이나 알레르기질환이 생겼을 때 증가한다.

호염기구

호염기구 basophil 는 과립 안에 혈관확장 작용을 하는 히스타민을 포함하고 있으며 염증반응을 일으킨다. **즉시알레르기** immediate allergy 반응의 원인이 된다.

신체의 방어기전

우리 신체는 세균이나 바이러스 등과 같은 병원미생물에 대해 다양한 방어기전을 준비하고 있다.

비특이방어기전

피부 skin 는 강인한 조직으로서 대부분의 병원미생물이 체내로 들어오는 것을 막아준다.

점막 mucosa 은 피부보다는 덜하지만 부위에 따라 여러 가지 방법으로 병원미생물의 침입을 막고 있다. 기도의 점막은 점액을 분비하며 섬모운동으로 그 점액을 위쪽(코안 방향)으로 보내고 있다. 들숨을 통해 안으로 들어온 미생물은 점막에 붙어 가래침으로 배출되거나 무의식중에 삼켜지게 된다. 음식물과 함께 소화계통으로 들어간 미생물의 대부분은 위액의 강한 산에 의해 죽게 된다. 요도의 점막은 무균의 소변이 흐르는 것 자체로 세정된다. 질에는 **되덜라인막대균** Döderlein bacillus 이라고 하는 젖산을 생산하는 균이 붙어 살고 있으며(상주균), 질점액을 산성으로 유지함으로써 다른 균의 증식을 막는다.

이러한 비특이방어기전을 돌파해서 체내에 침투한 병원미생물에게는 과립백혈구와 단핵구 계열이 대응한다. 또한 림프구에 속하는 **자연살해세포** natural killer cell (NK세포)는 바이러스에 감염된 세포나 암세포와 같은 기형세포를 공격해서 파괴한다.

특이방어기전(면역)

체액면역

체액면역 humoral immunity 은 림프구의 B세포가 담당하고 있다. **항원** antigen 을 포식한 세균(큰포식세포나 피부의 가지돌기세포 등)에게 항원제시를 받은 **도움T세포** helper T cell 는 **사이토카인** cytokine 의 일종인 **인터루킨** interleukin 을 방출한다. 인터루킨의 작용으로 B세포는 분열과 증식을 통해 활성형 **형질세포** plasma cell 가 되고 항원과 반응해서 그것을 고정하고 처리하는 단백질인 **항체** antibody 를 생산한다(그림 7-12). 이러한 항체를 **면역글로불린** immunoglobulin; Ig 이라고 한다(표 7-3).

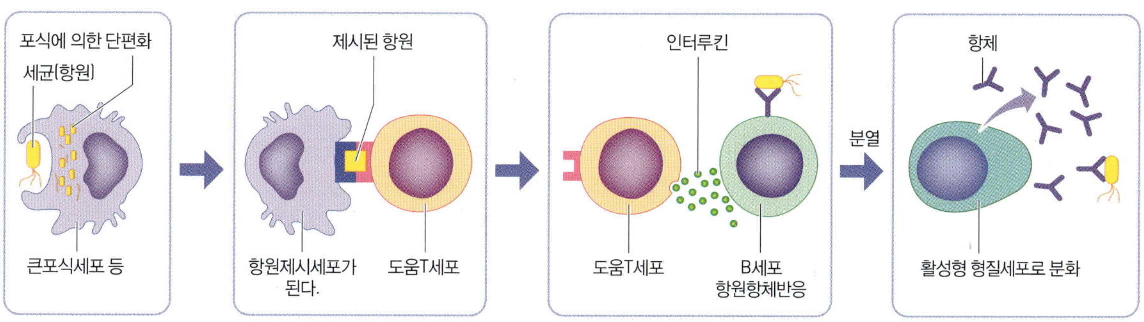

그림 7-12. 림프구의 B세포에 의한 항체의 생산(체액면역)

표 7-3. 면역글로불린의 종류

IgG	혈액이나 체액 안에 가장 많이 있으며 감염방어의 주역이 된다. 태반을 통과한다.
IgM	세균 등을 파괴하는 힘이 강하고 태반을 통과하지 않는다.
IgA	침이나 기관점액, 젖 안에서 분비되며 속공간 내부에서 면역의 주역이 된다.
IgE	비만세포에서 히스타민을 분리시켜 알레르기반응을 일으킨다.
IgD	B세포의 항원인식에 관계한다.

NOTE 5 사이토카인(Cytokine)

면역계통의 세포나 혈소판, 혈관내피세포 등이 방출하는 생리활성물질을 총칭해서 사이토카인이라고 부른다. 이미 언급한 인터루킨 외에 항바이러스 작용을 하는 **인터페론**(interferon), 창상치료 촉진효과가 있는 **혈소판유래성장인자**(platelet-derived growth factor) 등 다양한 것이 있다. 증식과 생체항상성유지를 위해 세포들 사이에서 이루어지는 정보전달 수단이라고 할 수 있다.

항원과 항체의 관계는 열쇠와 열쇠 구멍의 관계와 비슷하다. 특정 항체는 특정 항원에만 반응한다(항원항체반응). 예를 들어 이질균에 대한 항체는 이질균만을 파괴할 수 있고, 콜레라균이나 포도알균 등 그 외의 세균에는 전혀 효과가 없다.

세포면역

바이러스 등은 세포 안으로 침입해서 증식하기 때문에 세포내부에 침입한 바이러스에 대해서 항체는 효과가 없다. 이러한 병원체에 대해서는 T세포의 일종인 **세포독성살해T세포** cytotoxic killer T cell 가 도움T세포의 작용으로 활성화되어서, 바이러스 등의 침입을 받은 세포 자체를 파괴한다. 이것을 **세포면역** 세포매개면역/cellular immunity, cell-mediated immunity 이라고 한다.

NOTE 6 예방접종

면역은 강력한 방어기전이기는 하지만 항원을 인식하고 나서 항체생산을 시작하기까지 약 1주일이 필요하다. 이 때문에 이 일주일 사이에 발병해서 주위 사람들을 감염시킬 위험성이 높다.
그래서 인공적으로 약하게 조정한 세균이나 바이러스를 주사해서 사전에 항체를 만들어 두도록 하는 방법을 취하는데, 이것을 예방접종이라고 한다.
홍역이나 풍진, 볼거리(유행귀밑샘염) 등은 면역학적 기억이 장기간 유지되기 때문에 한 번만 예방접종해 두면 거의 평생 효과가 지속된다.
한편 이질이나 매독에 대해서는 면역학적 기억이 잘 유지되지 않아서 여러 번 감염되기도 한다.

04 혈소판

혈소판의 형태와 기능

혈소판 platelet 은 거대핵세포 거핵구/megakaryocyte 의 세포질이 찢어져서 생긴 세포의 파편이며(그림 7-1), 혈액 1 μL 안에 12만~41만 개가 존재한다. 수명은 5~10일 정도이다.

혈관이 손상되면 혈관내피세포의 아교질섬유 아교섬유/collagen fiber 와 혈소판이 접촉하여 혈소판이 활성화되어 손상부위에 점착되고, 혈소판혈전(일차혈전)을 형성해서 응급적인 지혈을 한다(그림 7-13 ①②). 활성화된 혈소판은 트롬복세인A₂ thromboxane A₂ 등을 방출해서 다른 혈소판을 활성화시키는 동시에 혈관을 수축시켜 혈류를 감소시키고 출혈을 최소한으로 막는다.

혈소판이 줄어들면 신속한 지혈이 불가능해지기 때문에 온몸에 푸른 멍(자색반 자반/purpura)이 발생하게 된다.

혈액응고의 메커니즘

혈소판혈전에 의한 지혈은 어디까지나 응급적인 것이며 완전한 지혈을 위해서는 혈액의 응고가 필요하다(그림 7-13 ③). 혈액의 응고는 Ca^{2+}의 존재하에 그림 7-14와 같은 과정을 통해 발생한다. 최종적으로는 섬유소원이 트롬빈 thrombin 의 작용으로 섬유 형태로 늘어나서 섬유소가 되고, 이 섬유소의 그물코에 적혈구가 걸려서 피덩이가 만들어진다(그림 7-2).

혈관이 잘리지 않았더라도 혈관 내면(혈관내피세포)이 손상을 받거나 혈류가 정체되면 혈관 안에서 혈액응고가 발생하는 경우가 있다. 이것을 혈전 thrombus 이라고 하며, 혈전이 떨어져 나와 가느다란 말초혈관을 막아버리는 경우를 색전 embolus 이라고 한다. 정맥에서 이러한 일이 발생하면 폐혈전색전증 허파혈전색전증/pulmonary thromboembolism (흔히 말하는 이코노미클래스증후군)이 된다. 갑자기 호흡곤란이나 가슴통증이 나타나고 중증인 경우에는 급성심장기능상실로 사망에

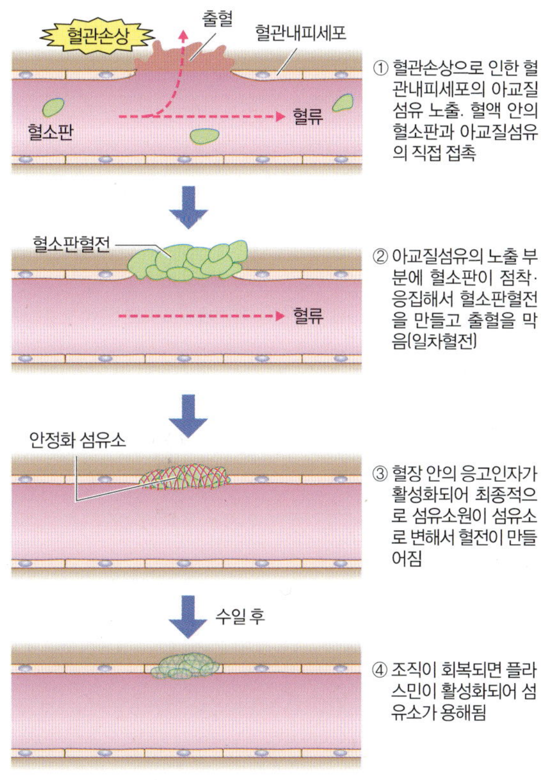

그림 7-13. 혈소판 응집과 섬유소 용해

NOTE 7 파종혈관내응고(Disseminated intravascular coagulation; DIC)

작은 혈관 안에서 응고인자가 비정상적으로 활성화되어 작은 혈전이 여러 개 생긴다. 응고인자가 사용되기 때문에 출혈 경향이 있으며, 그 결과 조직괴사나 출혈이 발생한다. 패혈증, 악성종양, 급성백혈병, 외상, 간질환, 급성췌장염 등에서 발생한다. 신형코로나바이러스감염증에 의한 사망 원인의 하나로 DIC가 지적되고 있다.

이르는 경우도 있다. 동맥에서 혈전이 발생하면 종종 뇌나 심장 등 중요기관을 막아 혈액이 흐르지 못해 조직이 죽게 되고 **뇌경색증** cerebral infarction 이나 **심근경색증** cardiac infarction 을 일으키는 경우가 많다.

섬유소용해(피브린용해)

혈관의 회복이 완료되면 응고된 혈액은 섬유소용해라고 하는 방식에 의해 제거된다.

혈액 안의 **플라스미노젠** plasminogen 이 조직 안의 **조직플라스미노젠활성제** tissue plasminogen activator; tPA 의 작용에 의해 **섬유소분해효소** plasmin 으로 변화하고 이것이 섬유소섬유를 용해해서 피덩이를 제거한다(그림 7-13 ④).

05 혈장

혈장의 양과 성질에 따라 사이질액의 양과 성질이 결정되고, 사이질액에 따라 세포내액의 양과 성질이 결정된다(31-32쪽 참조). 이 때문에 혈장의 양과 성질의 조절은 매우 중요하다.

전해질

Na^+농도의 조절

혈장의 삼투압은 혈장전해질의 대부분을 차지하고 있는 Na^+ (그림 1-12, 30쪽 참조)에 의해 결정된다. Na^+농도는 알도스테론과 바소프레신이라고 하는 2종류의 호르몬에 의해 이중으로 관리되고 있다. 알도스테론은 신장에서 Na^+ 재흡수량을 변화시켜 소변으로 버려지는 Na^+의 양을 조절하는 것으로

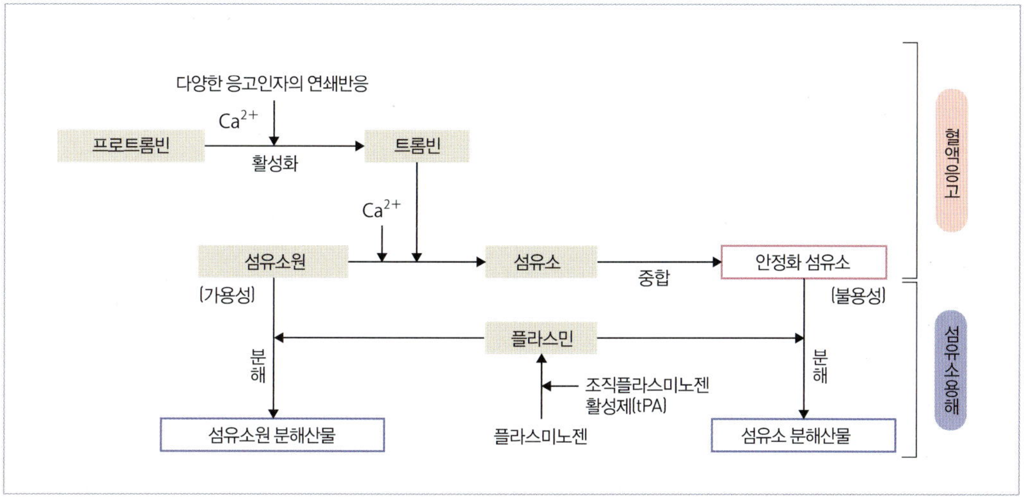

그림 7-14. 혈액응고와 섬유소용해의 화학반응

혈장량을 조절한다. 바소프레신(항이뇨호르몬)은 수분의 재흡수량에 변화를 주어서 삼투압을 조절한다(263쪽 참조).

Ca^{2+}농도의 조절

Ca^{2+}은 근육수축의 기폭제가 되는 이온으로도 중요하지만, 또한 그림 7-14에서와 같이 혈액응고의 거의 대부분의 반응에 Ca^{2+}이 필요한 것처럼 매우 많은 효소반응이 Ca^{2+}을 필요로 한다. 세포에 흡수되는 Ca^{2+}의 공급원은 혈장이다. Na^{+}의 경우와 마찬가지로 혈장Ca^{2+}농도도 호르몬에 의해 조절되고 있다.
체내에서 Ca^{2+}의 주요 저장부위는 뼈이다. 뼈를 녹여서(뼈흡수) Ca^{2+}을 혈장 안으로 보내면 혈장Ca^{2+}농도가 상승하고, 반대로 Ca^{2+}을 뼈에 침착시키면 (뼈형성) 혈장Ca^{2+}농도가 낮아진다.
부갑상샘부갑상선/parathyroid gland에서 분비되는 부갑상샘호르몬은 혈장Ca^{2+}농도를 상승시키고, **갑상샘**갑상선/thyroid gland에서 분비되는 칼시토닌은 혈장Ca^{2+}농도를 떨어뜨린다. 체내에서 활성화되는 비타민D도 창자에서 Ca^{2+}흡수를 촉진해서 혈장Ca^{2+}농도 조절에 관여한다.

포도당

혈장포도당농도를 혈당치라고 한다. 건강한 사람의 공복 시 혈당치는 80~110 mg/dL이다.

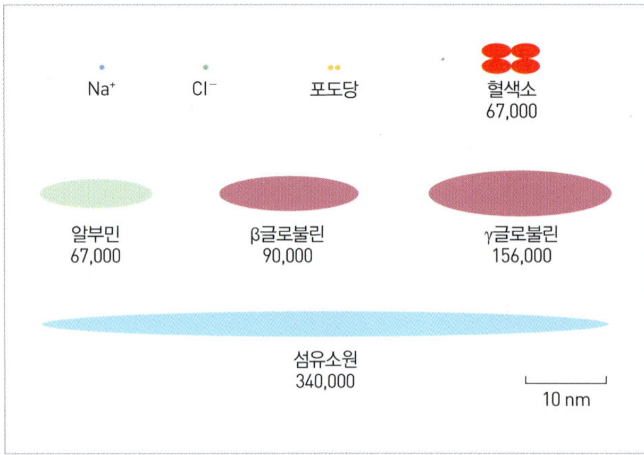

그림 7-15. 혈장 안의 물질의 크기 비교(그림 안의 숫자는 분자량을 나타낸다.)

식사에 의해 혈당치가 상승하기는 하지만 곧바로 **췌장**이자/pancreas 에서 **인슐린** insulin 이라고 하는 호르몬이 분비되어 간세포와 근육세포, 지방세포로 당이 흡수되어 혈당치의 상승을 막는다. 반대로 공복 시에는 췌장에서 분비되는 **글루카곤** glucagon 이라고 하는 호르몬이 포도당을 간에서 혈액 안으로 방출시켜 혈당치의 저하를 막는다.

혈장단백질

혈장에는 7~8 g/dL의 단백질(혈장단백질)이 녹아있다. 혈장단백질은 알부민(약 4.5 g/dL), 글로불린(약 2.5 g/dL), 섬유소원(약 0.3 g/dL)의 3가지로 나뉜다. 단백질은 분자의 크기가 크기 때문에(그림 7-15) 혈관벽을 투과하지 못하고 결과적으로 수분을 혈관 안으로 흡수하는 교질삼투압이 발생한다(NOTE 8). 또한 분자가 크기 때문에 신장에서 소변으로 여과되지 않는 특성을 이용해서, 호르몬이나 철 등과 같이 배설되면 곤란한 물질들을 알부민이나 글로불린과

NOTE 8 교질삼투압(Colloid osmotic pressure)

모세혈관의 내피세포들이 접합해 있는 부분에는 10 nm 정도의 간극이 있다. 수분이나 전해질, 영양소 등은 이 간극을 통해 혈관 바깥으로 나갈 수가 있다(여과). 즉 모세혈관벽은 혈장에 용해되어 있는 전해질이나 대다수의 유기물에게는 전체투과막이라고 할 수 있다.
그러나 알부민이나 글로불린 등의 혈장단백질은 분자가 크기 때문에 그 간극을 통과할 수가 없다. 혈장단백질에게 모세혈관벽은 반투과막이다. 이 때문에 혈장단백질은 혈관벽을 사이에 두고 삼투압을 발생시킨다. 이것을 교질삼투압이라고 한다. 혈장의 삼투압 275~295 mOsm/L의 대부분은 Na^+에 의한 것이다. 단백질에 의한 삼투압은 25 mmHg (약 1.3 mOsm/L)로 작지만 모세혈관벽을 통한 물질교환이라는 면에서는 큰 의미를 가진다.
교질삼투압은 사이질의 수분을 혈관 내부로 흡수하는(재흡수) 동력이 되어서 조직의 대사로 인해 발생한 다양한 노폐물을 혈관 안으로 회수한다.

결합한 상태로 혈액 내에서 운반한다. 글로불린의 일종인 γ글로불린은 앞에서 설명한 면역글로불린이며 항체 역할을 한다. 섬유소원은 앞에서 설명한 것처럼 섬유소로 변해서 혈액응고를 완성시킨다.

06 혈액형

처음 수혈이 이루어졌을 당시에는 어떤 사람의 혈액은 안전하게 수혈이 가능하지만, 어떤 사람의 혈액을 수혈하면 적혈구의 응집과 용혈이 일어나서 종종 사망에 이를 수도 있다는 것을 알게 되었다. 이것은 적혈구 막표면에 있는 항원이 개인에 따라 다르며 면역반응을 야기하기 때문이다.

수혈을 할 때 문제가 되는 것은 주로 ABO식 혈액형과 Rh식 혈액형의 2가지 종류이다. 또한 우리가 일반적으로 혈액형이라고 부르고 있는 것은 적혈구의 형태를 말하는 것이다.

ABO식 혈액형

적혈구 표면에 A라고 하는 항원을 가지고 있는 사람이 A형이고, B라고 하는 항원을 가지고 있는 사람이 B형, A와 B 모두를 가지고 사람이 AB형, A와 B 모두를 가지고 있지 않은 사람이 O형이다. 그리고 A형인 사람은 혈장 안에 B 항원을 응집시키는 항B항체를, B형인 사람은 항A항체를, 그리고 O형인 사람은 항A항체와 항B항체 모두를 가지고 있으며 AB형인 사람은 어느 것도 가지고 있지 않다.

예를 들어 A형 적혈구에 B형 혈청(항A항체가 들어있다)을 넣으면 적혈구의 응집이 발생한다(그림 7-16). 또한 항A항체와 항B항체는 태반을 통과하지 않는 IgM이기 때문에, 예를 들어 A형인 여성이 B형인 아이를 임신해도 보통은 안전하게 출산하는 것이 가능하다.

Rh식 혈액형

적혈구의 막 위에 Rh인자라고 하는 항원을 가진 사람이 Rh(+)이고, 가지고 있지 않은 사람이 Rh(-)이다. 동양인은 거의 대부분이 Rh(+)이고 Rh(-)인 사람은 1% 이하에 불과하지만 백인의 경우에는 15% 정도의 사람이 Rh(-)이다.

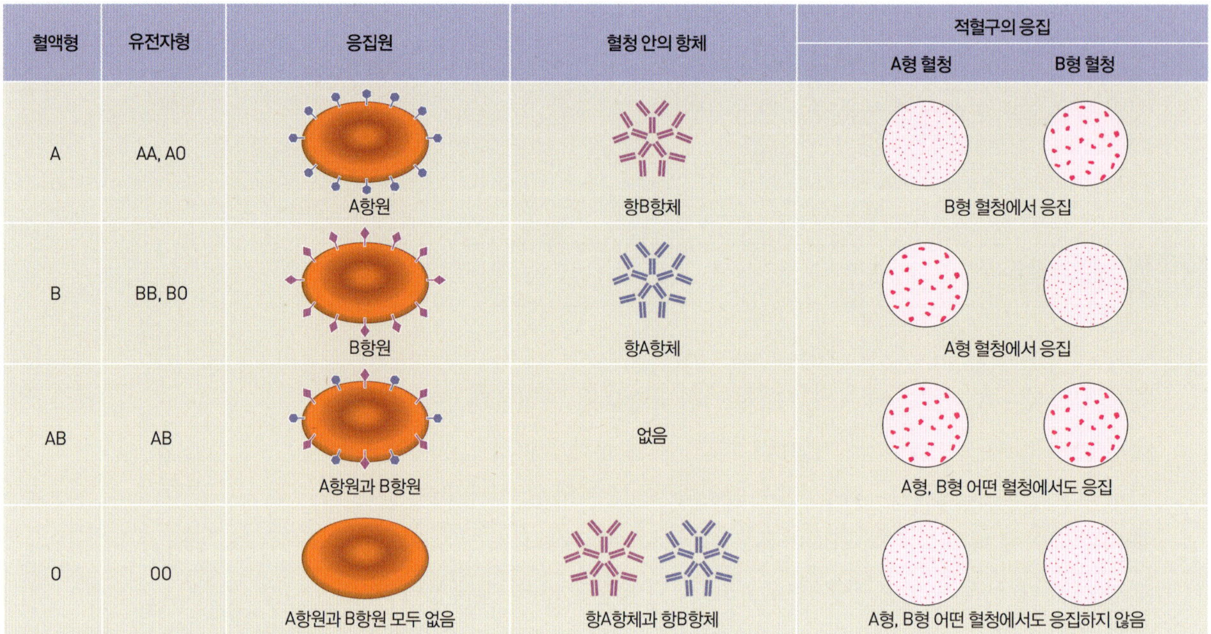

혈액형	유전자형	응집원	혈청 안의 항체	적혈구의 응집	
				A형 혈청	B형 혈청
A	AA, AO	A항원	항B항체	B형 혈청에서 응집	
B	BB, BO	B항원	항A항체	A형 혈청에서 응집	
AB	AB	A항원과 B항원	없음	A형, B형 어떤 혈청에서도 응집	
O	OO	A항원과 B항원 모두 없음	항A항체과 항B항체	A형, B형 어떤 혈청에서도 응집하지 않음	

그림 7-16. ABO식 혈액형과 혈청의 반응

ABO식 혈액형과는 달라서 Rh(-)인 사람이라도 원래는 항Rh항체를 가지고 있지 않다. 따라서 Rh(-)인 사람에게 Rh(+)의 혈액을 수혈해도 처음에는 문제가 발생하지 않는다. 그러나 처음 1회 때의 수혈로 Rh(-) 수혈자의 혈장 안에 항Rh항체가 생산되기 때문에 두 번째 이후의 수혈에서는 면역반응이 일어나서 수혈된 적혈구의 응집과 용혈이 발생하게 된다.

Rh식 혈액형에서 가장 큰 문제가 되는 것은 혈액형부적합 임신이다(그림 7-17). Rh(+)는 Rh(-)에 대해 우성이기 때문에 Rh(-)인 여성과 Rh(+)인 남성 사이에서 생긴 아이는 Rh(+)가 될 가능성이 크다. 임신 중에는 태아의 혈액과 모체의 혈액이 혼합되는 일이 없기 때문에 처음 임신한 아이는 무사히 태어나게 된다. 다만 출산 시 태반이 만출될 때 태아의 혈액과 모체의 혈액이 혼합되고 이때 모체 내부에 Rh(+) 적혈구에 대한 항체가 생산된다. 항Rh항체는 IgG이며 태반을 통과하는 것이 가능하다. 이 모친이 2번째 아이를 임신하고 그 아이 역시 Rh(+)라면 모친이 가지고 있는 항Rh항체가 태반을 통해 태아의 체내로 이동해서 태아의 적혈구를 파괴해 버리고(**태아적혈모구증** 태아적모구증/erythroblastosis fetalis), 용혈 때문에 태아가 자궁 내에서 사망하는 경우가 발생한다(그림 7-17).

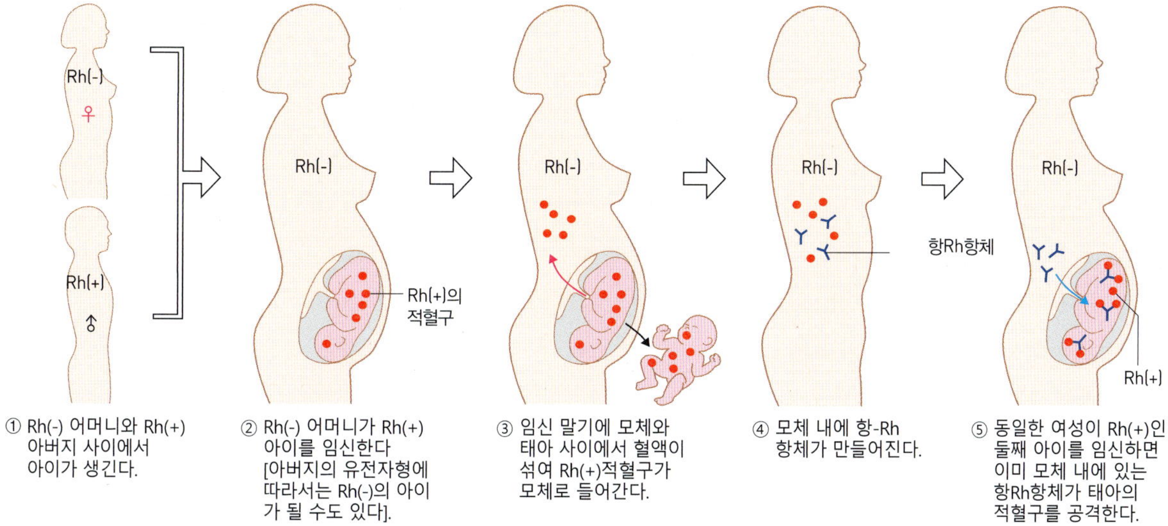

그림 7-17. Rh식 혈액형의 부적합 임신
(사카이 타츠오, 오카다 타카오, 우가 타카노리: 계통간호학강좌 해부생리학 제11판, p147, 의학서원, 2022)

주요조직적합항원

여러 항원형태가 있는 것은 적혈구뿐만이 아니다. 온몸의 세포에도 항원형태가 있다. 이것을 주요조직적합항원이라고 하며, 크게 5가지의 항원계통으로 분류한다. 주요조직적합항원이 문제가 되는 것은 장기이식을 할 때이며 항원형태의 일치율이 높을수록 이식장기에 대한 거부반응이 적다.

07 임상과의 관련 사항

● 생화학검사와 재활

임상에서 생화학 검사를 통해 혈액 성분에 관한 다양한 정보를 얻어 환자의 병태 이해 등에 활용할 수 있다. 생화학 검사는 혈액을 원심분리기를 이용해 유형성분(적혈구, 백혈구, 혈소판)과 무형성분(혈청)으로 나누어 각각의 성분을 검사하는 것으로, 혈액을 구성하는 성분에 관한 지식을 활용함으로써 유익한 정보를 얻을 수 있다.

혈당조절의 평가

적혈구는 용혈될 때까지 약 120일 정도의 수명을 가지는데, 이 기간 동안 적혈구에 포함된 헤모글로빈의 일부는 혈중포도당과 비효소적으로 결합하여 **당화혈색소** glycated hemoglobin A1C; HbA1c 로 변화한다. HbA1c로 변화하는 비율은 혈중에 존재하는 포도당의 양과 비례 관계에 있으며, 한번 HbA1c로 변화한 헤모글로빈은 원래의 헤모글로빈으로 돌아가지 않기 때문에 헤모글로빈 전체에서 차지하는 HbA1c의 비율은 대체로 지난 1~2개월의 평균 혈당값을 반영한다(혈중에 포함된 적혈구는 생성 후 기간이 각각 다르기 때문에, 혈당값을 반영하는 기간은 120일이 되지 않는다).

HbA1c는 6% 이하가 정상으로 간주되며 그 이상은 당뇨병이 의심된다. 당뇨병을 평가하는 다른 지표로 혈당값도 있지만, 혈당값은 식사나 운동, 스트레스 등 다양한 영향을 받아 역동적으로 변화하기 때문에 만성적인 고혈당 상태를 평가하는 데는 HbA1c가 더 우수하다. 따라서 당뇨병의 운동치료 효과를 판정할 때 혈당 조절의 지표로 HbA1c를 사용한다.

염증의 평가

질병이나 외상, 또는 수술 등의 의료행위로 인해 환자에게 염증이 발생한다. 염증의 객관적 평가로 자주 사용되는 것이 혈청 또는 혈장 중에 포함된 C-반응단백질(CRP)이다. CRP는 염증성 사이토카인인 인터루킨-6(IL-6)의 자극에 의해 간에서 생성되는 단백질이다. CRP 값은 조직 파괴나 염증으로부터 수 시간 이내에 급상승하여 2~3일 후에 피크에 도달한다. 또한 염증이 감소하면 급속히 원래 값으로 돌아가기 때문에 염증의 지표로 활용되고 있다. 다만 CRP는 염증이나 조직 파괴의 병태를 실시간으로 반영하는 것이 아니므로 그 활용에는 주의가 필요하다.

복습 포인트

- 혈액의 체액성분을 (　1　)이라고 하고, (　1　)에서 응고인자를 제거한 것이 (　2　)이다.
- 산소는 적혈구 안의 (　3　)에 결합되어 말초조직으로 운반된다.
- 적혈구 생산에 필요한 것은 신장에서 분비되는 (　4　). (　5　), (　6　)(비타민B_{12}와 엽산)이다.
- 노화된 적혈구는 주로 (　7　)에서 파괴([　8　])된다.
- 간의 (　9　)세포 안에서 헴에서 철이 분리되고, 철은 재이용된다.
- 철이 떨어져나간 헴은 (　10　)빌리루빈([　11　]빌리루빈)이 되고, 간세포에 의한 글루큐론산 결합을 받아서 (　12　)빌리루빈([　13　]빌리루빈)이 되고 (　14　) 형태로 장관 안으로 배설된다.
- 백혈구는 (　15　), (　16　), (　17　)로 크게 구별된다.
- 과립백혈구에는 (　18　), (　19　), (　20　)가 있으며 염증반응이나 포식작용 등 비특이방어를 위해 작용한다.
- 림프구에는 (　21　)세포와 (　22　)세포가 있으며 특이방어인 면역을 위해 작용한다.
- 단핵구는 조직 안으로 들어가서 (　23　)가 되어 강한 포식작용을 나타내는 동시에 항원에 관한 정보를 림프구에 제공한다([　24　]).
- 면역에는 (　25　)과 (　26　)이 있다.
- (　25　)에서는 활성화된 B세포 안 형질세포가 항체([　27　])를 생산하고 그것이 세균 등의 균체를 파괴한다.
- (　26　)에서는 (　28　)세포가 바이러스 등에 감염된 세포를 파괴한다.
- (　29　)은 혈관의 손상부위에 점착해서 응급 지혈을 한다([　30　]).
- 혈액응고는 최종적으로 (　31　)이 Ca^{2+} 존재하에 트롬빈에 의해 섬유 모양의 (　32　)로 변하고 이것에 적혈구 등이 걸려 엉키면서 완성된다.
- 혈관의 회복이 완료되면 (　33　)이 조직플라스미노젠활성제(tPA)에 의해 (　34　)으로 변하고 섬유소섬유를 용해한다. 이것을 (　35　)([　36　])라고 부른다.
- 혈장단백질은 수분을 혈관 내부로 흡수하는 힘이 되는 (　37　)을 발생하고, 혈류 안에서 다양한 물질을 결합함으로써 소변으로 배설되는 것을 막는다.
- 혈액형에는 (　38　)과 (　39　)이 있다.

정답 | 1. 혈장, 2. 혈청, 3. 혈색소, 4. 적혈구형성호르몬, 5. 철, 6. 항빈혈비타민, 7. 비장, 8. 용혈, 9. 쿠퍼(Kupffer), 10. 비결합, 11. 간접, 12. 결합, 13. 직접, 14. 담즙, 15. 과립백혈구, 16. 단핵구, 17. 림프구, 18. 중성구, 19. 호염기구, 20. 호산구, 21. B, 22. T, 23. 큰포식세포, 24. 항원제시, 25. 체액면역, 26. 세포면역, 27. 면역글로불린, 28. 세포독성살해T, 29. 혈소판, 30. 혈소판혈전, 31. 섬유소원, 32. 섬유소, 33. 플라스미노젠, 34. 플라스민, 35. 섬유소용해, 36. 피브린용해, 37. 교질삼투압, 38. ABO식 혈액형, 39. Rh식 혈액형

제 8 장

심장과 순환

학/습/목/표

1. 심장의 자동성과 자극전도계에 대해 설명할 수 있다.
2. 심전도의 기록법과 각 파형의 의미에 대해 설명할 수 있다.
3. 심장박출량과 혈압을 설명할 수 있다.
4. 심장주기와 심실의 압력-용적관계, 심장기능곡선을 설명할 수 있다.
5. 혈압의 조절메커니즘을 설명할 수 있다.
6. 미세순환영역에서 물질교환의 메커니즘을 설명할 수 있다.
7. 중요한 장기와 조직의 순환 특징을 설명할 수 있다.

01 혈액의 순환

심장의 활동

심장 heart 은 규칙적으로 확장과 수축을 반복해서 혈액을 동맥으로 박출한다.

심장은 오른심장과 왼심장이라고 하는 2개의 펌프가 합체된 것이라고 생각할 수 있다. 오른심장과 왼심장은 각각 **심방** atrium 과 **심실** ventricle 이라고 하는 2개의 방으로 이루어져 있다(그림 8-1). 심방은 심장근육으로 얇은 벽을 이룬 방이며 심장으로 되돌아온 혈액을 가두어두었다가 수축을 통해 심실로 혈액을 내보낸다. 심실은 심장근육으로 이루어진 두꺼운 벽으로 둘러싸여 있는 방이며 혈액을 동맥으로 힘차게 박출한다.

온몸의 순환경로(그림 8-2)

오른심장은 온몸을 돌며 산소를 조직에 건네주고 돌아온 정맥혈액을 받아들여서 폐동맥으로 박출한다. 폐에서 산소를 받아들이고 이산화탄소를 잃은 혈액이

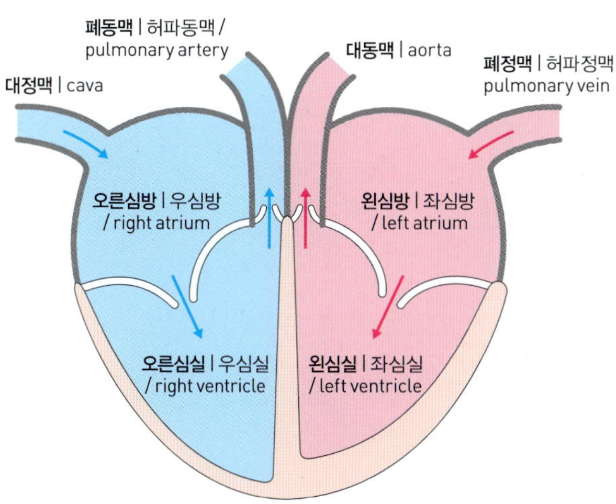

그림 8-1. 심장의 구조

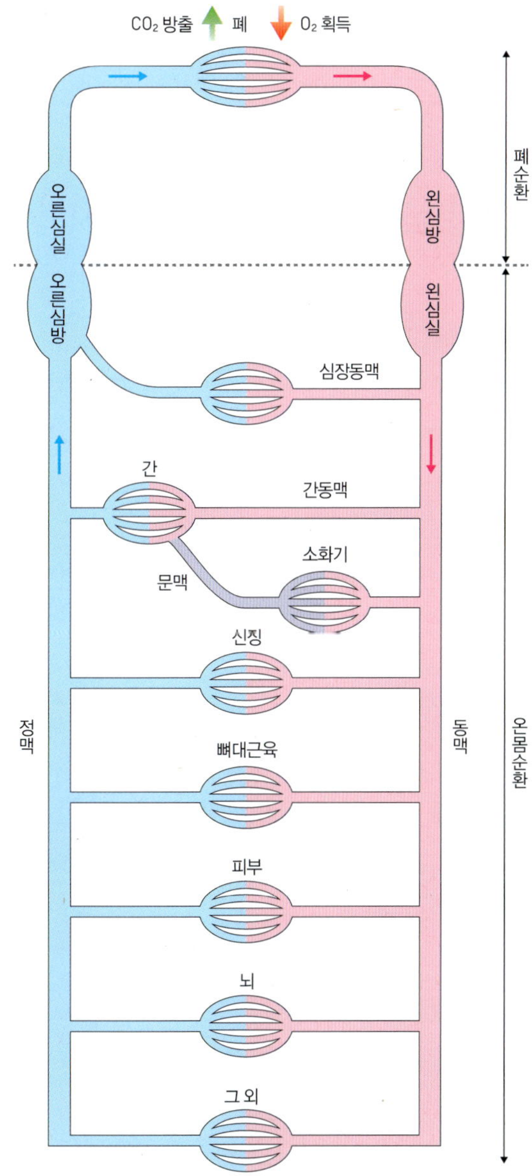

그림 8-2. 폐순환과 온몸순환

폐정맥을 통해 왼심방으로 되돌아간다. 이 경로를 **폐순환** 허파순환/pulmonary circulation (소순환)이라고 한다.

왼심방으로 되돌아온, 산소가 풍부하게 포함된 혈액은 왼심실에서 대동맥으로 박출된다. 대동맥에서는 차례로 동맥이 분지해서 온몸의 장기와 조직으로 혈액을 내보낸다. 혈액은 산소와 영양소를 조직에 공급해 주고 조직에서 대사의 결과로 생긴 이산화탄소와 다양한 노폐물을 받아 정맥혈액이 되어 오른심방으로 되돌아간다. 이러한 경로를 **온몸순환** 체순환/systemic circulation (대순환)이라고 한다.

02 심장의 흥분과 자극전도계

심장근육세포의 구조

심장의 벽을 구성하고 있는 심장근육세포는 길이 약 100 μm, 폭 수십 μm의 단핵 또는 2핵으로 가지가 나뉜 세포이다(그림 8-3). 뼈대근육과 마찬가지로 가로무늬구조가 눈에 띈다(그림 5-1). 심장근육세포에는 심방을 구성하는 심방근육세포와 심실을 구성하는 심실근육세포가 있다.

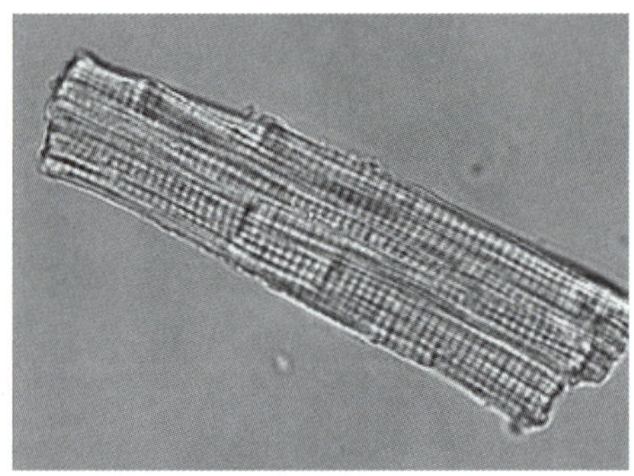

그림 8-3. 심장근육세포

심장근육세포와 심장근육세포 사이는 **틈새이음** 간극연결/gap junction 을 통해 전기적으로 연결되어 있어서 하나의 심장근육세포가 흥분을 하면 그 흥분이 차례로 인접해 있는 심장근육세포를 흥분시켜서 심방이나 심실 전체가 흥분하게 된다. 심방과 심실은 뒤에서 다시 설명하게 될 **히스다발** His bundle 을 제외하고는 결합조직에 의해 절연되어 있기 때문에 심방근육의 흥분이 그대로 심실로 전달되지는 않는다.

심장근육 활동전위의 특징

그림 8-4에 심실근육세포의 활동전위를 나타냈다. 심장근육의 활동전위에서 Na^{+}의 유입으로 인해 나타나는 현상은 신경이나 뼈대근육의 활동전위와 동일하지만, 그 후 Ca^{2+}채널을 통해 Ca^{2+}이 세포내부로 유입됨으로써 탈분극이 장시간 지속되는 것이 특징이다. 이와 같이 Ca^{2+}유입으로 인해 길어진 탈

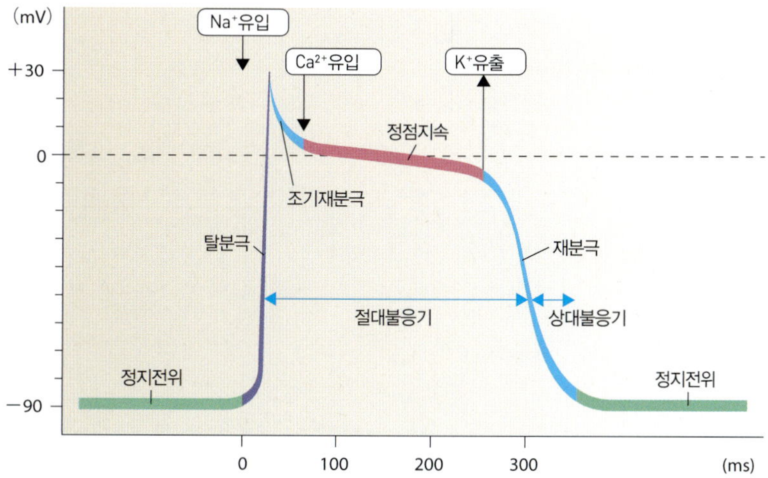

그림 8-4. 심실근육세포의 활동전위

분극 시기를 **정점지속** plateau 이라고 부른다. 정점지속이 있기 때문에 신경이나 뼈대근육의 활동전위지속시간이 1~5 ms인 것에 비해 심실근육의 활동전위 지속시간은 약 300 ms로, 약 100배나 길다.

정점지속 뒤에는 K^+가 세포바깥으로 유출됨으로써 재분극이 일어난다. 활동전위 지속 중에 세포내부로 유입된 Ca^{2+}은 재분극 뒤에 Na^+-Ca^{2+} 교환기구에 의해, Na^+는 Na^+-K^+펌프에 의해 세포바깥으로 배출된다(그림 8-5).

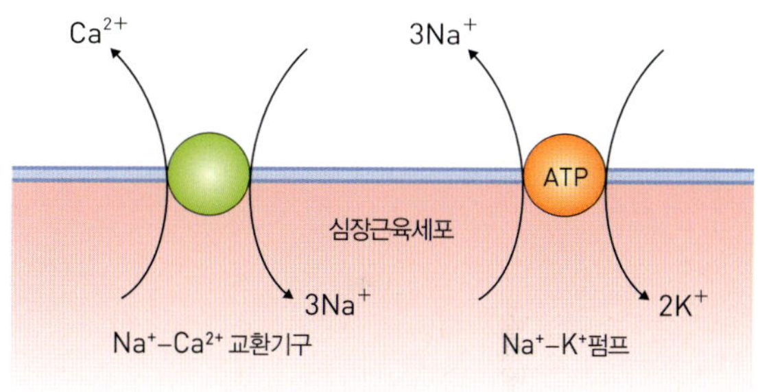

그림 8-5. 심장근육세포의 재분극 후 이온환경의 회복

심장근육의 또 다른 특징은 활동전위의 지속이 길기 때문에 **불응기** refractory period 도 길다는 점이다. 이 때문에 심장박동이 빨라져도 심장근육은 **강축** 테타너스/tetanus 를 일으키지 않고(132쪽 참조) 반드시 이완-수축을 반복한다.

자동성에 의한 흥분의 발생

오른심방의 **위대정맥** 상대정맥/superior vena cava 입구 부근에는 특수한 심장근육세포가 모여 있는 부분이 있다. 이것을 **굴심방결절** 동방결절/sinoatrial node; SA node 이라고 부른다(그림 8-6).

굴심방결절세포에는 안정된 일정한 정지전위가 없고 Na^+과 K^+이 세포 안으로 유입되면서 서서히 탈분극되어간다(전전위). 그리고 탈분극이 문턱값에 도달

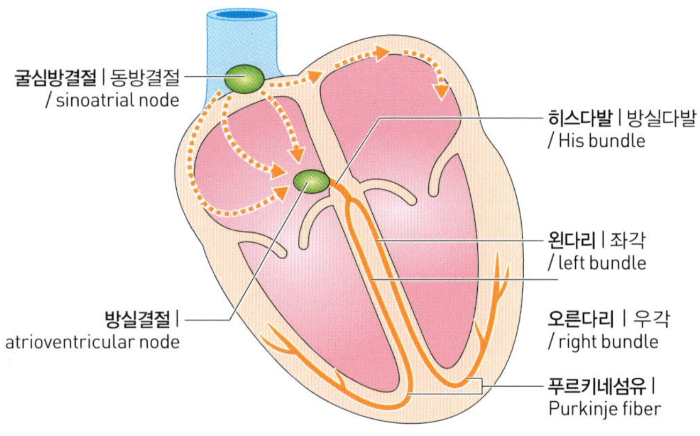

그림 8-6. 자극전도계

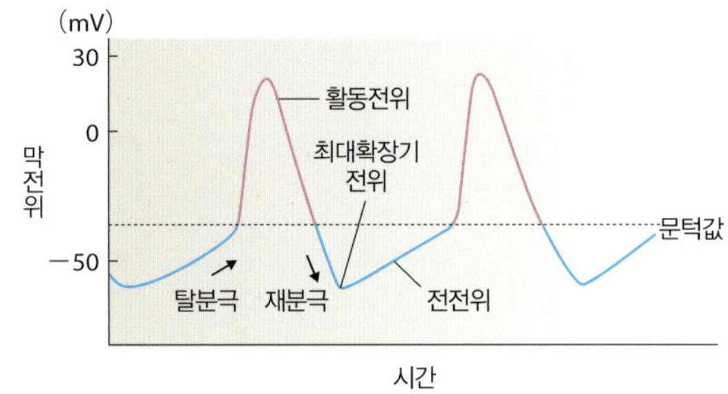

그림 8-7. 굴심방결절세포 활동전위의 발생

하면 활동전위가 발생한다(그림 8-7). 활동전위의 개시는 다른 심장근육세포와는 다르게 Ca^{2+}의 유입으로 시작된다. 활동전위 발생 후에는 K^+채널이 열려서 재분극된다(최대확장기전위). 결국 굴심방결절세포는 외부로부터의 자극이 없어도 탈분극 → 활동전위 발생 → 재분극을 반복하며, 여기서 발생한 흥분이 심방 전체로, 그리고 심실로 전달되어간다.

이 때문에 굴심방결절은 심장근육 전체로 흥분과 수축을 일으키는 **박동조율기** 길잡이/pacemaker 역할을 한다. 이처럼 심장은 외부로부터의 자극이 없어도 스스로 흥분을 반복하는 성질이 있으며 이것을 심장의 **자발성** automaticity 이라고 한다.

신경에 의한 조절

굴심방결절세포의 흥분빈도에 따라 심장의 흥분빈도, 즉 심박수가 변화한다.

자율신경 중에서 교감신경이 흥분을 하면 그 말단에서 노르아드레날린이 방출되어 심박수를 증가시킨다. 이것은 길잡이전위의 기울기가 급격하게 변하면서 문턱값에 도달하는 시간이 단축되기 때문이다(그림 8-8A).

반대로 부교감신경(미주신경)은 심박수를 느리게

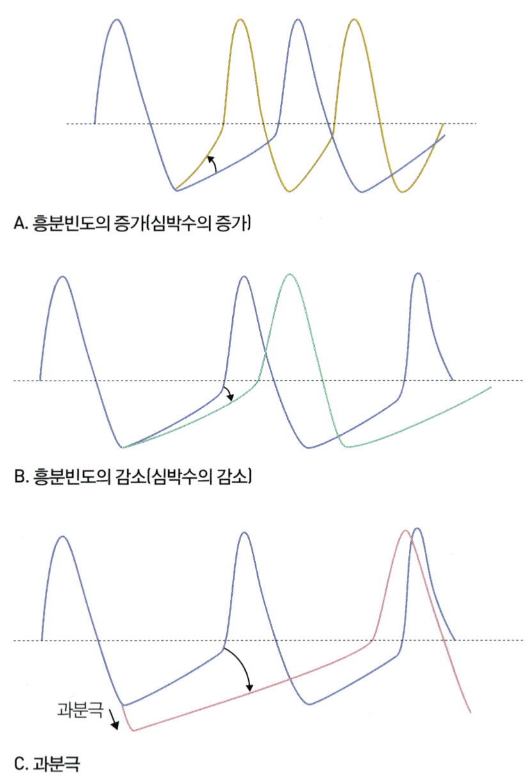

그림 8-8. 굴심방결절 흥분빈도의 변화

한다. 이것은 말단에서 방출되는 아세틸콜린 작용에 의해 길잡이전위의 기울기가 완만해지기 때문이다(그림 8-8B). 미주신경이 더욱 강하게 흥분하면 최대확장기전위가 과분극되고 심박수는 더욱 느려진다(그림 8-8C).

자극전도계와 흥분전도속도

굴심방결절에서 일으킨 흥분은 심방 전체로 퍼져나가고 그 흥분파의 일부가 오른심방 아래부위 **심방중격** 심방사이막/interatrial septum 옆의 **방실결절** atrioventricular node; AV node 이라고 불리는 특수한 심장근육무리에 도달한다. 방실결절에서 방실사이의 유일한 흥분전도경로인 **히스다발** His bundle 이 결합조직을 관통해서 심실로 들어간다. 심실로 들어간 히스다발은 오른다리와 왼다리로 나뉘고 다시 **푸르키네섬유** Purkinje fiber 가 되어 좌우의 심실벽 안쪽(심실속막 쪽)으로 흥분을 전달한다(그림 8-6). 흥분파는 심실속막 쪽에서 바깥쪽(심실바깥막 쪽)으로 퍼져간다.

굴심방결절에서 방실결절, 히스다발, 다리, 푸르키네섬유로 계속해서 흥분을 전달하는 조직을 자극전도계라고 부르며 이러한 흥분전도에 주요한 역할을 하는 심장근육조직을 특수심장근육이라고 한다. 이에 비해 일반적인 수축을 하는 심장근육을 고유심장근육이라고 부른다.

흥분전도속도는 푸르키네섬유 2~5 m/s, 심실근육 1 m/s인 것에 비해 방실결절은 3 cm/s로 느리다. 이로 인해 심방에서 심실로 흥분이 전달되는 시간이 걸리며, 그동안에 심방이 수축해서 다시 이완되고 있는 심실로 혈액을 내보내는 것이 가능해진다.

03 심전도

심장의 전기적 흥분을 체표면에 붙인 전극에서 기록한 것이 **심전도** electrocardiogram; ECG 이다. 대표적인 파형과 각 파형의 명칭을 그림 8-9에 나타냈다. 또한 각종 파형이 의미하는 것과 그 특징을 표 8-1에 나타냈다.

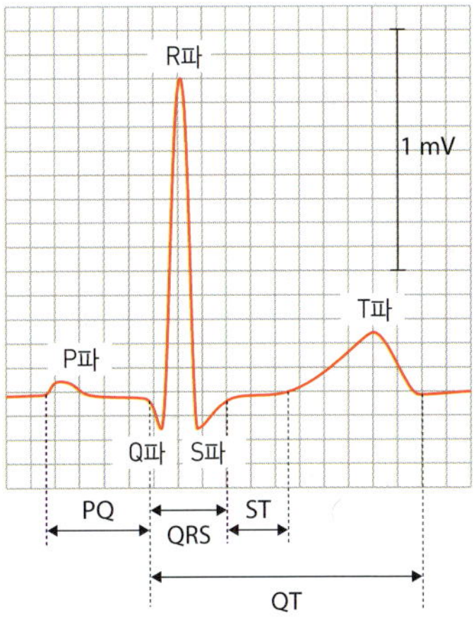

그림 8-9. 심전도

표 8-1. 심전도의 성분

명칭	전압(mV)	지속시간(초)	심장의 전기적 흥분과 대응
P파	0.2 미만	0.06~0.10	심방의 흥분에 대응
QRS파	0.5~1.5(~5)	0.08~0.10	심실의 흥분개시에 대응
T파	0.2 이상	0.2~0.6	심실의 흥분종료에 대응
PR(PQ)간격	기준선상에 있는 것이 원칙	0.12~0.20	방실사이흥분전도시간
ST부분		0.1~0.15	심실 전체가 흥분해 있는 시간
QT		0.3~0.45 (심박수가 상승하면 감소)	심실흥분시간

심전도의 유도법

심전도를 기록하는 경우, 보통은 팔다리에 3개, 가슴에 6개의 전극을 붙이고, 다음과 같이 12개를 유도(도출)한다(그림 8-10).

두극유도

팔다리에 붙인 전극 사이의 전위차를 기록하는 방법이며 제I유도는 오른손과 왼손의 전위차, 제II유도는 오른손과 왼발의 전위차, 제III유도는 왼손과 왼발의 전위차이다.

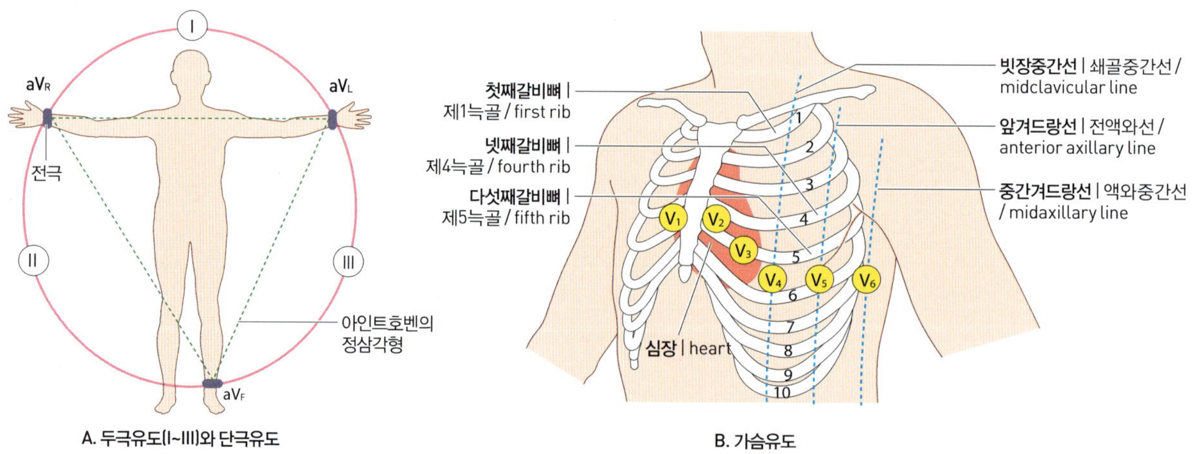

그림 8-10. 전극의 장착부위(유도전위)

단극유도

심장의 흥분주기와는 관계없이 일정한 전위를 나타내는 장소(팔다리의 전위를 고저항을 통해 연결한 점)에 대한 팔다리의 전극의 전위를 유도하는 방법이다. aV_R은 오른손의 전위, aV_L은 왼손의 전위, aV_F는 왼발의 전위이다.

가슴유도

가슴에 장착한 6개의 전극을 이용한 단극유도이다. 전극의 장착부위는 V_1이 넷째갈비사이복장뼈 오른쪽 가장자리, V_2는 넷째갈비사이복장뼈 왼쪽 가장자리, V_4는 다섯째갈비사이 왼빗장중간선 위, V_3는 V_2와 V_4의 중간, V_5와 V_6는 V_4와 동일한 높이에서 각각 앞겨드랑선과 중간겨드랑선 위에 있다. V_1과 V_2는 오른심실의 전기적 흥분을 반영하고 V_5와 V_6는 왼심실의 흥분을 반영한다. 기록할 때에는 심전도의 침이 1 mV에서 1 cm의 진폭으로 표시되도록 조절한다. 또한 기록지의 종이를 넘기는 속도는 25 mm/s로 결정되어 있다.

아인트호벤의 정삼각형과 전기적 심축

손발에 장착하는 전극은 보통 손목과 발목에 장착하지만, 우리들의 신체는 전도성이 높기 때문에 어깨와 넓적다리 부위에 장착해도 심전도의 파형은 전혀 변하지 않는다. 즉 제I~III유도는 각각의 전극을 정점으로 하는 거꾸로 된 정삼각형과 거의 비슷하다(그림 8-11). 이것을 **아인트호벤** Einthoven 의 정삼각형이라고 한다. 이 정삼각형의 각각의 변에서 각각의 유도 벡터(R파 높이에서 Q파 또는 S파의 깊이를 뺀 수치)를 구하고 3개의 벡터를 합성해서 전기적 심축을 구하는 것이 가능하다. 보통은 II = I + III이 성립된다.

전기적 심축은 전체적으로 심장의 흥분이 진행되는 방향을 나타내고 있으며 –30°~+110°가 정상이다. –30°보다 마이너스에 치우친 것을 **좌축편위** left axis deviation 라고 하고, 심장이 왼쪽으로 회전해 있는 경우와 왼심실이 비대해진 경우에 발생한다. +110°보다 큰 경우는 **우축편위** right axis deviation 라고 하며 오른심실 비대의 가능성이 있다.

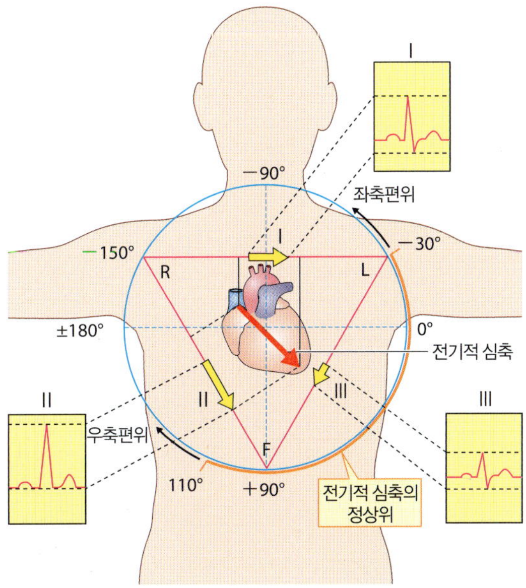

그림 8-11. 전기적 심축과 두극유도의 심전도

파형의 이상

심전도의 파형으로 다양한 질환을 알 수 있다.

예를 들어 심근경색증은 ST부분이 상승하거나 하강하며, 커다란 Q파가 출현하는 등의 특징이 보인다. 혈장의 전해질 이상인 고칼륨혈증에서는 텐트 형태의 예리하고 높은 T파가 출현한다.

심전도가 가장 위력을 발휘하는 것은 **부정맥** arrhythmia 을 진단할 때이다. 부정맥이란 정상적으로 진행되는 리드미컬한 흥분주기에 변주를 주어서 비정상적으로 맥박이 늦어지거나(서맥) 빨라지는 것(빈맥)을 말한다.

느린부정맥

맥박이 비정상적으로 늦어지는 것을 **느린부정맥** 서맥부정맥/bradyarrhythmia 이라고 한다. 인공적인 박동조율기를 심어 넣는 경우가 많다.

굴느린맥

굴느린맥 동성서맥/sinus bradycardia 은 굴심방결절의 혈액장애(허혈)나 염증으로 인해 굴심방결절세포의 흥분빈도가 낮아지는 것을 말한다.

굴심방차단

굴심방차단 sinoatrial block 은 굴심방결절의 흥분이 심방으로 전달되지 않는 것을 말한다. 대부분의 경우에 심전도의 P파에서 T파까지의 전체 박동이 갑자기 사라진다.

방실차단

방실차단 auriculoventricular block 은 심방의 흥분이 심실로 전달되지 않는 것을 말한다. 갑자기 P파만 나오고 QSR파와 T파가 빠진 파형을 나타내고(그림 8-12A), PR간극이 계속해서 연장되며 1회분이 빠지기도 한다. 방실사이의 전도가 완전히 차단되면(완전방실차단) 심방은 본래의 박동조율기 리듬으로 박동하고, 심실은 그것보다 늦은 독자의 리듬으로 박동한다.

빠른부정맥

빠른부정맥 부정빈맥/tachyarrhythmia 은 맥박이 빨라지는 부정맥을 말한다. 중증의 빠른맥(심실빈맥이나 심실세동)은 **유발활동** triggered activity 과 흥분의 **재진입**

reentry 이 원인이 되는 경우가 많다.

유발활동이란 심장근육의 Ca^{2+}과부하(세포내부의 Ca^{2+}농도가 과도하게 상승한 상태)로 활동전위 후에 막전위의 진동이 발생하고 이것이 문턱값을 초과하면 흥분이 계속 이어져서 반복되는 상태이다.

흥분의 재진입은 비정상적으로 짧은 흥분의 전도경로가 형성되어서 흥분이 회전하며 심장근육을 높은 빈도로 자극하는 상태를 말한다.

주기외수축

정상적인 리듬에서 어긋난 비정상적인 흥분이 단발적, 또는 산발적으로 출현한다. 심방이 원인이 되어 발생하는 것을 **심실위주기외수축** 상실성기외수축/ supraventricular extrasystole 이라고 하고, 심실이 원인인 경우를 **심실주기외수축** 심실성기

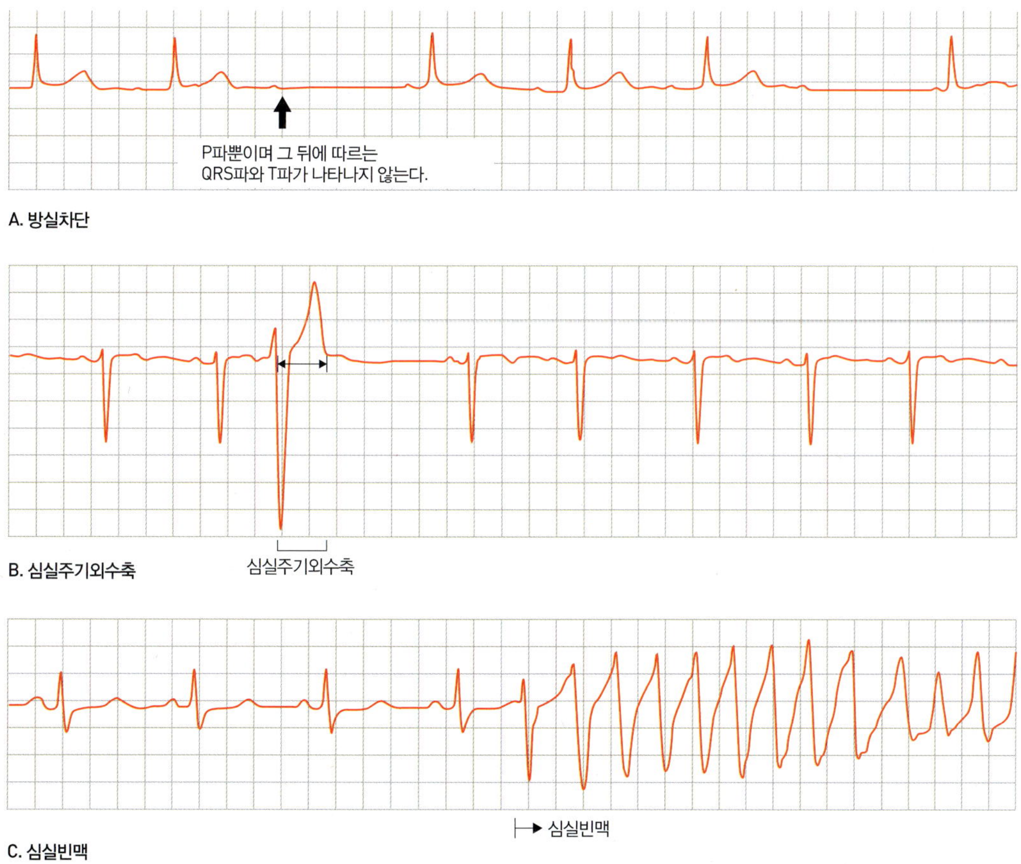

그림 8-12. 각종 부정맥의 심전도

외수축/ventricular extrasystole 이라고 부른다. 심실주기외수축에서는 심실근육에서 발생한 흥분이 고유심장근육을 통해서 심실 전체로 퍼져나가기 때문에 시간이 걸리고 폭이 넓고 큰 특징적인 파동이 기록된다(그림 8-12B).

심실빈맥

심장이 비정상적으로 높은 빈도로 박동하는 것을 **빠른맥** 빈맥/tachycardia 이라고 한다. 굴심방결절이나 심방에 원인이 있는 경우를 **심실위빈맥** 심실위빠른맥/supraventricular tachycardia 이라고 하고, 심실에 원인이 있는 것을 **심실빈맥** 심실성빈맥/ventricular tachycardia 이라고 한다. 발작적으로 출현하는 것이 대부분이며 심박수는 100/min 이상이 된다(그림 8-12C). 자연적으로 치유되는 경우도 많지만 심실세동으로 이행되는 경우도 있어서 매우 위험하다.

심방세동

심방세동 심방잔떨림/atrial fibrillation 은 심방근육 흥분의 동기화가 무너져서 각각의 심방근육세포가 제각각으로 흥분하는 상태를 말한다. 심방 전체가 유기적인 수축이 안 되기 때문에 혈액을 심실로 박출하는 것이 불가능해진다.
젊은 사람의 경우에는 심실로 들어오는 혈액 유입의 80% 정도는 심실이 힘차게 확장해서 혈액을 흡수하는 것이기 때문에 심방세동으로 심방이 수축을 하지 못하더라도 운동할 때 이외에는 특별히 문제가 되지 않는다.
고령자에서는 심방의 수축을 통한 혈액박출만으로 거의 대부분의 혈액을 심실로 박출하고 있기 때문에, 심장기능상실이 발생하거나 혈액이 정체된 심방 내부에서 혈전이 형성되면, 그것이 동맥으로 박출되어 뇌혈관을 막거나 뇌경색증을 일으키기도 한다.

심실세동

심실세동 심실잔떨림/ventricular fibrillation 은 심방세동과 마찬가지로 심실근육의 흥분이 동기화되지 않는 상태를 말한다. 심장박출량이 없는 심정지 상태의 응급상황이기 때문에 재빨리 직류의 대전류를 통전시켜서 세동을 막고 심장마사지를 실시해야 한다. 최근 공공시설에는 **외부형자동심장충격기** automated external defibrillator; AED 가 설치되어 있다.

04 혈액의 박출과 혈압

혈액의 박출

심장박출량이란

심실이 1회 수축해서 박출하는 혈액량을 **일회박출량** stroke volume; SV 이라고 하며, 안정적인 상태에서 성인의 박출량은 약 70 mL이다.

1분 동안 박출된 혈액량은 일회박출량에 **심박수** heart rate; HR 를 곱해서 얻을 수 있으며(SV × HR), 이것을 분당심장박출량 또는 단순히 **심장박출량** cardiac output; CO 이라고 한다.

$$\text{(매분)심장박출량} = \text{일회박출량} \times \text{심박수}$$

성인의 안정 시 심박수는 70/min 정도이기 때문에 심장박출량은 70 × 70으로 약 5 L/min가 된다.

심장박출량과 정맥환류량

왼심실에서 박출된 동맥혈액은 온몸을 돌아서 산소와 영양소를 조직에 공급해 주고, 이산화탄소와 노폐물을 조직으로부터 흡수해 정맥혈액이 되어 오른심방으로 되돌아간다. 이 과정에서 출혈 등의 돌발적인 이상이 발생하지 않는 한 박출된 혈액은 그대로 되돌아오기 때문에 왼심실의 박출량은 정맥환류량과 동일하다. 그리고 오른심실은 정맥혈액으로 환류되어 온 혈액을 그대로 박출하기 때문에 정맥환류량은 오른심실 박출량과 동일하다. 즉,

$$\text{왼심장박출량} = \text{정맥환류량} = \text{오른심장박출량}$$

이 되며, 좌우 심실의 박출량은 동일해진다.

혈압

혈압이란

혈관 내부의 혈액이 받는 압력을 **혈압** blood pressure 이라고 한다. 보통 단순히 혈압이라고 하는 경우는 동맥의 혈압을 말하는 것이다. 단위는 mmHg이며 정상

NOTE 1 혈압의 단위

mmHg에서 처음의 mm은 밀리미터로 길이 단위이며 Hg는 수은의 원소기호이다.
100 mmHg은 수은을 100 mm 들어 올리는 압력이라는 의미이다. 수은의 비중은 상온에서 13.5이다. 즉 물(H_2O)의 13.5배의 무게가 된다. 따라서 수은을 물로 바꾸면 100 mmHg=100×13.5 mmH_2O, 물을 1 m 35 cm의 높이로 들어 올릴 수 있는 압력과 동일이다.
혈액의 비중은 약 1.050이며 물과 거의 다르지 않다. 결국 동맥이 절단되면 혈액이 심장에서 1 m 35 cm의 높이까지 뿜어져 올라간다는 것을 의미한다.
정맥압이나 가슴막안내압과 같이 압력이 낮은 경우에는 mmHg 대신에 cmH_2O를 사용하는 경우도 많다.

일 때 평균 100 mmHg 정도이다(NOTE 1).

혈압은 너무 높아도 곤란하지만 너무 낮아도 안 된다. 혈액은 심장보다 높은 위치에 있는 뇌로 중력을 거슬러 올라가야 하고, 신장에서는 혈액의 여과로 소변이 만들어지기 때문에 어느 정도 높은 혈압이 필요하기 때문이다.

혈압에 관한 수치

혈압은 심장의 수축과 확장에 따라 그림 8-13과 같이 변한다. 심실이 수축해서 혈액이 대동맥으로 박출되는, 혈압이 가장 높아졌을 때의 압력을 **최고혈압**(**수축기혈압** systolic blood pressure; P_S)이라고 하고, 심실확장기의 가장 낮아졌을 때의 압력을 **최저혈압**(**이완기혈압** diastolic blood pressure; P_D)이라고 한다. 최고혈압/최저혈압을 120/80 mmHg와 같이 표기한다. 또한 최고혈압-최저혈압, 즉 혈압 파형의 진폭에 해당하는 것을 **맥박압** pulse pressure 이라고 한다.

최고혈압과 최저혈압을 모두 취급해야 할 필요가 없을 때에는 평균치를 구하는 경우도 있다. **평균혈압** mean blood pressure; P_M 은 다음과 같이 구한다.

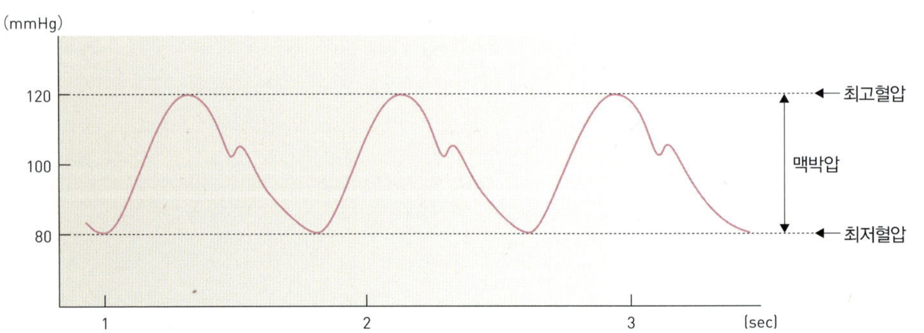

그림 8-13. 정상적인 혈압파형

$$\text{대동맥}: P_M = P_D + (P_S - P_D) / 2$$

$$\text{그 외의 동맥}: P_M = P_D + (P_S - P_D) / 3$$

이것은 그림 8-14에 나타낸 것처럼 동맥이 말초부위로 갈수록 맥박의 파형이 급격하게 일어나기 때문이다.

혈압을 결정하는 것

관 내부를 흐르는 액체에 대해서는 전기에 관한 **옴의 법칙** Ohm's law, 즉

전위차(V)=전류(I)×전기저항(R)

과 동일한 관계가 성립한다. 결국

혈압차=혈류량×혈관저항

이 된다.

온몸을 순환하는 온몸순환에 대해 말하면 대동맥으로 박출된 혈액의 압력이 혈압이며, 온몸을 순환하고 오른심방으로 되돌아온 정맥혈압의 압력은 거의 0 mmHg이다. 따라서 혈압차이는 (혈압– 0 mmHg)가 되며 혈압=혈류량×혈관저항이 된다. 또한 온몸을 흐르는 혈류량은 심장박출량과 동일하다. 즉,

혈압=심장박출량×혈관저항

이 된다.

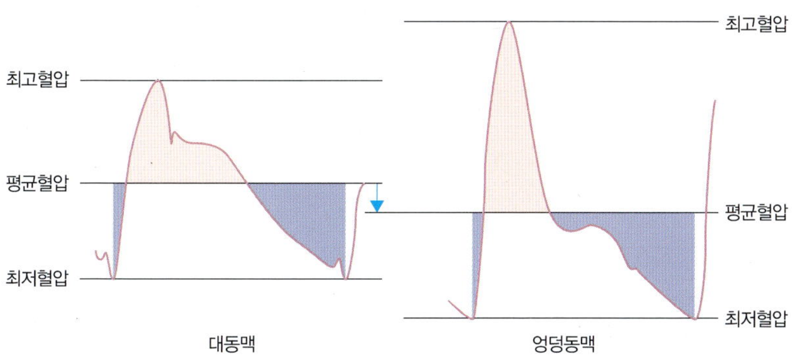

그림 8-14. 부위에 따른 혈압파형의 차이

혈압의 평균치는 혈압파형으로 둘러싸인 부분(그림의 분홍색과 파란색)의 면적을 균등하게 한 수치이다. 그림에서처럼 대동맥에서는 P_D에 맥박압의 1/2을 더한 수치가 거의 평균혈압이며, 말초동맥(엉덩동맥이나 위팔동맥 등)에서는 P_D에 맥박압의 1/3을 더한 수치가 평균혈압에 가깝다.

혈관저항은 혈액의 흐름을 방해하는 것을 말한다. 동맥벽의 민무늬근육이 수축해서 동맥이 가늘어지면 저항이 상승한다. 반대로 민무늬근육이 이완해서 동맥이 굵어지면 저항이 저하된다. 이처럼 혈압은 심장이 촉진되어 심장박출량이 증가하거나 동맥이 수축해도 상승한다.

동맥의 탄성에 의한 보조펌프

왼심실이 수축해서 혈액이 대동맥 내부로 박출되면 혈액이 말초부위로 흐르는 동시에 대동맥벽을 늘려서 대동맥을 팽창시킨다(그림 8-15A). 이어서 왼심실이 이완을 시작해서 혈액의 박출이 끝나면 대동맥벽의 탄성에 의해 내부의 혈액이 압박되어 말초부위로 떠밀려간다(그림 8-15B). 즉, 심실에서 혈액의 박출은 주기적으로 일어나지만 대동맥벽의 탄성은 심실확장기에도 말초부위로 나가는 혈류를 유지하는 보조펌프 역할을 해서 혈류가 연속적으로 나아갈 수 있도록 한다.

말초부위의 동맥이 수축해서 혈관저항이 상승하면 혈액이 말초부위로 잘 흐르지 못해서 대동맥 안에 멈춰있는 혈액량이 증가한다(그림 8-15C). 그렇게 되면 대동맥벽이 늘어나기 때문에 심실확장기에 탄력으로 내부의 혈액을 압박하는 힘이 증가해 최저혈압이 상승한다. 즉 최저혈압은 말초부위의 혈관저항을 반영한다고 볼 수 있다.

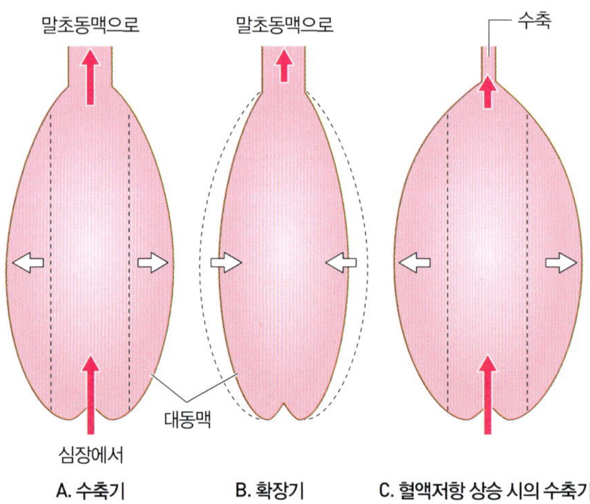

그림 8-15. 동맥의 탄성에 의한 펌프작용

화살표의 길이는 입출력되는 혈액량을 표시한다. 수축기(A)에 심실에서 박출된 혈액량은 말초부위로 흘러들어가는 혈액량보다 많다. 박출된 혈액의 일부는 대동맥벽을 늘려서 그 부분에 머무른다(흰색 화살표). 확장기(B)에는 심실로부터의 박출은 멈추지만 대동맥벽의 탄성으로 인해 내부의 혈액이 압박되어 말초부위로 나가는 혈류가 지속된다.

맥박압은 최고혈압과 최저혈압의 차이이며, 이것은 일회박출량과 비교해서 대동맥벽의 탄성에 반비례한다. 즉,

$$\text{맥박압} \propto \text{일회박출량}/\text{대동맥벽의 탄성}$$

이다. 대동맥벽의 탄성은 노화에 따른 **동맥경화증** arteriosclerosis 등으로 저하되며 심박수의 큰 변화를 제외하고 단시간에는 별로 변하지 않는다. 따라서 맥박압은 일회박출량을 반영한다고 생각할 수 있다. 즉 최고혈압은 동맥계의 저항을 반영하는 최저혈압에 일회박출량을 반영하는 맥박압을 더한 것이라고 할 수 있다.

혈압의 측정

• 직접법

마취 상태에서 동맥을 절개해서 **카테터** catheter 라고 불리는 생리식염수를 채운 가느다란 튜브를 동맥 안으로 삽입하고, 반대쪽 끝부분을 변환기라고 불리는 압-전기변환기에 접속해서 측정하는 방법이다. 가장 정확한 방법인 동시에 시간분해능력이 높기 때문에 혈압파형을 관찰하는 데 적합하다. 심혈관질환이 의심되는 경우의 카테터검사, 수술 중이거나 응급치료 시의 모니터, 동물실험 등에 적합하며 일상적인 측정으로는 부적합하다.

• 간접법

청진법

위팔 상완/upper arm 에 **압박띠** tourniquet 를 두른 후에 팔오금 부위에 청진기를 대고 청진하면서 공기를 불어넣어 **위팔동맥** 상완동맥/brachial artery 을 압박해 가며 폐쇄시킨다(그림 8-16). 이 상태에서는 혈류가 없기 때문에 소리가 들리지 않는다. 조금씩 압력을 풀어 가면 압박띠의 압력이 최고혈압보다 낮아지는 시점에서 순간적으로 위팔동맥이 개방되어 혈류가 발생한다. 이때 좁아진 공간을 비집고 혈액이 흐르기 때문에 유속이 커지고 소용돌이흐름(NOTE ❷)이 되어 「둥」하는 잡음(**혈관음** Korotkoff sound)이 들린다. 즉 압력을 빼는 도중에 처음으로 혈관음이 들렸을 때 표시된 압박띠의 압력이 최고혈압인 것이다.

계속해서 압력을 빼게 되면 위팔동맥은 개방과 폐쇄를 반복하기 때문에 혈관

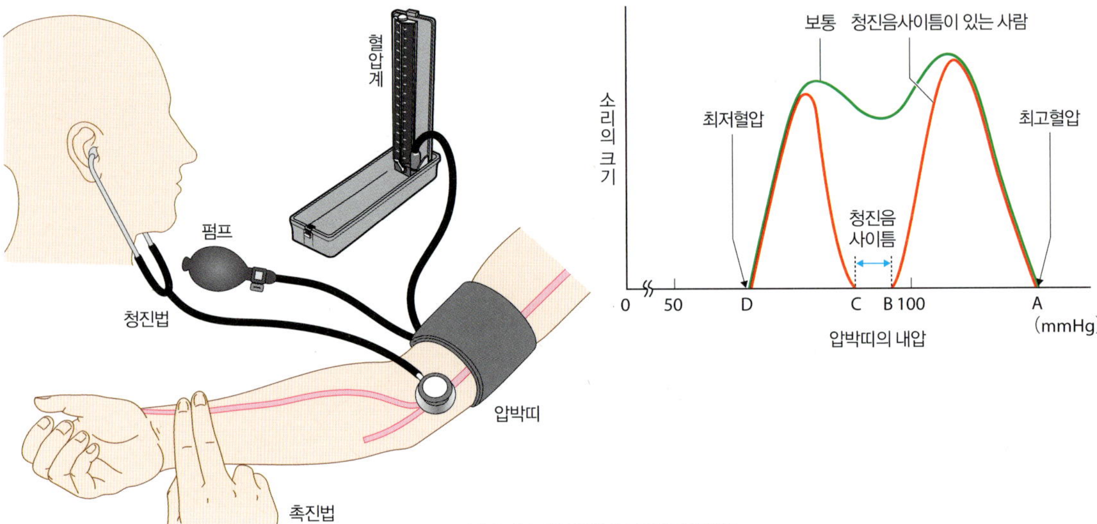

그림 8-16. 혈압의 측정법(간접법)

음이 계속해서 들리게 된다(그림 8-17). 압박띠의 압력이 최저혈압보다 낮아지는 시점이 되면 위팔동맥은 계속해서 개방된 상태를 유지하기 때문에 혈류는 결흐름(NOTE ❷)이 되어 혈관음이 사라진다. 즉 혈관음이 들리지 않게 되었을 때 표시된 압박띠의 압력이 최저혈압이 된다.

청진음사이틈

청진법으로 혈압측정을 할 때 주의해서 혈관음을 듣고 있으면 최고혈압에서 들리기 시작한 소리가 차츰 커지다가 잠깐 약해진 후에 다시 커지는 것을 알 수 있다. 사람에 따라서는 잠깐 약해지는 부분에서 소리가 들리지 않는 경우도 있다(그림 8-16). 이것을 **청진음사이틈** 청진간극/auscultatory gap 이라고 한다. 청진음사이틈이 있는 사람은 2번째 음이 들리기 시작할 때의 압력을 최고혈압으로 잘못 측정할 위험이 있다.

> **NOTE ❷ 결흐름과 소용돌이흐름**
>
> 수도꼭지를 약간만 열고 물을 흘리면 물은 조용한 상태로 소리 없이 흘러나온다. 그러나 수도꼭지를 완전히 열게 되면 쏴아 하는 소리와 함께 하얀 거품을 일으키며 쏟아져 나온다. 앞의 예를 **결흐름**(층판류/laminar flow), 뒤의 예를 **소용돌이흐름**(와류/turbulent flow)이라고 부른다. 이는 유속에 의해 결정된다. 혈관 내부의 유속은 예외적인 장소를 제외하고 결흐름이다.
>
> 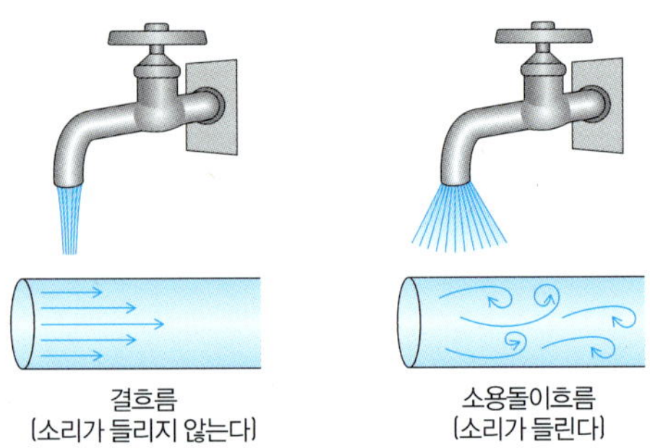
>
>
> 결흐름과 소용돌이흐름

촉진법

손목의 **노동맥** 요골동맥/radial artery 을 촉진한다. 청진법과 마찬가지로 위팔을 압박

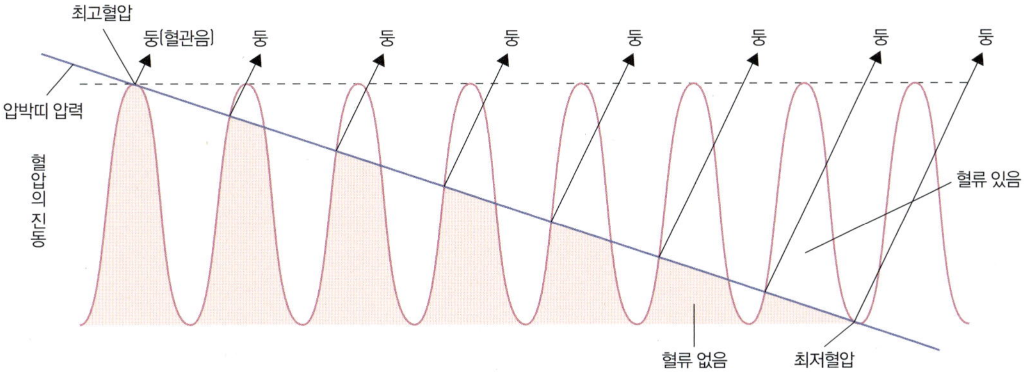

그림 8-17. 압박띠 압력과 혈관음

하고 나서 서서히 압력을 빼나간다. 맥박이 느껴지기 시작한 시점의 압력이 최고혈압이다. 촉진법으로 최저혈압은 측정할 수 없다.

다만 청진음사이틈과 같은 것이 없고 압박띠의 압력이 최고혈압 이상으로 된 시점에서는 맥박을 느낄 수 없기 때문에 처음에 촉진법으로 최고혈압의 목표를 정하고 난 다음에 청진법을 시행하는 것도 좋은 방법이다.

간접법의 주의점

간접법은 일상의 진료나 전자혈압계를 이용해서 가정에서 측정하는 경우에 적합하다. 그러나 다음과 같은 경우에는 혈압이 생리적으로 상승하기 때문에 주의해야 할 필요가 있다.

① 운동 직후
② 정신적으로 긴장하거나 흥분해 있는 경우
③ 추위를 느낄 때
④ 소변 등을 참고 있을 때

노화에 따른 혈압의 변화

혈압은 유소년일 때에는 낮고 고령화되면서 동맥경화증으로 인해 상승한다. 고혈압의 정의는 최고혈압은 140 mmHg 이상, 최저혈압 90 mmHg 이상이며, 일반적으로 최고혈압은 연령 +90 mmHg라고 알려져 있다. 결국 노령자는 생리적으로 고혈압이 된다. 각 연령의 혈압평균치는 표 8-2에 표시해 두었다(NOTE ❸).

표 8-2. 연령에 따른 혈압

연령	최고혈압(mmHg)	최저혈압(mmHg)
신생아	60~80	60
유아	80~90	60
어린이	90~100	60~65
학생	100~120	60~70
젊은 성인	110~130	60~80
60대	140~150	85~90
70대	150~160	90
80대	160~170	90~95

NOTE 3 고혈압(Hypertension)

최고혈압 140 mmHg 이상이거나 최저혈압 90 mmHg 이상인 경우를 고혈압이라고 정의하고 있다. 세계적으로 10억 명 정도의 환자가 있는 것으로 추정된다. 아직까지 원인이 충분히 밝혀지지 않은 **본태고혈압**(essential hypertension)이 9할 이상을 차지하며 나머지는 신장질환이나 호르몬분비의 이상 등으로 나타난다.

만성화된 고혈압 상태는 다양한 증상을 일으킨다. 처음에는 중간동맥과 세동맥의 벽이 비후화되어 속공간이 좁아지고 동시에 콜라겐이 증가해서 딱딱해지고 저항력이 약해지기 시작하면서 증상이 나타난다. 이러한 변화는 결국 좀 더 두꺼운 탄성동맥에도 영향을 미치게 되면서 고혈압은 더욱 악화되어 간다.

계속해서 강한 압력을 받아야 하는 혈관내피세포가 장애를 받게 되면 혈전이 잘 생기게 된다. 혈전이 떨어져서 좁은 혈관을 막게 되면 뇌경색증, 심근경색증, 신장경색 등의 원인이 된다. 약해진 혈관에서 발생한 출혈은 뇌출혈을 불러일으키기도 한다.

이러한 돌발적인 장애를 무사히 넘겼더라도 계속해서 강한 압력에 노출된 **토리**(사구체/glomerulus)가 장애를 받게 되면 신장기능상실에 빠지게 되고, 또한 강한 혈관저항에 대항해서 혈액을 박출하던 왼심실의 기능이 약해지면 심장기능상실이 발생할 가능성이 높아진다. 적극적인 치료가 필요한 질병이다.

05 심장주기

심장이 한 번 수축과 확장을 할 때 일어나는 과정을 **심장주기** cardiac cycle 라고 한다(그림 8-18). 여기서는 왼심실을 중심으로 설명하지만 오른심실에서도 압력만 낮을 뿐이고 거의 동일한 과정이 일어난다. 심장주기는 **등용적수축기** period of isovolumic contraction, **박출기** 구출기/ejection period, **등용적이완기** period of isovolumic relaxation, **유입기** inflow phase 의 4가지 시기로 나뉜다.

등용적수축기

심전도의 QRS파는 심실의 흥분개시를 나타낸다. 그 직후에 심실근육이 수축을 시작해서 심실내압이 상승한다. 이로 인해 왼심실과 왼심방 사이에 있는 **승모판** 왼방실판막/mitral valve 이 폐쇄된다. 한편 심실내압은 대동맥압보다 낮기 때문에 **대동맥판** aortic valve 도 폐쇄된다. 즉 입구와 출구가 모두 닫혀 있는 상태에서 심실근육이 수축하기 때문에 심실내부의 용적은 일정한 상태에서 내압이 급격하게 상승한다.

박출기

심실내압이 대동맥압보다 높아지면 압력 차이로 인해 대동맥판이 개방된다. 이로 인해 더욱 가속되는 심실의 수축에 따라 혈액이 대동맥 안으로 힘차게 박출된다. 대동맥압은 심실내압과 평행하게 상승하며, 최고내압에 도달한 후

심실의 수축이 종료되기 시작하면서 낮아진다. 심실 내압이 대동맥압보다 더 낮아지면 압력차이로 인해 대동맥판이 폐쇄된다.

등용적이완기

심실근육은 대동맥판과 승모판이 폐쇄된 채로 이완을 지속한다. 이 때문에 심실의 용적이 일정하게 유지된 상태로 심실내압이 떨어진다.

충만기

심실내압이 심방내압보다 낮아지면 승모판이 개방된다. 초기에는 심실이 힘차게 확장되는 흡인작용으로 인해 혈액이 심방에서 심실로 유입된다. 이 시기를 **급속충만기** rapid inflow period 라고 부른다. 후기에는 심방의 수축으로 혈액이 심실 안으로 더욱 유입되는데(심방수축기), 그 양은 젊은 성인의 경우 확장말기 심실내 용적의 10~20%에 불과하다. 다만 운동 시에는 심실확장기가 짧아지기 때문에 심방수축으로 인해 채워지는 혈액의 양이 중요해진다. 또한 고령자는 단심반빌에 의한 심실의 확장력이 약하기 때문에 심방수축으로 인해 채워지는 혈액의 양이 중요하며 확장기 말 용적의 50% 가까이를 차지하게 된다.

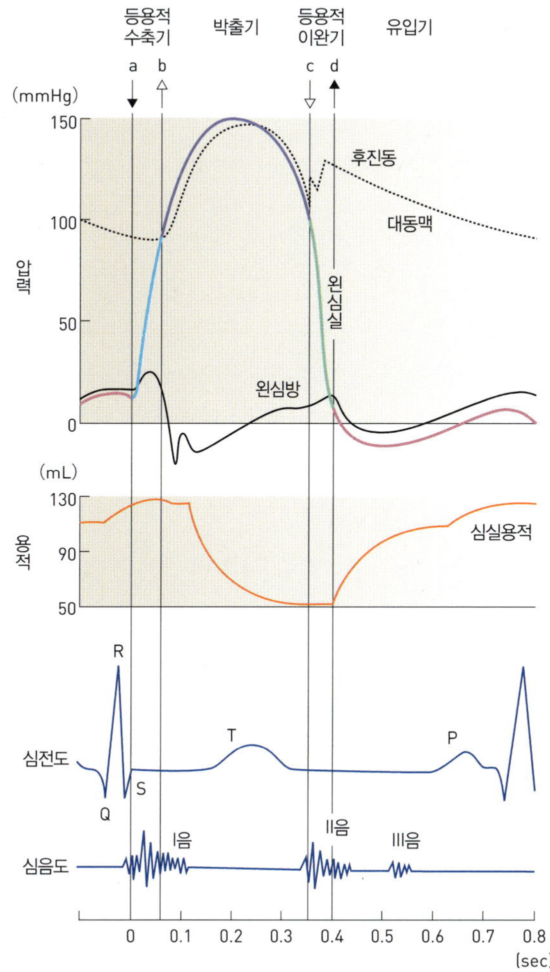

그림 8-18. 심장주기

a: 승모판 폐쇄, b: 대동맥판 개방, c: 대동맥판 폐쇄, d: 승모판 개방
[마지마 히데노부: 생리학, 제18판. p372. 문광당, 1986에서 일부 수정]

심장음의 종류

심장벽 위쪽을 청진해 보면 심장주기에 따라 2개의 소리를 청취할 수 있다. 하나는 **방실판막** atrioventricular valve 의 폐쇄에 따른 소리이며 I음이라고 부른다. 다른 하나는 동맥판막의 폐쇄로 인한 소리이며 II음이라고 부른다(NOTE ❹). I음은 심실수축기의 시작을 의미하고 II음은 확장기의 시작을 의미한다. 또한 젊고 건강한 사람에게는 심실로 혈액이 유입되는 소리인 III음과 심방에 부하가 걸려 있을 때 심방이 수축하면서 발생하는 IV음이 들리는 경우도 있다. 또한 판막의 협착이나 폐쇄기능상실 등이 일어나거나, 좌우의 심실을 격리

NOTE 4 II음의 분열

II음은 폐동맥판과 대동맥판의 폐쇄로 인해 발생하는 소리이다. 보통 2개의 판막은 거의 동시에 폐쇄되기 때문에 II음은 하나의 소리로 들린다. 그러나 심음도로 기록해 보면 선행하는 대동맥판의 폐쇄음 II_A와 아주 약간 뒤쳐져서 들리는 폐동맥판의 폐쇄음 II_P로 나뉘어 지는 것을 알 수 있다.

들숨을 하는 동안에는 **가슴안**(흉강/thoracic cavity)이 확대되기 때문에 폐에 멈춰있는 혈액량이 증가하고 왼심장으로 되돌아 오는 혈액량이 감소되어 왼심실의 수축종료, 즉 대동맥판의 폐쇄가 조기에 발생한다(II_A음). 또한 **가슴막안**(흉막강/pleural cavity)의 내압이 줄어들기 때문에 정맥환류가 증가해서 오른심실로의 혈액유입이 증가하고, 그 증가된 혈액을 오른심실이 박출하는 데 시간이 걸려 폐동맥판의 폐쇄음(II_P음)이 늦어지게 된다.

결국 II_A가 들리는 시점이 빨라지고 II_P는 반대로 늦어지기 때문에 II음이 2개의 음으로 들리게 된다. 이것을 II음의 분열이라고 한다.

시키고 있는 **심실중격** 심실사이막/interventricular septum 에 선천적으로 구멍이 뚫려 있는 경우(심실중격결손) 등으로 좁은 통로를 통해 혈액이 흘러들어가거나 역류할 때 발생하는 소리가 들리는 경우도 있다. 이것을 **심장잡음** 심잡음/cardiac murmur 이라고 한다.

I음과 II음 사이에 잡음이 발생하는 것을 수축기잡음이라고 하며, II음과 이어서 오는 I음 사이에 들리는 것을 확장기잡음이라고 한다.

06 전부하 · 후부하와 수축성

전부하

확장기에 심실 내부에 어느 정도의 혈액이 차 있는지는 충만압에 의해 결정되며 이것을 **전부하** preload 라고 부른다. 왼심실에 대한 충만압은 폐정맥압이지만 왼심장과 오른심장의 박출량이 동일하기 때문에 측정하기 쉬운 심장 근처의 대정맥압(**중심정맥압** central venous pressure; CVP)으로 대체할 수도 있다.

전부하가 클 때에는 심실의 확장기용적이 커져 있어서 심실벽을 구성하고 있는 심장근육섬유가 늘어나 있다. 심장근육은 늘어나면 늘어날수록 큰 장력을 발생하기 때문에(133쪽 참조) 심장박출량이 증가한다. 이 성질을 **스탈링의 심장의 법칙** Starling's law of the heart 이라고 한다.

심장기능상실과 같이 심장의 수축력이 떨어져 있으면 몸이 필요로 하는 박출량을 유지하기 위하여 심장은 더 큰 힘을 발생하기 위해 확장되어야만 한다. 다시 말해「큰 심장은 약해져 있는 심장이다」라고도 말할 수 있는 것이다.

후부하

심실근육이 수축해서 심실내압이 상승하고(등용적수축기), 내압이 대동맥압보다 높아지면 압력차로 인해 대동맥판이 개방되어 혈액의 박출이 시작된다. 따라서 대동맥압이 높아져 있을 때 심실이 보다 더 높은 압력을 발생하지 못하면 혈액을 박출할 수 없게 된다. 이처럼 심장의 혈액박출에 저항하는 힘, 즉 확장기의 혈압(최저혈압)을 **후부하** afterload 라고 한다.

긴 세월을 거쳐 고혈압상태가 지속되면 후부하가 늘어남에 따라 높은 압력을 발생시키기 위해 심장은 점차 비대해지게 된다.

수축성

심장근육이 늘어나면 큰 장력이 발생하게 되지만, 심장근육세포 내부의 Ca^{2+}농도를 상승시키는 것만으로도 장력이 증대된다. Ca^{2+}농도의 증감에 따른 수축력의 변화를 **수축성** contractility 이라고 부른다.

교감신경말단에서 방출되는 노르아드레날린이나 부신속질에서 방출되는 호르몬인 아드레날린 등의 카테콜아민, 약물로써 투여되는 **디기탈리스** digitalis 등은 심장근육세포 안으로 유입되는 Ca^{2+}의 양을 증가시키거나 세포에서 Ca^{2+}이 빠져나가는 것을 억제해서 심장의 수축성을 상승시킨다(그림 8-19).

수축성이 상승하면 동일한 심실용적에서 발생하는 압력이 높아져서 심장박출량이 증가한다. 심장기능상실은 반대로 심장근육의 수축성이 저하된 상태를 말한다.

NOTE 5 전부하, 후부하, 수축성

심실은 확장되어서 내부에 혈액을 채우고, 이어서 수축을 통해 혈액을 최저혈압보다 더 큰 압력으로 대동맥을 향해 박출하는 과정을 반복하고 있다. 이러한 작용을 소년(심장군)이 연못에서 양동이로 물을 퍼서 담장 밖으로 버리는 과정을 반복하고 있는 것으로 예를 들어 보자. 외부로 버려진 물은 다시 연못으로 흘러들어가며 그 물이 흘러가는 주위로는 꽃과 풀이 자라게 된다. 이는 온몸의 세포로 산소와 영양소를 운반하는 것과 같다.

여기서 심장군은 2가지의 부담을 안게 된다. 하나는 양동이의 크기이다. 양동이가 커지면 한번에 버릴 수 있는 물의 양은 증가하지만 무거운 양동이를 들어 올려야 하기 때문에 부담도 증가한다. 이것이 전부하이다. 다른 하나는 담장의 높이이다. 담장이 높아질수록 더 높이 양동이를 들어 올려야 하기 때문이다. 이것을 후부하라고 한다. 만약 심장군이 식사를 충분히 해서 기운이 넘치는 상태라면 커다란 양동이나 높은 담장도 쉽게 극복할 수 있지만 아무것도 먹지 못해 힘을 쓸 수 없는 상황에서는 큰 부담이 된다. 이때 심장군의 건강 상태를 수축성이라고 말할 수 있다.

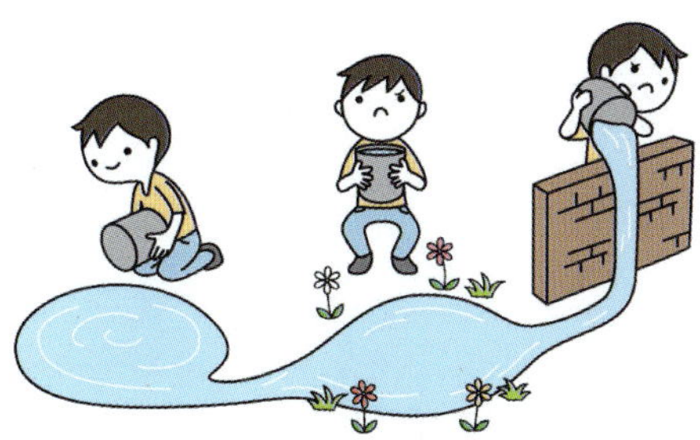

심장군의 부담(전부하와 후부하)

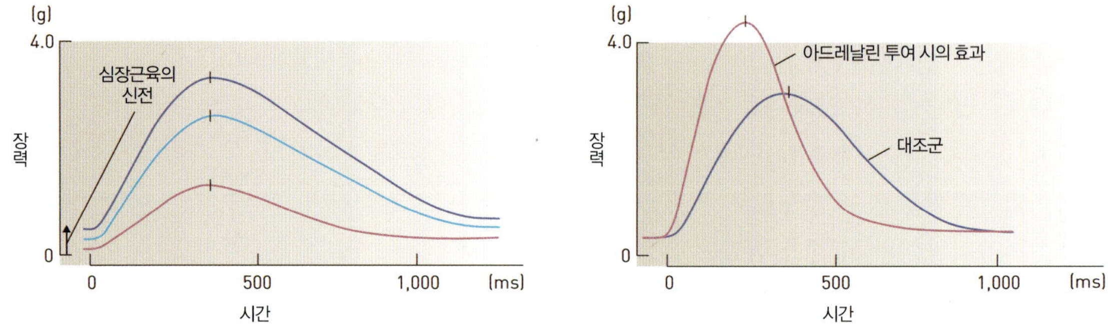

A. 근육을 늘렸을 때의 효과(근육을 늘리면 활동장력이 증가한다. 동시에 정지장력(왼쪽 끝과 오른쪽 끝)도 상승한다.)

B. 아드레날린을 투여했을 때의 효과

그림 8-19. 심장근육의 장력과 수축속도의 관계
[Braunwald, et al : Mechanism of the normal and failing heart. N Engl J Med 277 : 1012-1022, 1967]

07 심장기능곡선

생체 내부의 심장운동을 도식적으로 나타낸 것이 그림 8-20이다. 좌우의 펌프 역할을 하는 심장의 활동이 활발해져서 저수지에서 많은 혈액을 퍼올리면 저수지에 있던 혈액의 높이는 낮아지게 되고 중심 정맥압이 떨어진다. 반대로 극단적인 경우에 펌프가 정지하게 되면 저수지에 혈액이 고여서 중심정맥압은 최고치로 상승한다. 정맥환류량과 중심정맥압의 관계를 나타낸 것이 그림 8-21A이며, 이를 정맥환류곡선이라고 부른다.

한편 중심정맥압이 상승하면, 즉 전부하가 증가하면 심실이 확장되어 스탈링의 심장의 법칙에 따라 박출량이 증가한다. 중심정맥압과 일회박출량의 관계를 나타낸 것이 그림 8-21B이며, 이를 심장박출량곡선이라고 부른다. 정맥환류량은 심장박출량과 비슷하기 때문에 그림 8-21A와 B를 중첩시켜 보면 그림 8-21C가 된다. 심장은 2개의 곡선이 교차하는 점에서 활동하고 있으며, 이것을 심장기능곡선이라고 한다.

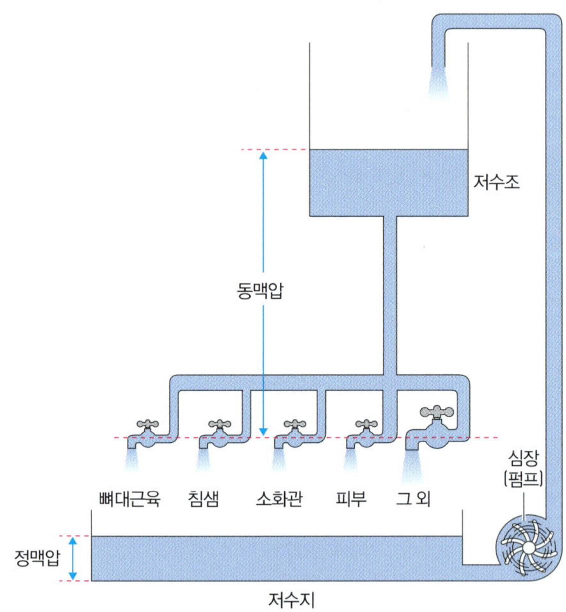

그림 8-20. 도식화한 순환계통
[스즈키 타이조, 외(편) : 임상생리학, 상권. p412, 남산당, 1975]

수축성이 상승하면 그림 8-21D와 같이 심장박출량곡선①이 곡선②가 되고 중심정맥압이 내려간다. 한편 심장기능상실 등으로 수축성이 떨어지면 심장박출량곡선이 곡선③처럼 되어 중심정맥압이 상승하는 동시에 심장박출량이 감소한다. 그러나 이런 경우에는 소변량을 줄이는 등의 활동으로 체내수분량을 높여 순환혈액량을 증가시키고, 또한 정맥을 수축시켜서 정맥환류곡선을 위쪽으로 이동시킨다(곡선④). 이러한 과정을 통해 심장박출량의 감소를 최소한으로 억제하게 된다.

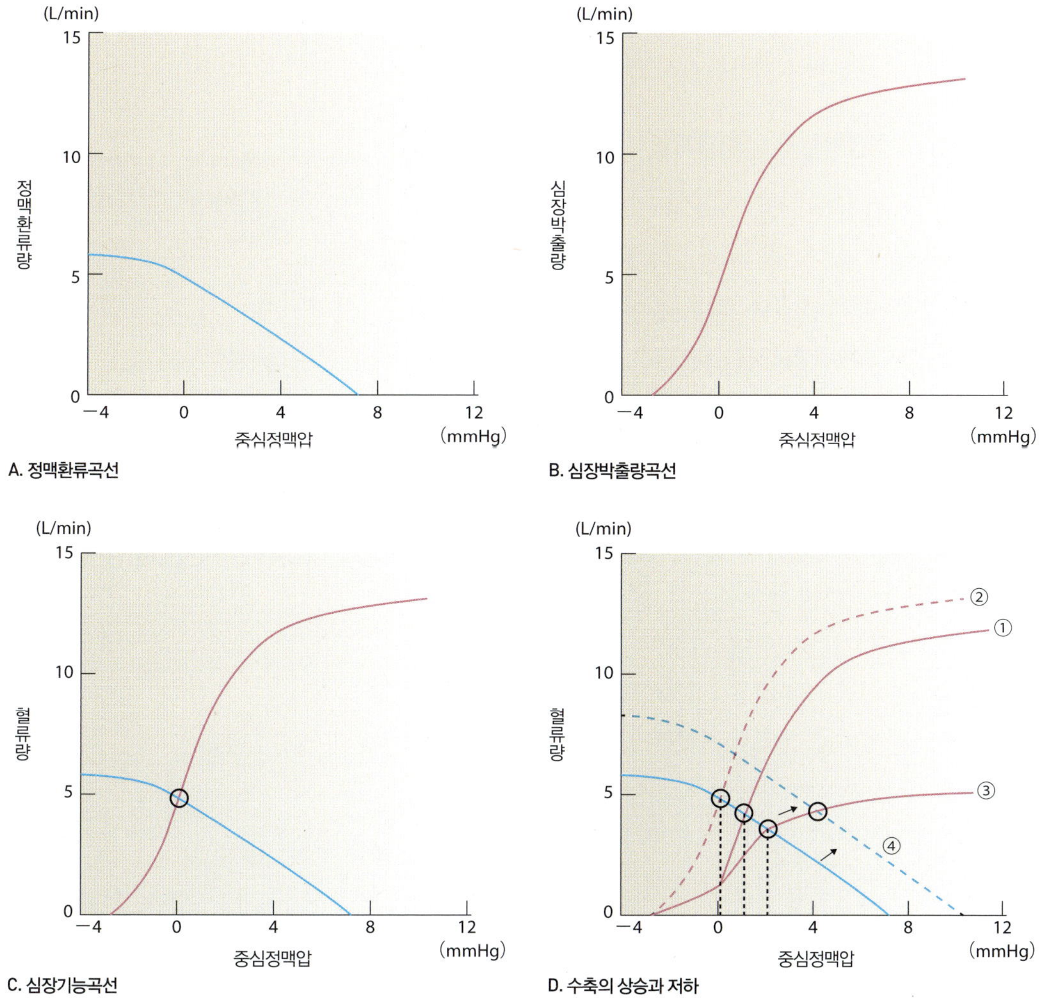

그림 8-21. 심장기능곡선

08 혈압조절

대동맥 aorta 에서 분지된 **동맥** artery 은 계속 분지를 반복해서 차츰 가늘어지게 되고, 마침내 직경 500 μm 이하의 **세동맥** arteriole 이 된다. 그리고 계속해서 세동맥이 다수의 모세혈관으로 분지하게 된다. **모세혈관** 모세관/capillary vessel 은 조직과의 사이에서 물질교환을 한 후, 혈액은 정맥혈액이 되어 **세정맥** venule 으로 모인다. 세정맥은 합류를 반복하며 차츰 굵어져서 **정맥** vein 이 된다. 이러한 과정의 혈압, 총단면적, 그리고 혈류속도의 변화를 그림 8-22에 나타냈다. 총단면적은 모세혈관에서 최대가 되며, 동시에 혈류속도는 최저가 된다. 혈압이 가장 크게 떨어지는 세동맥 영역에서 혈압을 결정하는 최대의 요인은 저항의 크기이다. 이 때문에 세동맥을 저항혈관이라고도 부른다. 혈압은

$$\text{혈압} = \text{심장박출량} \times \text{혈관저항}$$

으로 결정된다. 혈압의 조절을 위해 변화하는 것은 주로 **혈관저항**이다.

혈관저항의 크기는 혈관 반경의 4제곱에 반비례하며, 혈관벽의 민무늬근육이 수축해서 혈관이 가늘게 되면 저항이 상승한다. 혈관저항은 다음과 같은 메커니즘에 의해 조절된다.

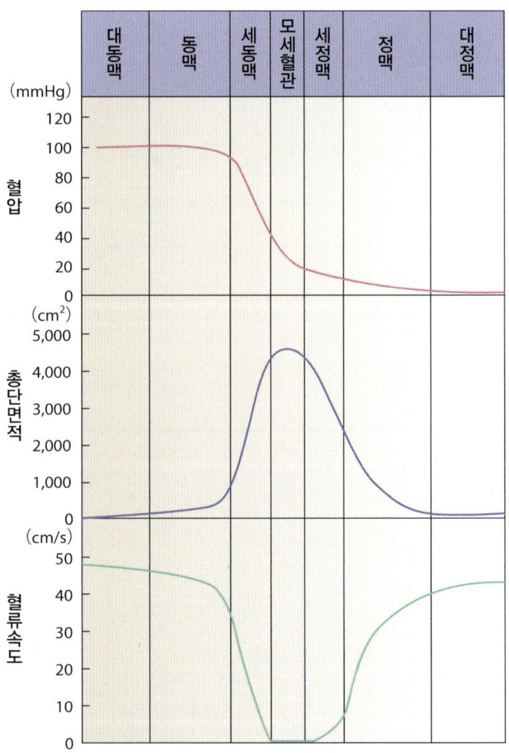

그림 8-22. 혈관계통의 혈압 · 총단면적 · 혈류속도의 변화

근육반응에 의한 조절

혈관민무늬근육은 늘어나면 탈분극하는 성질이 있다. 탈분극으로 인해 Ca^{2+}채널이 열려서 Ca^{2+}이 유입되면 수축이 발생한다. 혈압이 상승해서 조직의 혈류가 증가하면 혈관민무늬근육이 수축해서 저항을 상승시키고 혈류의 증가를 막는 과정이 자동적으로 이루어진다. 뇌 등의 혈관에서는 혈류를 일정하게 유지시키기 위해 이러한 자동조절메커니즘이 잘 발달해 있다.

체액인자에 의한 조절

체액인자란 혈액이나 사이질액 안으로 방출된 물질을 말하며 이러한 물질이 민무늬근육에 작용해서 수축시키거나 이완시키는 역할을 한다.

대사물질에 의한 조절

대사의 결과로서 발생하는 대사산물은 혈관민무늬근육을 이완시키서 혈관을 확장시킨다. 대사산물이 증가한다는 것은 대사가 활발하게 이루어지는 것에 비해 혈류가 부족하다는 것을 의미하기도 한다. 이때 혈관을 확장시켜서 혈액을 증가시키는 반응은 매우 합리적인 과정이다.

혈관확장성 대사산물로는 H^+ (산성물질), CO_2, 젖산, 앤지오텐신 등을 들 수 있다.

허혈 ischemia (동맥혈류의 부족) 등으로 인해 세포바깥액 안에서 증가하는 K^+도 혈관을 확장시킨다.

내피세포에 의한 조절

혈관의 속층을 덮고 있고 항상 혈액과 접촉하고 있는 혈관내피세포에서도 혈관민무늬근육의 수축상태를 조절하는 물질이 항상 방출되고 있어서 혈관 직경을 조절한다.

- **혈관확장물질**

일산화질소

혈관내피세포에 의해 끊임없이 생산되며 혈관의 과도한 수축을 막아준다. 고혈압의 대부분을 차지하고 있는 본태고혈압의 경우에는 일산화질소(NO)의 생산이 장애를 받는다. 또한 음경의 발기는 일산화질소의 작용을 통해 혈관이 확장되어 일어나는 현상이다.

프로스타사이클린

혈관내피세포에서 생산되는 강력한 혈관확장물질이며, 혈액 안으로 방출된 **프로스타사이클린** prostacyclin 은 혈소판의 응집을 억제해서 흐르고 있는 혈액이 응고되는 것을 막아준다.

● 혈관수축물질

엔도텔린

혈관내피세포에서 생산되는 **엔도텔린** endothelin 은 강력하고 지속적인 혈관수축을 일으킨다.

앤지오텐신

혈관내피세포 표면에 존재하는 **앤지오텐신전환효소** angiotensin converting enzyme; ACE 는 **앤지오텐신** angiotensin 을 활성화해서 혈관을 수축시킨다.

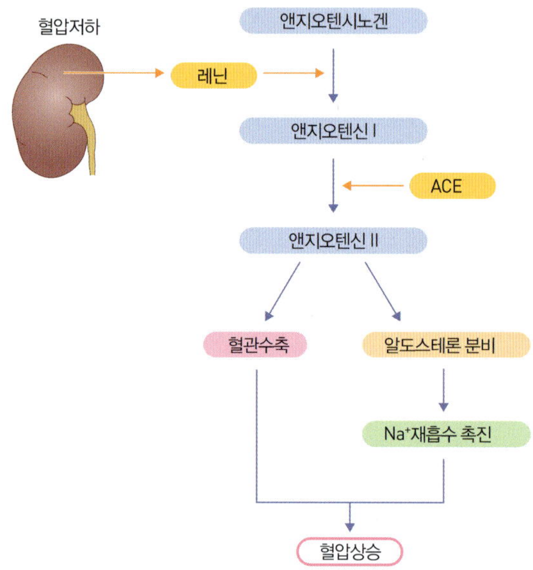

그림 8-23. 레닌-앤지오텐신계에 의한 혈압의 조절

호르몬에 의한 조절

부신속질에서 분비되는 아드레날린은 저농도에서 혈관민무늬근육의 β수용체와 결합해서 혈관을 확장시키고, 고농도에서는 혈관민무늬근육의 α수용체와 결합해 혈관을 수축시키는 작용을 한다.

신장의 혈압이 낮아지면 **레닌** renin 이라고 하는 단백질 분해효소가 분비된다. 레닌은 혈액 내부의 앤지오텐시노겐(α글로불린)을 분해해서 앤지오텐신I을 생산한다. 앤지오텐신I은 주로 폐모세혈관내피세포의 ACE에 의해 활성앤지오텐신II로 바뀐다(그림 8-23). 이는 혈관을 수축시키는 동시에 부신겉질의 알도스테론 분비를 촉진시키고 신장에서 Na^+과 물의 재흡수를 촉진해 혈액량을 증가시켜 혈압을 상승시킨다.

바소프레신(항이뇨호르몬) 역시 고농도에서 혈관을 수축시키는 작용을 한다.

자율신경에 의한 조절

교감신경성혈관수축신경

혈압조절 측면에서 가장 중요한 역할을 맡고 있는 것이 자율신경이다. 대부분의 혈관은 교감신경의 단독 지배를 받고 있다. 혈관을 지배하는 교감신경을 교감신경성혈관수축신경이라고 부른다. 신경전달물질은 노르아드레날린이며 중추는 숨뇌의 혈관운동중추이다.

이러한 교감신경성혈관수축신경은 항상 자극을 내보내 혈관을 어느 정도 수축시킨 상태로 유지한다(기초긴장). 자극빈도가 증가하면 혈관이 수축되고 감소하면 혈관이 확장된다. 분포밀도는 동맥에서 높지만 정맥에도 일정 부분 분포되어 있어서 정맥의 수축상태를 조절하고 있다.

감압반사와 승압반사

혈압이 상승하면 **목동맥팽대** [경동맥동/carotid sinus] 및 **대동맥활** [대동맥궁/aortic arch] 의 압력수용기가 흥분해서 혀인두신경 및 미주신경을 거쳐 그 정보를 숨뇌의 심장억제중추와 혈관운동중추로 보낸다. 그 결과 심장억제중추에서 미주신경을 거쳐 심장으로 자극이 전달되고 심박수와 심장박출량이 감소한다. 혈관운동중추는 교감신경성혈관수축신경을 억제해서 혈관을 확장시키기 때문에 혈압이 떨어지게 된다. 이러한 반사(그림 8-24)를 **감압반사** [depressor reflex] 라고 부른다.

혈압이 떨어진 경우에는 이와는 완전히 반대 작용을 하는 **승압반사** [pressor reflex] 가 일어난다.

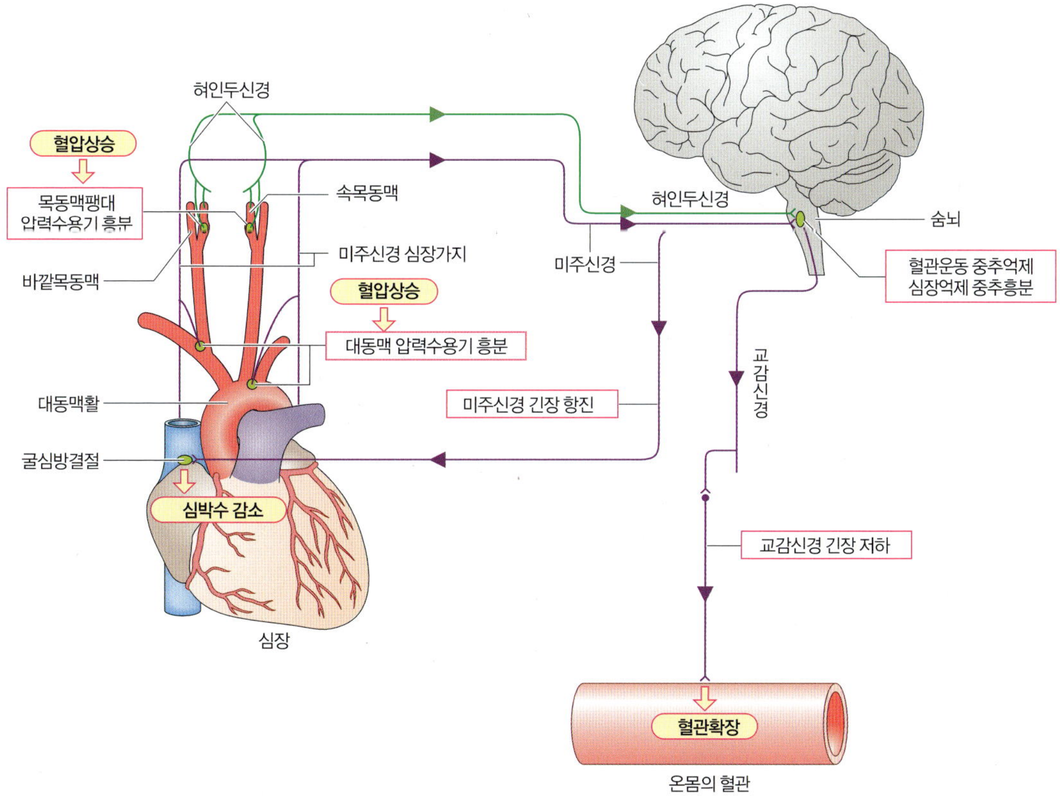

그림 8-24. 자율신경에 의한 혈압의 조절(감압반응)

발살바법

자율신경에 의한 순환기능조절의 검사로는 **발살바법** Valsalva maneuver 이 있다.
배변 시 배에 힘을 주는 것처럼 10~20초 동안 숨을 들이마신 상태에서 숨을 참아 강한 날숨압(복압)을 준다. 이것을 **노책** abdominal press 이라고 한다. **복압** abdominal pressure 으로 인해 대동맥이 압박을 받게 되어 일시적으로 혈압이 상승하지만 가슴막안 내압의 상승으로 인해 정맥도 압박을 받기 때문에 정맥환류의 감소로 심장박출량이 줄고 혈압은 내려간다. 결국 혈압과 맥박압이 낮아져 승압반사가 발생하게 되어 심박수가 증가하게 되고, 말초혈관의 저항이 늘어나게 된다. 배에 주었던 압력을 완화시키면 정맥환류는 빠르게 회복되지만 말초혈관의 저항은 아직 높은 상태이기 때문에 혈압은 크게 상승한다. 이로 인해 이번에는 감압반사가 발생해서 혈압이 저하되고 심박수가 떨어지게 된다.

신장에 의한 조절

신장 콩팥/kidney 은 소변을 생성해서 배설하는 역할을 하는데 이 소변의 양을 조절해서 순환혈액량을 제어한다. 순환혈액량이 증가하면 심장박출량이 증가하게 되고 혈압 = 심장박출량 × 혈관저항의 관계에 의해 혈압이 상승한다. 반대로 소변의 양이 증가하면 혈압은 낮아진다. 신장에 의한 혈압조절은 효과가 늦게 나타나지만 작용은 매우 강력하다.

대사수요에 따른 혈류의 재분배

운동을 하는 경우를 생각해 보자. 운동을 하게 되면 뼈대근육의 에너지 소비가 늘어나기 때문에 산소수요가 증가한다. 산소공급을 산소수요 증가량에 맞춰 공급하기 위해서는 혈류를 증가시킬 필요가 있다. 이 경우 뼈대근육으로 나가는 동맥을 확장시켜서 혈류를 증가시키게 되는데, 그렇게 하면 혈압이 떨어지게 되어 혈액을 충분히 공급할 수 없게 된다.
여기서 교감신경성혈관수축신경을 통해 긴장을 항진시켜서 위, 창자, 간과 같은 복부 내장 등으로 나가는 동맥을 수축해 혈압이 유지될 수 있도록 한다. 이에 따라 그때까지 복부 내장으로 흘러들어갔던 혈액이 뼈대근육으로 배분되어 뼈대근육의 혈류가 크게 증가하게 된다(그림 8-25).
교감신경의 흥분으로 인한 심장의 촉진도 혈류증가에 도움을 주며, 뼈대근육의 대사산물 축적으로 인한 혈관확장도 혈류증가에 기여한다.

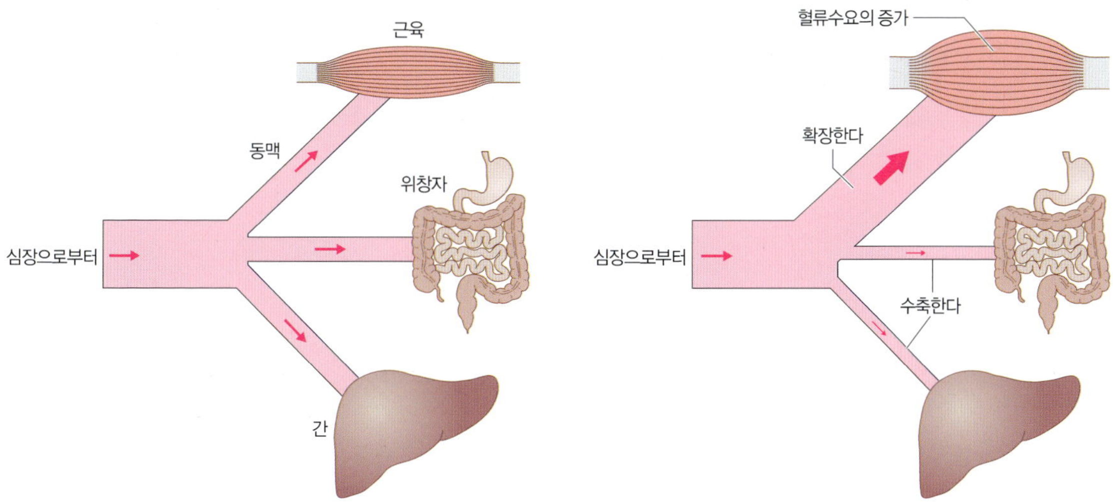

그림 8-25. 혈류의 재배분

09 미세순환과 물질교환

모세혈관의 구조

세동맥에서 모세혈관을 거쳐 세정맥에 이르는 영역의 순환을 미세순환 microcirculation 이라고 부른다.

세동맥에서 가지가 갈라져 나와 형성되는 모세혈관은 직경이 5~10 μm로 매우 가늘다. 모세혈관의 벽은 단층의 혈관내피세포와 바닥막으로 이루어져 있으며 매우 얇다(그림 8-26). 내피세포끼리 접해 있는 부분에는 아주 미세한 틈새가 있으며 혈장성분은 이 틈새를 통해 사이질로 여과된다.

혈액과 조직 사이의 물질교환은 여과와 확산을 통해 이루어진다.

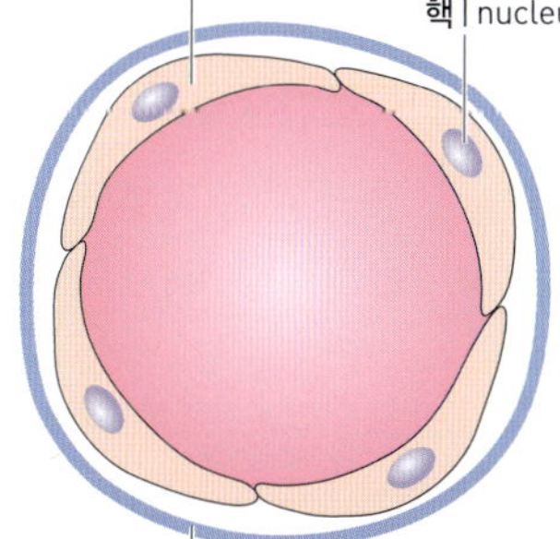

그림 8-26. 모세혈관의 단면

여과와 재흡수

여과와 재흡수의 원동력이 되는 것은 모세혈관압과 교질삼투압(제7장 NOTE 8, 184쪽 참조)이다. 모세혈관압은 수분을 혈관에서 사이질로 밀어내는 방식으로 작용한다. 이와 반대로 단백질에 의해 발생하는 교질삼투압은 수분을 혈관 안으로 빨아들이는 작용을 한다.

이 때문에 모세혈관의 동맥 쪽은 혈압이 높기 때문에 여과가 발생하고, 정맥 쪽에서는 혈압이 낮고 교질삼투압의 힘이 높기 때문에 혈관 내부로 사이질액이 흡수된다(그림 8-27, NOTE ❻).

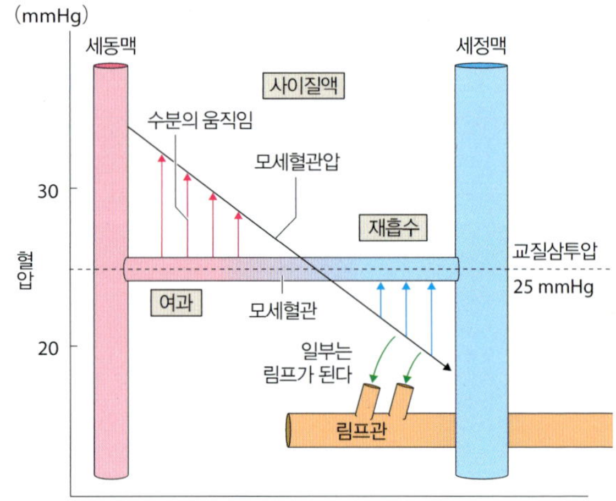

그림 8-27. 모세혈관에서 수분의 출입

물질의 이동: 확산

여과된 혈장성분의 일부는 모세림프관으로 유입되어 **림프** lymph 로 바뀌어서 혈액순환과는 별도의 경로를 통해 순환계를 흐른다(229쪽 참조). 동맥 쪽에서 여과된 혈장성분의 영양소는 농도차이(영양소는 세포에서 소비되기 때문에 세포 쪽의 농도가 낮다)에 따라 확산을 통해 세포 쪽으로 이동한다(246쪽 참조).

반대로 세포에서 대사의 결과물로 생긴 노폐물은 농도차이에 따라 세포에서 사이질로 이동해서 모세혈관의 정맥 쪽으로 재흡수된다.

산소나 이산화탄소 등과 같은 수용성 또는 지용성 물질은 지질로 이루어진 내피세포의 세포막을 관통해서 확산되는 것이 가능하기 때문에 혈액과 조직 사이를 매우 빠르게 이동할 수 있다.

부종

조직에 과도한 사이질액이 정체되어 있는 상태를 **부종** edema 이라고 한다. 국소적인 부종과 같이 피부에 염증 등이 생겼을 때 염증 부위가 부어오르는 것을 종종 경험한 적이 있을 것이다. 이러한 현상이 나타나는 것은 염증으로 인해

NOTE ❻ 여과-재흡수의 법칙

모세혈관벽을 통한 여과-재흡수는 **스탈링**(Starling)의 평형에 의해 설명된다. 즉 단위시간에 여과 또는 재흡수되는 수분의 양 ΔF (mL/s)은,

$$\Delta F = k \cdot S \cdot \{(Pc - Pt) - (\pi p - \pi t)\}$$

로 나타낼 수 있다(k: 여과정수, S: 여과면적, Pc: 모세혈관압, Pt: 조직액압, πp: 혈장의 교질삼투압, πt: 조직액의 교질삼투압). 여기서 $\Delta F > 0$이면 여과, $\Delta F < 0$이면 재흡수를 의미한다. 또한 여과정수는 여과와 재흡수가 쉽게 이루어지는 정도를 나타낸다.

토리모세혈관(사구체모세혈관/glomerular capillary)에서는 크고, 근육 등의 모세혈관에서는 작다. 또한 히스타민을 작용시키면 증가한다.

비만세포 mast cell 등에서 히스타민 histamine 이 떨어져 나와 혈관내피세포의 수분 투과성을 상승시켰기 때문이다.
보다 광범위한 부종은 다음과 같은 원인으로 발생한다.

모세혈관압의 상승

심장기능상실이나 신장기능장애로 인해 체액이 정체되어 순환혈액량이 증가하면 모세혈관압이 상승해서 혈장성분의 여과가 증가해 부종이 발생하게 된다. 심장기능상실은 다리에서, 신장기능장애에는 아래눈꺼풀 하안검/lower eyelid 에 처음으로 발생하는 경우가 많다.

교질삼투압의 저하

간경변 등으로 간의 혈장단백질 생산이 떨어지거나 기아 상태에서 혈장단백질의 소비가 낮아져 교질삼투압이 약해지면, 사이질액의 재흡수가 감소되고 이로 인해 배안 내부에 수분이 정체된다(복수 ascites).

림프관의 폐색

유방암 수술을 할 때 암세포의 전이가 잘 되는 부위인 겨드랑림프절 액와림프절/axillary lymph node 을 절제하는 경우가 자주 있다. 이로 인해 림프관 임파관/lymphatic vessel 이 폐색되면 사이질액의 흡수가 감소되어 환자의 팔에 난치성 부종이 발생하게 된다. 자궁암 등 골반내장기관의 암 역시 동일한 이유로 다리에 부종을 야기한다.

10 정맥환류

미세순환 영역에서 조직과 물질교환을 마친 혈액은 차례차례 합류하여 정맥을 거쳐 위대정맥 상대정맥/superior vena cava 과 아래대정맥 하대정맥/inferior vena cava 이 되어 심장으로 환류한다.
정맥계로 전체 혈액량의 약 63%가 들어오며 정맥계의 수축상태를 통해 순환혈액량이 조절된다. 세동맥이 저항혈관으로서 압력을 조절하는 부분인 것에 비해 정맥은 용량혈관으로서 순환혈액량을 조절하는 부분이라고 말할 수 있다. 즉 말초정맥이 수축하면 많은 양의 혈액이 가슴우리 안으로 내보내지고 중심정맥압(심실의 충만압)이 상승해서 심장박출량이 증가하게 된다. 이러한 작용은 특히 복부내장 정맥에서 현저하게 나타나는데, 이로 인해 신체운동 중에는 복부내장에 있던 혈액이 뼈대근육으로 분배된다.

기립저혈압

누운자세(자고 있는 상태)에서 갑자기 선자세로 체위를 변환하면 중력의 영향으로 인해 혈액이 하반신에 정체되고 심장으로 나가는 정맥환류가 감소된다. 이때 뇌의 혈류가 떨어져서 현기증을 느끼기도 하고 심한 경우에는 실신하는 경우도 발생하게 되는데, 이러한 현상을 **기립저혈압** orthostatic hypotension (흔히 말하는 뇌빈혈)이라고 한다(NOTE 7).

이러한 사태를 막기 위해서는 보통 체위변환이 일어날 때 반사적으로 교감신경성혈관수축신경의 긴장이 항진되어 정맥, 특히 하반신의 정맥을 수축시켜서 혈액이 하반신에 정체되는 것을 막는다.

근육펌프

걷거나 달릴 때와 같이 다리근육의 율동적인 수축이 일어나면 정맥환류가 촉진된다. 이것은 그림 8-28처럼, 정맥에는 곳곳에 판막이 있어 근육의 수축으로 인해 정맥이 압박을 받게 되면 혈액이 계속해서 위쪽으로 밀려 올라가기 때문이다. 이러한 근육의 작용을 근육펌프라고 한다.

NOTE 7 기립저혈압(Orthostatic hypotension)

사람들은 흔히 「기립저혈압」을 「뇌빈혈」이라고 부른다. 한발 더 나아가서 이 뇌빈혈의 「뇌」를 생략하고 단순히 「빈혈」이라고 부르는 경우도 많다. 「나 오늘 아침 빈혈이 있었어」라고 말하는 것이 여기에 해당한다. 의학적으로 「빈혈」은 혈색소농도의 저하, 즉 산소운반능력이 저하된 상태를 가리키는 용어이며 「뇌빈혈」은 뇌혈류의 감소로 인해 발생하는 것이다. 일반적으로 사람들이 「빈혈」이라고 말할 때 어떠한 증상을 가리키는 것인지를 정확히 판단할 필요가 있다.

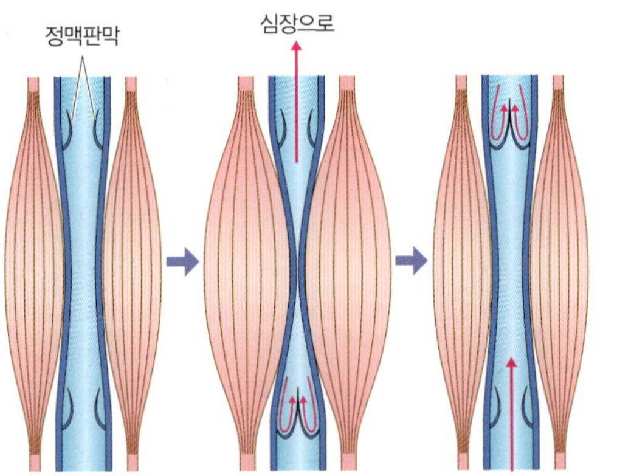

그림 8-28. 정맥에서의 근육펌프와 정맥판막에 의한 혈액의 흐름

11 장기순환

여기서는 각 장기와 조직의 순환에 대한 특징을 설명한다.

심장동맥순환

좌우의 **심장동맥**[관상동맥/coronary artery]은 대동맥에서 최초로 분지하는 동맥이며 심장을 관류한다. 오른심장동맥은 오른심실과 심실중격 뒤쪽 절반, 굴심방결절, 방실결절을 관류하고, 왼심장동맥은 왼심실과 심실중격 앞쪽 절반을 관류한다. 이것이 **심장동맥순환**[관상동맥순환/coronary circulation]이다.

안정 시의 심장순환혈류량은 심장박출량의 약 5%이다. 심장근육조직이 심장동맥혈액으로부터 얻는 산소소비율은 65~75%로 매우 높기(온몸의 산소비율은 25%가 채 되지 않는다. 그림 7-7, 172쪽 참조) 때문에 그 이상 많은 양의 산소를 얻는 것은 어렵다. 이 때문에 심장혈류량은 심장근육의 산소소모량(즉, 작업량)에 거의 비례해서 증가한다.

산소분압의 감소는 심장혈관을 확장시키는 가장 강한 자극이 된다. 그 외에 아데노신, 일산화질소(NO), 젖산 등도 심장혈관을 확장시킨다. 약물로는 협심증 등의 치료에 나이트로글리세린이 종종 이용된다. **나이트로글리세린**[nitroglycerin]은 일산화질소를 방출해서 혈관을 확장시킨다.

왼심장동맥은 두꺼운 근육으로 이루어져 있는 왼심실벽 내부로 뻗어 있기

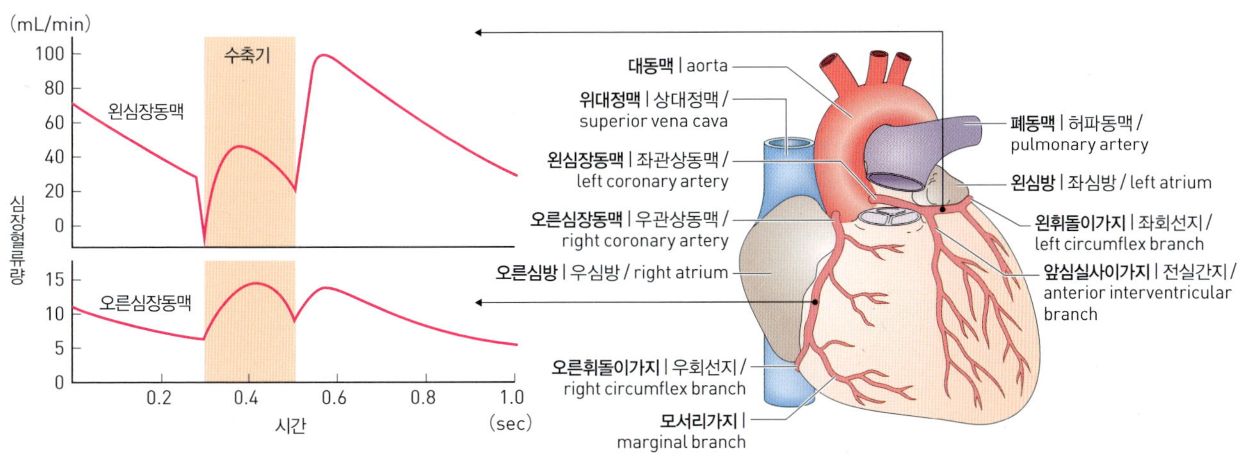

그림 8-29. 심장순환과 심장혈류량

때문에, 다른 조직과는 반대로 왼심실수축기에 압박을 받아 혈류량이 줄고 왼심실확장기에 혈류량이 증가한다(그림 8-29).

뇌순환

뇌는 좌우의 **속목동맥** 내경동맥/internal carotid artery 과 좌우의 **척추동맥** 추골동맥/vertebral artery 을 합쳐 총 4개의 동맥으로부터 혈류를 받는다. 이들 동맥은 뇌바닥에서 **대뇌동맥고리** 대뇌동맥륜/circle of Willis 라고 불리는 커다란 연결로를 형성한다(그림 8-30). 이보다 더 먼 말초부위에서는 뇌동맥간의 연결로가 매우 적다.

뇌중량은 체중의 2% 정도에 불과하지만 심장박출량의 15%에 해당하는 혈류를 받고 있으며 산소소비량은 전체 대비 약 20%를 차지한다. 뇌혈류는 몸 전체의 혈압이 변동되어도 자동조절메커니즘을 통해 넓은 범위에서 일정하게 유지되는데(그림 8-31), 이것이 **뇌순환** cerebral circulation 의 특징이다.

뇌혈관에 대한 최대의 확장자극은 이산화탄소분압의 상승이다. 또한 혈액뇌장벽(108쪽 참조)이 가로막고 있어서 뇌혈관에 직접 작용하는 약물은 매우 적다.

문맥순환

복강동맥 celiac artery, **위창자간막동맥** 상장간막동맥/superior mesenteric artery 과 **아래창자간막동맥** 하장간막동맥/inferior mesenteric artery 은 위창자를 관류하면서 흡수한 영양소를

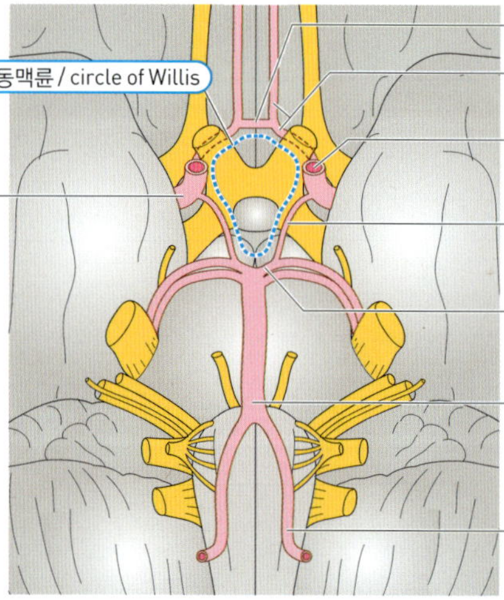

그림 8-30. 대뇌동맥고리

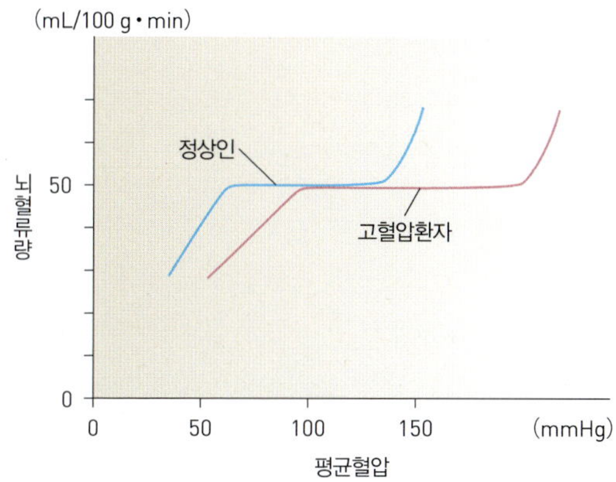

그림 8-31. 뇌혈류의 자동조절

[Johnson PC (ed): Peripheral Circulation, John Wiley & Sons, New York, 1978]

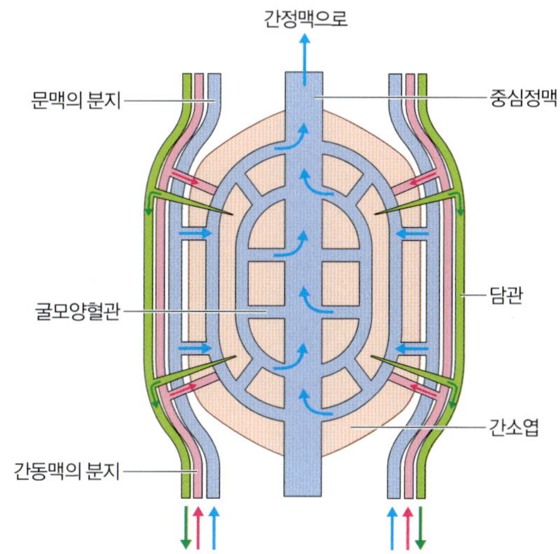

그림 8-32. 간소엽에서의 순환

다량으로 포함한 정맥혈액이 된다. 이들 정맥은 합류해서 **문맥** portal vein 이 되어 간으로 유입되고, 그곳에서 영양소의 분해와 합성, 해독이 이루어진다. 간에는 **간동맥** hepatic artery 과 문맥으로 이루어진 2계통의 혈관이 존재한다(그림 8-2). 양쪽 모두 간 내부에서 연결되어 **굴모양혈관** 굴모양맥관/sinusoid 을 형성하고(그림 8-32), **간정맥** hepatic vein 이 되어 아래대정맥에 합류하는 데, 이것을 **문맥순환** portal circulation 이라고 한다.

간은 배안에 위치해 있는 최대의 장기이며 심장박출량의 약 1/4에 해당하는 혈류를 받는다. 문맥혈류와 간동맥혈류의 비율은 소화관의 기능 상태에 따라 변하지만 보통 문맥혈류가 3/4, 간동맥혈류가 1/4이다. 문맥은 정맥이기 때문에 압력이 8 mmHg에 불과하지만 간순환저항이 매우 작아서 분당 1.2~1.5 L 정도 되는 많은 양의 혈액이 흘러들어올 수 있다(NOTE 8).

NOTE 8 문맥고혈압(Portal hypertension)

간경변이 발생하면 간 내부의 순환저항이 올라가고 아래대정맥에 울혈이 생겨 문맥압이 상승한다. 그 결과 배안 장기로부터 나오는 정맥혈류가 문맥과 간을 우회해서 대동맥으로 흘러들어가려고 하기 때문에 **곁혈관**(측부혈관/collateral vessel)이 발달한다. 이로 인해 비장비대, 메두사머리(배꼽동맥의 종창), 거미혈관종, 식도정맥류, 치질 등의 증상이 출현하게 된다.

피부순환

피부순환 cutaneous circulation 의 최대 목적은 체온조절이다. 피부혈관에는 커다란 **피부밑정맥얼기** subcutaneous venous plexus 가 있으며 그것은 주위의 대기로부터 조금 밖에 떨어져 있지 않은 **진피** dermis 안으로 적당한 양의 혈액이 흐를 수 있도록 해준다. 또한 아주 큰 혈관 연결인 **동정맥연결** 동정맥문합/arteriovenous anastomosis 이 있다(그림 8-33). 이들은 교감신경성혈관수축신경의 지배를 받으며 중추에서 제어를 받고 있다.

피부의 영양을 위해 필요한 혈류량은 성인이라도 해도 40 mL/min에 불과하다. 추울 때에도 피부혈류는 400 mL/min 정도이며 더울 때에는 3 L/min까지 증가한다.

폐순환

오른심장박출량은 왼심장박출량과 비슷하지만 폐순환저항은 온몸순환저항의 1/5이기 때문에 폐동맥압은 대동맥압의 약 1/5이 된다. 이 때문에 **폐순환** pulmonary circulation 은 부위에 따라 폐동맥압 P_a, 폐정맥압 P_v뿐만 아니라 폐포내압 P_A의 영향을 받는다. P_A는 부위와 관계없이 일정하지만 P_a와 P_v는 앉은자세와 선자세에 따른 중력의 영향을 받기 때문에 폐 위부분에서 낮아지고 폐 바닥부분에서 높아진다. 이 때문에 폐 위부분의 심장확장기 혈관은 폐포의 압박을 받아 폐쇄되어 혈류가 멈춘다. 한편 폐 바닥부분의 혈관은 항상 확장되어 있어서 혈류가 많다(그림 8-34).

폐포기체의 산소분압이 떨어지면 폐세동맥은 수축하고 폐동맥압은 상승한다. 이 현상은 환기가 나쁜 폐포로 나가는 혈류를 줄이고 다른 환기가 좋은 폐포로

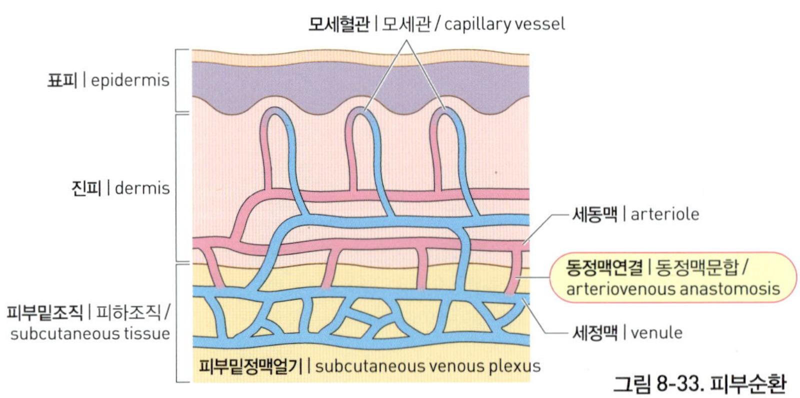

그림 8-33. 피부순환

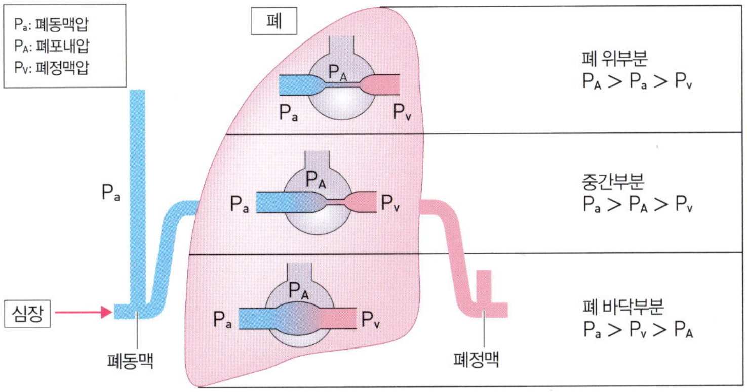

그림 8-34. 폐순환

혈류를 분배하기 위한 반응이다. 다만 들숨의 산소분압이 낮은 고지대에서는 이러한 반응으로 인해 **폐고혈압** 폐동맥고혈압/pulmonary hypertension 이 발생해서 고산병의 원인이 되기도 한다.

대동맥에서 분지한 기관지동맥은 폐조직에 영양을 공급한 후 기관지정맥이 되어 폐정맥에 합류한다. 즉 동맥혈액 안에 정맥혈액이 유입되는 것이다. 이 때문에 왼심실 혈액의 산소포화도는 100%가 아니라 약 97%이다.

12 림프순환

모세혈관에서 여과된 혈장성분은 **사이질액** 간질액/interstitial fluid 으로 흘러 들어가서 조직 사이를 채우고 있다가 세포와 물질교환을 한다. 사이질액의 대부분(약 85%)은 다시 모세혈관으로 흘러 들어가고 일부(약 15%)는 모세림프관 안으로 들어가서 림프가 된다. 모세림프관은 합류해서 집합림프관, 림프관줄기가 되며 최종적으로 가슴림프관 및 오른림프관이 되어 정맥에 합류한다(그림 8-35). 유량은 3~4 L/일이며 주위로부터의 압박과 판막을 통해, 그리고 림프관의 주기적인 자동수축에 의해 순환한다.

림프순환의 주목적은 조직 안의 이물질이나 조직액으로 빠져나온 단백질을 제거하는 것이다. 창자림프는 흡수된 지방을 포함하고 있어서 우윳빛으로 혼탁해 보인다(**암죽** 유미/chyle). 또한 집합림프관과 림프관줄기의 이곳저곳에 **림프절** lymph node 이 존재한다. 림프절은 생체 안으로 침입한 세균이나 독소,

암세포 등의 유해물질이 혈액순환으로 들어오지 못하도록 막아주는 필터 역할을 한다. 또한 림프절에는 많은 수의 **림프구** lymphocyte 가 모여 있어서 면역반응이 이루어지는 장소이기도 하다.

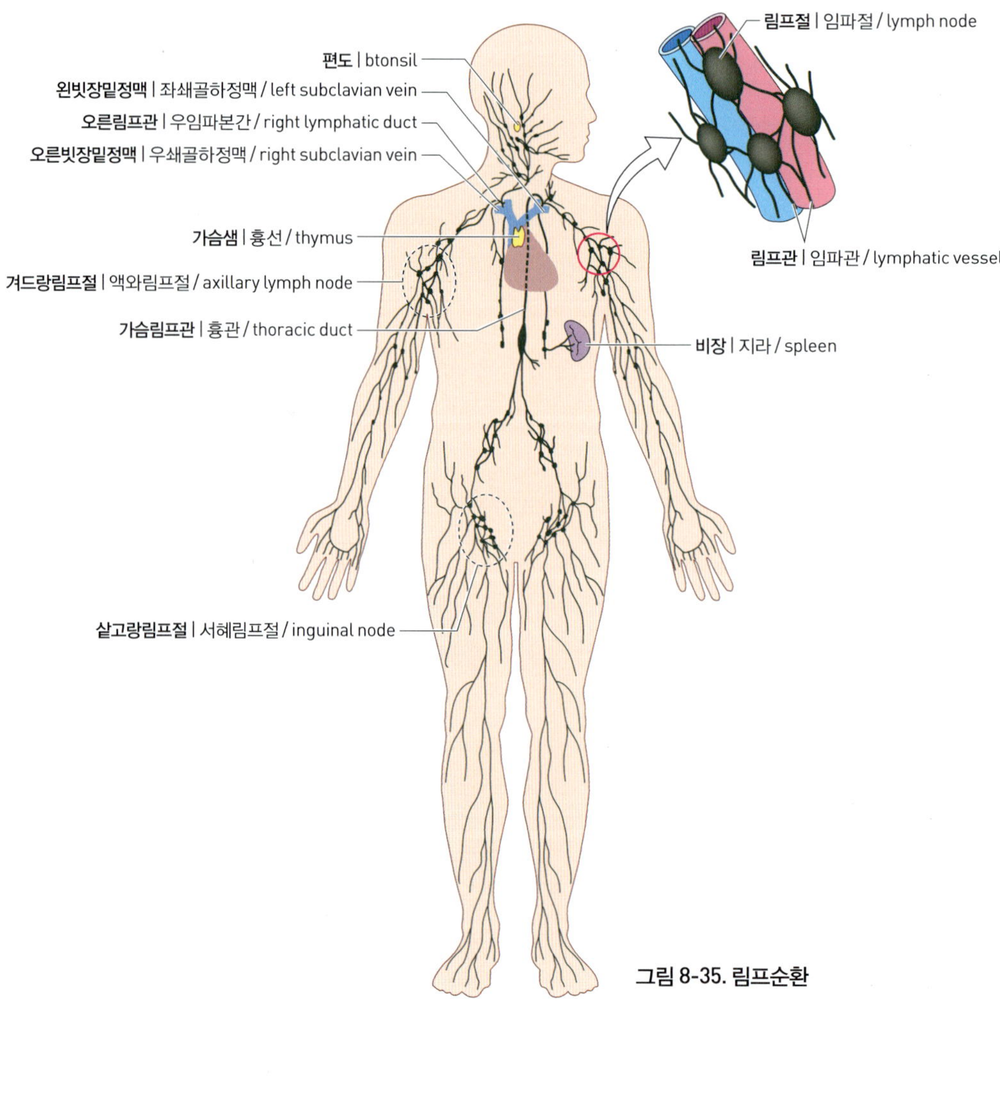

그림 8-35. 림프순환

13 임상과의 관련 사항

● 심장재활치료와 심폐운동부하검사

심폐운동부하검사

심장질환 환자에 대한 운동요법은 관상동맥의 동맥경화퇴축, 심근관류의 개선, 뼈대근육의 기능 개선, 자율신경 기능의 개선, 혈관내피 기능의 개선, 활성산소의 생성 감소 등 광범위한 효과를 생체에 미치며, 심장질환 환자의 삶의 질 향상과 생명 예후에 크게 기여한다. 한편, 심장질환 환자가 일정 이상의 부하로 운동을 하면 부정맥이 유발되거나 심근허혈이 발생할 수 있기 때문에, 운동요법의 유익한 효과를 얻기 위해서는 환자가 안전하게 운동요법을 실시할 수 있는 운동부하의 범위를 명확히 하는 것이 중요하다.

적절한 운동부하를 알기 위해 실시하는 것이 심폐운동부하검사[CPX] 라고 불리는 검사이다. CPX는 자전거 에르고미터나 트레드밀을 이용한 운동부하를 주고, 그때의 호흡순환 동태를 심전도나 혈압, 호기가스 분석장치를 이용하여 측정하고 적절한 운동부하의 범위를 명확히 한다. 예를 들어 어떤 운동강도에서 부정맥(그림 8-12)이 유발된다면 그 운동부하는 과도하다는 것을 의미한다.

● 심장펌프와 심부정맥혈전증

그림 8-28에서 보여주는 것처럼, 걷기 등으로 인해 발생하는 근육의 율동적인 수축은 정맥환류를 돕는다. 이 근육펌프가 특히 중요한 역할을 하는 것은, 심장에서 가장 먼쪽부분이며 중력에 대항하여 정맥혈을 심장으로 되돌릴 필요가 있는 다리의 정맥환류이다. 그래서 수술 등으로 완전한 와병 상태가 되면, 특히 장딴지근 정맥의 정맥환류가 정체되어 정맥 내에 혈전이 형성된다(심부정맥혈전증). 심부정맥혈전증은 수술 중이나 수술 후 48시간 이내에 발생하는 경우가 많으며, 정맥에서 형성된 혈전이 떨어져 혈류를 타고 운반되면 폐색전증 등의 생명과 관련된 질환을 일으키므로 그 예방이 매우 중요하다. 따라서 수술 후 가능한 한 이른 시기부터 발목의 발바닥쪽굽힘운동을 실시하여 종아리세갈래근에 율동적인 근육수축을 일으킴으로써 근육펌프를 기능하게 하여 심부정맥혈전증을 예방한다.

복습 포인트

- 온몸의 순환경로에는 (1)과 (2)이 있다.
- 심장의 자동성은 굴심방결절세포가 주기적으로 흥분하는 (3)로 되어 있기 때문에 발생한다.
- 굴심방결절에서 시작된 흥분은 심방근육을 흥분시킨 후에 방실결절, 히스다발, 오른다리, 왼다리, 푸르키네섬유로 이루어져 있는 (4)를 통과해서 심실 전체로 퍼져나간다.
- 심전도는 보통 3개의 (5), 3개의 (6), 6개의 (7)의 합계 12유도로 기록된다.
- 심전도의 (8)는 심방의 흥분, (9)는 심실의 흥분개시, (10)는 심실의 흥분종료를 나타낸다.
- (11)은 방실사이흥분전도시간, (12)은 심실 전체가 흥분하고 있는 시간을 나타낸다.
- 부정맥은 (13)부정맥과 (14)부정맥으로 나뉘며 대표적인 (13)부정맥으로는 (15), 대표적인(14)부정맥으로는 (16)과 치명적인 (17)을 들 수 있다.
- (18)량×(19)수=분당심장박출량이다.
- 왼심장에서 박출된 혈액은 정맥혈액이 되어 오른심방으로 유입되기 때문에 왼심장박출량 = (20) = 오른심장박출량이다.
- 심실수축기에 가장 높아졌을 때의 혈압이 (21), 심실확장기에 가장 낮아졌을 때의 혈압이 (22)이다.
- 최고혈압과 최저혈압의 차이를 (23)이라고 한다.
- 평균혈압은 대동맥에서는 최저혈압에 맥박압의 (24)을 더해서 구하며, 위팔동맥 등 말초부위의 동맥에서는 최저혈압에 맥박압의 (25)을 더해서 구한다.
- 위팔동맥을 압박띠로 압박하고 혈관음을 청취함으로써 혈압을 측정할 수 있다. 이것을 (26)이라고 한다.
- 심장근육은 잡아 늘이면 늘이는 대로 늘어날 정도로 큰 장력을 발생하기 때문에 심실이 확장하면 심장박출량이 증가한다. 이런 현상을 (27)의 심장의 법칙이라고 한다.
- (28)은 심장기능상실 등의 순환상태의 변화를 파악할 수 있다.
- 혈관을 확장시키는 (29)와 프로스타사이클린, 혈관을 수축시키는 엔도텔린과 (30) 등의 체액인자에 의해서도 혈압이 조절된다.
- (31)신경은 심장을 촉진시키는 동시에 혈관을 수축시켜서 혈압을 상승시킨다.
- (32)이란 압력수용기의 자극에 의한 자율신경기능의 검사이다.
- 모세혈관 영역에서 물질교환은 (33)의 혈장을 혈액 바깥으로 밀어내는 힘과 (34)의 조직액을 혈관 안으로 빨아들이는 힘의 균형에 의해 결정된다.
- 모세혈관의 동맥 쪽에서는 혈압이 높기 때문에 (35)가 일어나서 영양소가 조직으로 공급된다.
- 모세혈관의 정맥 쪽에서는 혈압이 낮기 때문에 (36)가 일어나서 노폐물이 혈관 안으로 회수된다.
- 팔다리의 정맥에는 주머니 형태의 판막이 있으며, 주위 근육의 수축으로 정맥이 압박되면 펌프작용을 일으켜서 ((37)), 심장으로 향하는 정맥환류가 촉진된다.
- 뇌에는 전체 대비 15%에 해당하는 혈류가 있으며 (38) 라고 하는 커다란 연결로도 있다.

정답 | 1. 폐순환, 2. 온몸순환, 3. 박동조율기, 4. 자극전도계, 5. 두극유도, 6. 단극유도, 7. 가슴유도, 8. P파, 9. QRS파, 10. T파, 11. PR(PQ)간극, 12. ST부분, 13. 느린맥, 14. 빠른맥, 15. 방실차단, 16. 주기외수축, 17. 심실세동, 18. 일회심장박출, 19. 심장박동, 20. 정맥환류량, 21. 최고혈압, 22. 최저혈압, 23. 맥박압, 24. 1/2, 25. 1/3, 26. 간접법, 27. 스탈링(Starling), 28. 심장기능곡선, 29. 일산화질소(NO), 30. 앤지오텐신, 31. 교감, 32. 발살바(Valsalva)법, 33. 모세혈관압, 34. 교질삼투압, 35. 여과, 36. 재흡수, 37. 근육펌프, 38. 대뇌동맥고리(circle of Willis)

제 9 장

호흡과 가스의 운반

학/습/목/표

1. 기도의 구성과 그 역할을 설명할 수 있다.
2. 호흡운동과 호흡량의 분획에 대해 설명할 수 있다.
3. 폐에서 이루어지는 가스교환과 혈액에 의한 가스운반에 대해 설명할 수 있다.
4. 화학수용체와 호흡의 조절을 설명할 수 있다.
5. 호흡기능상실과 호흡질환을 분류하고 설명할 수 있다.

01 외호흡과 내호흡

우리들은 공기를 폐로 들이마신 후 그중 약 20% 정도 포함되어 있는 산소(O_2)를 혈액 안으로 흡수하고, 체내의 ATP생산과정에서 발생한 이산화탄소(CO_2)를 날숨과 함께 배출하고 있다. 보통은 이러한 가스교환을 단순히 호흡이라고 부른다. 그러나 체내에서는 또 다른 가스교환이 이루어지고 있다. 이 때문에 체내에서 이루어지는 가스교환과 구별하기 위해 호흡을 **외호흡** 바깥호흡/external respiration 이라고 부른다.

또 다른 가스교환은 혈액과 조직 사이에서 이루어지는 가스교환이다. 혈액 안의 산소가 조직으로 이동하고, 대사의 결과로 발생한 이산화탄소가 조직에서 혈액 안으로 이동한다(그림 9-1). 이러한 가스교환을 **내호흡** 속호흡/internal respiration 이라고 부른다.

02 기도와 폐포

외호흡의 가스교환이 이루어지는 곳은 **폐포** 허파꽈리/pulmonary alveolus 이다. 이 폐포에 이르기까지 공기가 통과하는 길을 **기도** 숨길/respiratory tract 라고 부른다. 공기가 기도를 통과하는 동안 가온, 가습, 그리고 이물질의 제거가 이루어진다.

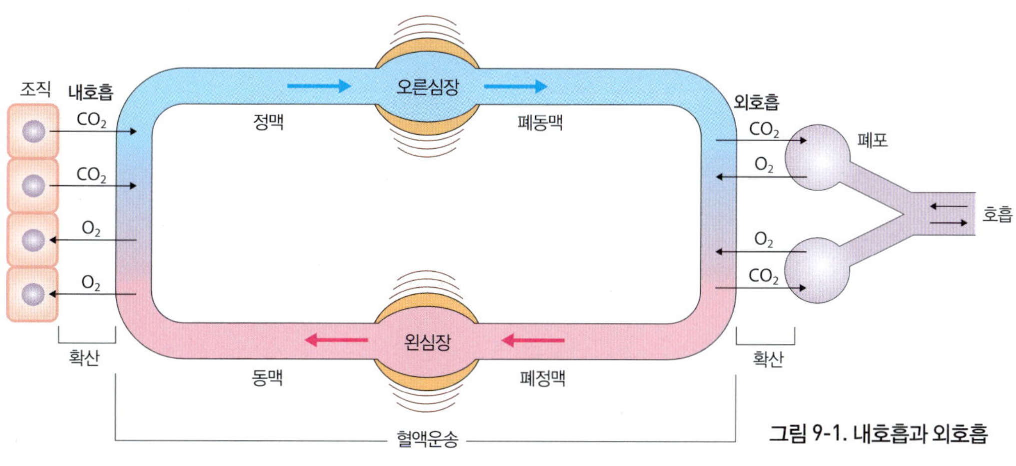

그림 9-1. 내호흡과 외호흡

코안

공기는 좌우의 콧구멍에서 코안으로 빨려 들어간다. 코안에는 위, 중간, 아래로 구성된 3개의 **코선반** 비갑개/nasal concha 이 튀어나와 있으며 공기는 코선반 사이의 콧길을 통과한다. 코선반은 코안의 표면적을 넓게 하며, 빨아들인 공기를 덥히는 데 도움을 준다(그림 9-2). 또한 코안에는 코털이 있어서 비교적 큰 먼지 등을 제거하는 역할을 담당한다. 코안에서 생성되는 콧물은 작은 먼지를 흡착하고 이와 동시에 빨려 들어온 공기를 덥히는 역할도 한다.

코안의 천장부분에는 후각을 담당하는 후각세포가 분포되어 있다. 코안 주위의 머리뼈에는 **위턱굴** 상악동/maxillary sinus, **이마굴** 전두동/frontal sinus, **나비굴** 접형동/sphenoidal sinus, **벌집굴** 사골동/ethmoid sinus 등 4개의 **공동** cavity 이 있으며 이를 **코곁굴** 부비동/paranasal sinus 이라고 부른다. 코곁굴은 코안과 연결되어 있으며, 발성 시 공명음을 만들어 낸다.

인두

코안과 입안이 합류하는 부분을 **인두** pharynx 라고 부른다. 인두 뒤벽에는 림프절이 모여 있는 **목구멍편도** 구개편도/palatine tonsil (흔히 말하는 편도)가 있다.

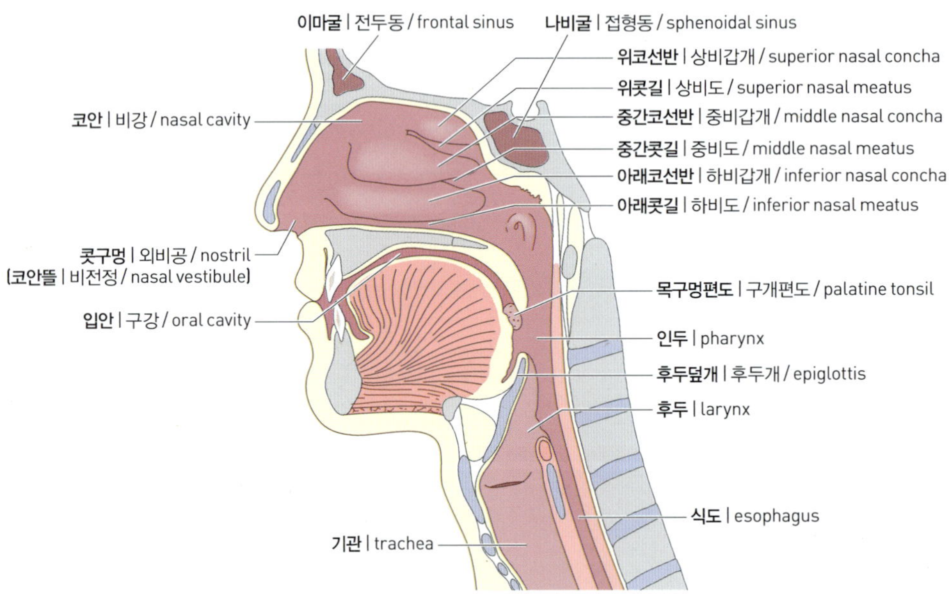

그림 9-2. 기도의 구조

후두

후두 larynx 는 코안에서 기관으로 이어지는 기도와, 입안에서 식도로 이어지는 음식물의 통로가 교차하는 부분에 있다(그림 9-2). 음식물을 삼킬 때에는 일련의 반사를 통해 **후두덮개** 후두개/epiglottis 가 기관의 입구를 막아서 기도가 닫히도록 한다. 고령자의 경우에는 이러한 반사가 늦게 이루어져서 음식물이 기도로 잘못 들어가 **흡인폐렴** aspiration pneumonia 의 원인이 되는 경우가 많다.

발성의 구조

후두에는 띠 형태의 섬유조직인 **성대** vocal cord 가 있다. 호흡 시 성대는 V자 모양을 띠며 좌우로 크게 벌어진다(그림 9-3A). 이 성대 사이를 **성대문** 성문/glottis 이라고 한다. 발성근(각종 파열근)의 수축으로 좌우의 성대가 서로 접근해서 성대문이 좁아지면 날숨이 성대문을 통과할 때 성대가 진동해서 소리가 발생한다(그림 9-3B). 성대에 가해지는 장력이 클수록 높은 음이 만들어진다.

기관과 기관지

후두에서 아래로 이어져 있는 길이 약 10 cm의 기관은 **가슴우리** 흉곽/thoracic cage 안으로 뻗어 있다. **기관** trachea 은 넷째~다섯째등뼈(T4~5) 높이에서 좌우의 기관지로 갈라져 폐 안으로 들어간다. 그 후 분지를 계속 반복해서 점점 가늘어진다. **기관지** bronchus 가 기관에서 분지할 때에는 오른기관지가 좀 더 완만한 각도를 이룬다. 또한 오른기관지가 더 굵기 때문에 잘못 삼킨 이물질은 오른기관지로 들어갈 확률이 더 높다(그림 9-4). 기관은 앞면~옆면이 말발굽 형태의 연골로 둘러싸여 있으며 뒤면은 민무늬근육을 포함한 막조직으로 이루어져 있다(그림 9-5). 기관지에도 연골이 있지만 점점 가늘어지는 동안 연골이

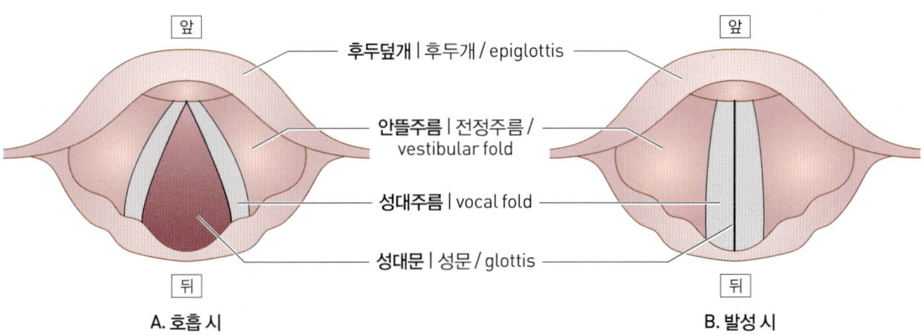

그림 9-3. 성대(위면)

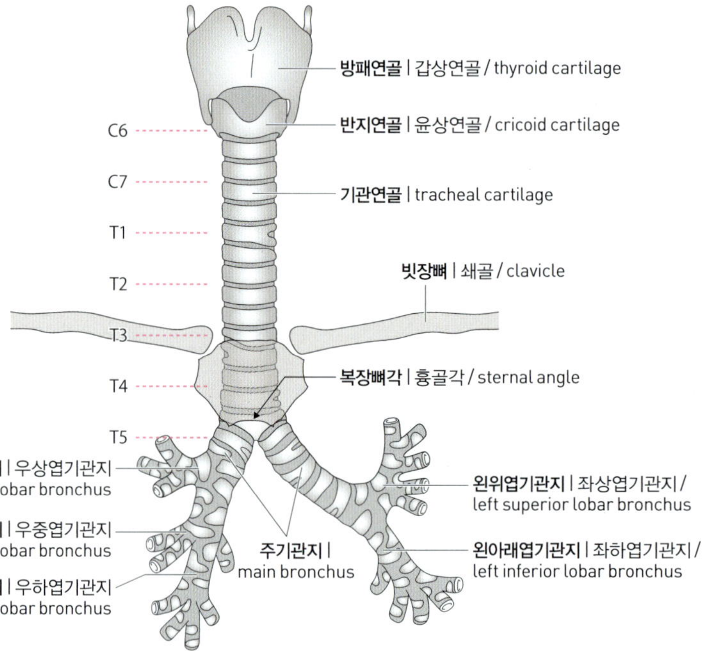

그림 9-4. 기관과 기관지

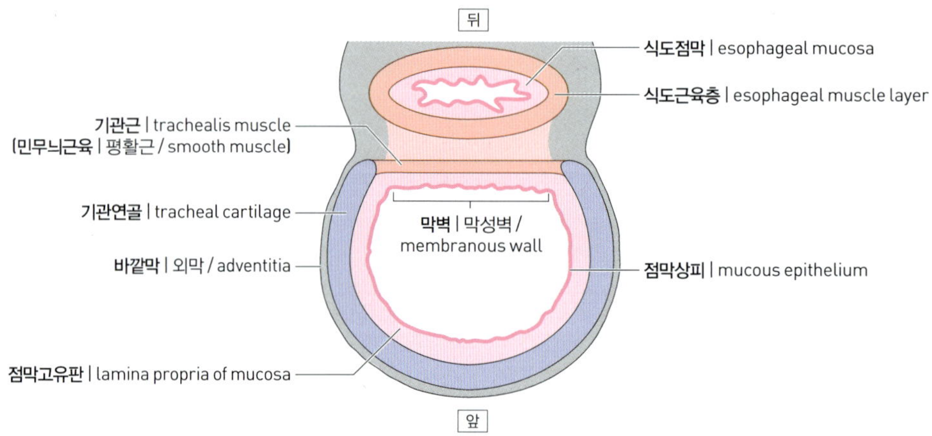

그림 9-5. 기관의 수평단면

줄어들어서 내경 2 mm 이하에서는 연골을 거의 찾아볼 수 없게 된다.

후두~기관~기관지로 이어지는 통로의 내면은 **섬모상피** ciliated epithelium 로 둘러싸여 있고, 또한 상피세포 사이에 산재해 있는 **술잔세포** 배상세포/goblet cell 에서 점액이 분비되고 있다. 공기 속의 먼지는 이 점액에 흡착되어 상피세포의 섬모

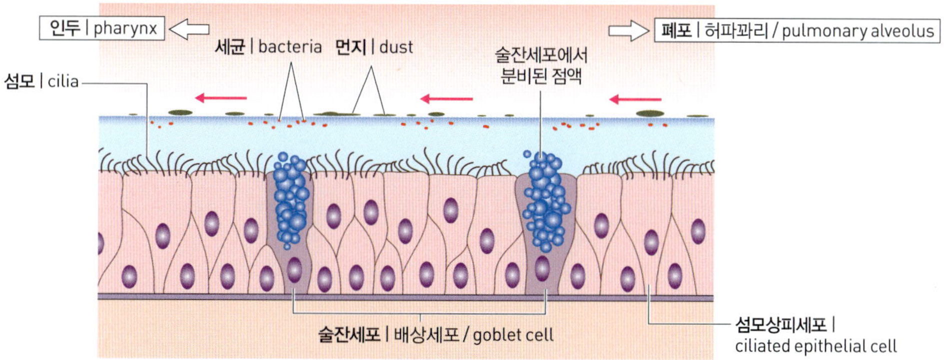

그림 9-6. 기도점막과 섬모에 의한 이물질의 제거

운동을 통해 위쪽(후두 방향)으로 내보내지고 인두에서 식도를 통해 삼켜진다(그림 9-6). 염증 등으로 점액의 분비가 증가하면 가래를 생성해서 기침으로 객출한다.

좌우의 주기관지는 **엽기관지** lobar bronchus (오른쪽은 위, 중간, 아래의 3엽, 왼쪽은 위, 아래의 2엽)로 분지하고, 다시 **구역기관지** segmental bronchus 로 분지를 반복해서 점점 가늘어진다. 마지막으로 **종말세기관지** terminal bronchiole, **호흡세기관지** respiratory bronchiole 가 되며, 최종적으로 포도송이 모양의 폐포가 된다(그림 9-7).

폐포

폐포 허파꽈리/pulmonary alveolus 는 단층의 폐포상피세포로 이루어진 주머니 모양을 띠고 있다. 그 주위를 모세혈관이 둘러싸고 있으며 폐포로 들어간 공기와의

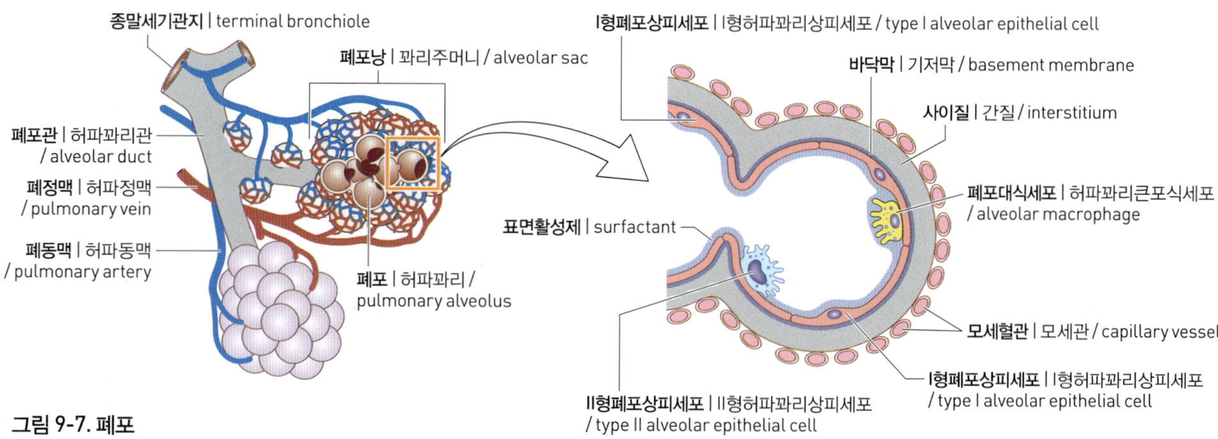

그림 9-7. 폐포

사이에서 가스교환이 이루어진다. 좌우의 폐를 모두 합하면 폐포의 수는 5억 개 정도가 되며 그 표면적은 거의 100 m^2에 달한다. 또한 주위를 둘러싸고 있는 모세혈관의 총 길이는 500 km를 넘는다.

폐포상피세포는 I형 폐포상피세포와 II형 폐포상피세포로 나뉜다. 후자는 표면활성제라고 불리는 표면장력을 줄이는 물질을 분비해서 폐포가 찌그러지는 것을 방지한다.

03 호흡운동

가슴막안[흉막강/pleural cavity]은 음압(대기압보다 낮은 압력)으로 유지되고 있으며 폐는 항상 어느 정도 부풀어 오른 상태를 유지하고 있다. 폐 자체는 자체적으로 부풀어 오르거나 줄어드는 능력이 없어서 가슴막안 내압의 변화를 이용해 용적을 변화시킨다. 호흡운동과 관련이 있는 근육을 표 9-1에 나타냈다.

들숨

가로막[횡격막/diaphragm]의 수축을 통해 아래(배안 방향) 쪽으로 내려가고, 바깥갈비사이근[외늑간근/external intercostal muscle]의 수축을 통해 가슴우리가 앞뒤 방향으로 확대된다. 이로 인해 가슴우리 안의 용적이 커져서 가슴막안 내압이 더욱 떨어지게 되어 폐 내부로 공기가 빨려 들어가게 된다. 예를 들어 바닥이 고무막으로

표 9-1. 호흡운동 관련 근육

	들숨	날숨
안정호흡 시	가로근	근육수축은 동반하지 않는다. (폐, 흉곽의 탄성수축력에 의함)
	바깥갈비사이근	
강제호흡 시	목빗근	배곧은근 속갈비사이근
	앞톱니근	
	목갈비근	
	큰가슴근	
	작은가슴근	

된 밀폐된 병 안에 풍선이 들어 있다고 가정해 보자. 이 상태에서 고무(가로막)를 아래로 잡아당겼을 때 풍선이 부풀어 오르는 원리와 같다(그림 9-8).

날숨

날숨은 가로막과 바깥갈비사이근이 이완되고, 폐와 가슴우리의 탄성수축력(늘어난 고무가 손을 놓으면 다시 원래대로 돌아오는 힘)으로 원래 상태로 되돌아오는 과정이다(그림 9-8B). 이 때문에 날숨에 요구되는 시간은 들숨보다 더 길어서 들숨 단계의 1.2~1.5배가 된다.

호흡근의 신경지배

가로막은 목분절에서 나오는 **가로막신경** 횡격막신경/phrenic nerve 의 지배를 받고, 바깥갈비사이근과 **속갈비사이근** 내늑간근/internal intercostal muscle 은 가슴분절에서 나오는 **갈비사이신경** 늑간신경/intercostal nerve 의 지배를 받는다. 두 신경 모두 운동신경이며 의도적으로 호흡운동에 변화를 줄 수 있다.

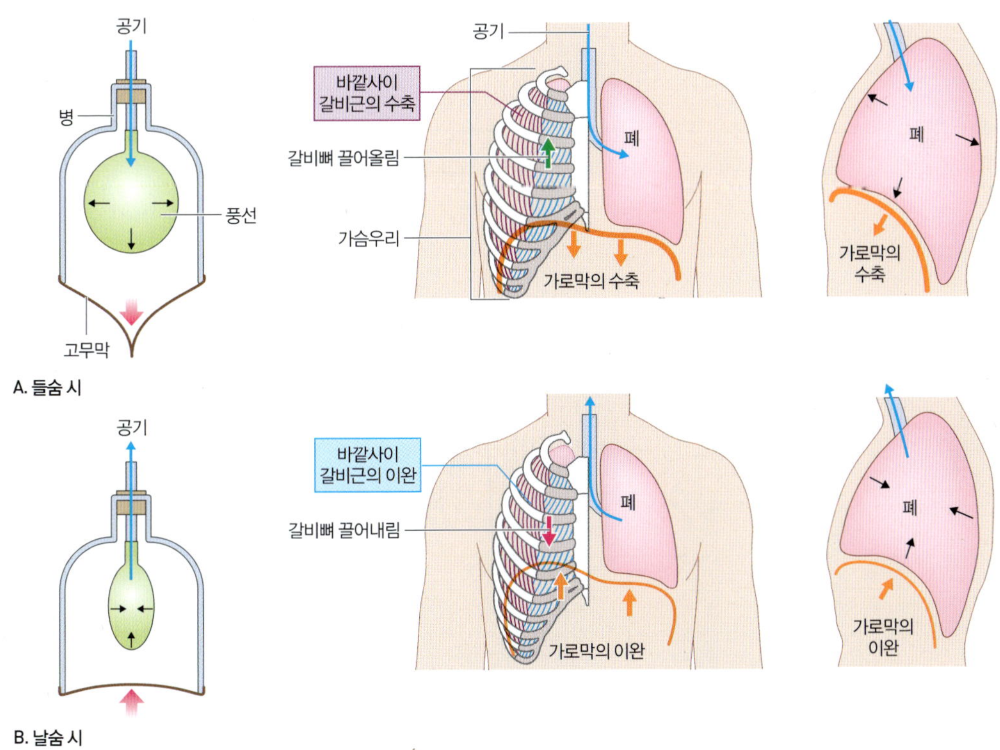

그림 9-8. 호흡의 메커니즘

목분절의 손상으로 인해 가로막신경과 갈비사이신경이 마비되면 자력으로 호흡하는 것이 불가능해진다.

보조호흡근

심호흡이나 강제호흡을 할 때에는 그 외의 근육도 동원되는데, 이러한 근육을 보조호흡근이라고 한다. 들숨일 때에는 **목빗근** 흉쇄유돌근/sternocleidomastoid muscle 과 **큰가슴근** 대흉근/pectoralis major muscle, 날숨일 때에는 속갈비사이근과 **배근육** 복근/abdominal muscle 이 작동한다.

04 호흡량

호흡을 통해 폐 안으로 들어오고 나가는 공기의 양은 **폐활량계** spirometer 로 측정할 수 있다. 최근에는 컴퓨터를 이용해서 측정하기도 하지만 원리가 간단하기 때문에 그림 9-9에서는 이전부터 사용되어 오던 것을 나타냈다.

호흡수

안정 시의 호흡수는 성인의 경우 12~29/분이다. 신생아는 40~50/분, 5살은 20~25/분 정도로 성인에 비해 더 빠르다. 또한 노화로 인해 호흡수가 줄어들

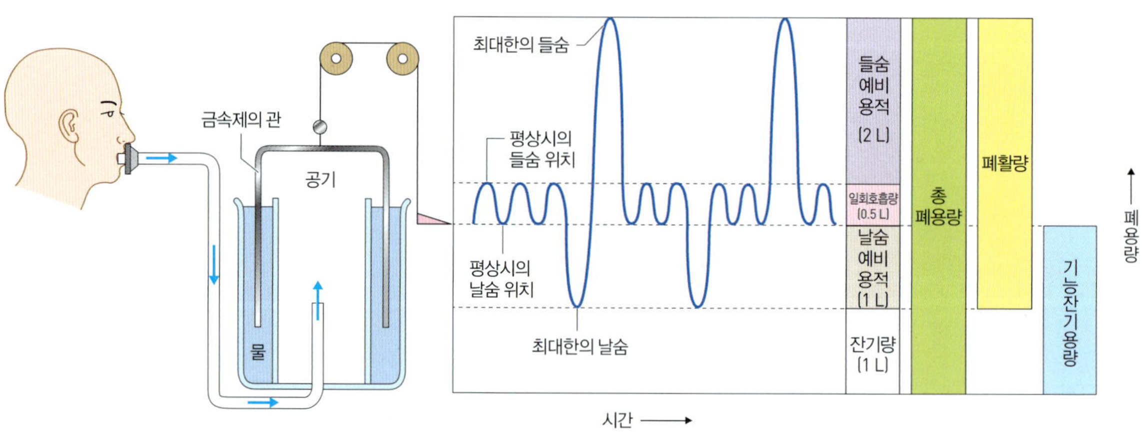

그림 9-9. 호흡량의 측정(폐활량계)

지는 않고, 성인 수치가 계속 유지된다. 임신 중일 때에도 거의 증가하지 않는다. 운동을 하거나 열을 발산하는 경우에는 대사가 항진되면서 호흡이 빨라진다.

일회호흡량과 무용공간

안정 시 한 번의 호흡으로 폐에 들어가고 나오는 공기의 양을 **일회호흡량** tidal volume 이라고 하며, 약 500 mL 정도이다. 임신 말기에는 700~800 mL까지 증가한다.

빨아들인 공기 중에서 150 mL 정도는 폐포에 도달하지 못하고 기관이나 기관지에 머무르기 때문에 혈액과의 가스교환에 사용되지 않는다. 이러한 공기의 양을 **무용공간** 사강/dead space 이라고 한다.

들숨예비용적과 날숨예비용적

안정 시 호흡하고 있는 상태에서는 강제로 들숨이 종료될 때까지 공기를 빨아들일 수가 있다. 안정호흡 상태에서 강제로 최대한 빨아들일 수 있는 공기의 양이 **들숨예비용적** 예비흡기량/inspiratory reserve volume 이고, 안정호흡 상태에서 강제로 최대한 내쉴 수 있는 공기의 양이 **날숨예비용적** 호기예비량/expiratory reserve volume 이다. 양쪽 모두 개인차가 심하다. 성인의 경우 평균적인 들숨예비용적은 약 2 L이고 날숨예비용적은 약 1 L이다.

폐활량

공기를 최대한으로 들이마시고 내쉬었을 때 날숨으로 나오는 공기의 양을 **폐활량** vital capacity; VC 이라고 한다. 즉,

폐활량 = 들숨예비용적 + 일회호흡량 + 날숨예비용적

이다. 평균적으로 여성은 2~3 L, 남성은 3~4 L 정도이지만 성별뿐만 아니라 연령이나 신장의 차이에 따라 다르기 때문에 이러한 것들을 염두에 두고 예측폐활량을 산출한다. 그리고 피검사자는 실측치가 이 예측치의 몇 %에 해당하는지 계산해서 %VC로 표기한다. 예측치의 80% 이상이 정상이다.

잔기량과 기능잔기용량

최대한으로 공기를 내쉬었을 때에도 폐 내부에는 아직 공기가 남아 있다. 이 공기의 양을 **잔기량** 남은공기량/residual volume 이라고 하며 대략 1 L 정도 된다.

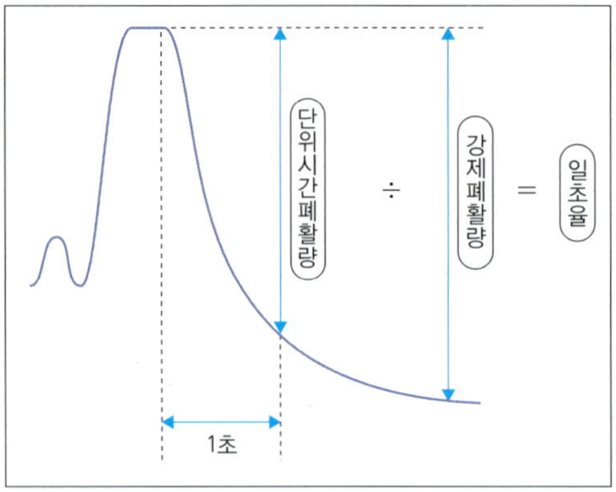

그림 9-10. 단위시간폐활량과 일초율

잔기량은 폐활량계로는 측정할 수 없기 때문에 100% 산소를 호흡하도록 해서 나오는 날숨의 질소 농도로 측정한다.

잔기량과 날숨예비용적을 합한 것이 **기능잔기용량** 기능적잔기량/functional residual capacity 이며, 숨을 내쉴 때 혈액과의 사이에서 가스교환을 하기 위한 공기량이라고 할 수 있다. 폐활량과 잔기량을 합한 것을 **총폐용량** total lung capacity 이라고 부른다.

총폐용량 = 폐활량 + 잔기량

일초율

최대한 숨을 들이마시고 최대 속도로 가능한 한 숨을 내쉬었을 때 처음 1초 동안 날숨으로 나온 공기의 양을 **단위시간폐활량** timed vital capacity 이라고 하고, 단위시간폐활량의 강제폐활량에 대한 비율을 **일초율** ratio of timed VC to total VC 이라고 한다(그림 9-10). 일초율은 기도의 저항 크기를 반영했을 때 70% 이상이 정상이다. 기관지천식 등 기도저항이 상승하는 질환에서는 일초율이 감소한다.

폐포환기량과 매분폐포환기량

일회호흡량이 500 mL이고 무용공간이 150 mL라고 하면 빨아들인 공기 중에서 폐포에 도달해서 가스교환에 사용되는 공기의 양은 500–150 = 350 mL이 된다. 이 양을 **폐포환기량** 허파꽈리환기량/alveolar ventilation 이라고 한다. 1분 동안의 폐포환기량을 매분폐포환기량이라고 하며 일회호흡량과 호흡수가 영향을 미친다.

$$\text{폐포환기량} = \text{일회호흡량} - \text{무용공간}$$
$$\text{매분폐포환기량} = \text{폐포환기량} \times \text{호흡수}$$

일회호흡량 500 mL, 호흡수 12/min의 경우 매분환기량은 $500 \times 12 = 6{,}000$ mL이며 매분폐포환기량은 $(500-150) \times 12 = 4{,}200$ mL이 된다.

일회호흡량이 절반인 250 mL이라고 해도 호흡수를 2배인 24/분으로 하면 $250 \times 24 = 6{,}000$ mL가 되어 매분환기량은 동일하다. 그러나 매분폐포환기량은$(250-150) \times 24 = 2{,}400$ mL가 되어 감소된다. 반대로 일회호흡량이 2배인 1,000 mL이고 호흡수가 절반인 6/분이면 매분폐포환기량은 5,100 mL로 증가한다. 즉, 동일한 환기량인 경우에도 일회호흡량이 크고 호흡수가 적은 경우에 폐포환기량이 크므로 효율적이라고 할 수 있다.

05 가스교환과 가스의 운반

폐에서의 가스교환

각각의 가스분압을 표 9-2에 나타냈다. 폐포벽과 모세혈관벽의 두께는 양쪽 모두를 합해도 0.5 μm 정도로 매우 얇기 때문에 호흡가스는 이 분압차이를 따라 확산(NOTE ❶)을 통해 이동한다.

산소(O_2)는 100 mmHg로 분압이 높은 폐포기체에서 40 mmHg로 낮은 정맥혈액으로 확산된다. 한편 이산화탄소(CO_2)는 46 mmHg의 정맥혈액에서 40 mmHg의 폐포기체로 확산된다. CO_2의 분압차는 6 mmHg로 작지만 CO_2는 매우 확산되기 쉽기 때문에 분압차가 작은 것은 문제가 되지 않는다.

표 9-2. 가스분압(mmHg)

기체	들숨	날숨	폐포기체	동맥혈액	정맥혈액
O_2	158	116	100	96	40
CO_2	0.3	32	40	40	46
N_2	596	565	573	573	573
수증기	5.7	47	47	47	47
합계	760	760	760	756	706

NOTE 1 확산(Diffusion)

물이 들어 있는 컵에 잉크를 한 방울 떨어뜨리는 경우를 생각해 보자. 잉크가 처음에는 떨어진 부분 주위를 물들이다가 휘젓지 않아도 자연스럽게 물 전체로 퍼져나가서 결국 컵 안의 물 전체를 물들이게 된다. 이처럼 동일한 종류의 입자는 서로 반발하지 않고 농도가 높은 곳에서 낮은 곳으로 펴져나가는 성질이 있는데, 이것을 확산이라고 한다.

확산에 필요한 시간은 입자의 종류에 따라 다르기는 하지만 보통 거리의 제곱에 비례한다. 모세혈관과 조직 사이처럼 짧은 거리(10 μm 이내)라면 산소는 0.02초 이내에 이동하고, 포도당은 0.05초 정도 걸린다. 그러나 거리가 1 mm로 늘어나면 산소는 3분, 포도당은 10분의 시간이 걸린다.

이 때문에 폐포와 혈액의 가스교환이나 혈액과 조직세포의 물질교환은 확산에 의해 이루어지지만 장거리의 운반은 혈액을 통해 이루어진다(그림 9-1).

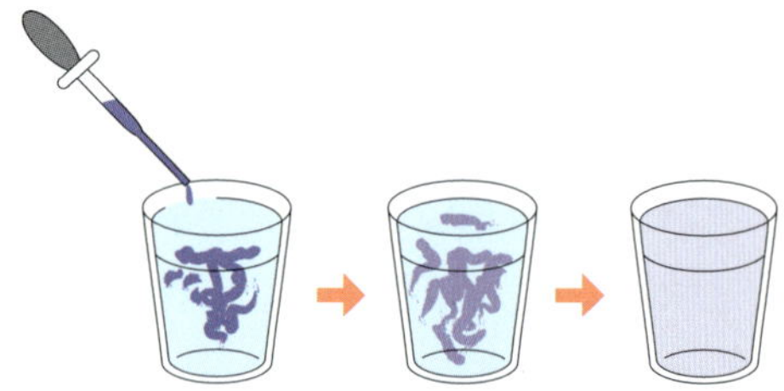

확산의 과정

또한 임상에서는 압력의 단위로 mmHg 대신 Torr(토르)를 이용하는 경우도 있는데 이는 완전히 동일한 것이다(1 mmHg = 1 Torr).

모세혈관혈류가 폐포를 통과하는 데 필요한 시간은 안정 시 약 0.75초이다. 이 시간은 산소와 CO_2가 확산되어 균형을 이루는데 충분한 시간이다. 심한 신체운동으로 심장활동이 촉진되어 통과시간이 절반으로 줄어든 경우에도 양쪽이 균형을 이루는 데에는 문제가 없다(그림 9-11).

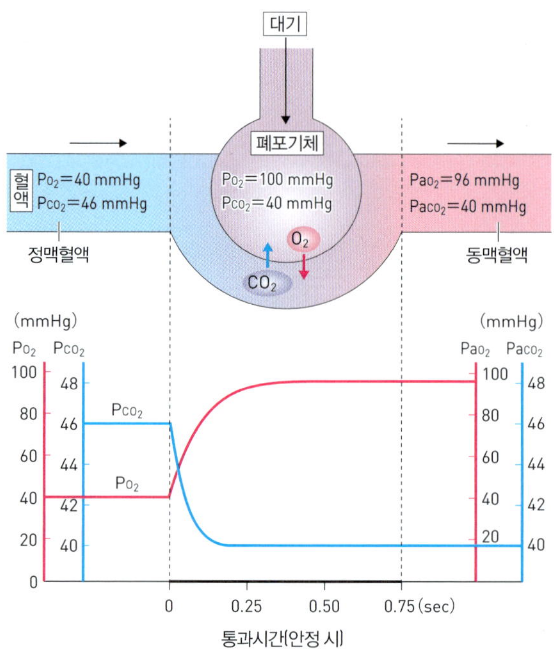

그림 9-11. 폐포에서 가스교환에 의한 가스분압의 변화

혈액에 의한 가스의 운반

산소가 적혈구 안에서 혈색소와 결합해 운반된다는 것은 이미 앞에서 설명했다(171쪽 참조). CO_2의 운반에도 적혈구가 중요한 역할을 한다. CO_2의 5%는 원래 형태를 유지한 채로 혈장에 용해되어 있고, 별도의 5%는 혈색소 등의 단백질과 결합하여 운반된다. 나머지 90%는 일단 적혈구 안으로 들어가서 탄산탈수효소의 작용으로 중탄산이온(HCO_3^-)이 되어 혈장이나 적혈구 안에서 용해된 상태로 운반된다(그림 9-12). CO_2와 물(H_2O)이 반응해서 중탄산이온과 H^+가 발생하는 반응은 pH를 조절하는 측면에서도 중요하며, CO_2는 단순한 노폐물이 아니라 pH를 조절하는 데 없어서는 안 되는 필요 불가결한 물질이다.

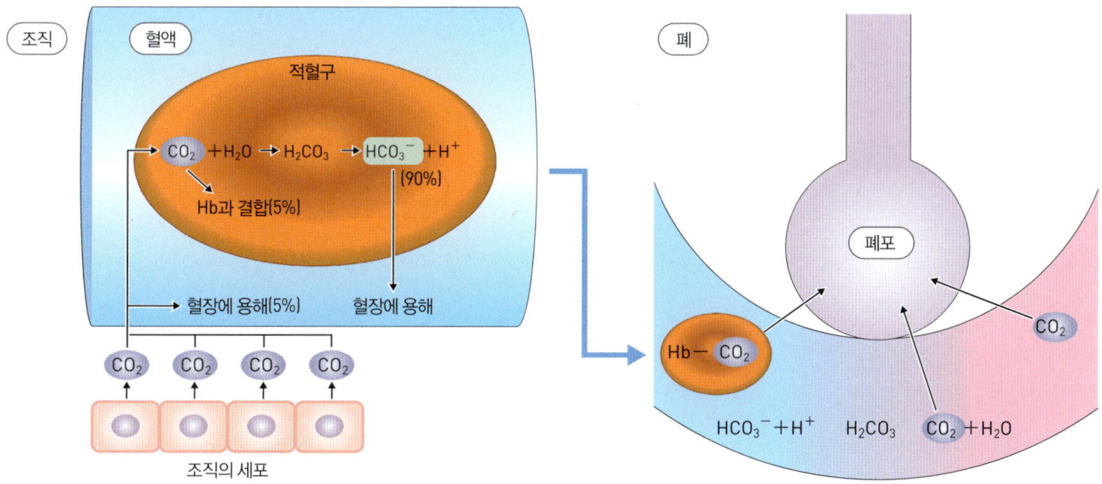

그림 9-12. CO_2의 운반

06 호흡의 조절

호흡을 위해 작동하는 가로막과 갈비사이근은 뼈대근육이어서 의도적으로 수축과 이완이 가능하다. 우리들은 이러한 성질을 이용해 말하거나 노래할 때 의식적으로 숨을 멈추거나 호흡을 쉽게 지속하는 등 호흡에 변화를 줄 수가 있다. 한편 운동 중이거나 열을 발산할 때에는 대사작용이 늘어서 산소소비가 증가하게 되고, 이때에는 무의식적으로 호흡이 촉진된다. 또한 수면 중에는 의식이 없는 상태에서도 호흡은 계속된다. 이처럼 호흡은 정교하게 조절되고 있다.

호흡중추

호흡중추는 숨뇌의 배쪽과 등쪽부분에 있다(그림 9-13). 들숨성신경세포와 날숨성신경세포가 있으며 이들이 자극을 보내 들숨과 날숨이 반복된다. 또한 숨뇌 위쪽에 있는 다리뇌에서도 호흡신경세포무리가 존재하고 있어서 호흡패턴에 변화를 주고 있는 것으로 알려져 있다.

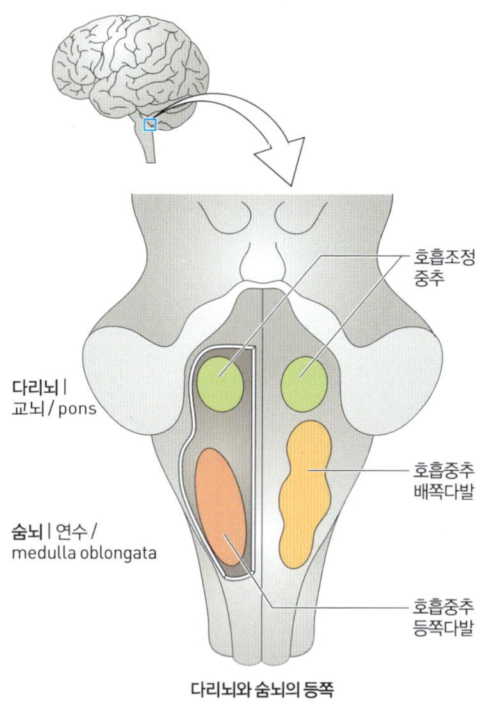

그림 9-13. 호흡중추

화학수용체

말초의 화학수용체

목동맥소체 목동맥토리/carotid body 와 **대동맥소체** 대동맥토리/aortic body 가 말초부위의 화학수용체 역할을 하고 있다(그림 9-14). 이들은 **동맥혈산소분압**(Pa_{O_2})이 떨어지면 흥분해서 각각 혀인두신경과 미주신경을 통해 자극을 중추로 보내서 호흡을 촉진한다.

중추의 화학수용체

숨뇌의 호흡중추 근처에 존재하는 화학수용체는 **뇌척수액** cerebrospinal fluid 의 이산화탄소분압이 상승하면 흥분해서 호흡을 촉진한다.

폐의 늘임수용기를 통한 반사

가느다란 기관지벽에는 기관지가 확장하면 흥분하는 늘임수용기가 있다. 호흡으로 인해 기관지가 확장되면 늘임수용기가 흥분해서 자극을 미주신경을 통해 중추로 보내고, 들숨을 끝내고 날숨이 시작되도록 한다. 이것은 호흡패턴을 형성하는 반사이며, 이를 **헤링-브로이어반사** Hering-Breuer reflex 라고 부른다.

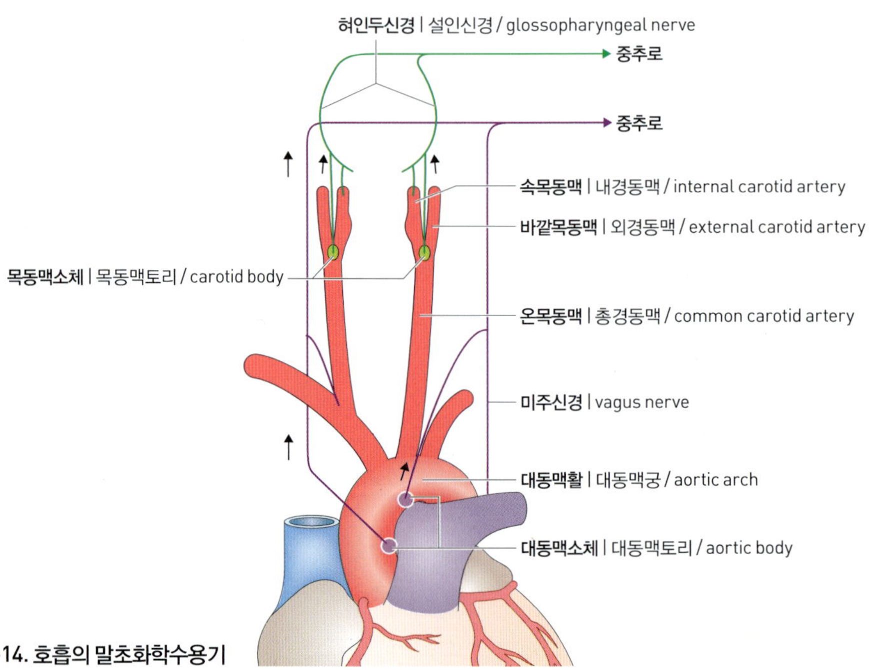

그림 9-14. 호흡의 말초화학수용기

07 병적 호흡

과다환기증후군

과다환기증후군 hyperventilation syndrome 은 운동을 한 뒤에 호흡곤란을 느끼며 과도한 호흡을 하는 상태를 말한다. 이산화탄소가 과도하게 나오게 된 결과, 혈액이 알칼리성으로 되어(알칼리증, 274쪽 참조) 손가락 등에 미세한 떨림(진전)이 발생한다. 심한 경우에는 뇌혈관의 수축으로 인해 뇌혈류가 감소해서(224쪽 참조) 실신하기도 한다.

대부분의 경우 신체적 이상은 없고 어디까지나 정신적인 긴장이 원인으로 작용한다. 정신적으로 편하게 해주고 안정을 취하도록 하면 회복된다.

수면무호흡증후군

수면무호흡증후군 sleep apnea syndrome 은 수면 중에 10초 이상 계속되는 무호흡발작이 30회 이상 출현하는 상태를 말한다(정상은 보통 10회 정도). 호흡중추에 이상이 있는 경우(중추형)와 수면 중에 혀뿌리가 내려앉아서 기도가 폐쇄되는 경우(폐쇄형)가 있다(그림 9-15). 폐쇄형이 압도적으로 많이 발생한다. 무호흡발작으로 인해 몇 번씩 깨어나기도 하고(본인은 기억하지 못하는 경우가 많다), 수면부족 때문에 일상생활 중에 깜빡 졸거나 일을 하다 실수를 저지르기도 한다.

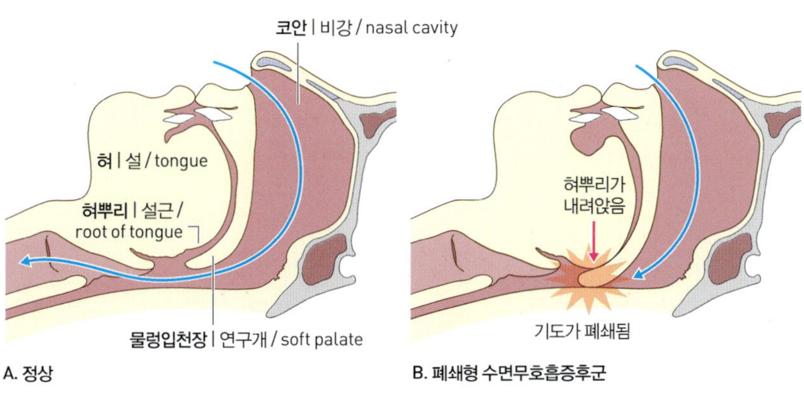

그림 9-15. 폐쇄형 수면무호흡증후군의 메커니즘

쿠스마울호흡(그림 9-16B)

쿠스마울호흡 Kussmaul respiration 은 중증의 당뇨병 등으로 인해 혈액이 산성(산증, 274쪽 참조)으로 치우쳤을 때 나타난다. 크고 비교적 빠른 호흡이 특징이다. 산성으로 기운 혈액을 보정하기 위해 이산화탄소를 내뱉어서 정상적인 pH로 되돌리려고 하는 보상메커니즘이다.

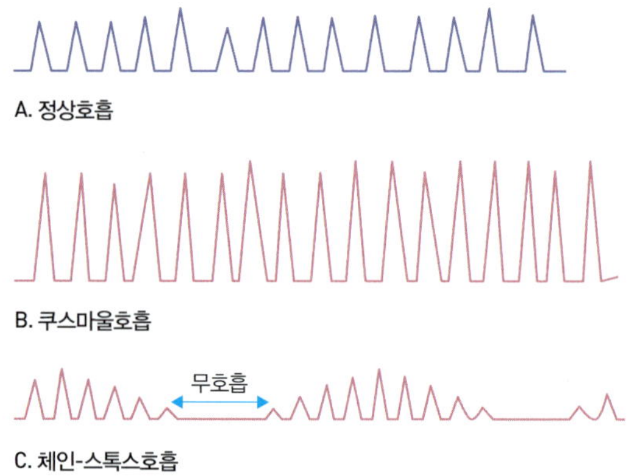

그림 9-16. 병적호흡의 호흡패턴

체인-스톡스호흡(그림 9-16C)

체인-스톡스호흡 Cheyne-Stokes respiration 은 심장기능상실 말기나 중증의 중추신경질환으로 인해 호흡중추의 주기성이 사라졌을 때에 나타난다. 무호흡상태가 계속 이어진 뒤에 점점 증가하거나 감소하는, 헐떡이는 것처럼 들리는 호흡이 나타나고 그 후 다시 무호흡상태로 돌아가는 것을 반복한다. 무호흡상태로 인해 Pao_2가 떨어지고 $Paco_2$가 상승하며, 이로 인해 화학수용체가 자극을 받아 호흡이 발생한다. 호흡을 통해 이러한 분압이 정상화되면 화학수용체의 흥분이 가라앉고 다시 무호흡 상태가 된다.

환기장애

환기가 충분히 이루어지지 않는 상태를 환기장애라고 한다. 구속환기장애와 폐쇄환기장애, 그리고 양쪽이 모두 공존하는 혼합환기장애로 나뉜다(그림 9-17).

구속환기장애

충분한 양의 공기를 폐 안으로 흡입할 수 없는 상태를 말한다. 폐활량이 현저하게 감소해서 **예측폐활량** predicted vital capacity 의 80% 미만까지 떨어지지만 일초율은 정상범위 안에 있다.

중증근무력증 myasthenia gravis 처럼 근력의 저하로 인해 가슴우리의 확장이 불가능해진 경우와 **폐섬유증** fibroid lung 과 같이 폐포의 확장이 방해를 받는 경우가 이에 해당한다.

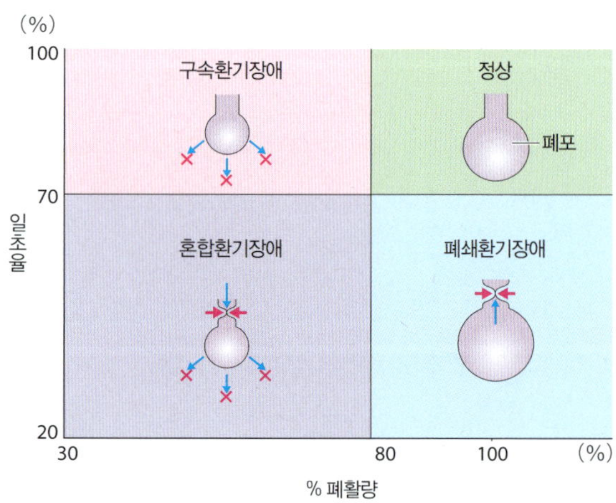

그림 9-17. 환기장애의 패턴

폐쇄환기장애

공기의 흐름에 대한 기도의 저항이 상승한 상태를 말한다. 숨을 내쉴 때 주위로부터 압박이 증가해서 날숨 호흡이 장애를 받게 되고 일초율이 감소한다. 폐활량은 정상이다.

기관지천식처럼 기관지민무늬근육이 수축한 기능적 협착, 만성기관지염이나 폐기종 등으로 **만성폐쇄폐질환** chronic obstructive pulmonary disease; COPD 이 생겼을 때 나타난다.

유량용량곡선

일초율을 측정할 때(그림 9-10) 날숨유출속도를 세로축으로, 날숨유출량을 가로축으로 그린 곡선을 **유량용량곡선** flow volume curve 이라고 부른다(그림 9-18A). 환기장애 패턴을 용이하게 판별할 수 있기 때문에 일상적인 임상에서 널리 이용되고 있다.

강제날숨을 실시하면 정상적인 경우에 유속은 빠르게 정점에 도달하고(최고유속) 이후 거의 직선적으로 저하된다. 유속이 제로가 된 시점에서 가로축과의 교차점이 강제폐활량이다.

폐쇄환기장애의 경우에는 최고유속이 내려가고 최고유속 후의 유속이 현저하게 떨어진다(그림 9-18B). 한편 구속환기장애의 경우 최고유속은 약간만 내려가지만 강제폐활량이 현저하게 떨어진다(그림 9-18C).

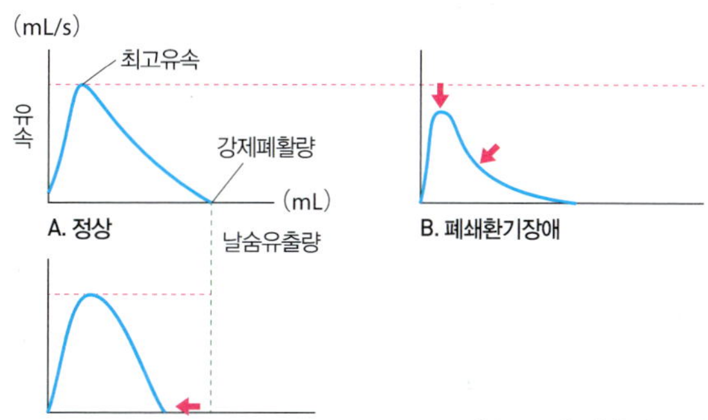

그림 9-18. 유량용량곡선

확산장애

폐포에서 혈관으로 나가는 산소의 확산이 장애를 받게 된 상태를 확산장애라고 하며 이때 Pa_{O_2}가 떨어진다. 폐포벽이 파괴되거나 외과적인 수술을 통한 절제로 인해 가스교환면적이 줄어든 경우, 또는 **사이질폐렴** interstitial pneumonia 등으로 인해 폐포벽이 비후해지거나 만성왼심장기능상실 등으로 인해 **폐부종** pulmoary edema 이 발생하는 등, 확산거리가 증가한 경우에 발생한다. 이산화탄소는 확산이 매우 잘 되기 때문에 확산장애의 영향을 잘 받지 않는다.

호흡기능상실

실내 공기를 흡입하고 있는 상태에서 동맥혈산소분압인 Pa_{O_2}가 60 Torr (= mmHg) 이하로 떨어지는 호흡장애, 또는 그에 해당하는 호흡장애가 발생한 상태를 말한다. 환기기능상실이 원인인 II형 호흡기능상실과 가스교환기능장애가 원인인 I형 호흡기능상실로 나뉜다.

08 임상과의 관련 사항

- **호흡재활과 운동요법**

호흡재활의 목적은 호흡기능상실을 가진 환자에게 운동요법을 적용해 신체활동량을 증가시킴으로써 삶의 질과 생존 예후를 개선하는 데 있다. 호흡재활이 호흡기 장애 자체를 직접적으로 개선하지는 않지만, 다리 근력 훈련을 포함한 운동요법은 호흡곤란을경감시키는 효과가 있다. 이는 운동요법이 호흡기능이 저하된 환자에게서 다리 근육의 피로에 저항성이 높은 I형 근섬유(표 5-1, 126쪽 참조)가 감소하여 나타나는 근위축을 개선하고, 이를 통해 운동허용능력(지구력)이 향상되기 때문이다.

따라서 호흡재활에서는 운동요법을 방해하지 않도록 호흡곤란을 최소화하면서 운동을 실시하여 다리 근력을 강화하고 운동허용능력을 높이는 것이 중요하다.

- **호흡보조근의 이완과 복식호흡**

만성 호흡기능상실 환자는 보조호흡근(표 9-1)의 활동 항진을 동반하는 강제호흡을 하는 경우가 많다. 보조호흡근에 의한 강제호흡은 복식호흡에 비해 에너지 효율이 나쁘고, 산소소비량이 증가하기 때문에 결과적으로 호흡곤란감을 더욱 강화시키게 된다. 따라서 보조호흡근을 이완시킴으로써 효율적인 환기가 가능한 복식호흡을 유도해 호흡곤란감을 경감시킨다.

- **만성폐쇄질환(COPD)과 입술오므리기 호흡**

COPD로 인해 폐포 구조가 파괴되고 폐의 탄력성이 저하되면, 그림 9-17에서 보여주는 것처럼 흡기 시에 폐포보다 먼저 말초 기도가 허탈, 폐쇄되어 기류

폐쇄가 발생한다. 말초 기도의 폐쇄를 방지하기 위해 지도하는 것이 코로 숨을 들이마시고 입을 오므려 길게 숨을 내쉬는 입술오므리기 호흡이다. 입을 오므린 채로 숨을 내쉼으로써 기도 내압을 높이고, 기도의 허탈, 폐쇄를 방지해 호흡곤란을 경감시킬 수 있다.

복습 포인트

- 외호흡의 가스교환은 (1)에서 이루어진다. 이 (1)까지의 공기 통로를 (2)라고 한다.
- 안정 시의 들숨에 작용하는 것은 (3), (4)이다.
- 안정 시 1회의 들숨/날숨으로 들어가고 나오는 공기의 양을 (5)이라고 하며, 약 (6) mL이다.
- 안정 상태의 들숨으로 공기를 어느 정도 빨아들일 수 있는가가 (7), 안정 상태의 날숨으로 공기를 어느 정도 뱉어낼 수 있는가가 (8)이며, (5), (7), (8)을 합한 것이 (9)이다.
- 폐에서 이루어지는 가스교환은 산소와 이산화탄소의 농도차에서 기인하는 (10)에 의해 이루어진다.
- (11)와 (12)는 화학수용체이며, (13)이 내려가면 이를 감지해서 호흡중추로 자극을 전달해 호흡을 촉진한다.
- 중증근무력증이나 폐섬유증 등의 (14)환기장애는 폐활량이 심하게 떨어지고, 기관지천식이나 만성폐쇄폐질환 등의 (15)환기장애는 일초율이 눈에 띄게 떨어진다.
- 사이질폐렴이나 폐부종은 산소의 (16)가 발생해서 (13)이 눈에 띄게 저하된다.

정답 | 1. 폐포, 2. 기도, 3. 가로막, 4. 바깥갈비사이근, 5. 일회호흡량, 6. 500, 7. 들숨예비용적, 8. 날숨예비용적, 9. 폐활량, 10. 확산, 11. 목동맥소체, 12. 대동맥소체, 13. 동맥혈산소분압(Pao_2), 14. 구속, 15. 폐쇄, 16. 확산장애

제 10 장

소변의 생성과 배설

학/습/목/표

1. 신장의 구조와 역할을 설명할 수 있다.
2. 소변의 생성메커니즘을 설명할 수 있다.
3. 청소와 토리여과량, 신장혈장유량의 의미를 설명할 수 있다.
4. 축뇨반사와 배뇨반사를 설명할 수 있다.
5. 배뇨의 이상을 설명할 수 있다.
6. 혈장 pH조정의 의의와 완충계에 대해 설명할 수 있다.
7. 산증과 알카리증을 분류하고 그 원인과 메커니즘을 설명할 수 있다.

01 신장의 역할

소변의 생성

신장의 주요 역할은 소변의 생성이다. 소변을 생성하고 배설함으로써 신장은 다음과 같은 기능을 담당한다.

① 대사의 결과로서 발생한 불필요하고 유해한 물질을 체외로 배출해서 (NOTE 1) 체내환경을 정화한다.
② Na^+와 물의 배설량을 제어하는 것으로 체액의 삼투압을 조절한다.
③ 물의 배설량을 제어해서 순환혈액량을 조절한다.
④ 순환혈액량을 제어해서 혈압을 조절한다(순환혈액량이 증가하면 심박수가 증가하고 혈압은 상승한다).
⑤ 산과 알칼리의 배설량을 제어해서 혈장의 pH를 조절한다.

이상과 같이 신장은 소변의 성질과 양을 조절해서 체내 항상성에 크게 공헌하고 있으며, 생명유지를 위한 필수 장기라고 할 수 있다.

내분비 기능

신장은 혈액의 산소함량이 떨어지면 **적혈구형성호르몬** erythropoietin 이라고 하는 호르몬을 분비한다. 적혈구형성호르몬은 골수에 작용해서 적혈구 생산을 촉진한다(173쪽 참조).

또한 **신장동맥** 콩팥동맥/renal artery 의 혈압이 떨어지면 **토리곁장치** juxtaglomerular apparatus; JGA 라고 불리는 세포무리(그림 10-1)에서 **레닌** renin 을 방출한다. 레닌은

NOTE 1 삼투압

포도당 등의 당류, 중성지방과 콜레스테롤 같은 지질은 탄소(C), 수소(H), 산소(O)로만 구성되어 있기 때문에 물(H_2O)로 재이용하거나(대사수 265쪽 참조), 이산화탄소(CO_2)를 호흡을 통해 체외로 배출할 수 있다. 하지만 단백질에 포함된 아미노기($-NH_2$) 중의 질소(N)는 재이용도 할 수 없고 호흡을 통해 배출할 수도 없다. 그 때문에 간에서 요소(CH_4N_2O) 등으로 합성되어 소변으로 배출된다. 따라서 혈액 중의 질소를 포함하는 성분의 농도가 상승하면 신장 기능의 저하를 시사한다.
한편 지용성의 불필요하거나 유해한 물질은 간에서 처리되어 담즙으로서 담낭, 총담관을 거쳐 십이지장으로 방출되어 대변과 함께 체외로 배출된다.

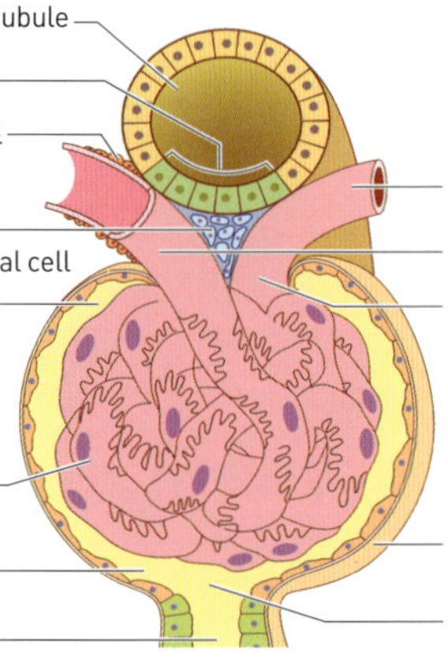

그림 10-1. 콩팥소체의 구조

앤지오텐신을 통해 **부신겉질** 부신피질/adrenal cortex 에서의 알도스테론 분비를 촉진한다(그림 8-23, 218쪽 참조).

02 신장의 구조

신장단위(네프론)

신장의 무게는 130 g 정도이며 누에콩 같은 형태를 띤 좌우 한 쌍의 장기이다(그림 10-2 A).

겉질에서 속질에 걸쳐 소변을 생성하는 미세한 조직인 **신장단위** 네프론/nephron 가 한쪽 신장에만 약 100만 개가 들어 있다. 신장단위는 모세혈관의 덩이인 **토리** 사구체/glomerulus 와 그것을 감싸는 **보우만낭** Bowman's capsule (양쪽을 합쳐서 **콩팥소체** 신소체/renal corpuscle 라고 한다), 그리고 **요세관** 세뇨관/uriniferous tubule 으로 구성되어 있다(그림 10-2 B).

요세관은 근위세관에서 속질 깊숙이까지 내려간 후에 먼쪽세관이 되어 다시 위로 올라가서 겉질로 되돌아온다. 여러 개의 네프론에서 나온 근위세관은 집합관에서 합류하고, 다시 속질로 내려가서 신장유두로부터 신우로 소변을 내보낸다.

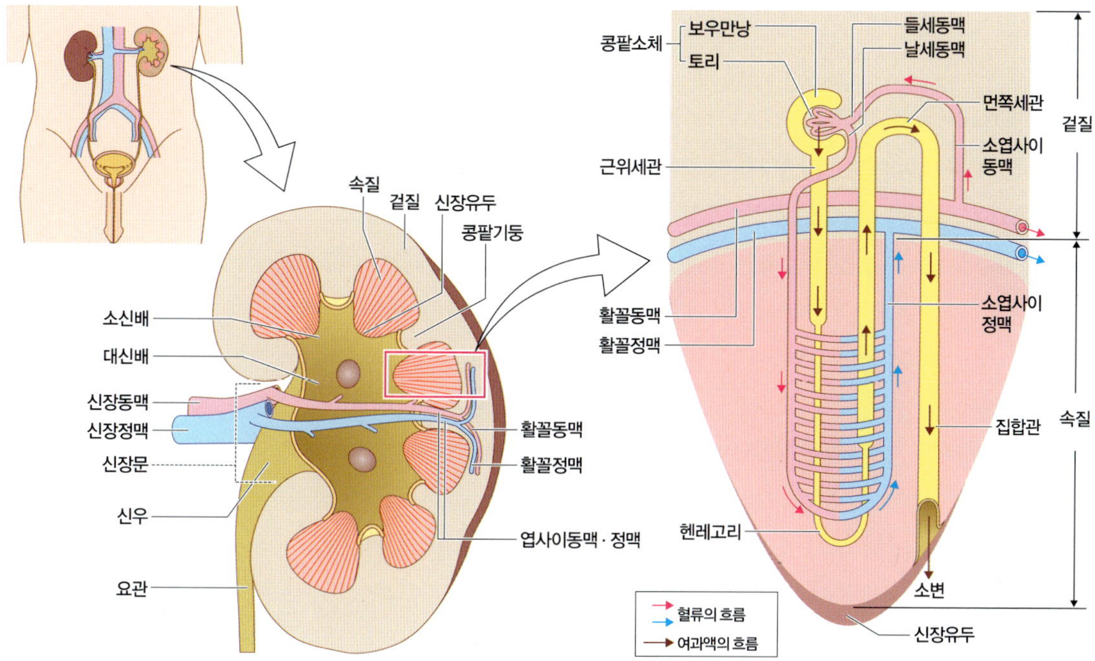

그림 10-2. 신장의 구조

A B

신장의 혈류

신장문을 통해 신장 안으로 들어온 신장동맥은 계속 가지를 분기해서 가늘어지다가 들세동맥이 되고, 보우만낭 안에서 토리를 형성한 후 날세동맥이 되어 보우만낭에서 빠져나간다. 날세동맥은 그 후 요세관 주위에서 다시 모세혈관그물을 형성한 후에 신장정맥이 되고 신장문에서 나와 **아래대정맥** 하대정맥/inferior vena cava 에 합류한다.

03 소변의 생성

소변의 생성은 4단계로 나눠서 살펴보면 이해하기 쉽다.

① 콩팥소체에서 이루어지는 혈액의 여과

② 근위세관에서 이루어지는 재흡수와 분비

③ 근위세관과 먼쪽세관에서 형성되는 **헨레고리** Henle's loop 의 사이질삼투압 기울기의 형성

겉질 | 피질 / cortex
근위세관 | 토리쪽세관 / proximal tubule
날세동맥 | 수출세동맥 / efferent arteriole
대신배 | 큰콩팥잔 / major calyx
들세동맥 | 수입세동맥 / afferent arteriole
먼쪽세관 | 원위세관 / distal tubule
보우만낭 | Bowman's capsule
소변 | 오줌 / urine
소신배 | 작은콩팥잔 / minor calyx
소엽사이동맥 | 소엽간동맥 / interlobular artery
소엽사이정맥 | 소엽간정맥 / interlobular vein
속질 | 수질 / medulla
신우 | 콩팥깔때기 / renal pelvis
신장동맥 | 콩팥동맥 / renal artery
신장문 | 콩팥문 / hilum of kidney
신장유두 | 콩팥유두 / renal papilla
신장정맥 | 콩팥정맥 / renal vein
엽사이동맥 · 정맥 | 엽간동맥 · 정맥 / interlobar artery & vein
요관 | ureter
집합관 | collecting duct
콩팥기둥 | 신장원주 / renal column
콩팥소체 | 신소체 / renal corpuscle
토리 | 사구체 / glomerulus
헨레고리 | 콩팥세관고리 / Henle's loop
활꼴동맥 | 궁상동맥 / arcuate artery
활꼴정맥 | 궁상정맥 / arcuate vein

④ 집합관에서 이루어지는 소변의 농축

콩팥소체에서의 혈액의 여과

소변생성의 첫 단계이다. 혈장성분이 토리에서 보우만낭으로 여과된다(그림 10-3). 여과된 액체를 **사구체여과액**토리거른액/glomerular filtrate 이라고 부르며 그 양은 하루에 160 L에 달한다. 정상적인 성인 기준으로 하루의 소변량이 1~1.5 L 정도이므로 여과된 수분의 99% 이상이 재흡수된다는 것을 알 수 있다.

여과의 원동력

토리가 여과할 수 있는 원동력이 되는 것은 혈압이다. 토리의 모세혈관압이 보우만낭보다 더 높기 때문에 혈장성분이 보우만낭으로 여과되는 것이다. 신장동맥에서 토리에 이르기까지의 압력저하(약 15 mmHg), 교질삼투압(제7장 NOTE ❽, 184쪽 참조)에 의한 물의 흡인효과(약 25 mmHg), 보우만낭의

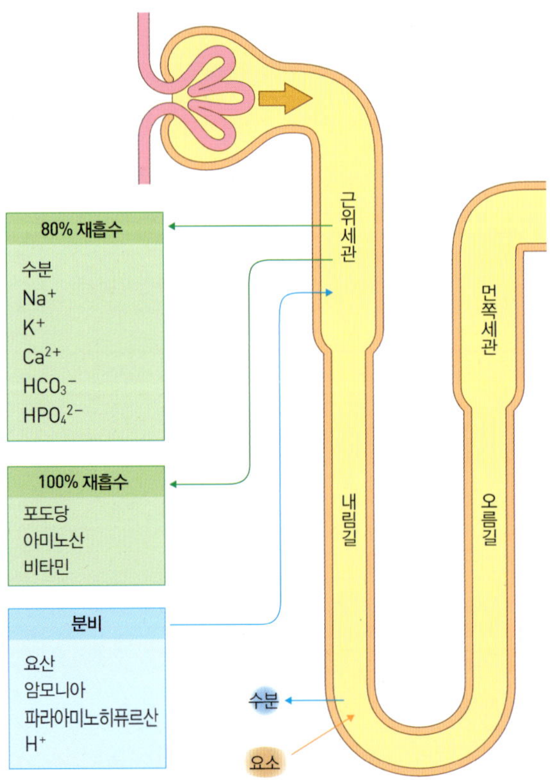

그림 10-3. 요세관에서의 재흡수와 분비

내부압력(약 15 mmHg)을 고려하면(15 + 25 + 15 = 55 mmHg), 평균혈압 60 mmHg이 여과를 일으키는 최저한의 혈압이 된다. 혈압이 그 이상이 되면 여과가 되지 않아서 소변 생성이 정지된다. 따라서 어떠한 경우에도 평균혈압은 60 mmHg 이상으로 유지될 필요가 있다.

토리의 노화변화

토리의 모세혈관은 벽이 얇음에도 불구하고 혈액이 비교적 높은 압력으로 흐르고 있기 때문에 매우 파괴되기 쉽다. 더욱이 일단 파괴되면 재생되지 않는다. 이 때문에 건강한 사람이라고 해도 노화와 함께 기능하는 토리의 수는 줄어들게 된다.

또한 다양한 신장질환으로 인해 토리가 파괴된다. 너무 많은 토리가 파괴되면 소변을 생성할 수 없게 되는 신장기능상실 상태에 빠지게 된다. 이때에는 인공투석이나 신장이식이 필요하게 된다.

혈장단백질은 분자가 크기 때문에 보통은 토리에서 여과되는 것이 거의 없다. 따라서 소변에서 단백질이 검출된 경우는 토리의 일부가 장애를 받고 있을 확률이 크다.

근위세관에서의 재흡수와 분비

사구체여과액 안에 포함되어 있는 이용 가능한 물질의 대부분은 근위세관에서 재흡수된다.

포도당이나 아미노산 등은 거의 100% 재흡수된다. Na^+, K^+, Ca^{2+}, HCO_3^-, HPO_4^{2-} 등의 이온도 70% 정도가 재흡수된다(그림 10-3).

다량의 Na^+이 재흡수되면 사이질의 삼투압이 상승한다. 물은 이 삼투압에 의해 요세관에서 사이질로 이동되어 혈관 안으로 흡수된다. 이렇게 해서 여과된 수분의 약 80%가 근위세관에서 재흡수된다. 다만 이 부위에서 수분의 재흡수는 자동적으로 일어나기 때문에 수분의 재흡수량을 조절하는 것은 불가능하다.

먼쪽세관에서는 재흡수뿐만 아니라 불필요한 물질을 요세관으로 분비하는 일도 한다. 요산과 암모니아(NH_3), H^+ 등은 혈액에서 근위세관 안으로 분비되어 배설을 촉진한다.

헨레고리에서의 사이질 삼투압 기울기의 형성

근위세관 토리쪽세관/proximal tubule 은 겉질에서 속질로 내려가는 도중에 가늘어지고, 속질내층에 도달한 지점에서 방향을 반대로 틀어서 **먼쪽세관** 원위세관/distal tubule 이 되며, 다시 겉질을 향해 올라간다. 이러한 U자 형태의 구조를 **헨레고리** Henle's loop 라고 하며 기능적으로는 역류증폭계라고 한다(그림 10-4).

내려가는 동안 요세관은 물의 투과성이 높아서 수분이 재흡수되기 때문에 요세관 내부의 여과액이 농축되어지고 삼투압은 속질로 향해 갈수록 점점 높아진다. 헨레고리 바닥부분의 삼투압은 1,200 mOsm/L이어서 혈장삼투압(300 mOsm/L)의 4배에 달한다. 흡수된 수분은 요세관 주위의 모세혈관에 흡수되어 흘러나가기 때문에 사이질의 삼투압도 요세관 여과액과 평형을 유지하기 위해서 속질로 향해 갈수록 상승하게 된다.

헨레고리의 바닥부분에서 방향을 튼 요세관은 다시 겉질을 향해 올라가기

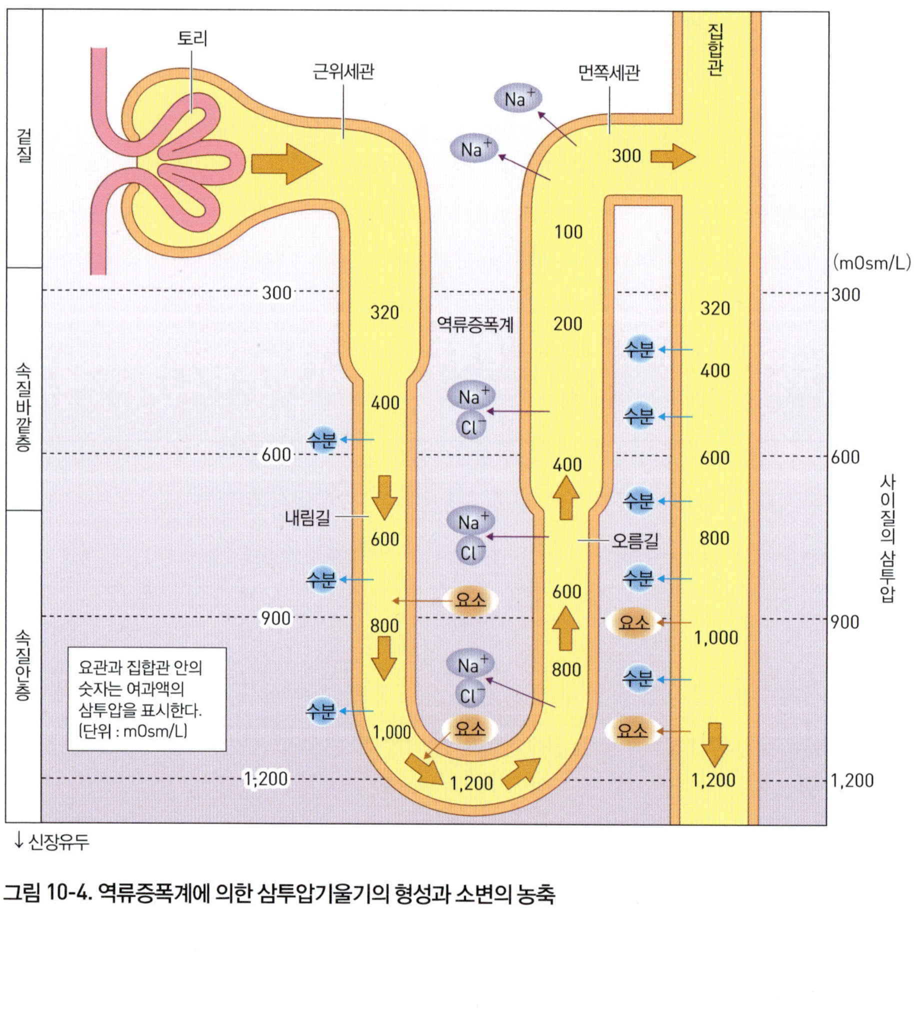

그림 10-4. 역류증폭계에 의한 삼투압기울기의 형성과 소변의 농축

시작한다. 이 바닥부분에서 요세관은 수분의 투과성이 낮고 Na^+에 대한 투과성은 높다. 이 때문에 Na^+의 재흡수가 일어나게 되지만 위로 올라가는 사이에 사이질삼투압이 점점 떨어져, 겉질에 도달한 시점에서는 다시 혈장과 동일한 수준의 삼투압이 된다.

이런 식으로 겉질에서 속질까지 점진적으로 높아지는 삼투압기울기가 형성된다. 이 삼투압기울기는 다음에 설명할 집합관에서 소변의 농축에 중요한 의미를 가진다.

집합관에서 소변의 농축

바소프레신(항이뇨호르몬)의 작용

혈장삼투압은 사이뇌의 시상하부에 있는 삼투압수용기에 의해 감지된다. 혈장삼투압이 상승하면(수분이 부족하면) 이 수용기가 흥분해서 동일한 시상하부에 있는 신경내분비세포를 자극한다. 이 세포는 축삭을 뇌하수체뒤엽으로 뻗고 있으며 그 축삭 말단에서 **바소프레신** vasopressin (**항이뇨호르몬** antidiuretic hormone; ADH)을 분비한다(그림 10-5).

바소프레신은 집합관에 작용해서 집합관벽세포의 세포막에 수분이 통과할 수 있는 수분채널을 개방시킨다. 수분은 집합관 안의 여과액과 사이질액 사이의 삼투압기울기에 따라 사이질로 재흡수된다. 다량의 바소프레신이 분비되면 보다 많은 수분채널이 열려서 수분의 재흡수량이 증가하게 된다. 재흡수량이 최고 상태에 이르면 **헨레고리** 콩팥세관고리/Henle's loop 바닥부분의 사이

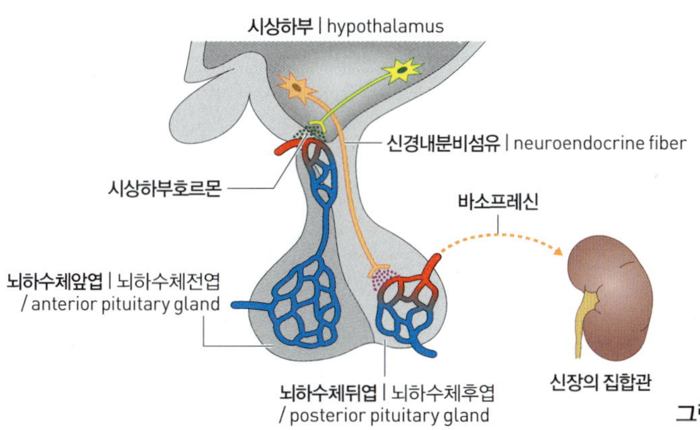

그림 10-5. 뇌하수체에서 분비되는 바소프레신

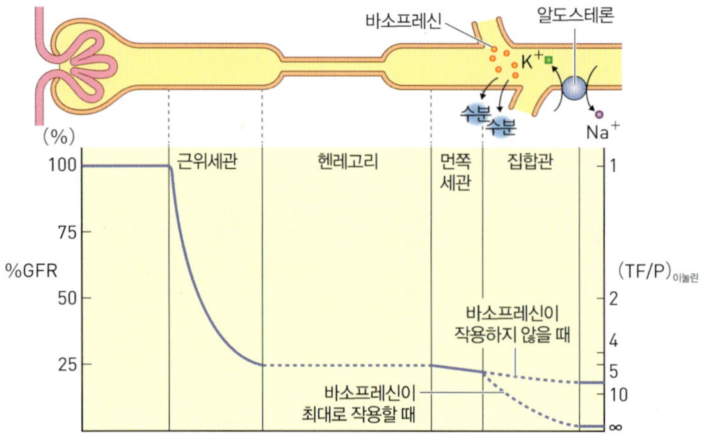

그림 10-6. 신세관 내부의 액체량의 변화

%GFR: 신세관~집합관 내부의 액체량. TF/P : tubule fluid- to-plasma.
$(\mathrm{TF/P})_{\text{이눌린}}$ = 1은 신세관~집합관 내부의 물질농도와 혈장 안의 물질농도가 같다는 것을 나타낸다.
수분의 재흡수가 증가하면 $(\mathrm{TF/P})_{\text{이눌린}}$의 수치가 커지게 된다.

질삼투압과 동일한 1,200 mOsm/L로 농축된 소변이 배출되게 된다.
혈장삼투압이 낮은 경우에는 바소프레신이 분비되지 않기 때문에 물채널이 열리지 못하고 혈장과 동일한 삼투압의 묽은 소변이 배출된다(그림 10-6). 더운 날에 물을 마시지 않고 운동하여 땀을 많이 흘렸을 때 진한 색의 소변이 적게 나오는 것은, 수분을 절약하기 위해 바소프레신이 많이 분비되기 때문이다. 반대로 물을 과다하게 섭취했을 때 거의 무색 투명한 소변이 많이 나오는 것은 바소프레신 분비가 멈추고, 여분의 물을 배출하기 때문이다.

혈장량의 조절

집합관에서는 혈장량의 조절도 이루어진다. 여기서 작용하는 것이 알도스테론이다. 혈장량이 감소하면 당연히 혈액량이 줄어들어 혈압이 떨어지게 된다. 이러한 혈압저하가 토리곁장치에 의해 감지되면 레닌이 분비된다. 레닌은 앤지오텐신을 생산해서 부신겉질에서 나오는 알도스테론 분비를 촉진한다. 알도스테론은 집합관세포에 작용해서 Na^+의 재흡수를 촉진한다. Na^+이 재흡수되면 사이질삼투압이 상승하게 되고, 삼투압기울기에 따라 수분도 수동적으로 재흡수되기 때문에 결과적으로 등장성 혈장량이 회복되게 된다.

하루 동안 들어가고 나오는 수분량

땀이 나지 않는 최적의 상태에서 하루 동안 들어가고 나오는 수분은 표 10-1과

표 10-1. 하루 동안 들어가고 나오는 수분(대략적인 수치)

섭취수분량(mL)		배설수분량(mL)	
음료수	1,200	소변	1,500
음식물 중의 수분	1,000	피부(불감발한)	600
대사수	300	호흡(불감발한)	300
		대변	100
합계	2,500	합계	2,500

같다. 대사수란 지방, 당, 단백질이 산화되어 체내에서 발생하는 수분을 말한다. 불감발한이란 호흡할 때 날숨을 통해 사라지는 수분(300 mL)이나 피부로부터 스며나오는(땀이 아니다) 수분의 증발(600 mL) 등을 말한다. 이들 중에서 체내수분량 조절을 위해 증감되는 것은 음료수량과 소변량이다.

04 청소

청소율

혈액 내부를 흐르는 물질이 신장을 통과하면서 제거되는 비율을 청소율 clearance 이라고 한다. 청소율은 단위시간에 소변으로 배설되는 양(소변농도 × 소변량)을 혈장농도로 나눠서 구한다.

$$\text{청소율} = (\text{소변농도} \times \text{소변량}) / (\text{혈장 안의 농도})$$

토리에서 여과되는 양이나 요세관에서 재흡수나 분비를 받는 양은 물질에 따라 다르기 때문에 청소율도 물질에 따라 다르게 나타난다.

예를 들어 포도당은 요세관에서 100% 재흡수되기 때문에 소변으로 배설되지 않고, 청소율은 제로가 된다(그림 10-7A). 다만 여과되는 포도당의 양이 증가하면 요세관에서 포도당재흡수를 위해 활동하는 전달체(46쪽 참조)의 양이 부족해져 재흡수가 완전히 이루어지지 않게 되고, 이로 인해 소변으로 포도당이 배설되게 된다(당뇨). 보통은 혈액의 포도당농도(혈당치)가 180 mg/dL를 넘어가면 소변에서 당이 검출된다

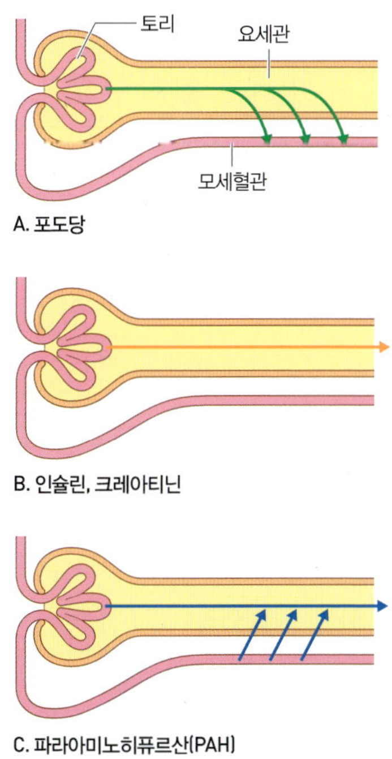

그림 10-7. 물질에 따른 청소의 차이

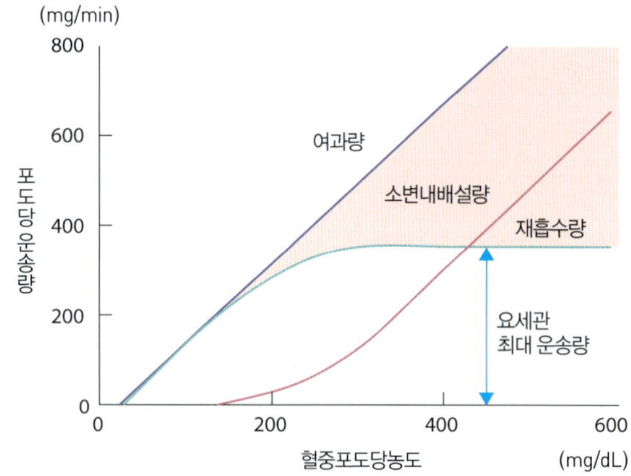

그림 10-8. 포도당의 재흡수

(그림 10-8). 당뇨가 나타나는 원인 중에는 혈당치가 상승하는 당뇨병이 대표적이다. 정상인이라도 케이크 등 단 음식을 다량 섭취한 직후에는 당뇨가 나타날 수 있다.

사구체여과율

단백질의 대사산물인 크레아티닌은 요세관에서 재흡수와 분비가 거의 되지 않은 채로 배설된다. 사구체여과액의 크레아티닌농도는 혈장농도와 같아지기 때문에 크레아티닌의 청소율은 1분 동안 토리에서 보우만낭으로 여과된 액체량과 같아진다. 이것을 **사구체여과율** glomerular filtration rate; GFR 이라고 부른다. 다만 크레아티닌은 요세관에서 아주 약간의 분비를 받기 때문에 실제 사구체여과율보다는 약간 큰 수치가 된다(평균 140 mL/min).

정밀한 검사에서는 **이눌린** inulin 이라고 하는 당을 정맥주사한다. 이눌린은 요세관에서 재흡수나 분비되지 않는다. 이눌린의 청소율은 약 125 mL/min이다. 사구체여과율은 100 mL/min 이상을 정상으로 판단하며 이 수치가 낮아지면 단위시간에 토리에서 여과되는 액체량이 감소한 것을 말한다. 즉, 기능하고 있는 토리의 수가 줄어든 것을 의미한다.

신장혈장유량

파라아미노히퓨르산 p-aminohippuric acid; PAH 은 토리에서의 여과와 요세관에서의 분비를 통해 100% 배설된다(그림 10-7C). 따라서 파라아미노히퓨르산의 청소율은 단위시간에 신장을 통과하는 혈장의 양을 나타내는 것이 된다. 이것을 신장혈장유량 renal plasma flow; RPF 이라고 한다.

신장혈장유량의 정상치는 500 mL/min 정도이다. 이 RPF와 적혈구용적률 hematocrit; Ht 수치에서 신장혈류량을 구할 수 있다. 예를 들어 RPF가 550 mL/min, Ht수치가 45%라고 하면 신장혈류량은 550 ÷ (1–0.45) = 1,000 mL/min이 된다.

임신 중의 변화

임신 중에는 온몸의 혈관저항이 떨어진다. 신장의 혈관저항도 떨어지기 때문에 신장혈류량이 증가하고 그에 따라 토리여과량도 증가한다. 여과량이 증가하면 재흡수가 따라잡지 못하는 현상이 발생하기 때문에 임신 중기에는 정상 임신이라고 해도 소변 중에 당과 아미노산이 배설되는 경우가 있다.

05 배뇨

배뇨로

요세관에서 재흡수와 분비에 의한 조정을 받아서 생성된 소변은 신장유두 부분에서 집합관으로부터 신우로 유출된다. 신우는 깔때기 모양으로 점점 가늘어져서 신장문 부분에서 요관이 된다(그림 10-2). 요관은 길이 25~30 cm의 민무늬근육의 관이며 꿈틀운동에 의해 소변을 방광으로 내보낸다. 요관은 방광의 뒤가쪽에서 좌우의 요관이 각각 방광으로 이어져 있다.

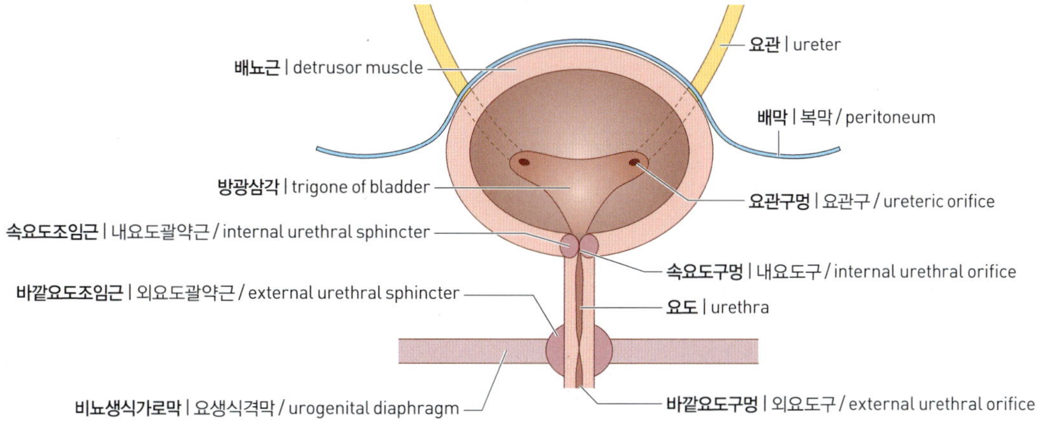

그림 10-9. 방광의 구조

방광은 민무늬근육으로 이루어진 주머니이며 소변을 일시적으로 저장하는 역할을 한다. 방광의 속요도구멍이 요도로 이어져 있다(그림 10-9). 요도의 길이는 남성이 16~18 cm이고, 여성은 3~4 cm로 남성에 비해 짧다. 남성은 방광 바로 아래에서 요도를 전립샘이 둘러싸고 있으며 이 부분에서 정낭으로부터 나온 사정관이 요도에 합류한다.

축뇨반사

방광 내부에 150~300 mL의 소변이 차면 요의가 발생하게 되고, 600~800 mL까지는 참는 것이 가능하다. 이때 일어나는 것이 **축뇨반사**(87-88쪽 참조)이다. 배뇨의 일차중추는 엉치분절의 부교감신경핵이다. 배뇨를 참고 있을 때에는 대뇌겉질의 작용으로 억제되어 교감신경우위가 된다. 허리분절에서 나온 교감신경섬유는 교감신경절에서 섬유를 교체하고 아랫배신경이 되어 방광에 분포한다. 방광벽의 민무늬근육속막에는 β수용체가 많이 있기 때문에 교감신경의 흥분으로 유리된 노르아드레날린이 이 β수용체에 결합함으로써

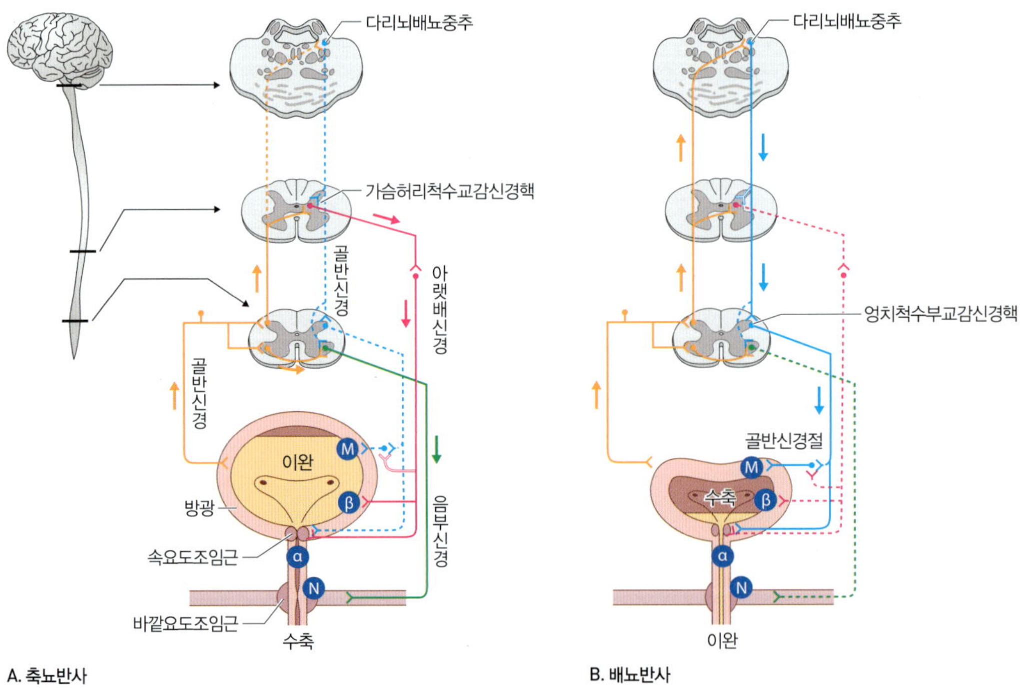

그림 10-10. 축뇨반사와 배뇨반사의 신경구조
α: α수용체, β: β수용체, M: 머스카린수용체, N: 니코틴수용체. 축뇨와 배뇨가 일어날 때에는 각각 실선의 신경이 작용한다. 또한 점선은 억제된다.

방광벽이 이완되어 소변의 저장을 용이하게 만든다.

한편 **속요도조임근** 내요도괄약근/internal urethral sphincter 에는 α수용체가 많이 있어서 노르아드레날린과의 결합을 통해 수축해서 소변이 새어 나오는 것을 막아준다. 또한 요의가 강하게 나타나는 경우에는 몸운동신경인 음부신경을 통해 의식적으로 뼈대근육으로 이루어진 **바깥요도조임근** 외요도괄약근/external urethral sphincter 을 수축시켜서 소변이 새는 것을 방지한다(그림 10-10A).

배뇨반사

화장실에 앉아 있을 때처럼 배뇨의 준비가 모두 이루어지면 대뇌겉질로부터 억제가 풀리고 **배뇨반사**가 발생한다. 엉치분절의 부교감신경핵이 흥분해서 **골반신경** pelvic nerve (부교감신경)을 통해 방광벽의 민무늬근육을 수축시키고 이와 동시에 속요도조임근을 이완시켜서 배뇨가 시작되도록 한다. 이때 바깥요도조임근도 동시에 이완된다(그림 10-10B).

06 소변의 성질과 배뇨 이상

소변량의 이상

정상인의 일일 소변량은 1~1.5 L이다. 소변이 거의 생성되지 않는 상태(임상적으로는 일일 50~100 mL 이하인 경우)를 **무뇨** anuria 라고 하고, 일일 400 mL 이하인 상태를 **빈뇨** urinary frequency 라고 한다.

일일 소변량이 2~3 L 이상인 경우는 **다뇨** polyuria 라고 한다. 당뇨병의 특징적인 증상인 다음다뇨가 대표적이다. 뇌하수체뒤엽에서 바소프레신이 분비되지 않아서 발생하는 요붕증은 심한 경우 일일 소변량이 20 L를 초과하기도 한다.

소변 성분의 이상

원래 소변으로 배설되어서는 안 되는 것이 배설되는 경우에는 배설되는 물질의 이름을 붙여서 당뇨, 단백뇨 등으로 부른다. 또한 소변에 혈액(적혈구)이 섞여 나오는 것을 **혈뇨** hematuria 라고 한다.

소변은 보통 무색에서 누런색을 띤 투명한 액체이지만, 이것이 혼탁해져 있는 경우에는 그 원인에 따라 세균뇨, 고름뇨, 암죽뇨, 대변뇨 등으로 부른다. 간질환이나 **담도폐쇄증** 쓸개길폐쇄증/biliary atresia 으로 인해 황달이 생긴 경우에는 소변이 짙은 황색처럼 보인다. 소변의 색은 다양한 약제를 통해 여러 가지 형태로 변하기 때문에 약제를 복용하고 있는 경우에는 사전에 미리 확인해 둘 필요가 있다.

배뇨의 이상

빈뇨

배뇨횟수가 증가한 것을 빈뇨라고 한다. 소변량이 정상이더라도 빈뇨가 되는 경우도 적지 않다. 방광용량의 감소, 염증 등으로 인한 요도의 자극, 잔뇨(배뇨 직후에 방광 안에 남아 있는 소변의 양)의 증가 등이 원인이며 그 외에 약간의 요의만 느껴도 참지 못하게 되는 심인성 빈뇨도 흔하게 나타나는 증상이다.

배뇨장애

배뇨가 불가능한 상태(요폐), 또는 큰 노력을 들여야만 하는 상태를 배뇨장애라고 한다. 소변의 생성은 정상적으로 이루어지기 때문에 방광벽이 과도하게 늘어나서 큰 고통이 따른다. 고령 남성에게 주로 나타나며 전립샘비대로 인한 경우가 많다. 또한 **요도결석** 요도돌/urethral stone 이 요도를 막아서 발생하는 경우도 있다.

배뇨통

요도염이나 방광염 등으로 인해 배뇨 중에 타는 듯한 통증이 나타나는 상태를 말한다. 이러한 염증은 대장균에 의한 경우가 많지만 임균이나 클라미디아 등 **성매개병** sexually transmitted disease; STD 으로 인한 경우도 적지 않다.

요실금

의지와는 상관없이 소변이 새어 나오는 상태를 말한다. 요실금은 다음과 같이 분류한다.

복압요실금

복압(기침, 재채기, 웃음 등)에 의해 방광내압이 올라가서 요도압을 넘어섰을 때 실금하는 것을 말한다. 경산부나 고령 여성에게 많이 나타나며 골반바닥근무리가 약해진 것이 원인으로 작용한다.

범람요실금

배뇨장애로 인해 방광 안에 잔뇨가 고이게 되고, 방광에 가득 차있던 소변이 조금씩 흘러나오는 상태를 말한다. 배뇨장애는 전립샘비대나 요도협착 등 하부요로폐색으로 인한 것과 엉치분절 배뇨중추 아래의 말초신경장애로 인한 **신경성방광** neurogenic bladder 으로 인한 것이 있다.

반사요실금

엉치분절의 배뇨중추보다 상위에 있는 중추의 손상(척수손상 등)으로 나타난다. 방광 안에 축적된 소변이 자극이 되어 방광수축반사가 불수의적으로 일어나서 발생하는 요실금이다.

절박요실금

정상적으로는 축뇨(방광에 소변이 차는 것) 시 방광내압의 상승이나 요의를 동반하지 않는다. 절박요실금의 경우는 축뇨 중에 갑자기 강한 요의가 발생하고, 불수의적으로 방광배뇨근의 수축이 일어나서 요실금이 된다. 중추신경질환으로 인한 신경성방광과 요로감염증, 그리고 원인불명인 경우가 있다.

기능성요실금

방광요도기능에는 문제가 없지만 치매나 신체운동장애로 인해 화장실 이외의 장소에서 소변이 새어 나오는 상태를 말한다.

07 산염기평형

혈장의 pH조절

pH조절과 완충계

pH는 가장 강한 산성인 0부터 가장 강한 알칼리성인 14까지 15단계로 나뉘고, 7.0이 중성이다. 혈장의 pH는 7.40±0.05라고 하는 매우 좁은 범위 내에서 일정하게 유지되고 있으며 약알칼리성이다(세포내액의 pH는 7.0이다).

효소활성은 pH의 영향을 강하게 받기 때문에 pH는 효소활성이 최대로 될 수 있도록 조절되고 있다. pH의 변동을 최소한으로 제한하는 화학반응계의 활동을 **완충작용** buffer action 이라고 한다.

우리들의 체내에서 완충작용을 하는 시스템은 인산완충계, 혈장단백완충계, 혈색소완충계 등이 있다. 가장 중요한 것은 탄산·중탄산완충계이다.

탄산·중탄산완충계

세포에서 대사의 결과로 발생한 이산화탄소(CO_2)는 적혈구의 **탄산탈수효소** carbonic anhydrase 작용에 의해 탄산(H_2CO_3)이 되고, 탄산은 수소이온(H^+)과 중탄산이온(HCO_3^-)으로 이온화된다. 즉 그림 10-11의 반응①과 같이 된다.

이 반응①은 어느 쪽 방향으로도 진행되기 때문에 CO_2농도가 높은 말초조직에서는 반응이 오른쪽 방향으로 진행하고, CO_2가 날숨으로 배출되는 폐에서는 왼쪽 방향으로 진행한다. 즉 반응이 오른쪽 반향으로 진행하면 H^+가 발생해서 혈액이 산성이 되고, 왼쪽 방향으로 진행하면 H^+가 소비되어서 혈액이 알칼리성으로 된다.

실제 완충작용을, 체내에서 H^+보다 훨씬 다량으로 존재하는 Na^+이 HCO_3^-과 결합한 중탄산나트륨($NaHCO_3$)으로 설명해 보자. 물에 강산인 염산(HCl)을 떨어뜨리면 액체의 pH는 크게 저하된다. 그러면 $NaHCO_3$을 포함한 물에 HCl을 떨어뜨린 경우에는 어떻게 될까. 그림 10-11의 반응②와 같은 반응이 나타난다. 결국 NaCl와 CO_2를 포함한 물이 된다. 우리 몸에서 CO_2는 폐에서 배출되기 때문에 HCl을 떨어뜨려도 단순히 소금물로 변하는 것뿐이며 pH는 전혀 변하지 않는다.

이처럼 혈장의 pH는 HCO_3^-과 CO_2의 균형으로 조절되고 있다(그림 10-12A). HCO_3^-농도는 신장의 배설작용에 의해, CO_2농도는 폐호흡을 통한 배출에 의해 조절된다. 정상인 경우 혈장 HCO_3^-농도는 24 mM이고, CO_2농도는 보통 동맥혈이산화탄소분압($Paco_2$)으로 표시되며 $Paco_2 = 40$ mmHg이다.

[반응①]

$$CO_2+H_2O \Leftrightarrow H_2CO_3 \Leftrightarrow H^++HCO_3^-$$

[반응②]

$$NaHCO_3+HCl \Leftrightarrow (Na^++HCO_3^-) + (H^++Cl^-) \Leftrightarrow NaCl+H_2CO_3 \Leftrightarrow NaCl+H_2O+CO_2$$

그림 10-11. 탄산·중탄산완충계의 반응

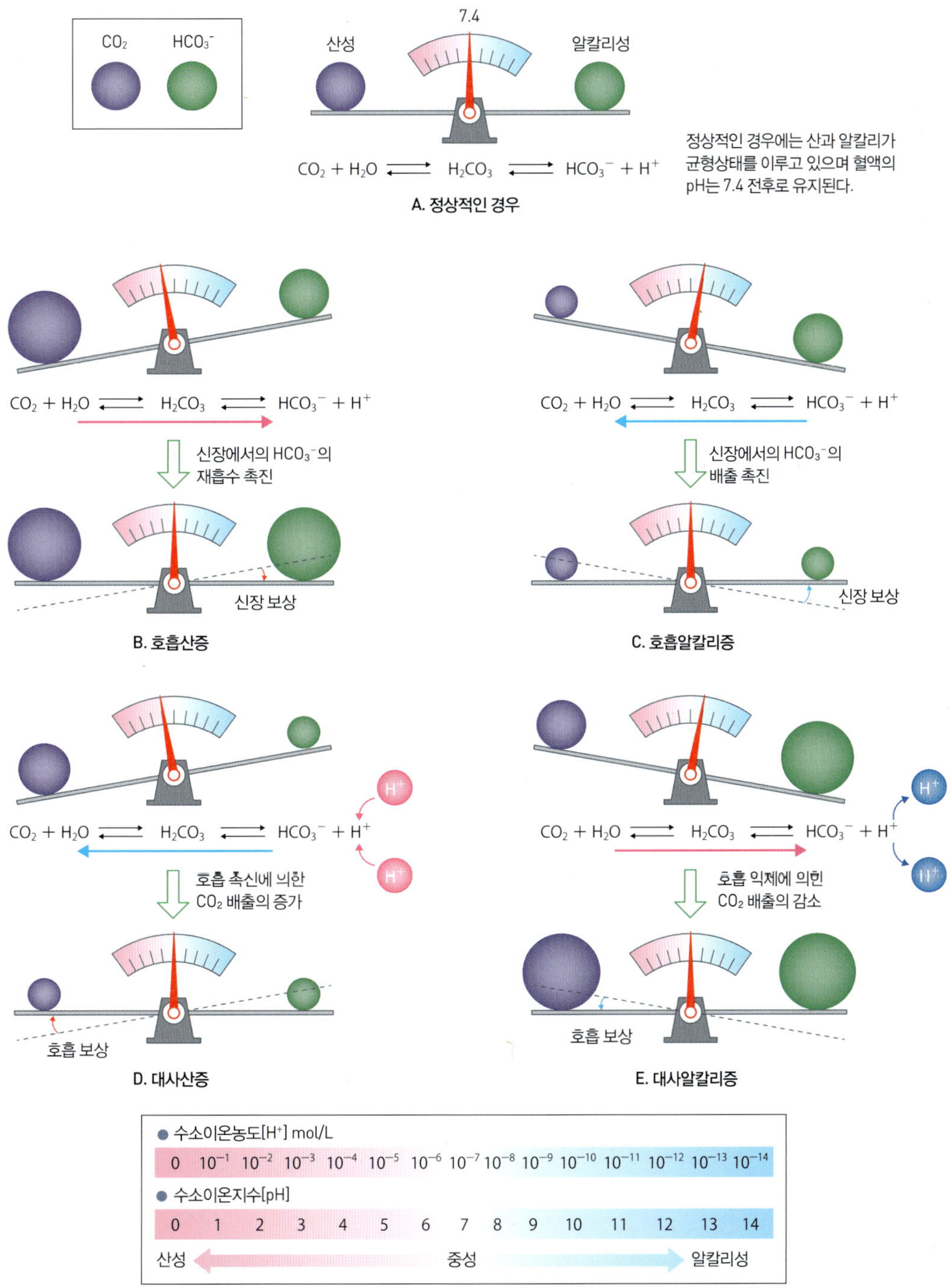

그림 10-12. 산염기평형

혈장이 산성인 경우에는 그림 10-11의 반응①을 왼쪽으로 진행하면 H^+가 감소하고 pH는 원래대로 되돌아온다. 이를 위해서는 호흡을 촉진해서 $Paco_2$를 떨어뜨리는 것이 좋다. 반대로 혈장이 알칼리성인 경우에는 반응①의 반응을 오른쪽으로 진행해서 H^+를 생성하면 pH가 원래대로 되돌아온다. 이를 위해서는 신장에 의한 HCO_3^-배설을 촉진하는 것이 좋다.

산증과 알칼리증

혈장의 pH가 산성으로 기운 상태($pH < 7.35$)를 **산증** acidosis 이라고 하고, 알칼리성으로 기운 상태($pH > 7.45$)를 **알칼리증** alkalosis 이라고 한다. 양쪽 모두 각각 그 원인에 따라 호흡성과 대사성으로 나눌 수가 있다.

산염기평형의 이상으로 인한 각 요인의 변화를 표 10-2에 정리해서 나타냈다.

호흡산증

환기장애 등으로 CO_2의 배출이 충분히 이루어지지 않아서 $Paco_2$가 상승하게 되고, 반응①이 오른쪽으로 진행되어 H^+가 생산된다.

이에 비해 신장은 HCO_3^-의 재흡수를 증가시켜서 반응①이 왼쪽으로 진행되도록 함으로써 pH의 변화가 최소한으로 유지될 수 있도록 기능한다. 이를 신장보상이라고 한다(그림 10-12B).

호흡알칼리증

과다환기증후군이나 호흡중추를 자극하는 약물(아스피린 aspirin 등)의 중독, 높은 산에서 산소부족으로 인해 호흡이 촉진된 경우 등에 나타난다.

CO_2의 배출이 과도하게 이루어지기 때문에 반응①이 왼쪽으로 진행되어 pH가 상승한다. 이에 대응해 신장은 HCO_3^-가 소변으로 배설되도록 촉진해서 보상한다(그림 10-12C).

표 10-2. 산염기평형의 이상

상태	PH	HCO_3^-	$Paco_2$
호흡산증	↓	↑	↑
호흡알칼리증	↑	↓	↓
대사산증	↓	↓	↓
대사알칼리증	↑	↑	↑

대사산증

가장 많이 나타나는 증상이다. 체내에서 산 생산의 이상증가(당뇨병으로 인한 케토산의 생산증가, 순환기능상실로 인한 젖산의 축적 등), 설사로 인한 HCO_3^-의 상실(췌장액에는 다량의 HCI가 포함된다), 신장기능상실로 인한 산 배설의 감소 등에 의해 발생한다.

이에 대응해 호흡을 촉진해서 CO_2의 배출을 증가시키고, 반응①을 왼쪽으로 진행시켜서 pH가 떨어지는 것을 가능한 한 최소화하려는 **호흡보상**이 발생한다. 당뇨병의 **케토산증** ketoacidosis 이 발생했을 때 나타나는 **쿠스마울** Kussmaul 호흡은 이 호흡보상을 말한다(그림 10-12D).

대사알칼리증

여러 번의 구토(위액에는 다량의 HCI가 포함된다)로 인한 산의 상실이나 **저칼륨혈증** hypokalemia (세포내 K^+이 세포바깥으로 빠져나오고 그 대신 H^+가 세포 안으로 들어가기 때문에 혈장 pH가 상승한다) 등이 발생하면 나타난다. 호흡보상은 호흡억제를 통한 CO_2배출의 감소이다(그림 10-12E).

08 임상과의 관련 사항

● **신장 재활**

만성신장병환자는 근육위축이 발생하기 쉽고, 근육량이나 운동량이 적은 사람일수록 생명 예후가 나쁘기 때문에 운동요법이 필수적이다. 이전에는 만성신장병환자가 운동을 하면 단백뇨가 증가하거나, 혈류재분배(그림 8-25, 221쪽 참조)로 인한 신장혈류 감소와 동반하여 GFR이 감소한다는 우려 때문에 운동요법이 권장되지 않았다. 그러나 운동으로 인한 단백뇨 증가는 몇 시간밖에 지속되지 않으며, GFR은 운동요법으로 오히려 증가하고 신장에 대해 보호적으로 작용하는 것으로 밝혀져 가능한 한 정기적인 운동을 하는 것이 권장되고 있다.

운동요법의 효과판정은 GFR을 반영하는 혈청크레아티닌 등을 기준으로 한다. 신장 기능이 정상이면 신장 토리에서 여과된 크레아티닌은 대부분 소변으로 배출되며(그림 10-7B), 혈청크레아티닌 수치는 낮다. 신장기능상실에서는 토리의 여과기능이 저하되므로 혈청크레아티닌 수치가 상승한다.

요실금 재활

복압요실금은 괄약근이 약해져서 발생하며 고령 여성에게 많다. 그림 10-9에서 보듯이 골반바닥에는 몸신경의 지배를 받아 수의운동이 가능한 가로무늬근으로 구성된 바깥요도조임근과 골반바닥근(이하 골반바닥근군)이 존재하는데, 이러한 근육은 근력 트레이닝으로 기능 개선이 가능하며 실제로 요실금이 개선된다. 골반바닥근의 근력 트레이닝은 골반바닥근 체조라고도 불리며, 요도나 질, 항문을 조이는 운동이다. 이 체조에서는 골반바닥근을 가능한 한 오래 수축시키는 운동과 가능한 한 빨리 수축시키는 운동을 각각 20~30회 반복한다.

또한 골반바닥근은 운동감각이 부족하기 때문에 골반바닥근의 수의운동이 어려운 경우에는 생체되먹임 요법이 널리 사용되고 있다. 생체되먹임 요법은 질압측정기나 골반바닥근에서 도출된 근전도 파형을 환자에게 제시하고, 환자는 그 파형을 바탕으로 골반바닥근의 수축을 인지하게 된다.

이러한 재활을 통해 요실금을 개선할 수 있다.

배뇨장애 재활

앞서 언급한 요실금이나 빈뇨와 같은 배뇨 장애는 많은 고령자가 겪는 문제 중 하나이다. 스스로 화장실에 가서 배뇨하는 것이 당사자나 그 가족에게도 이상적일 것이다. 배설 실패의 배경에 운동기능 저하가 있는 경우에는 화장실로의 이동을 안전하게 하기 위해 골반바닥근과 다리의 근력 강화가 필요하다. 더불어 거실과 화장실 사이에 안전한 동선을 확보하고, 일어서고 앉기 쉽도록 손잡이를 설치하며, 입고 벗기 쉬운 의복을 착용하는 등의 환경 조정을 하는 것도 중요하다. 또한 당사자의 기능과 심리적 부담도 고려하여, 적절한 시기에 이동식 화장실이나 기저귀 착용을 검토하는 것이 필요하다.

복습 포인트

- 신장은 소변을 생성하는 것에 의해 ❶ 불필요하거나 유해한 물질을 제거한다, ❷ 체액의 (1)을 조절한다, ❸ 순환혈액량을 조절한다, ❹ (2)을 조절한다, ❺ 혈장의 (3)를 조절한다.
- 신장에서는 (4)과 (5)이라고 하는 2개의 생리활성물질이 분비된다.
- (6)는 토리와 보우만낭으로 이루어진 콩팥소체와 요세관으로 구성되어 있다.
- 콩팥소체에서는 토리에서 혈장성분이 여과되어 (7)(원뇨)이 된다.
- (8)은 재흡수와 분비의 면에서 가장 중요한 부위이다.
- (9)은 집합관에서 수분의 재흡수를 증가시킨다.
- (10)은 집합관에서 Na^+의 재흡수를 촉진하고 수분도 수동적으로 재흡수되기 때문에 혈장량이 증가한다.
- (11)은 이눌린과 크레아티닌의 청소율에서 구할 수가 있다.
- 축뇨반사는 교감신경인 (12)의 자극에 의해 방광벽근육의 이완과 속요도조임근의 수축을 발생시킨다.
- 배뇨반사는 부교감신경인 (13)의 자극에 의해 방광벽근육의 수축과 속요도조임근의 이완을 발생시킨다.
- 남성은 전립샘비대로 인한 (14)요실금이 많이 발생하고, 여성은 골반저근무리가 약해져서 생기는 (15)요실금이 많이 발생한다.
- pH의 변동을 최소한으로 유지하기 위한 화학반응계의 활동을 (16)이라고 한다.
- 환기장애로 인해 CO_2의 배출이 충분하지 않으면 (17)이 된다. 이때 pH ↓, HCO_3^-농도 ↑, Pa_{CO_2} ↑.
- 과호흡으로 인해 CO_2의 배출이 과도하게 되면 (18)이 된다. 이때 pH ↑, HCO_3^-농도 ↓, Pa_{CO_2} ↓.
- 당뇨병이나 순환기능상실 등으로 산이 과도하게 생산되면 (19)이 된다. 이때 pH ↓, HCO_3^-농도 ↓, Pa_{CO_2} ↓.
- 구토 등으로 산을 상실하면 (20)이 된다. 이때 pH ↑, HCO_3^-농도 ↑, Pa_{CO_2} ↑.

정답 | 1. 삼투압, 2. 혈압, 3. pH, 4. 적혈구형성호르몬, 5. 레닌, 6. 신장단위(네프론), 7. 토리여과액, 8. 근위세관, 9. 바소프레신, 10. 알도스테론, 11. 토리여과량, 12. 아랫배신경, 13. 골반신경, 14. 범람, 15. 복압, 16. 완충작용, 17. 호흡산증, 18. 호흡알칼리증, 19. 대사산증, 20. 대사알칼리증

제 11 장

소화와 흡수

학/습/목/표

1. 소화관의 각 부위에 따른 소화메커니즘에 대해 설명할 수 있다.
2. 소화관의 각 부위에서 분비되는 소화액을 예로 들고 그 역할에 대해 설명할 수 있다.
3. 소화관호르몬의 예를 들고 그 역할에 대해 설명할 수 있다.
4. 소장에서 이루어지는 각 영양소의 흡수작용에 대해 설명할 수 있다.
5. 간의 역할을 설명할 수 있다.

01 소화기관의 역할

소화기관은 입에서 시작해서 항문에 이르는 하나의 소화관과 그에 부속되어 있는 몇 개의 장기로 이루어져 있다(그림 11-1). 소화관의 역할은 크게 2가지로 나눌 수 있다.

우선 하나는 음식물을 씹고, 음식덩이를 **꿈틀운동** 연동/peristalsis 을 통해 내려보내는 기계적 작용이다.

다른 하나는 소화액을 분비하고, 소화액에 포함되어 있는 소화효소로 음식물을 분해해서 주로 소장에서 흡수하는 기능적 작용이다. 흡수된 지방 이외의 영양소는 문맥을 통해 간으로 운반되며 그곳에서 다양한 처리가 이루어진다. 이러한 작용은 소화관벽 내부의 신경그물을 통해 조절된다. 또한 교감신경과

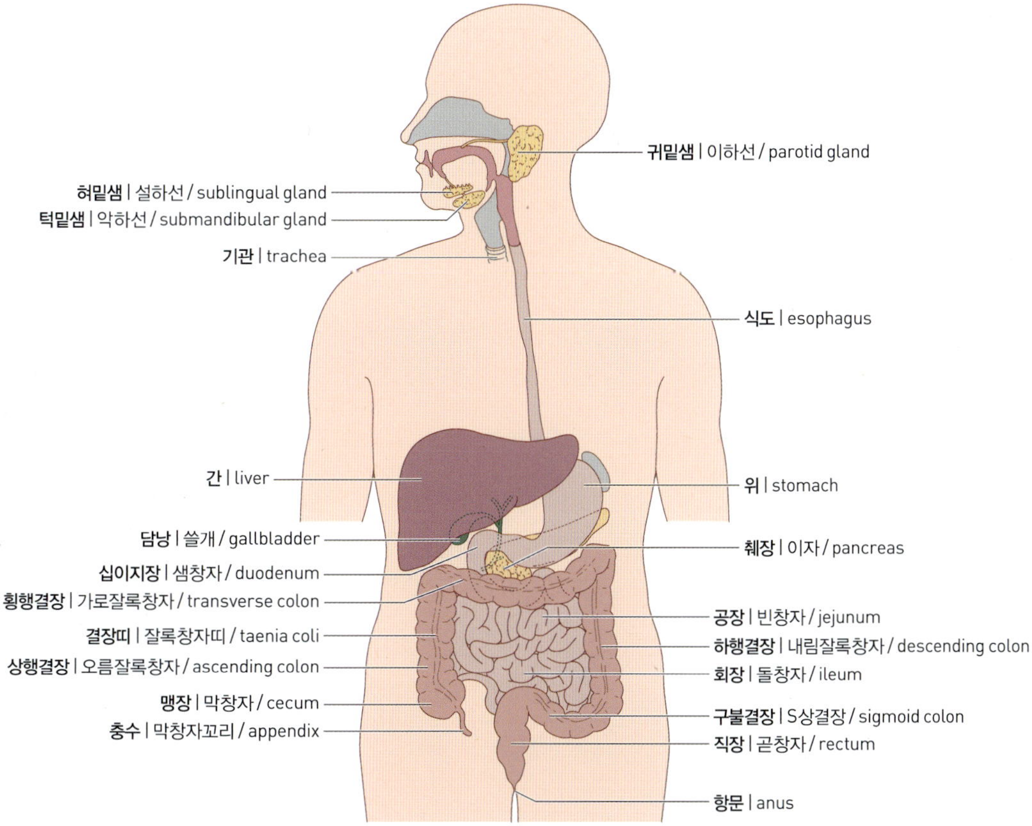

그림 11-1. 소화계통

부교감신경에 의한 조절도 받는다. 이에 더해 소화관벽에서 혈관 내부로 분비되는 여러 호르몬에 의해서도 조절된다.

02 입안내 소화와 삼킴

씹기

치아의 역할

입안으로 들어온 음식물은 위아래의 치아에 의해 잘게 부서지고 으깨진다. 치아는 위턱과 아래턱에 16쌍이 있으며 각각 좌우의 앞니(2개), 송곳니(1개), 작은어금니(2개), 큰어금니(3개)로 분류된다. 앞니와 송곳니는 음식물을 절단하는 역할을 하고 어금니는 절단된 음식물을 으깨는 역할을 담당하고 있다. 씹는 동안에는 혀가 정교하게 움직여서 잘 씹을 수 있도록 음식물을 위아래의 치열 사이로 이동시킨다.

입안내 소화

씹는 도중에는 침샘에서 침이 분비되어 음식물에 습기를 더해준다. 침샘은 귀밑샘, 턱밑샘, 혀밑샘의 3종류의 큰침샘이 있으며, 이외에도 뺨점막이나 입천장점막 등에 있는 다수의 작은침샘으로 이루어져 있다(그림 11-2).

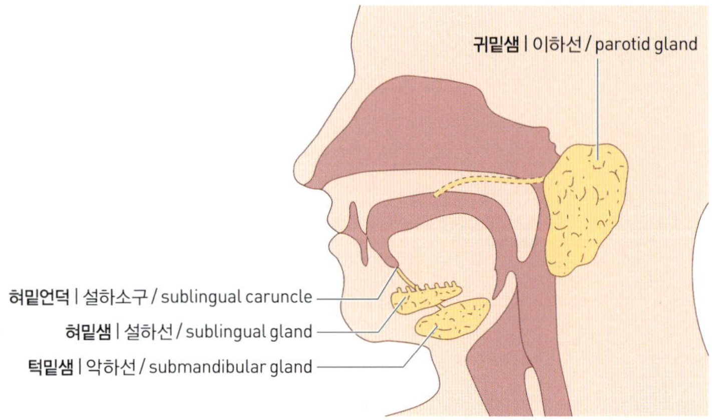

그림 11-2. 침샘

귀밑샘은 장액성(끈적하지 않고 맑은) 침을 분비하고 혀밑샘과 턱밑샘은 점액소를 포함한 점액성(끈적끈적한) 침을 생산한다. 또한 침에는 **α-아밀라아제**α-amylase 라고 하는 소화효소가 포함되어 있어서 녹말을 이당류~덱스트린(단당이 여러 개 연결된 것)으로 분해한다.

침은 주로 부교감신경에 의해 조절되고 하루에 분비되는 침의 양은 1~1.5 L/일이다.

혀와 미각

혀는 표면에 있는 **맛봉오리**미뢰/taste bud 를 통해 미각을 전달한다. 미각은 식사를 즐겁게 하기 위한 의미보다는 삼켜도 괜찮은지 아닌지를 판단하는 의미에서 중요하다(160쪽 참조).

삼킴

씹기가 끝나면 잘게 으깨진 음식물을 삼키게 된다. 삼킴은 입안단계, 인두단계, 식도단계의 3단계로 나눌 수 있다.

입안단계

혀에 의해 음식덩이가 인두로 보내지는 단계이며 수의적인 운동이다(그림 11-3A).

인두단계

물렁입천장이 인두의 뒤쪽벽으로 밀려나 코안에서 인두로 이어지는 통로가 막히게 되고, 이와 동시에 후두가 상승해서(음식물을 삼킬 때 후두융기가 올라가는 것으로도 알 수 있다) 후두덮개가 기관입구를 막는다(그림 11-3B 보라색 화살표). 이 단계는 음식덩이가 인두에 닿는 것으로 시작되며, 숨뇌의 **삼킴중추**연하중추/swallowing center 를 거치는 일련의 반사를 통해 일어나는 운동이기 때문에 의식적으로 멈출 수는 없다.

식도단계

식도입구의 조임근인 **반지인두부분**윤상인두근/cricopharyngeus muscle 이 이완되어 음식덩이를 흡인하고(그림 11-3C), 식도의 꿈틀운동을 통해 음식덩이가 **위**stomach 로 보내진다.

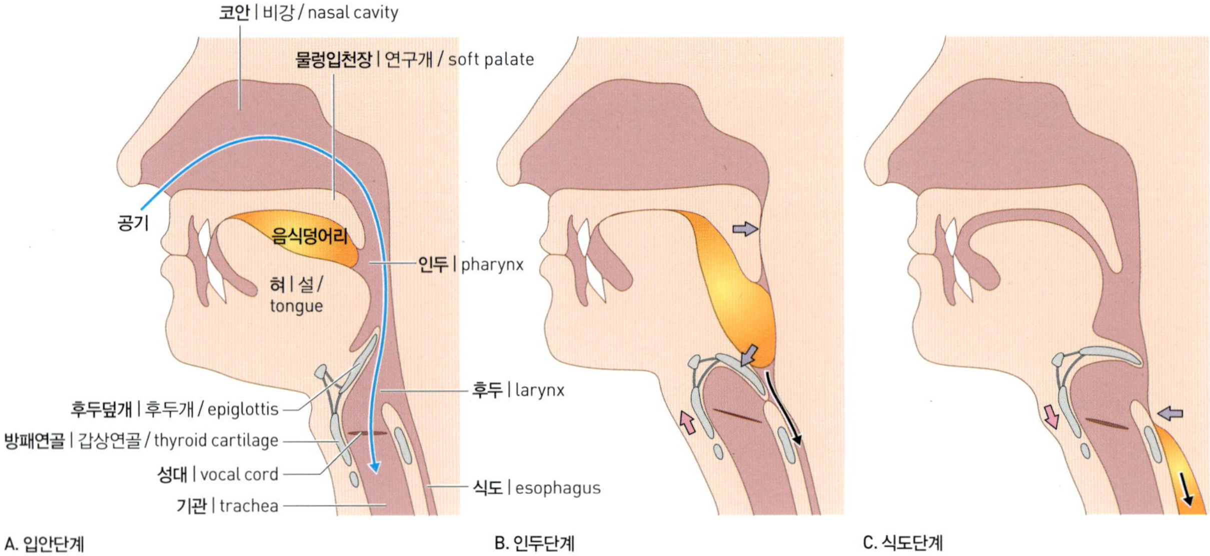

그림 11-3. 삼킴의 과정

삼킴장애

삼키는 과정에서 문제가 일어나는 것은 인두단계이다. 후두덮개를 통한 기도 폐쇄가 늦어지면 음식덩이가 기관으로 들어가 버리는 경우가 있다. 젊은 사람도 허겁지겁 물을 마시다가 기관으로 잘못 들어가서 사레들리는 경우가 있지만, 고령자의 경우에는 반사가 늦게 일어나서 음식덩이가 기관으로 들어가게 되고, 더욱이 감각도 둔해져 있기 때문에 이를 알아차리지 못해서 폐렴을 일으키는 경우가 종종 있다(흡인폐렴).

03 식도에서의 음식물 운반

식도점막은 중층편평상피 stratified squamous epithelium 로 이루어져 있다. 식도의 근육층은 식도 위쪽 1/3에서는 뼈대근육이고 아래쪽 2/3에서는 민무늬근육으로 이루어져 있다.

식도는 보통 쭈그러진 상태로 있으며, 음식덩이가 들어와서 넓게 확장되면 그 위부분이 수축(그림 11-3C 보라색 화살표)하고 아래부분이 이완되는 꿈틀운동을 통해 음식덩이가 위로 내보내진다. 인두부위에서 위까지의 운반에 걸리는 시간은 5~8초 정도이다.

04 위의 역할과 소화

위의 가장 큰 역할은 먹은 음식을 일시적으로 축적하고 있다가(저장), 그것을 천천히 십이지장으로 내보내는 일이다.

위는 그 외에도 다양한 역할을 하고는 있지만 그 어느 것도 필수적인 일은 아니다. 그렇기 때문에 위암 등으로 인해 위를 완전히 적출한다고 해도 살아가는 데에는 지장이 없다. 다만 처음에 언급한 것처럼 저장기능이 사라져 버리기 때문에 한번에 먹을 수 있는 양이 줄어들게 되어서 조금씩 여러 번에 걸쳐 나누어 먹어야 한다(위절제후증후군).

음식물의 저장과 운송

꿈틀운동과 소화

음식덩이가 식도에서 위로 들어가면 **들문** 분문/cardia 에서부터 위의 윗부분에 걸쳐 위벽이 이완되어 그것을 받아들인다. 위의 중앙부분에는 길잡이가 있으며 그곳에서 나오는 자극에 따라 쥐어짜는 듯한 꿈틀운동이 **날문** 유문/pylorus 방향으로 전달되어 간다(그림 11-4).

꿈틀운동파는 약 3회/min의 빈도로 발생하며 내용물과 위액을 혼합한다. 이러한 과정을 통해 위 내부의 소화가 진행되고 위내용물은 잘게 분해되어 죽처럼 된다(미즙).

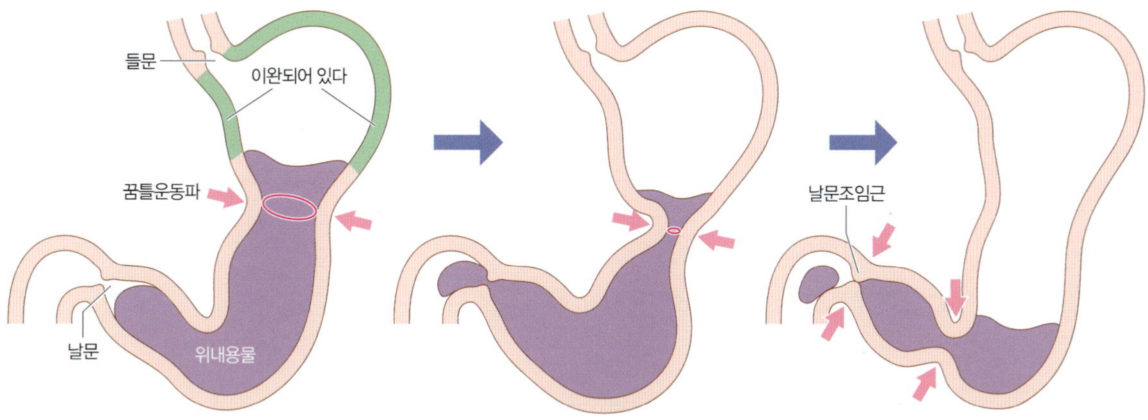

그림 11-4. 위의 꿈틀운동

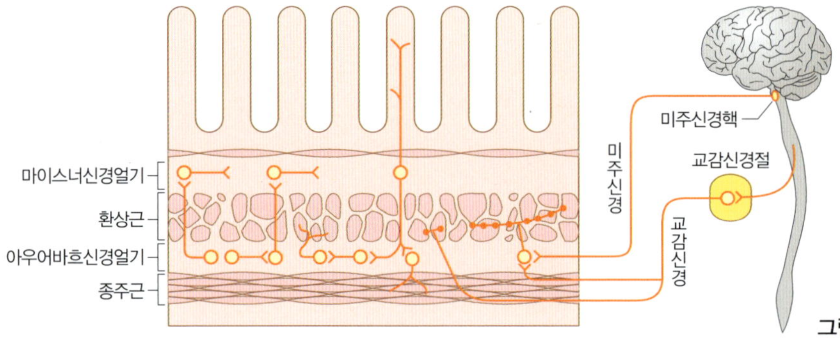

그림 11-5. 위와 창자에서의 신경조절

신경조절

위와 창자의 꿈틀운동은 근육층 사이의 **아우어바흐신경얼기** Auerbach's plexus 와 **마이스너신경얼기** Meissner's plexus 에 의해 조절된다. 또한 수면 중이거나 운동하는 등의 신체의 상태 변화에 따라 미주신경과 교감신경의 조절을 받는다(그림 11-5).

소화에 요구되는 시간

액체는 비교적 빠른 시간인 10분 정도에 십이지장으로 배출된다. 이에 비해 고형물은 3~6시간 정도가 걸린다. 특히 지방은 시간이 많이 걸리며 흔히 말하는 소화불량의 원인이 된다.

위바닥샘과 위액

위바닥샘

위의 2/3를 차지하는 위몸통(그림 11-6)에는 다수의 위바닥샘이 있으며 그곳에서 위액이 분비된다. **위바닥샘** 위저선/fundic gland 에는 으뜸세포, 벽세포, 보조세포의 3종류 세포가 있다(그림 11-6).

으뜸세포는 단백질분해효소 펩신의 전구물질인 **펩시노젠** pepsinogen 을 분비하고, 벽세포는 염산(HCl)을 분비한다. 보조세포는 약알칼리성의 점액을 분비해서 위점막을 위산과 **펩신** pepsin 으로부터 보호한다(NOTE 1).

위액의 분비조절

위액의 분비조절은 머리단계, 위단계, 창자단계로 설명될 수 있다.

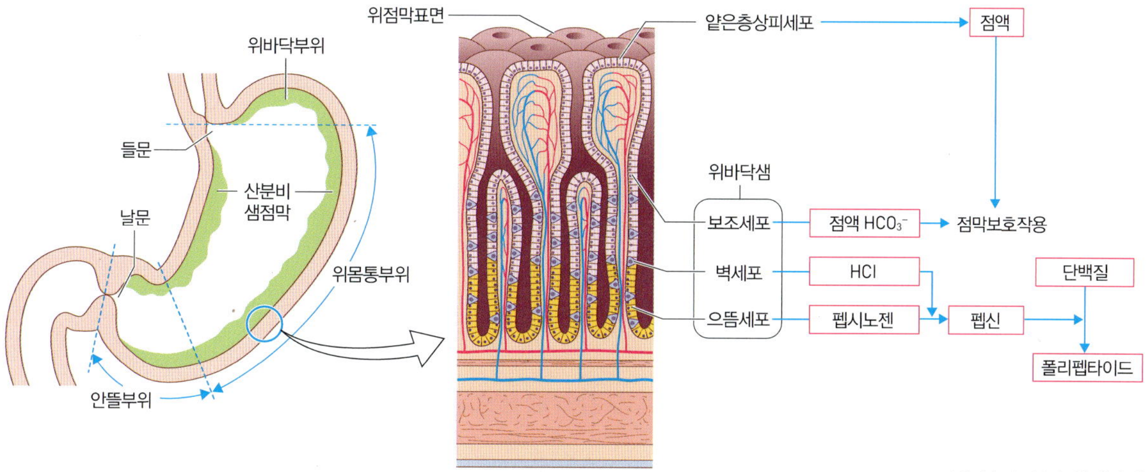

그림 11-6. 위와 위바닥샘

NOTE 1 위나선균(*Helicobacter pylori*)

호주의 의학자 마샬(Barry Marshall)과 워렌(Robin Warren)은 위나선균이라고 하는 세균이 위궤양의 약 80%, 십이지장궤양의 90% 비율로 원인이 되고 있다는 점을 밝혀냈다. 또한 위나선균은 만성위염이나 위암의 원인이기도 하다. 그들은 이러한 공적으로 2005년도에 노벨생리의학상을 수상했다.

위나선균은 나선형태의 세균이며 위의 상피나 창자의 점막층에 접착해서 존재한다. 위나선균이 요소분해효소(우레아제, urease)라고 하는 효소를 만들어내는 과정에서 암모니아와 CO_2가 발생하게 되고, 이로 인해 혈류장애나 발암물질의 작용이 강화된다.

대부분은 5세 이하의 유아기에 감염되며 만성위염을 거쳐 50년 이상 지난 후에 위암이 발생한다. 동양인의 위나선균 감염률은 50%에 가깝지만 60세 이하에서의 감염률은 빠르게 감소하고 있다.

항균제로 비교적 쉽게 살균할 수가 있으며, 살균을 통해 위암의 발생율도 크게 낮출 수가 있다.

머리단계

시각, 후각, 미각 등의 자극으로 미주신경이 흥분해서 위액의 분비가 촉진된다(그림 11-7A).

위단계

위액의 신전과 미주신경의 흥분 등이 자극이 되어 날문부위에 있는 날문샘의 G세포로부터 **가스트린** gastrin 이라고 하는 호르몬이 분비된다. 가스트린은 혈액 안으로 방출되고 위바닥샘의 벽세포에 작용해서 위액분비를 촉진시킨다(그림 11-7B). 또한 위 점막에서 분비되는 **히스타민** histamine 도 벽세포에 작용해서 위액분비를 촉진시킨다.

창자단계

위액으로 산성이 된 미즙이 십이지장으로 들어가면 공장의 K세포에서 **위산억제펩타이드** gastric inhibitory peptide; GIP 와 그 외에 **엔테로가스트론** enterogastrone, **콜레시스토키닌** cholecystokinin; CCK 등의 호르몬이 분비되어 위액분비를 억제한다(그림 11-7C).

위에서의 소화

위액은 산성(pH 1 정도)이다. 위액은 위로 들어간 음식덩이를 살균하는 동시에 위바닥샘의 으뜸세포에서 분비한 펩시노겐을 활성펩신으로 변화시킨다. 펩신은 단백질을 분해해서 폴리펩타이드(309쪽 참조)로 만든다.

또한 위액은 음식물의 철을 이온화해서 흡수하기 쉬운 형태로 바꾸는 일도 한다. 철은 혈색소합성에 이용되는 필수 물질이다(173쪽 참조).

위의 또 다른 중요한 역할로는 **내인인자** 내인자/intrinsic factor 의 분비가 있다. 내인인자는 비타민B_{12}와 결합해서 소장에서 비타민이 흡수될 수 있도록 한다.

위에 알코올이 있는 경우에 물은 흡수되지만 물 이외의 물질은 흡수되지 않는다.

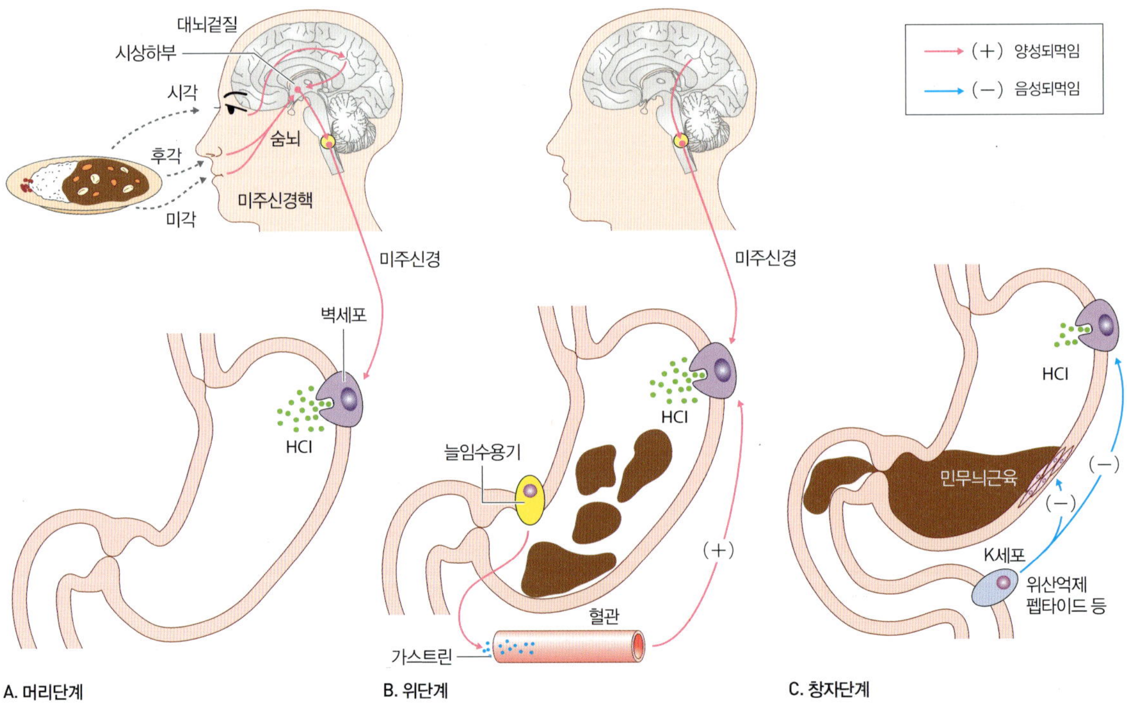

그림 11-7. 위액의 분비조절

구토

위나 십이지장의 과도한 확장이나 점막의 자극이 있는 경우 소장에서 위 stomach 로, 항문에서 입 쪽으로 향하는 **항연동운동** 역꿈틀운동/antiperistalsis 이 발생한다. 이로 인해 십이지장과 위가 더욱 확장되어 구토반사가 일어난다. 십이지장과 위가 확장된 정보는 교감신경과 미주신경의 들신경섬유을 통해 숨뇌의 구토중추로 전달된다. 구토중추에서 나온 날신경섬유는 각종 뇌신경, 자율신경, 척수신경을 경유해 구토반사를 일으킨다. 위장에서부터 십이지장에 걸쳐 강한 수축이 일어나는 동시에 배근육무리가 강하게 수축해서 위를 압박한다. 이때 위의 위쪽부분과 식도는 이완되어 항연동운동을 통해 위로 역류되어 온 내용물을 토해내게 된다.

구토는 삼켜진 유해한 물질을 토해낸다는 점에서 중요한 반사이다. 또한 멀미와 같은 평형감각의 자극이나 정동자극(기분 나쁜 것을 보는 등)에 의해서도 **둘레계통** 변연계/limbic system 을 거쳐 **구토중추** vomiting center 가 자극을 받는 경우가 있다.

05 십이지장에서의 소화

소장 작은창자/small intestine 은 해부학적으로 십이지장, 공장, 회장으로 나뉜다. 십이지장 아랫부분에 있는 **파터유두** 큰샘창자유두/papilla of Vater 에는 췌장에서 나온 췌관과 간에서 담낭을 거쳐 담즙을 운반하는 통로인 총담관이 연결되어 있다(그림 11-8). 췌장에서 췌관을 통해 분비되는 췌장액은 중요한 소화효소를 포함하고 있다.

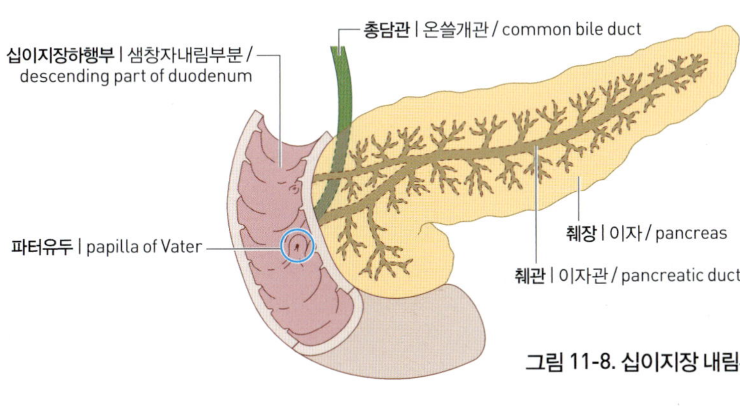

그림 11-8. 십이지장 내림부분과 췌장

췌장액

췌장 이자/pancreas 은 인슐린이나 글루카곤과 같은 호르몬을 분비하는 **내분비샘**이다. 또한 소화액(췌장액)을 분비하는 **외분비샘**이기도 하다.
췌장의 **샘세포**에서 생산되는 췌장액은 췌관을 통해 십이지장 내부로 분비된다. 췌장액에는 중탄산이온(HCO_3^-)과 각종 소화효소가 포함되어 있다.

중탄산이온

위장에서 배출된 산성의 미즙이 십이지장벽에 접촉하면 십이지장에서 세크레틴이라고 하는 호르몬이 분비된다(NOTE ❷). **세크레틴** secretin 은 위액의 분비를 억제하는 동시에 췌장에 작용해서 중탄산이온이 풍부한 췌장액의 분비를 촉진한다.
중탄산이온은 약알칼리성이기 때문에 산성의 위액을 중화해서 십이지장 점막이 산에 의해 손상되는 것을 막아준다. 또한 십이지장에서 소화효소의 활성을 높여준다.

췌장액의 소화효소

아미노산이나 펩타이드 등의 단백질분해산물이나 지방이 십이지장에 접촉하면 **콜레시스토키닌** cholecystokinin; CCK 이라고 하는 호르몬이 분비된다. 이 호르몬은 담낭을 수축시키는 동시에 췌장에 작용해서 소화효소가 풍부한 췌장액의 분비를 촉진한다. 췌장액에 포함되는 소화효소와 그 기능은 다음과 같다.

α-아밀라아제 α-amylase

전분을 이당류, 주로 맥아당(엿당, 말토오스)으로 분해한다.

지방분해효소 lipase

지질을 지방산과 글리세롤로 분해한다.

NOTE ❷ 세크레틴(Secretin)

세크레틴을 발견한 것은 영국의 생리학자 스탈링(Ernest H. Starling)이다. 유명한 「스탈링의 심장법칙」의 그 Starling과 동일인물이다. 세크레틴은 최초로 발견된 호르몬이며, 호르몬이라고 하는 개념이 확립된 것도 스탈링의 큰 공적이다.

NOTE ❸ 담낭결석증(Cholelithiasis)

담낭결석증은 담낭과 담관에서 담즙 성분으로 이루어진 고형물(결석)이 만들어지는 질환이다. **결석**(돌/calculus)의 주성분에 따라 콜레스테롤결석, 빌리루빈결석, 혼합결석 등으로 나뉜다. 남성보다 여성에게 많이 발생하며 특히 비만자에게 많이 발생한다는 특징을 가지고 있다. 노화에 따라 점점 증가한다.
중화요리나 튀김요리 등 지방이 많은 식사를 하고 30분~2시간 정도 지나서 오른쪽 배 위부분부터 명치부위에 걸쳐 갑자기 통증이 발생해 20분 이상 지속된다. 이는 지방이 십이지장으로 들어가면 콜레시스토키닌 분비가 증가해서 담낭을 수축시키기 때문이다. 담낭 내부나 담관에 결석이 생기면 결석으로 인해 담즙의 배설에 지장이 발생하게 되는데, 그럼에도 불구하고 담낭이 수축을 하기 때문에 내압이 상승해서 통증이 발생하게 된다.

트립신 trypsin, **카이모트립신** chymotrypsin

단백질을 분해해서 여러 개의 아미노산으로 이루어진 올리고펩타이드를 만든다.

담즙

담즙은 간에서 만들어지고, **총간관** 온간관/common hepatic duct 을 통해 담낭 안으로 들어가며 그곳에서 농축된다. 농축된 담즙은 총담관을 통해 파터유두에서 십이지장으로 배출된다. 십이지장에서 분비된 콜레시스토키닌은 담낭을 수축시켜서 담즙이 십이지장으로 배출되는 것을 촉진한다.
담즙은 알칼리성이며 수분과 전해질 외에 담즙산, 담즙색소, 콜레스테롤 등이 포함되어 있다. 담즙에 소화효소는 포함되어 있지 않다. 그러나 담즙에 포함되어 있는 **담즙산** bile acid 은 지방을 작은방울로 만들어서(유화라고 한다) **지방분해효소** 리파제/lipase 가 잘 작용할 수 있도록 한다(NOTE ❸).

06 공장과 회장에서의 소화와 영양소 흡수

십이지장에는 총간관이 연결되어 있어서 소화의 주요 부위가 된다. 한편 공장에서는 대부분의 영양소가 흡수되며 회장에서는 비타민B_{12}와 담즙산이 흡수된다.

공장과 회장에서의 소화

당

아밀라아제의 작용을 통해 이당류인 맥아당으로 분해된 당은 소장점막의 세포막 위에 존재하는 효소의 작용으로 단당류인 포도당으로 분해된다. 분해된 포도당은 포도당전달체에 의해 세포 안으로 운반되고 모세혈관으로 방출된다. 이와 같이 포도당이 세포막을 통과하기 위해서는 포도당전달체가 필요하다 (그림 11-9). 이처럼 소화의 최종단계는 소화관의 속공간이 아니라 점막세포 위에서 일어난다. 이것을 막소화라고 부른다.

단백질

단백질은 위에서는 펩신에 의해, 십이지장에서는 트립신과 카이모트립신에 의해 올리고펩타이드가 된다. 이것이 소장점막세포의 **펩타이드아미노말단분해효소** aminopeptidase 에 의해 2개의 아미노산으로 이루어진 다이펩타이드, 또는 각각의 아미노산으로 분해되어 흡수된다.

주요 소화효소와 그 작용을 표 11-1에 나타냈다.

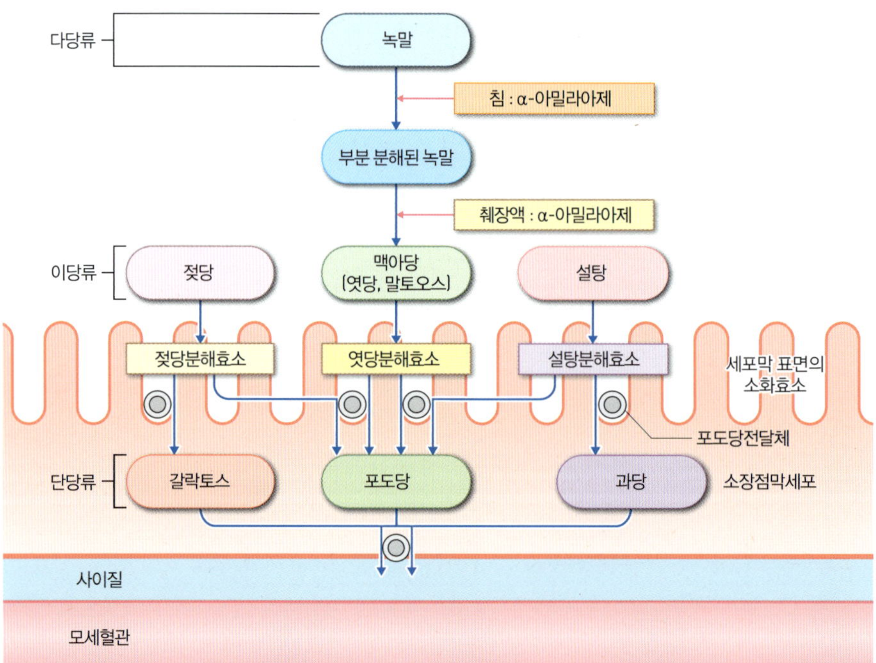

그림 11-9. 당의 막소화

표 11-1. 주요 소화효소와 작용

소화액	효소	기질	분해산물
침	타이알린 (α-아밀라아제)	전분	덱스트린 맥아당(엿당, 말토오스)
위액	펩신	단백질	펩톤(폴리펩타이드)
췌장액	트립신 카이모트립신 이자아밀라아제 이자지방분해효소	폴리펩타이드 폴리펩타이드 전분 지방	트리펩티드 트리펩티드 맥아당 지방산, 글리세롤
장액	트립시노젠활성화효소 펩타이드아미노말단분해효소 디펩티다아제 엿당분해효소 젖당분해효소 설탕분해효소	트립시노젠 트리펩티드 다이펩타이드 맥아당 젖당 설탕	트립신 N단에서 아미노산 분해 아미노산 포도당(글루코스) 포도당, 갈락토스 포도당, 과당(프룩토오스)

공장과 회장에서의 영양소 흡수

단당과 아미노산

단당과 아미노산은 전달체를 통해 소장점막세포에 둘러싸여 세포안으로 운반된다. 그리고 속공간과 반대쪽의 세포막에서 전달체에 의해 세포바깥으로 방출되고 모세혈관 안으로 흡수된다(그림 11-9).

지방

담즙산과 지방분해효소의 작용으로 지방산과 글리세롤로 분해된 지방은 그 주위를 인지질과 콜레스테롤로 둘러싸인 **미포** 미셀/micelle 가 되어 소장점막세포에 접근한다. 여기서 지방산과 글리세롤은 미포로부터 떨어져 나와 확산에 의해 세포 안으로 흡수된다. 지방산과 글리세롤은 세포안에서 트라이글리세라이드가 되고, 지질단백질(지질이 결합한 단백질)로 둘러싸인 **암죽미립** 유미미립/chylomicron 이 되어 속공간의 반대쪽으로 방출된다. 방출된 암죽미립은 림프관에 흡수된다. 소장에 뻗어 있는 림프는 흡수된 암죽미립을 다량으로 포함하고 있기 때문에 탁한 흰색으로 보이는데 이를 **암죽** 유미/chyle 이라고 부른다. 암죽은 림프관을 흐르다가 **속목정맥** 내경정맥/internal jugular vein 과 **빗장밑정맥**

쇄골하정맥/subclavian vein 이 만나는 부분에서 정맥과 합류해서 혈액순환으로 들어간다.

전해질, 비타민, 물

Na^+, K^+, Ca^{2+}, Fe^{2+} 등의 전해질, 각종 비타민도 소장에서 흡수된다.

수분은 90%가 소장에서 흡수된다. 생체 안에서는 마시거나 음식물에 포함된 수분뿐만 아니라 소화액으로 소화관 안에서 분비되는 수분이 다량으로 존재한다(표 11-2). 이것을 회수한다는 차원에서 수분의 흡수는 매우 중요하다.

식물성섬유는 소화와 흡수가 되지 않기 때문에 장관 안에 머무른다. 이로 인해 장관 내부의 삼투압이 상승해서 물의 흡수를 막기 때문에, 물이 장관 안에 남게 되어 변을 부드럽게 하여 변비를 개선하는 데 도움이 되는 역할을 한다.

표 11-2. 1일 수분의 출납량

수분섭취량	1 L
소화액 분비량	7 L
침	1 L
위액	2.5 L
장액	1.9 L
췌장액	0.8 L
담즙	0.8 L
대변 중 배설량	50~100 mL

07 대장의 역할

대장 큰창자/large intestine 은 맹장, 상행결장, 횡행결장, 하행결장, 구불결장, 직장으로 이루어져 있다.

대장의 흡수 기능

대장이 가진 역할의 대부분은 소장에서 흡수되지 않은 수분을 흡수해서 대변을 형성하는 것이다. 대장은 높은 흡수능력을 가지고 있다. 그러나 대장에 도달한 단계에서는 흡수할 만한 영양소는 거의 남아 있지 않게 된다. 대장의 높은 흡수능력을 이용해서 항문으로 좌약을 삽입해 흡수시키는 경우도 있다.

장내세균

대장에는 장내세균 enterobacteria 이라고 불리는 1,000종 이상의 세균이 상주하고 있다. 그 수는 대장 내용물(대변) 1 mL당 1,000개~1조 개에 달하는 것으로 예상된다. 장내세균 중에는 비타민K를 생산하거나 병원성세균의 증가를 막아주는 유용한 것들도 있는 반면 노화를 촉진하거나 발암의 원인이 되는 등 부정적인 측면도 있다.

배변반사

식사를 해서 위가 확장되면 반사적으로 대장의 **꿈틀운동**이 항진된다(**위결장반사**). 이러한 꿈틀운동을 큰꿈틀운동이라고도 부르며, 대장의 내용물을 결장에서 직장으로 한번에 내보내는 데 도움이 된다.

대변으로 대장벽이 늘어나면 그 정보는 골반신경의 들신경섬유를 통해 엉치분절의 배변중추로 전달되고, 그와 동시에 척수를 타고 올라가서 대뇌겉질로도 전달되어 변의가 발생한다. 엉치분절의 배변중추는 계속해서 대뇌겉질로부터 억제를 받고 있다가 배변 준비가 완료되면 대뇌겉질에서 억제가 사라지게 되고 처음으로 배변반사가 일어난다. 즉 엉치분절의 배변중추는 부교감신경인 골반신경을 통해 직장벽의 민무늬근육을 수축시키는 동시에 민무늬근육으로 이루어진 속항문조임근을 이완시킨다. 동시에 몸신경인 음부신경의 지배를 받고 있으며 뼈대근육으로 이루어져 있는 바깥항문조임근도 이완시켜서 배변이 쉽게 이루어질 수 있도록 한다(그림 11-10).

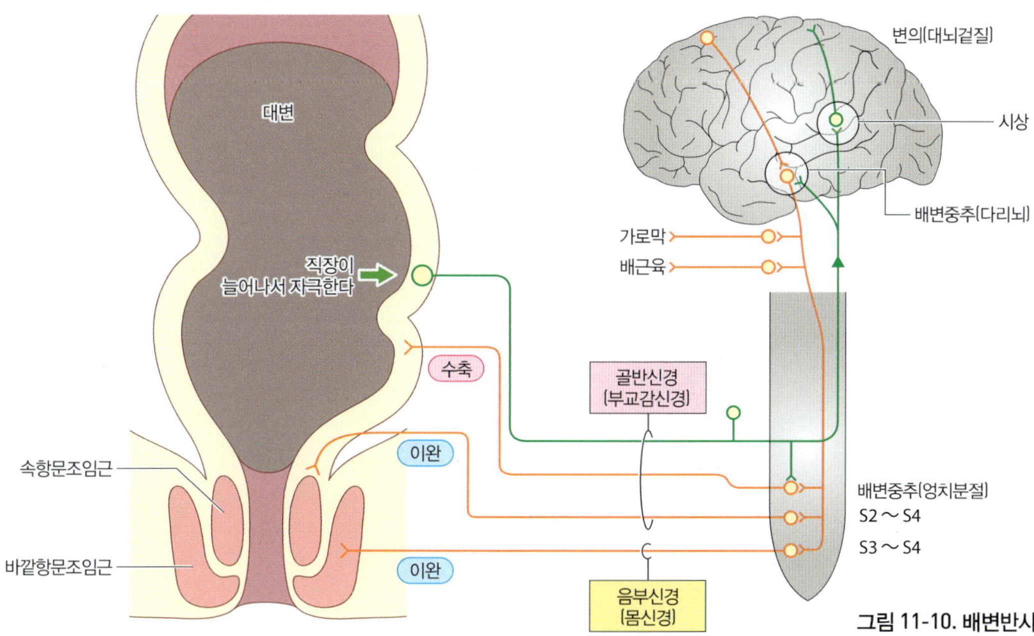

그림 11-10. 배변반사의 메커니즘

08 간의 역할

간liver은 배안 장기 중에서 가장 큰 실질장기이다. 장관으로부터 흡수된 영양소와 독소는 **문맥**portal vein을(226-227쪽 참조) 통해 간으로 운반되고 그곳에서 대사와 해독이 이루어진다. 간은 체내에서 가장 큰 화학 공장이라고 말할 수 있다.

대사 기능

소화와 흡수작용으로 혈당치가 상승(혈장포도당농도의 상승)하면 췌장으로부터 호르몬의 일종인 인슐린이 분비되고 그에 따라 포도당을 흡수하며, 여러 개의 포도당을 결합해서 글리코겐이라고 하는 다당류를 합성해 저장한다.

혈당치가 떨어지면 마찬가지로 췌장으로부터 분비되는 또 다른 호르몬인 글루카곤의 자극을 받아서 이번에는 글리코겐을 포도당으로 분해하고, 혈액 안으로 방출해서 온몸의 세포에 안정적으로 에너지원을 제공한다.

그 외에도 흡수된 아미노산에서 알부민 등의 혈장단백질을 합성한다. 중성지방이나 콜레스테롤을 합성하는 등, 간은 다양한 대사 기능을 담당하고 있다.

해독과 배설 기능

유해물질

유독한 물질을 독성이 낮은 물질로 바꾼 뒤에 소변으로 배설하거나 담즙으로 장관 안으로 배출해서 대변으로 내보낸다.

예를 들어 단백질의 분해산물인 암모니아는 간세포에 의해 독성이 적은 요소로 바뀐 후에 소변으로 배설된다. 알코올(에탄올)은 간세포가 가지고 있는 알코올탈수소효소에 의해 아세트알데하이드로 바뀐 후에 다시 아세트알데하이드탈수소효소에 의해 독성이 없는 아세트산으로 바뀐다.

약물

입으로 투여되는 약물도 창자에서 흡수되면 문맥에서 간으로 운반되어 간세포에 의한 해독작용을 받기 때문에 약물의 혈중농도가 떨어지게 된다(초회통과효과). 경구약물은 간에 의한 해독작용을 고려해서 적정 분량을 투여해야 한다.

반대로 간기능이 장애를 받고 있는 경우에는 초회통과효과가 약하기 때문에 보통의 투여량으로도 혈중농도가 매우 높이 올라가게 되므로 주의해야 한다. 한편, 좌약은 초회통과효과를 받지 않고 효과도 아주 빠르게 나타난다.

호르몬의 불활성화

에스트로젠(여성호르몬)이나 바소프레신 등 많은 호르몬을 불활성화해서 호르몬의 작용이 장시간 길게 이어지지 못하도록 한다.

담즙의 생산

담즙은 담즙산이나 적혈구의 파괴산물인 빌리루빈 등으로 이루어진 담즙색소를 포함한다. 간은 담즙을 생산해서 담낭을 거쳐 총담관을 통해 장관 안으로 배출된다.

저장 기능

철이나 비타민A, D 등의 지용성 비타민은 간에 저장된다.

조혈 기능

태아기에는 적혈구가 생산되는 중요한 장소이다. 태아기에 간에서 만들어지는 적혈구에는 성인혈색소(HbA)와는 다른 태아혈색소(HbF)가 포함되어 있다. HbF는 산소결합능력이 높아서 모체혈액으로부터 충분한 산소를 얻을 수가 있다.

출산 후 간은 조혈기능을 잃게 되며 이후의 조혈은 골수에서 이루어지게 된다.

09 임상과의 관련 사항

- **척수손상자의 배변장애**

척수손상자는 손상된 척수 부위와 정도에 따라 변의를 느끼지 못하거나, 복압을 줄 수 없거나, 자의적으로 항문 주변 근육을 제어할 수 없는 등 여러 문제로 인해 배변장애가 발생한다. 배변조절이 원활하지 않으면 외출에 부담이 생기므로 이는 민감하고 심각한 문제라 할 수 있다.

배변의 과정을 간단히 설명하자면, 변이 직장에 들어가 직장 내 압력이 40~50 mmHg 이상이 되면 직장벽에 분포된 골반신경이 자극을 받는다. 이 정보는 엉치분절을 통해 반사적으로 속항문조임근을 이완시키고 동시에 뇌에 전달되어 변의를 느끼게 한다. 이후 의식적으로 바깥항문조임근을 이완시키면 변이 항문 밖으로 배출된다(295쪽 참조). 이때 의식적으로 복압을 높여 변의 배출을 촉진할 수 있다(그림 11-10).

이처럼 배변에 이르기까지 여러 신경과 근육이 관여하므로, 먼저 척수손상자의 잔존기능을 파악할 필요가 있다. 이와 동시에 변의상태와 배변빈도는 정신상태에 따라 변화할 수 있어 유연한 대응이 요구된다.

또한, 척수손상자는 손상레벨에 따라 팔다리와 몸통의 감각 및 운동기능장애를 겪으므로, 당사자에게 맞는 화장실 이용 동작과 배변 방법을 지도하고 연습시키는 것이 필요하다. 변기에 앉기 및 자세유지와 같은 큰 동작을 익히는 것 외에도, 자연스러운 배변이 어려운 경우에는 손으로 변을 빼내는 방법이나 좌약삽입 방법을 지도하고, 손에 마비가 있을 경우 좌약삽입기 등의 보조기구 도입도 필요하다.

이와 같이 척수손상자가 자립적으로 배변할 수 있도록 돕는 재활을 수행해야 한다.

복습 포인트

- 입안에는 (　1　)와 (　2　)분비와 미각을 통해 검사가 이루어지고 최종적으로 삼켜지게 된다.
- 삼킴은 (　3　), (　4　), (　5　)의 3가지 단계로 나뉘며 (　4　) 이하로는 반사의 영향을 받기 때문에 멈출 수가 없다.
- 위의 가장 중요한 역할은 먹은 음식물을 일시적으로 저장해 놓고 서서히 (　6　)으로 내보내는 것이다.
- 위에서는 (　7　)에 의한 살균, (　8　)에 의한 단백질의 소화, 내인인자의 분비 등이 이루어진다.
- 위액분비는 미주신경의 흥분이나 (　9　)과 (　10　)의 분비로 인해 촉진된다.
- 위액분비는 (　11　), (　12　), (　13　) 등 십이지장에서 나오는 호르몬에 의해 억제된다.
- (　12　)은 중탄산이온(HCO_3^-)이 풍부한 췌장액의 분비를 촉진하고 (　13　)은 소화효소가 풍부한 췌장액의 분비를 촉진한다.
- 췌장액에 포함되어 있는 소화효소는 (　14　), (　15　), (　16　), (　17　)이며 (　14　)는 녹말을, (　15　)는 지방을, (　16　)과 (　17　)은 단백질을 분해한다.
- 담즙은 지방을 (　18　)해서 지방분해효소의 작용을 쉽게 받을 수 있도록 한다.
- (　14　)에 의해 이당류까지 분해된 당은 공장상피세포에 있는 효소의 작용으로 단당으로 분해되고 흡수된다. 이것을 (　19　)라고 한다.
- 단백질은 위에서 분비되는 (　8　)과 췌장액에 포함되어 있는 (　16　)과 (　17　)에 의해 올리고펩타이드로까지 분해되고 소장점막세포 위의 (　20　)에 의해 (　21　)으로 분해된다.
- 지방은 담즙산과 (　15　)에 의해 (　22　)과 (　23　)로 분해되고, 이것은 (　24　)라고 하는 작은 방울이 되어 소장점막세포에 흡수되고, 세포내에서 (　25　)이 되어 림프관에 흡수된다.
- 섭취로 인해 위가 확장되면 대장의 꿈틀운동이 촉진된다. 이것을 (　26　)라고 부른다.
- 직장벽이 대변에 의해 늘어나면 엉치분절에 있는 (　27　)가 흥분해서 부교감신경인 (　28　)를 통해 직장벽이 수축하고 속항문조임근이 이완한다.
- 간의 역할은 ❶ (　29　)기능, ❷ 해독과 배설기능, ❸ 호르몬의 (　30　), ❹ (　31　)의 생산, ❺ (　32　)과 (　33　) 등의 저장기능, ❻ 태아기의 (　34　) 기능이다.

정답 | 1. 씹기, 2. 침, 3. 입안단계, 4. 인두단계, 5. 식도단계, 6. 십이지장, 7. 위액, 8. 펩신, 9. 가스트린, 10. 히스타민, 11. 위산억제펩타이드, 12. 세크레틴, 13. 콜레시스토키닌, 14. α-아밀라이제, 15. 지방분해효소, 16. 트립신, 17. 카이모트립신, 18. 유화, 19. 막소화, 20. 펩타이드 아미노말단분해효소, 21. 아미노산, 22. 지방산, 23. 글리세롤, 24. 미포, 25. 암죽미립, 26. 위잘룩창자반사, 27. 배변반사, 28. 골반반사, 29. 대사, 30. 불활성화, 31. 담즙, 32. 철, 33. 지용성비타민, 34. 조혈

제 12 장

영양과 대사

학/습/목/표

1. 각 영양소의 의의와 대사를 설명할 수 있다.
2. 에너지대사를 설명할 수 있다.

01 영양

우리는 음식물을 섭취하고, 흡수한 영양소로부터 신체의 구성성분을 합성하며, 영양소를 분해하여 얻은 에너지를 이용한다. 영양학에서는 체외로부터 섭취한 물질을 이용하여 생명활동을 영위하는 과정을 영양이라고 한다. 일상에서는 '영양을 섭취한다'는 표현처럼 영양과 영양소가 동일시되는 경우가 많다.

식물에 포함된 영양소는 주로 당질, 지질, 단백질, 비타민, 미네랄(무기질)로, 에너지원이 되고 신체를 구성하는 성분이 되는 것 외에도 다양한 기능의 조절에 작용한다. 이들 중 에너지원이 되는 당질, 지질, 단백질을 3대 영양소(에너지 생산 영양소)라고 한다. 물도 생체에 필수적이며 영양소에 포함되기도 한다.

3대 영양소

당질

당질은 기본적으로 탄소(C), 수소(H), 산소(O)로 구성되며, 주요 에너지원이 된다(NOTE ❶).

그 외에도 당질은 핵산의 구성성분이 되거나(그림2-3, 48쪽 참조), 단백질이나 지질과 결합하여 세포 간의 인식과 결합에 관여한다. 당으로서 가장 작은 것을 단당류, 2개의 단당류로 이루어진 것을 이당류, 3개 이상의 것을 다당류라고 한다(NOTE ❷).

인간의 주식이 되는 곡물은 전분을 많이 포함한다. 전분은 단당류인 포도당이 다수 결합한 다당류이다. 식사로 섭취한 전분은 소화관에서 소화되고 포도

NOTE 1 식품표시기준과 당질

본서에서는 영양소를 화학 구조에 기초하여 분류하고 있으나, 식품표시기준(식품표시법, 소비자청)에서의 분류는 약간 다르다. 화학구조에 기초하면 탄수화물은 당질과 같지만, 식품표시기준에서는 탄수화물은 당질과 식이섬유의 합으로, 탄수화물 중 인체가 소화할 수 있는 것을 당질, 소화할 수 없는 것을 식이섬유로 분류하고 있다. 식이섬유의 대부분은 다당류(대표적으로 셀룰로스)이다(NOTE ❷ 참조). 또한, 식품표시기준에서의 당류는 단당류와 이당류를 말하며, 식품의 단맛 성분이다

NOTE 2 단당류, 이당류, 다당류

- **단당류(monosaccharide)**: 포도당(glucose), 갈락토스(galactose), 과당(fructose) 등
- **이당류(disaccharide)**: 단당이 2개 연결되어 있는 것
  - 설탕(sucros) = 포도당 + 과당
  - 젖당(lactose) = 포도당 + 갈락토스
  - 맥아당(maltose) = 포도당 + 포도당
- **다당류(polysaccharide)**: 다당류는 다수의 단당으로 구성되며, 단당의 수가 수 개인 것은 올리고당이라고 불린다. 녹말, 글리코겐, 셀룰로스는 모두 다수의 포도당이 결합한 것이지만 결합하는 방식이 다르다. 이눌린, 펙틴, 하이알유론산도 다당류이다.

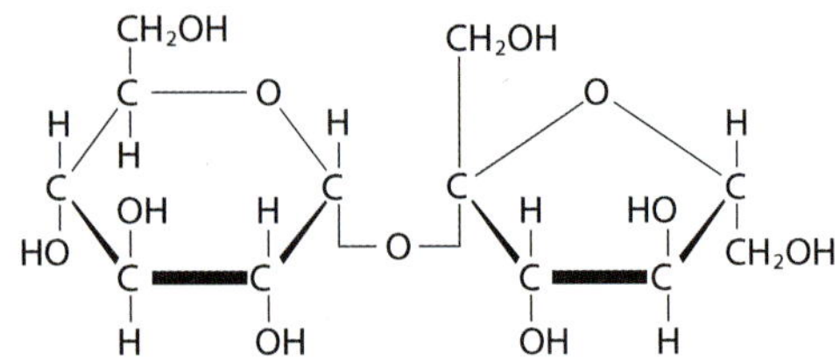

설탕(포도당+과당)
이당류

당이 되어 흡수된다. 포도당은 ATP 생산을 위한 대표적인 기질(재료)이다. 특히 뇌는 대사 기질로서 기본적으로 포도당만을 이용한다. 이 때문에 저혈당 상태가 되면 에너지가 부족하여 기능이 저하되고, 중증이 되면 의식장애에서 혼수상태가 된다.

여분의 포도당은 간세포나 뼈대근육 세포에서 **글리코겐** 당원/glycogen 으로 합성되어 저장된다. 간세포에 저장된 글리코겐은 혈당치가 낮아지면 분해되어 포도당이 되어 혈중으로 방출된다. 이에 비해 뼈대근육 세포에 저장된 글리코겐은 그 근육 세포가 활동할 때 분해되어 근육수축에 필요한 ATP를 생산하는 데 이용된다. 더 여분의 포도당은 지방세포에서 지방으로 합성되어 저장된다.

당질은 세포막의 구성성분이기도 하다. 세포 표면에 돌출되어 있는 당사슬은 **당단백질** glycoprotein 로, 세포 간의 인식이나 결합 등에 작용한다(그림2-1, 45쪽 참조).

지질

지질은 **트라이글리세라이드** 중성지방/triglyceride (트리아실글리세롤, 그림 12-1A)로 지방조직에 저장되고 필요에 따라 **글리세롤** glycerol (그림 12-1B)과 **지방산** fatty acid (그림 12-1C)으로 분해되어 혈액 안으로 방출된다. 지방산은 대사기질로 이용되며, 글리세롤은 간장에서 포도당으로 전환된다(당신생).

많은 조직은 대사 기질로서 기본적으로 포도당을 이용하며, 포도당이 부족해지면 지방산도 이용한다. 단, 심장근육은 지방산을 포도당보다 더 많이 이용한다.

지질은 생체의 구성요소로서도 중요하다. 예를 들어 세포막은 인지질의 이중층으로 이루어져 있다. 또한 지방세포로 이루어진 피하지방조직은 지방의 저장 부위로서 작용할 뿐만 아니라, 신체에 대한 충격을 완화하는 쿠션으로서 작용한다. 또한 그 단열효과가 높아 한랭 시에 열발산을 감소시키는 역할도 한다.

아라키돈산은 세포막의 구성요소인 인지질에 포함된 지방산으로, 프로스타글랜딘류의 원료가 되기도 한다.

간에서 합성되는 콜레스테롤(그림 12-2)은 코르티코이드나 성호르몬 등의 스테로이드호르몬의 재료가 되거나 세포막의 구성성분이 되기도 한다.

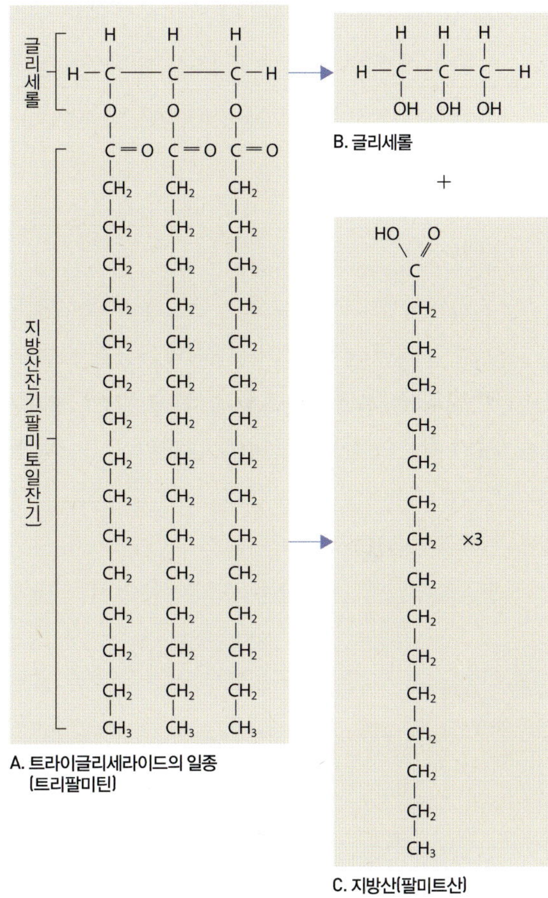

그림 12-1 지질의 저장과 분해

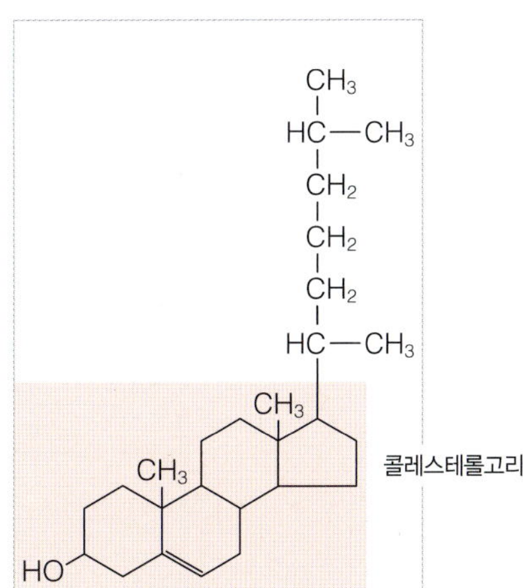

그림 12-2. 콜레스테롤의 구조

단백질

단백질은 다수의 아미노산으로 이루어져 있으며, 주로 생체의 구성요소가 된다. 액틴잔섬유는 근육세포에서는 마이오신잔섬유와 함께 수축의 역할을 담당하지만, 다른 세포에서는 세포의 구조(세포골격)를 만든다. 또한 콜라겐과 탄력소 등의 조직을 보강하는 단백질 외에도, 세포막 위에 있는 수용체와 채널도 단백질이다. 생체 내의 화학반응을 촉매하는 효소 역시 단백질이다.

단백질은 당질이나 지질이 충분할 때에는 ATP 생산을 위한 기질로 이용되지 않지만 그것들이 부족해지는 상황에서는 아미노산으로 분해되어 포도당의 생성(당신생)에 이용된다.

비타민과 무기질

비타민

비타민은 원칙적으로 체내에서 합성할 수 없는

유기물로, 크게 **수용성비타민**(비타민B군, 비타민C)과 **지용성비타민**(비타민 A, D, E, K)으로 나뉜다(표 12-1). 비타민K 등 몇몇 비타민은 장내세균에 의해 생산된다. 우리는 이것들을 이용할 수 있지만, 그것만으로는 충분하지 않다고 여겨진다.

무기질

무기질은 탄소, 산소, 질소 등의 원소를 말한다. 인간의 몸에 필요한 것은 16종류이며, 비교적 양이 많은 것(다량무기질)은 나트륨, 칼륨, 칼슘 등 7종류, 양이 적은 것(미량무기질)은 철 등 9종류가 있다(표 12-2). 체내에서 합성되지 않기 때문에 반드시 섭취해야 한다.

나트륨(Na)

혈장삼투압에 관여하는 주요 이온이며 체내수분량의 규정인자이기도 하다.

표 12-1. 비타민

	비타민	주요 작용	결핍증	함유량이 많은 식품
수용성	B군	보조효소로 작용		
	B_1	당대사	각기, 신경염	돼지고기, 장어, 현미
	B_2	산화환원반응(3대 영양소의 대사)	입꼬리염	간, 달걀, 치즈
	나이아신(니코틴산)	산화환원반응(당질과 지질의 대사, 알코올대사(분해))	펠라그라	간, 가다랑어
	판토텐산	보조효소A(CoA)의 성분(에너지대사)	피부염	다양한 식품(특히 간 등)
	B_6	아미노산대사, 당대사	피부염, 신경장애	간, 고기, 작은 생선
	바이오틴	당대사, 지질대사(당질, 지질의 대사)	피부염	간, 견과류, 콩, 달걀노른자
	엽산	적혈구생산, DNA합성	빈혈	잎채소, 간, 작은 생선
	B_{12}	적혈구생산, 아미노산대사신생, DNA합성	빈혈, 신경관폐쇄장애(태아)	간, 어패
	C	항산화작용, 콜라겐합성	괴혈병	녹황색채소, 과일, 감자
지용성	A	시각기능(로돕신합성), 상피세포의 유지	야맹증, 피부의 각화	간, 녹황색채소
	D	소장에서 칼슘과 인산의 흡수	구루병(소아), 골경화증(성인)	어패, 버섯, 달걀노른자
	E	항산화작용	용혈빈혈(신생아)	식물유, 견과류, 녹황색채소
	K	혈액응고인자의 생성	혈액응고장애	녹색채소, 해조, 낫토

표 12-2. 무기질

다량무기질	나트륨(Na), 칼륨(K), 칼슘(Ca), 인(P), 마그네슘(Mg), 염소(Cl), 황(S)
소량무기질	철(Fe), 아연(Zn), 구리(Cu), 망간(Mn), 요오드(I), 주석(Sn), 크롬(Cr), 몰리브덴(Mb), 코발트(Co)

하루필요량(추정평균필요량)은 600 mg (소금은 1.5 g)이지만 일반적으로 과도하게 섭취하는 경향이 있다. 식염 섭취 하루목표량은 성인 남성이 8.0 g/일 미만이며, 성인 여성은 7.0 g/일 미만으로 되어 있다. Na^+의 과도한 섭취는 **고혈압**의 원인이 된다.

칼륨(K)

세포내액의 주요 양이온이며 정지전위나 활동전위의 발생에 중요한 역할을 한다. Na^+과의 교환으로 소변을 통해 배설된다.

칼슘(Ca)

뼈의 형성을 위해 필수적인 이온이다. 혈장Ca^{2+}농도가 부족하면 뼈에서 Ca^{2+}이 동원되기 때문에 소아에게는 **구루병**, 성인에게는 **골연화증**을 불러온다. Ca^{2+}은 근육수축의 기폭제 역할을 하는 한편 많은 종류의 효소를 활성화하기 위해 필수적인 이온이기도 하다. **저칼슘혈증**에서는 근육의 경련(테타니)이 일어나며 심한 경우에는 호흡곤란으로 사망에 이르는 경우도 있다.

마그네슘(Mg)

Ca^{2+}과 마찬가지로 세포 안에서 여러 효소 활성화에 필요하다. 마그네슘이 결핍되면 피로감 등 다양한 증상이 나타나며, 장기화되면 순환계통 질환이나 생활습관병의 위험성이 높아진다.

철(Fe)

혈색소 생산을 위해 필요하다. 철이 부족하면 **철결핍빈혈**이 발생한다.

요오드산

갑상샘호르몬 생산을 위해 필요하다.

02 대사

3대 영양소의 대사

당질대사

장관에서 흡수된 포도당은 그대로 대사기질로 이용되거나, 간이나 근육에서 글리코겐으로 저장되는 한편 일부는 지방으로 바뀐다. 대사기질로 이용되는 경우 1분자의 포도당은 **해당경로** glycolytic pathway, **TCA회로** tricarboxylic acid cycle; TCA cycle (**크렙스회로** Krebs cycle, **시트르산회로** citric acid cycle), **전자전달계** electron transfer system 를 거치는 동안에 36분자의 ATP와 열에너지, 6분자의 H_2O와 CO_2를 생산한다. 즉 대사과정에서 생성된 에너지의 약 60%는 열에너지로 방출되어 체열이 된다.

TCA회로와 전자전달계가 작동하기 위해서는 O_2가 필수이지만 해당경로는 O_2를 필요로 하지 않는다. 여기서 포도당이 분해되어 2분자의 빌리루빈산이 되고 2분자의 ATP가 생산된다. O_2가 있는 상태에서 빌리루빈산은 아세틸 CoA가 되어 TCA회로로 들어가고 전자전달계를 거쳐 ATP가 생성된다. 힘이 많이 드는 운동을 할 때에는 근육에 효소가 부족해지고 해당경로의 최종산물인 젖산이 축적된다.

지질대사

소장 상피세포에 흡수된 지질은 그 주위를 인지질이나 단백질로 둘러싸이거나 지질단백질(그림 12-3)이 되어 림프관으로 들어간다. 지질단백질은 단백질함유량이 적은 순서(비중이 적은 순서)로 다음과 같은 명칭이 붙여져 있다.

① **암죽미립** 킬로미크론/chylomicron

② **초저밀도지단백질** very low density lipoprotein; VLDL

③ **중밀도지단백질** intermediate density lipoprotein; IDL

④ **저밀도지단백질** low density lipoprotein; LDL

⑤ **고밀도지단백질** high density lipoprotein; HDL

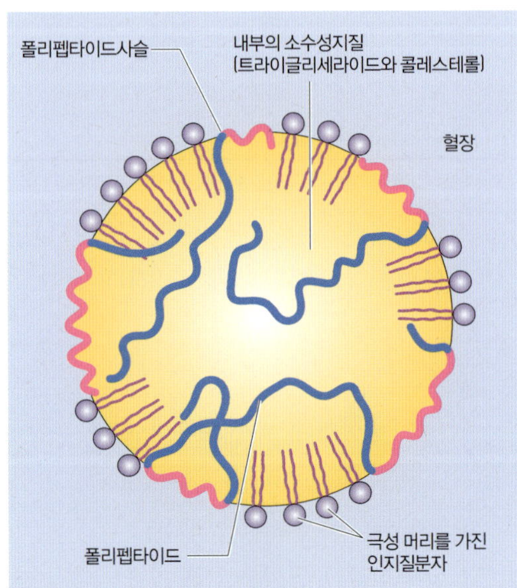

그림 12-3. 지질단백질의 구조

단백질대사

단백질은 소화관 안에서 아미노산이 되어 흡수된다. 신체를 구성하는 단백질은 20종류의 아미노산이 다양한 배열로 연결되어 이루어져 있다. 20종류의 아미노산을 표 12-3에, 대표적인 구조를 그림 12-4에 표시했다.

아미노산이 여러 개 연결된 것이 **펩타이드** peptide 이다. 그중에서 아미노산 2개로 이루어진 것을 **다이펩타이드** dipeptide, 3개로 이루어진 것을 **트라이펩타이드** tripeptide, 다수의 것을 **올리고펩타이드** oligopeptide 라고 한다. 그리고 그보다 많은 아미노산으로 이루어진 것을 **폴리펩타이드** polypeptide 라고 한다. 대략 50개 이상의 것을 **단백질** protein 이라고 부르는 경우가 많다. 단백질은 복잡한 입체구조를 가지며, 다수의 폴리펩타이드사슬로 이루어진 경우가 많다.

인간은 20종류의 아미노산 중에서 9종류를 체내에서 합성할 수 없기(또는 충분히 합성할 수 없기) 때문에 음식물로 섭취해야만 한다. 이것을 필수아미

표 12-3. 단백질을 구성하는 아미노산

분류	명칭	약호
중성	글라이신(glycine)	Gly (G)
	알라닌(alanine)	Ala (A)
	프롤린(proline)	Pro (P)
	발린(valine)	Val (V)
	류신(leucine)	Leu (L)
	아이소류신(isoleucine)	Ile (I)
	메싸이오닌(methionine)	Met (M)
	페닐알라닌(phenylalanine)	Phe (F)
	타이로신(tyrosine)	Tyr (Y)
	트립토판(tryptophan)	Trp (W)
	세린(serine)	Ser (S)
	트레오닌(threonine)	Thr (T)
	시스테인(cysteine)	Cys (C)
	아스파라진(asparagine)	Asn (N)
	글루타민(glutamine)	Gln (Q)
산성	아스파트산(aspartic acid)	Asp (D)
	글루탐산(glutamic acid)	Glu (E)
염기성	아르지닌(arginine)	Arg (R)
	라이신(lysine)	Lys (K)
	히스티딘(histidine)	His (H)

필수아미노산을 빨간색으로 표시

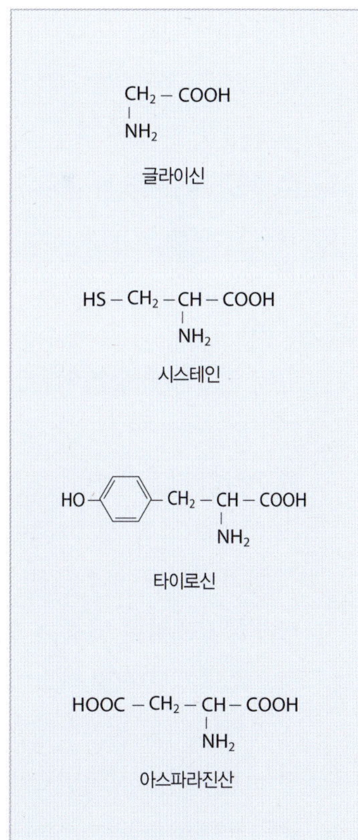

그림 12-4. 대표적인 아미노산의 구조

노산(불가결아미노산)이라고 부른다.

아미노산은 온몸의 세포에 흡수되어 단백질 합성에 이용된다. 신체를 구성하고 있는 단백질은 끊임없이 분해되어 아미노산이 되고, 새로운 단백질의 합성에 재이용된다. 아미노산이 분해되면 암모니아가 발생한다. 암모니아는 독성이 있지만 간에서 신속하게 요소로 변환되어 소변으로 배출된다.

뼈대근육에 포함되어 있는 크레아틴은 질소를 포함하고 있으며, 그 대사산물인 크레아티닌도 소변으로 배출된다.

에너지대사

에너지의 단위

에너지는 열량의 단위인 칼로리(cal)로 나타낸다. 1 cal는 1 g의 물을 1℃ (정확하게는 14.5℃에서 15.5℃까지) 올리는 데 필요한 열량이다. 생물계에는 1,000 cal, 즉 1 kcal를 단위로 이용한다.

당질 1 g은 4 kcal, **단백질** 1 g도 4 kcal를 발생하는 것에 비해 **지질** 1 g은 9 kcal를 발생한다. 즉 지방은 에너지원의 저장형태로 매우 효율이 좋다고 할 수 있다. 그렇지만 일단 축적된 지방은 쉽게 줄어들지 않는다. 예를 들어 36 kcal를 소비했다고 했을 때 그 소비를 당질에 맡기면 9 g이 감소되는 것에 비해 지방에 맡기면 4 g밖에 줄지 않는다.

호흡지수

단위시간 안에 발생하는 CO_2량과 소비된 O_2량의 비(CO_2량 / O_2량)를 **호흡지수** respiratory quotient; RQ 라고 부른다. RQ는 대사된 영양소에 따라 다르며 당질은 1.00, 표준적인 지질과 단백질은 각각 0.70, 0.80이다. 보통 우리들은 영양소가 혼합된 식사를 하고 있기 때문에 안정 시의 RQ는 0.83~0.85 정도이다. 그러나 절식을 하게 되면 에너지원으로 지방의 이용이 증가하기 때문에 RQ는 내려간다.

발생한 CO_2량은 날숨에 포함된 CO_2로 측정되며 소비된 CO_2량은 CO_2섭취량으로 측정된다(보통 소비량과 섭취량은 거의 같다). 이 때문에 대사된 영양소 이외의 요인도 RQ에 영향을 준다. 예를 들어 대사산증(275쪽 참조)의 보상으로 환기가 촉진되면 CO_2의 배출이 증가하기 때문에 RQ가 상승한다.

운동 중에도 RQ가 상승하며 운동강도가 큰 경우에는 1.0을 넘는 경우도 있다.

운동 시 RQ는 변화를 보인다. 운동강도가 강할 경우 주로 당질이 이용되기 때문에 RQ는 1.0에 가까워지고, 무산소 운동에서는 1.0을 초과하기도 한다. 조깅과 같은 장시간의 유산소 운동을 하면 지방 이용이 증가하여 RQ는 0.7에 가까워진다.

기초대사율

식후 12~24시간이 경과하고 쾌적한 환경에서 깨어 있는 상태로 누워서 안정을 취하고 있을 때(보통은 이른 아침)의 에너지소비량을 **기초대사율** basal metabolic rate; BMR 이라고 한다. 성인 남성은 1,500 kcal/일, 성인 여성은 1,200 kcal/일이며 동성, 동일 연령이면 체표면적에 비례한다. 기초대사율은 호흡운동이나 심장의 박동, 체온의 유지 등, 깨어 있을 때 생명유지에 필요한 최소한의 에너지량이라고 할 수 있다. 또한 수면 중에는 6~10% 낮아진다. 반대로 신체운동, 식사, 임신, 성장 등에 따라 대사량은 증가한다. 에너지소비량보다 많은 영양소를 섭취하면 비만이 발생하고 에너지소비량이 더 크면 마르게 된다.

대사당량

운동이나 작업 시 대사량은 **대사당량** metabolic equivalent tasks; METs 으로 나타낸다. 이것은 안정적으로 앉아 있을 때의 대사율(1분 동안 체중 1 kg의 산소섭취량)을 1로 했을 때 각 운동과 작업 시의 대사량, 즉 운동 시 대사량/안정 좌위 시 대사량으로 나타낸다.

천천히 걷는 등의 가벼운 운동의 대사당량은 2.0~3.0, 빠른 걸음 등 중간 정도의 운동은 3.0~6.0, 조깅이나 수영 등 힘이 많이 드는 운동은 7.0~20.0이 된다.

에너지 필요량

우리들이 살아가기 위해서는 기초대사율만으로는 부족하고 활동에 따른 에너지가 필요하다. 예를 들어 식사를 하면 소화와 흡수, 그리고 간에서 합성과 해독을 위한 에너지가 소비된다. 기초대사율에 이러한 활동에 따라 소비되는 에너지량을 더한 것이 **에너지 필요량**이다.

신체활동 레벨이 낮은(사무직 등) 상태에서 하루 에너지 필요량은 20대 남성이 2,300 kcal이고 여성은 1,700 kcal이다. 50대부터 노화와 함께 필요량은 감소해서 75세 이후의 남성이 1,800 kcal이고 여성은 1,400 kcal이다. 신체활동 레벨이 높은(도로 공사, 이삿짐 업자 등) 상태에서는 20대 남성이 3,050 kcal이고 여성은 2,300 kcal이다(후생노동성: 일본인의 식사섭취기준, 2020년판에서).

03 임상과의 관련 사항

● 저영양과 운동

재활치료 대상자 중에는 만성질환이나 노화 등으로 인해 저영양 상태인 사람이 많다. 저영양 상태에서의 적극적인 근력 및 지구력 훈련은 저영양 및 근력저하를 더욱 악화시킬 가능성이 있다. 또한 저영양은 상처치유 지연이나 인지기능 저하에도 영향을 미칠 수 있다.

근육을 주로 구성하는 근단백질은 보통 24시간 동안 합성과 분해를 지속한다. 근단백질의 양은 이와 같은 합성과 분해의 균형에 의해 유지되며, 식사를 통해 단백질과 에너지가 섭취되면 근단백질 합성이 분해를 초과하지만, 공복 상태가 지속되면 분해가 합성을 초과한다. 즉 근육 합성에는 단백질과 에너지가 필요하며, 저영양 상태에서 과도한 운동을 하게 되면 기존의 근육을 분해하여 단백질과 에너지를 보충하려 하므로 오히려 근육량이 감소하게 된다. 따라서, 재활치료 대상자가 저영양 상태에 있을 경우에는 과도한 근력 및 지구력 훈련을 피하는 등 운동강도를 조절해야 한다.

의사가 재활치료를 지시했을 때 그 대상자가 저영양 상태임이 반드시 지적되는 것은 아니다. 따라서 BMI, 체중 감소율, 식사량, 저영양의 지표인 혈청 알부민수치 등을 확인하고 재활치료 대상자가 저영양 상태에 있는지 여부를 고려하는 것이 중요하다.

복습 포인트

- (　　1　　)은 ATP생산의 주요한 기질이고, (　　2　　)은 저장에너지원이며, (　　3　　)은 생체의 구성요소로 기능한다.
- (　　4　　)과 (　　5　　)은 에너지원은 되지 않지만 다양한 역할을 수행하고 있으며 부족해지면 결핍증이 나타난다.
- 3대영양소의 대사로 방출된 에너지는 ATP에 축적되고 나머지는 (　　6　　)이 된다.

정답 | 1. 당질, 2. 지질, 3. 단백질, 4. 비타민, 5. 무기질, 6. 체열

제 13 장

내분비

학/습/목/표

1. 호르몬의 작용, 종류, 작용의 발현메커니즘을 대략적으로 설명할 수 있다.
2. 호르몬 분비의 조절메커니즘을 설명할 수 있다.
3. 내분비샘의 예를 들고 그곳에서 분비되는 호르몬의 기능을 설명할 수 있다.

01 내분비 기능과 호르몬

호르몬의 역할

호르몬이란

호르몬 hormone 은 내분비샘에서 생산되어 직접 혈액 안으로 방출된다(그림 13-1). 그 후에 혈류를 타고 온몸을 순환하며 그 호르몬에 대한 수용체를 가진 세포(**표적세포**)의 기능상태를 변화시킨다.

그림 13-2에 주요 내분비샘을 나타냈다. 하나의 내분비샘이 여러 종류의 호르몬을 분비하는 경우가 많다. 또한 이러한 내분비샘 이외에도 위나 창자, 심장,

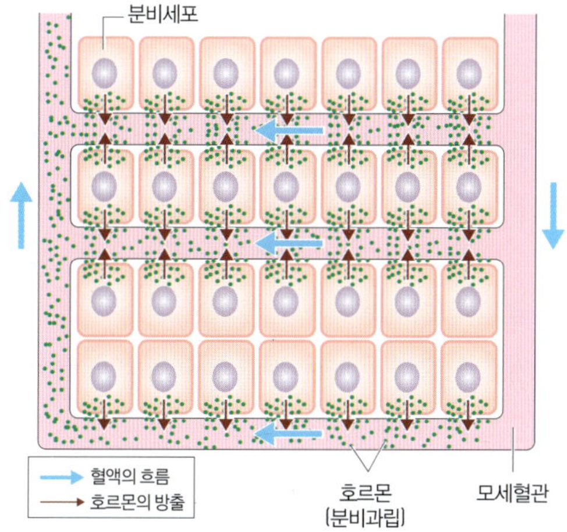

그림 13-1. 내분비샘에 의한 호르몬의 방출
내분비샘 부근을 통과하는 것으로 호르몬을 포함한 혈액이 된다.

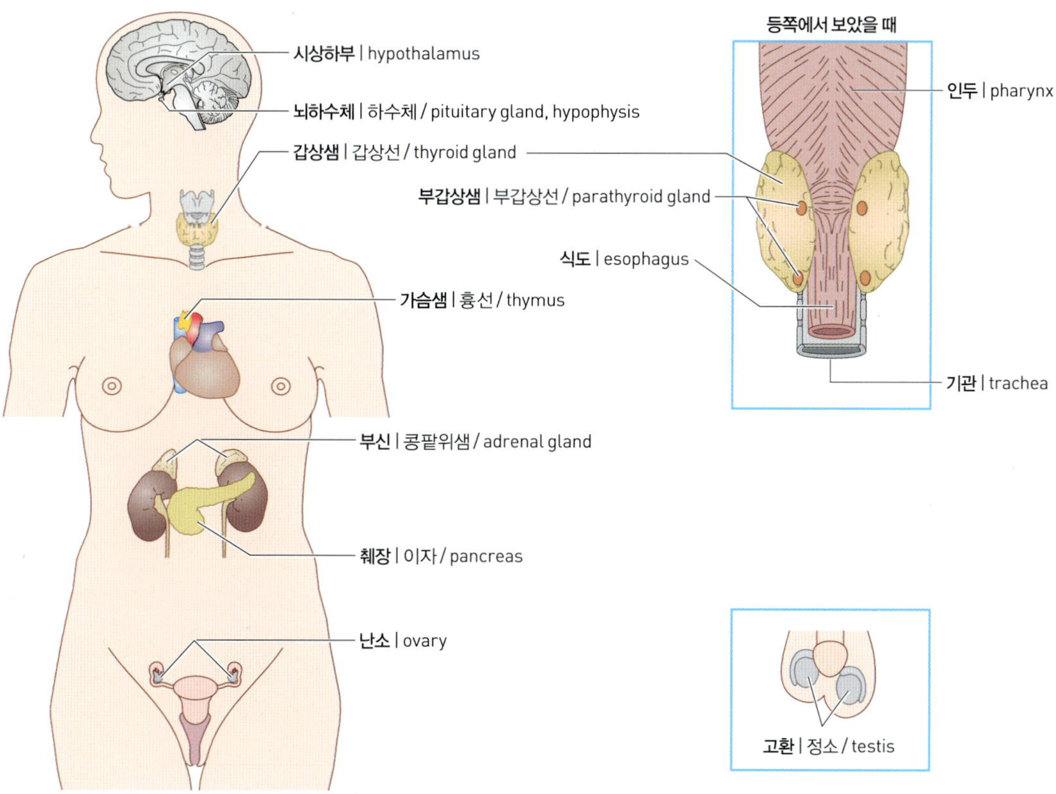

그림 13-2. 내분비샘과 내분비세포의 분포

신장, 간 등에서도 호르몬이 분비되기 때문에 호르몬의 종류는 매우 많은 수에 이른다.

호르몬과 비슷한 것으로는 분비세포에서 합성된 물질이 사이질액으로 분비되어 주변의 세포에 영향을 주는 것도 있다. 이것을 **곁분비**라고 한다. 혈관내피세포에서 생성되어 바로 바깥쪽에 있는 혈관민무늬근육을 이완시키는 **일산화질소(NO)**나, 발열물질 등으로 기능하는 **프로스타글랜딘** prostaglandin, 염증반응을 일으키는 **히스타민** histamine 등이 대표적이다.

호르몬의 작용

자율신경과 호르몬은 함께 내장의 모든 기능을 조절하고 있으며 각각 역할을 분담하고 있다.

체내환경의 레벨변화

자율신경이 항상성을 위해 미세한 조정을 하고 있는 것에 비해 호르몬은 체내환경의 레벨을 변화시킨다. 신체를 성장시키는 성장호르몬이나 대사레벨을 변화시키는 갑상샘호르몬, 성적 성숙을 일으키는 성호르몬 등이 여기에 해당한다(그림 13-3).

물질의 혈중농도의 조절

물질의 혈중농도를 조절하는 것도 호르몬의 역할이다. Na^+의 배설량을 조절

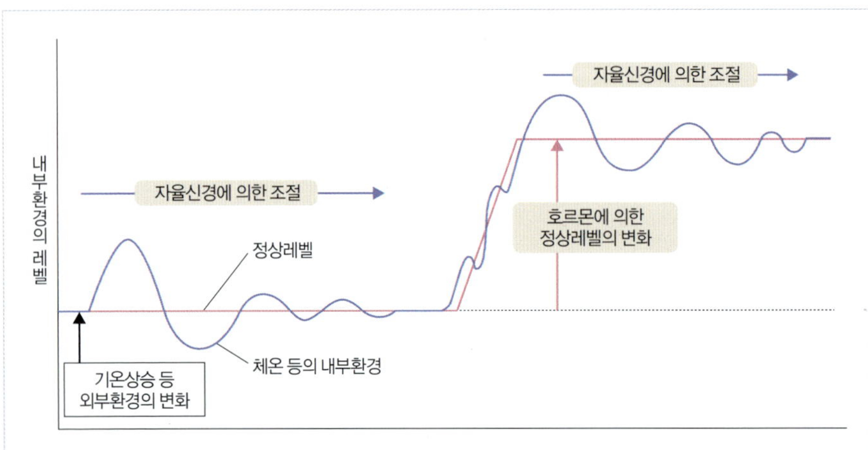

그림 13-3. 자율신경과 호르몬에 의한 차이

해서 혈장량을 조정하는 무기질부신피질호르몬(알도스테론), 혈중포도당 농도(혈당치)를 조절하는 인슐린과 글루카곤, Ca^{2+}농도를 조절하는 부갑상샘호르몬과 칼시토닌 등이 여기에 해당한다.

적응력의 증진

부신겉질에서 분비되는 아드레날린이나 부신속질에서 분비되는 글루코코티코이드(코티솔) 등이 자율신경과 협력해서 스트레스에 대한 적응력을 증진시킨다.

본태행동의 발현

성호르몬이나 뇌하수체에서 분비되는 프로락틴 등은 성행위나 모성행동 등의 본태행동을 발현시킨다.

내분비샘의 조절

다른 내분비샘의 작용을 조절한다. 시상하부에서 분비되는 모든 호르몬과 뇌하수체앞엽에서 분비되는 몇 가지 호르몬이 담당하고 있다.

호르몬의 종류

호르몬의 화학구조

호르몬은 그 화학구조에 따라 크게 3가지 종류로 분류할 수가 있다.

펩타이드형호르몬

아미노산이 여러 개 연결된 펩타이드형을 취하고 있으며 가장 수가 많다. 모든 **시상하부호르몬**과 **뇌하수체호르몬**, **소화관호르몬**, 그리고 인슐린과 글루카곤이 이 형태를 띠고 있다(그림 13-4A).

스테로이드형호르몬

콜레스테롤에서 합성되며 **스테로이드핵**을 가진 지방의 일종이다. 부신겉질에서 만들어지는 **글루코코티코이드**와 **무기질부신피질호르몬**, 부신겉질과 생식샘에서 합성되는 모든 **성호르몬**이 여기에 포함된다(그림 13-4B).

아미노형호르몬

아미노형이라고 불리는 아미노산(-NH_2)을 지닌 호르몬이다. 노르아드레날린 등의 카테콜아민, 갑상샘호르몬[사이로키신], 뇌의 솔방울샘 송과체/pineal gland 에서 분비되는 멜라토닌 등이 이 형태이다(그림 13-4C).

호르몬 작용의 발현메커니즘

수용성호르몬

펩타이드형호르몬과 아드레날린, 노르아드레날린 등의 카테콜아민이 여기에 속한다. 수용성이기 때문에 세포막을 통과하지 못하고 세포막 위에 있는 수용체와 결합해서 효과를 발휘한다. 호르몬이 세포표면의 수용체와 결합하면 세포내정보전달기구(둘째전령물질 second messenger)를 통해 특정 효소를 활성화하거나 억제, 또는 이온채널을 열거나 닫음으로써 세포기능을 변화시킨다(그림 13-5).

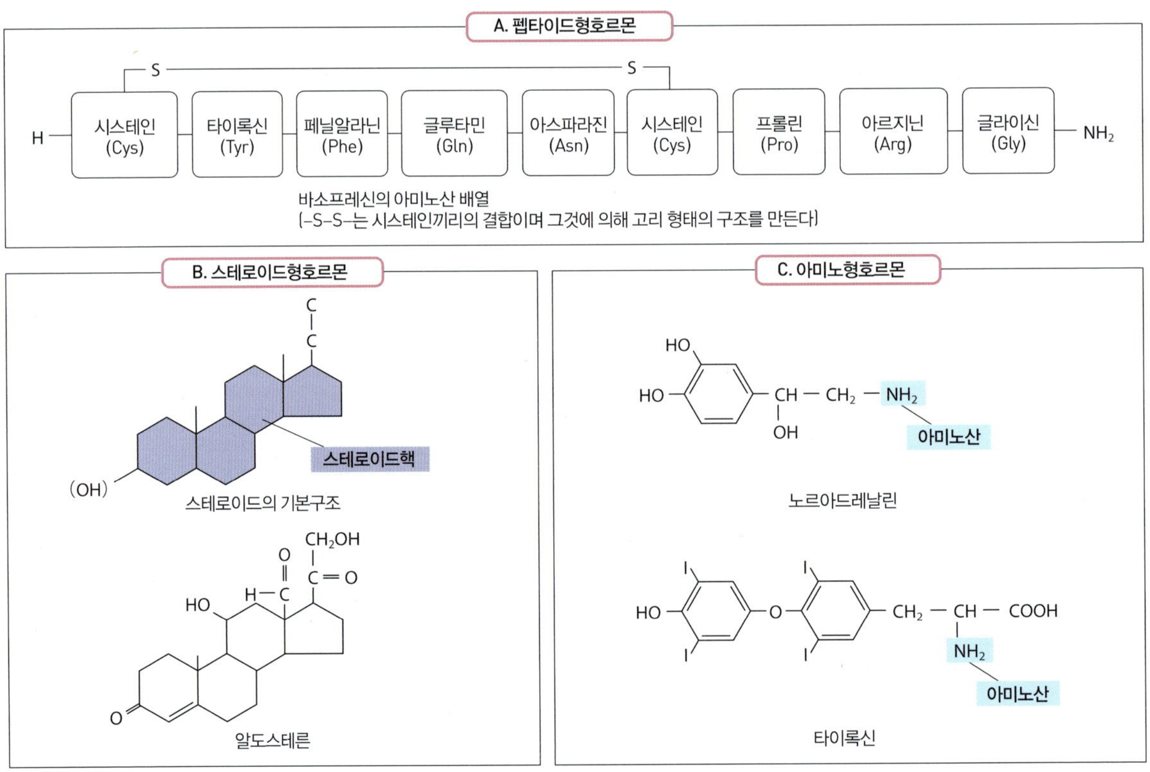

그림 13-4. 호르몬의 화학구조에 의한 분류

지용성호르몬

스테로이드형호르몬과 갑상샘호르몬이 여기에 속한다. 지용성이기 때문에 지질로 이루어진 세포막을 쉽게 통과해 세포내 수용체와 결합한다. 호르몬-수용체복합체는 핵 안으로 들어가 유전자(DNA)를 활성화해서 단백질합성을 변화시키는 것으로 그 효과를 발휘한다(그림 13-6).

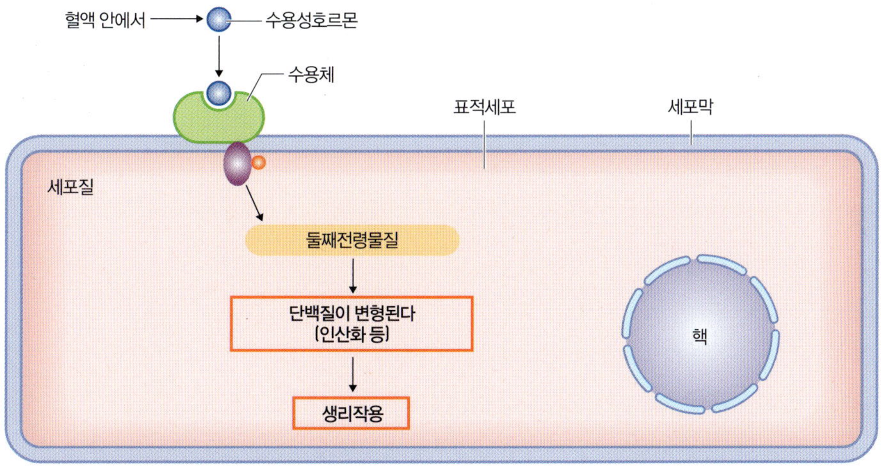

그림 13-5. 수용성호르몬의 작용순서

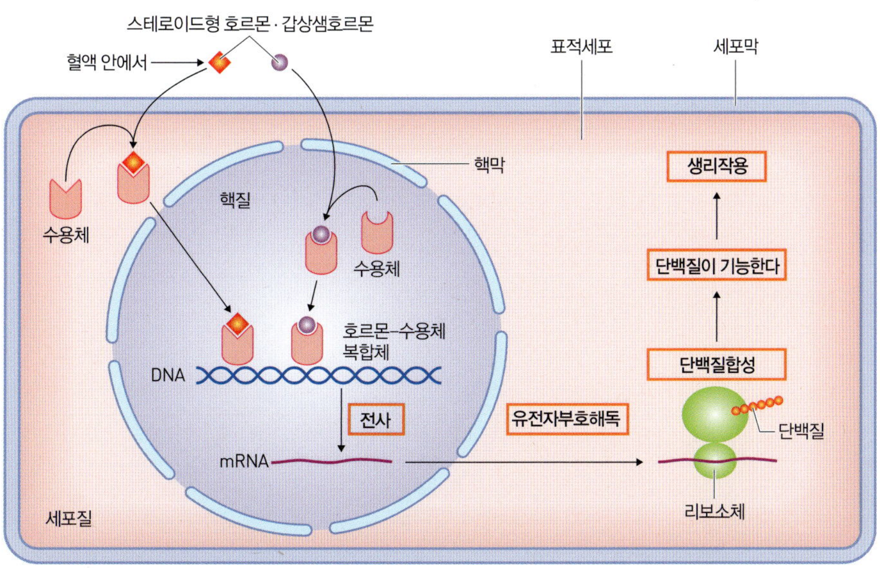

그림 13-6. 지용성호르몬의 작용순서

호르몬의 분비 조절

촉진·억제호르몬에 의한 조절

시상하부에서 분비되는 모든 호르몬은 뇌하수체앞엽에서 분비되는 호르몬에 대해 촉진작용, 또는 억제작용을 한다. 또한 뇌하수체앞엽에서도 하위의 내분비샘에 대한 자극호르몬이 분비된다.

예를 들어 뇌하수체앞엽에서는 갑상샘호르몬의 분비를 촉진하는 **갑상샘자극호르몬** thyroid stimulating hormone; TSH 이 분비된다. 또한 뇌하수체앞엽에 대해서는 시상하부에서 **갑상샘자극호르몬방출호르몬** thyrotropin-releasing hormone; TRH 을 방출해서 TSH의 분비를 촉진한다(그림 13-7).

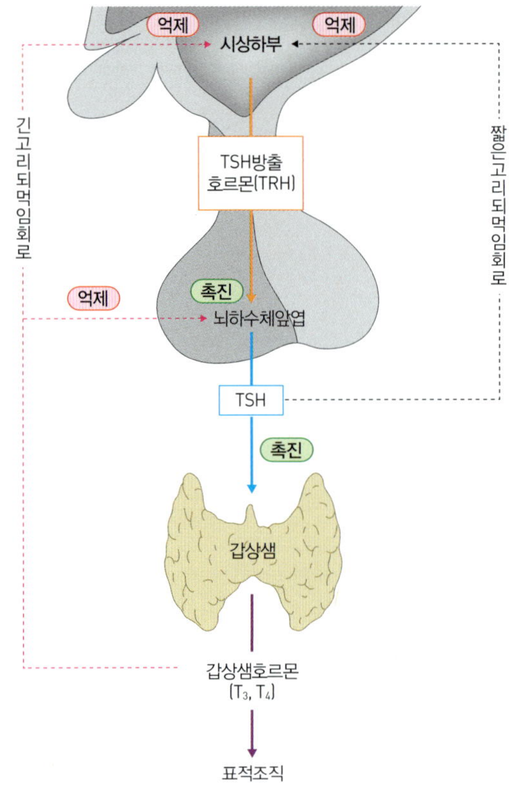

그림 13-7. 갑상샘호르몬의 분비조절

음성되먹임

음성되먹임에 대해서는 이미 앞에서 설명했다(39쪽 참조). 여기서는 그림 13-7을 예로 들어 음성되먹임에 의한 호르몬분비조절에 대해 설명한다.

시상하부가 TRH를 방출하면 뇌하수체앞엽이 자극을 받아서 TSH를 분비한다. 그리고 TSH에 자극을 받아 갑상샘이 갑상샘호르몬[트라이아이오도타이로닌(T_3), 타이록신(T_4)]을 분비한다(그림 13-14). 한편 갑상샘호르몬은 뇌하수체앞엽에서 나오는 TSH분비와 시상하부에서 나오는 TRH분비를 억제한다(긴고리되먹임). TSH도 시상하부에 작용해서 TRH분비를 억제한다(짧은고리되먹임). 이러한 음성되먹임을 통해 갑상샘호르몬이 과도하게 분비되지 않도록 조절되고 있다.

신경내분비

신경세포는 보통 축삭 말단에서 신경전달물질을 방출해서 다른 신경물질을 흥분시키거나 근육을 수축시키는 일을 하며, 또한 샘세포가 분비액을 방출하도록 작용한다. 그러나 어떤 종류의 신경세포는 혈액 안에

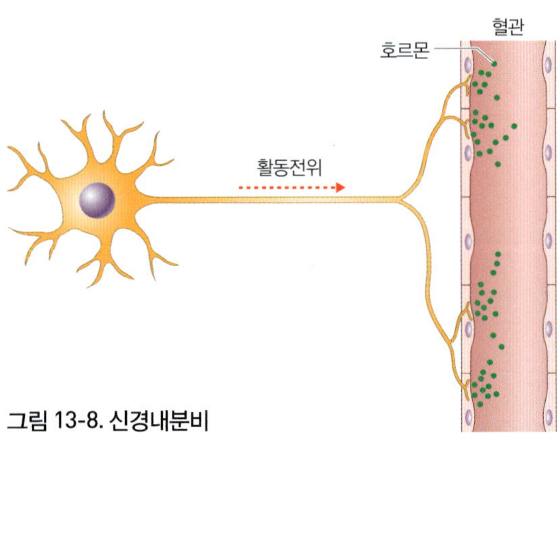

그림 13-8. 신경내분비

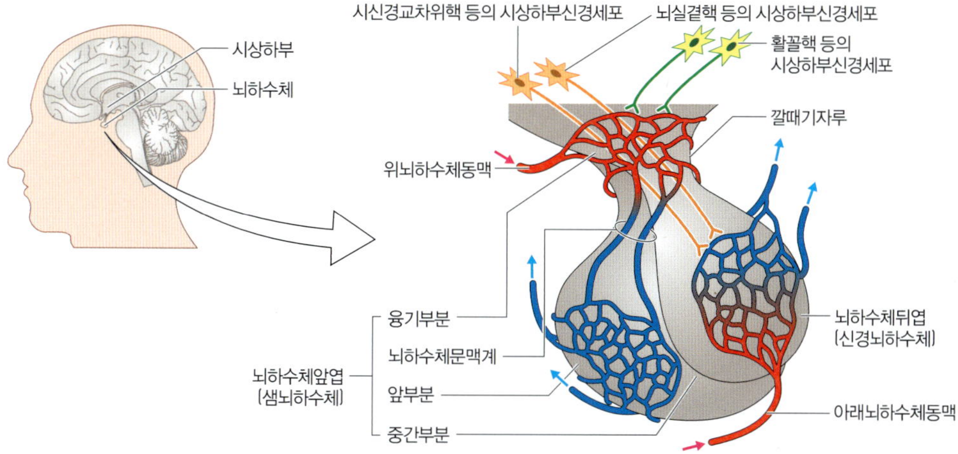

그림 13-9. 뇌하수체에서의 신경내분비

시상하부에서 생산되는 각종 방출호르몬은 시상하부의 모세혈관으로 방출된다. 이 모세혈관은 합류해서 뇌하수체문맥이 되고 뇌하수체앞엽에서 다시 모세혈관그물을 만든다. 시상하부에서 흘러들어온 방출호르몬은 여기서 앞엽의 샘세포에 작용해서 뇌하수체 앞엽호르몬을 분비시킨다. **시신경교차위핵**(교차위핵/supraoptic nucleus)이나 **뇌실곁핵**(실방핵/paraventricular nucleus)에 있는 신경세포의 축삭은 뇌하수체뒤엽까지 뻗어 있으며 신경내분비 작용을 통해 후엽의 모세혈관에 호르몬을 분비한다.

직접 신경전달물질을 방출하고 그것이 혈액이 타고 호르몬 역할을 수행하도록 하는데(그림 13-8), 이러한 것을 신경내분비라고 부른다.

시상하부에서 나오는 호르몬 분비는 모두 신경내분비이다. 뇌하수체에서 분비되는 바소프레신과 옥시토신도, 시상하부에 세포체가 있는 신경세포가 축삭을 뇌하수체뒤엽까지 뻗어서 신경내분비를 한다(그림 13-9).

자율신경에 의한 조절

부신속질의 아드레날린 분비는 교감신경에 의해 조절된다. 신체 운동을 하거나 정신적으로 긴장되어 있는 경우에는 교감신경이 흥분하는 것과 동시에 부신속질에서 아드레날린 분비도 항진되어 교감신경의 효과가 더욱 강화된다.

신경내분비반사

옥시토신 oxytocin 은 뇌하수체뒤엽에서 분비되며 젖샘의 샘꽈리를 수축시켜 젖을 젖샘관으로 방출(**젖분비**)시키는 호르몬이다. 유아가 유두를 흡입하는 자극이 감각신경을 거쳐 뇌로 전달되면 뇌하수체뒤엽에서 옥시토신 분비가 증가한다(그림 13-10).

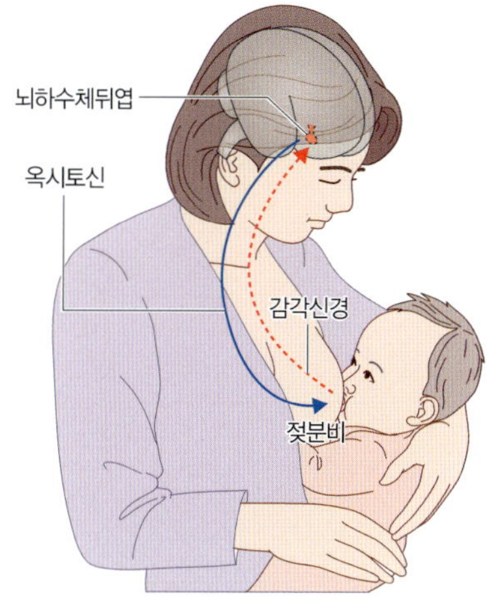

그림 13-10. 신경내분비반사(젖분비)

물질의 혈중농도에 의한 조절

인슐린과 글루카곤의 분비는 혈당치에 의해 조절되고, **부갑상샘호르몬**과 **칼시토닌**은 혈장Ca^{2+}농도에 의해 조절된다(그림 13-11). 또한 **바소프레신** vasopressin의 분비는 혈장삼투압에 의해 조절되는데, 혈장삼투압은 거의 Na^+ 농도로 결정되기 때문에 Na^+에 의해 조절된다고 볼 수도 있다.

양성되먹임

뇌하수체뒤엽에서 분비되는 옥시토신은 젖분비뿐만 아니라 분만할 때 자궁민무늬근육을 수축시킨다. 옥시토신 분비를 자극하는 것은 자궁목관의 신전자극이다. 즉 **자궁목관** 자궁경관/cervical canal이 태아머리로 인해 늘어나면 옥시토신이 분비된다. 옥시토신은 자궁민무늬근육을 수축시키기 때문에 태아는 아래쪽으로 계속 밀려나오게 되고 자궁목관은 더욱 확장된다. 이러한 과정이 점점 증폭되다가 어느 순간 분만이 순간적으로 이루어지게 된다(그림 13-12). 이러한 조절을 양성되먹임이라고 한다.

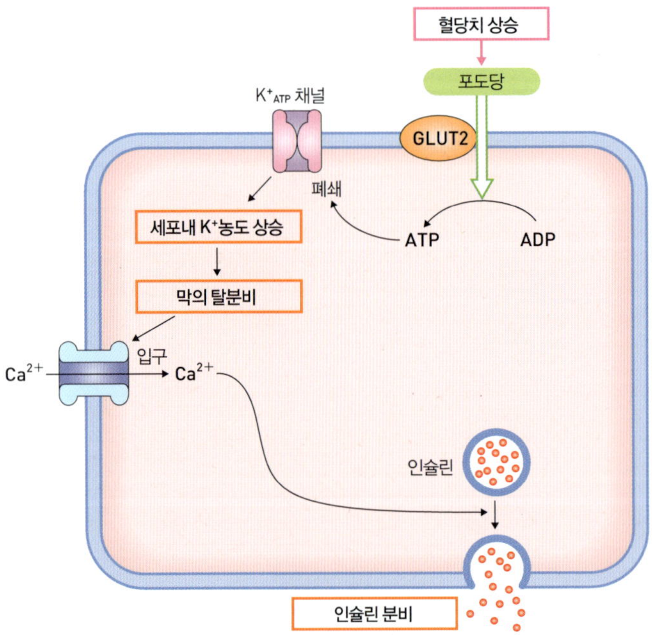

그림 13-11. 혈당치에 의한 인슐린의 분비조절

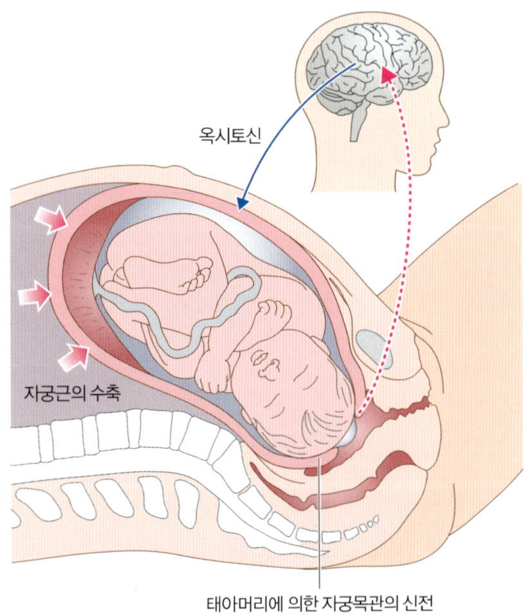

그림 13-12. 분만 시의 옥시토신 작용

02 각각의 샘에서 분비되는 호르몬의 작용

뇌하수체와 시상하부

뇌하수체앞엽

뇌하수체앞엽에서는 다음 6종류의 호르몬이 분비된다.

성장호르몬 growth hormone; GH

긴뼈의 발달과 신체의 성장을 촉진한다. 성장호르몬의 분비는 사춘기에 정점에 도달하며, 성인이 되어서도 전성기의 1/3 정도의 분비가 계속 이어진다. 성장호르몬은 성장촉진 이외에 단백질동화작용과 당과 지질대사에 대한 작용을 하기 때문이다. 실제로 발열이나 외상, 수술, 운동 등의 경우에도 성장호르몬의 분비가 증가한다.

젊은 나이에 **성장호르몬** growth hormone; GH 이 과도하게 분비되면 신장이 매우 큰 **거인증** gigantism 이 나타나고, 반대로 분비가 부족하면 성인이 되어서도 키가 매우 작은 뇌하수체성 **왜소증** 난쟁이증/dwarfism 이 나타나게 된다. 성장호르몬이 부족해서 나타나는 왜소증의 경우 지능의 발달은 정상이다. 또한 사춘기 이후 뼈끝(137쪽 참조)이 닫힌 뒤에 성장호르몬이 과도하게 분비되면 손발이 비대해지고, 이마와 빰이 비대해져서 돌출되는 **말단비대증** acromegaly 이 나타나게 된다.

갑상샘자극호르몬 TSH

갑상샘에 작용해서 갑상샘호르몬의 분비를 촉진한다.

부신피질자극호르몬 adrenocorticotropic hormone; ACTH

부신겉질에 작용해서 부신피질호르몬(글루코코티코이드, 남성호르몬)의 분비를 촉진한다.

난포자극호르몬 follicle-stimulating hormone; FSH

여성에게는 난포의 성숙을 촉진하고, 남성에게는 정자형성을 촉진한다.

황체형성호르몬 luteinizing hormone; LH

여성에게는 배란을 유발하는 동시에 배란 후의 황체형성을 촉진한다. 남성에게는 고환에서 남성호르몬(테스토스테론)의 분비를 촉진한다.

또한 FSH와 LH를 총칭해서 **생식샘자극호르몬** 고나도트로핀/gonadotropin 이라고 한다.

프로락틴 prolactin

젖의 생산과 분비를 촉진한다. 또한 모성행동의 발현에도 관여한다.

시상하부

시상하부에서는 뇌하수체앞엽의 호르몬 분비를 촉진, 또는 억제하는 호르몬이 분비된다. 현재 다음 6종류의 호르몬이 알려져 있다.

① 성장호르몬방출호르몬 growth hormone-releasing hormone; GRH

② 성장호르몬억제호르몬(소마토스타틴) growth hormone-inhibiting hormone; GIH

③ 갑상샘자극호르몬방출호르몬(프로락틴방출호르몬) TSH-releasing hormone; TRH

④ 부신피질자극호르몬방출호르몬 corticotropin-releasing hormone; CRH

⑤ 생식샘자극호르몬방출호르몬 gonadotropin-releasing hormone; GnRH

⑥ 프로락틴억제호르몬(도파민) prolactin-inhibiting hormone; PIH

뇌하수체뒤엽

시상하부에 세포체를 가지고 있는 신경세포가 축삭을 뇌하수체뒤엽으로 뻗고 있으며(그림 13-9), 그곳에서 신경내분비의 메커니즘을 통해 다음 2종류의 호르몬을 분비한다.

바소프레신 vasopressin **(항이뇨호르몬** antidiuretic hormone; ADH**)**

혈장삼투압의 상승이 자극이 되어 분비되며, 신장의 집합관에 작용해서 수분채널을 열고 수분의 재흡수를 증가시킨다. 고농도에서는 혈관수축작용도 한다.

옥시토신 oxytocin

자궁민무늬근육을 수축시켜서 분만을 완성시킨다. 또한 젖샘 주위의 민무늬근육을 수축시켜서 젖을 젖샘관 안으로 방출시킨다(**젖분비**). 옥시토신은 대뇌의 **둘레계통** 변연계/limbic system 에 작용해서 모성행동을 발현시키거나 사회적 행동을 촉진하는 등의 역할도 한다.

갑상샘

갑상샘 갑상선/thyroid gland 은 목부위의 기관 앞면에 있는 나비 형태의 내분비샘이며, 조직학적으로는 다수의 소포로 이루어져 있다(그림 13-13).

갑상샘호르몬 thyroid hormone

요소를 재료로 해서 만들어진 호르몬이며 요소 3원자를 포함한 **트라이아이오도타이로닌** triiodothyronine; T_3 과 4원자를 포함한 **타이록신** thyroxine; T_4 이 있다(그림 13-14). 분비량은 T_4 쪽이 많지만 작용은 T_3 쪽이 강하다. TSH에 의해 분비가 촉진된다.

갑상샘호르몬은 온몸의 대사를 활발하게 해서 열발생의 증가, 심장의 촉진, 소화관의 당질흡수 촉진, 사고의 활성화 등의 작용을 한다. 또한 성장을 촉진시키는 역할을 하는데, 개구리의 경우에는 올챙이로부터의 변태를 가능케 한다.

갑상샘호르몬이 과도하게 분비되는 상태가 **바제도병** Basedow's goiter (**그레이브스병** Graves' disease) 등의 증상으로 나타나는 **갑상샘항진증** hyperthyroidism 이다. 체중감소, 미열, 발한, 빠른맥, 사고과민 등의 증상이 나타난다.

반대로 하시모토병과 같이 갑상샘호르몬의 분비가 부족해서 발생하는 **갑상샘**

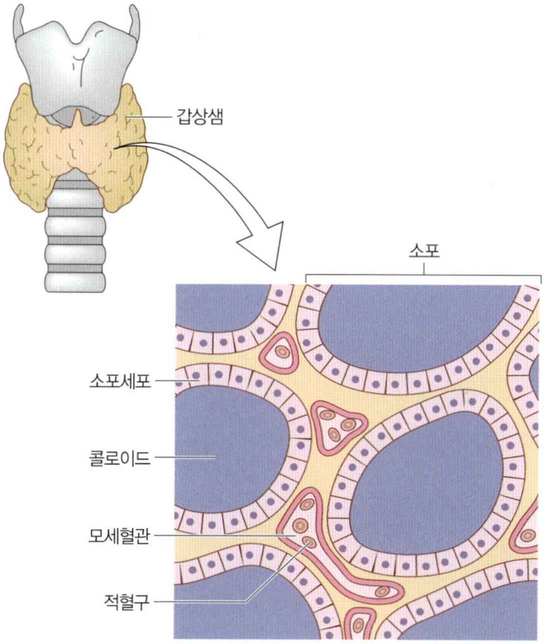

그림 13-13. 갑상샘의 구조

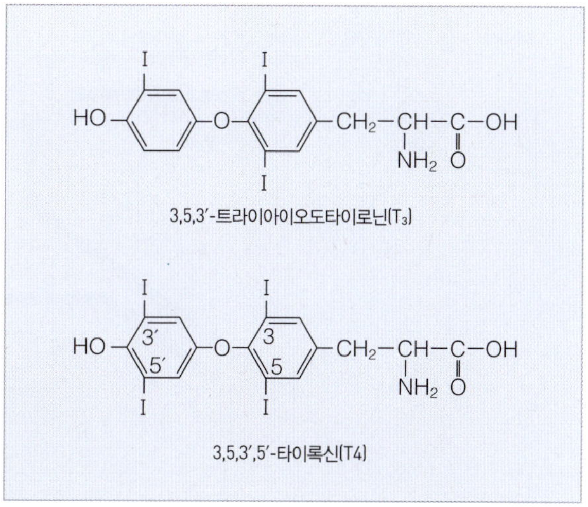

그림 13-14. 트라이아이오도타이로닌(T_3)과 타이록신(T_4)의 구조

저하증 hypothyroidism 은 **점액부종** myxedema 이라고도 불린다. 피부의 건조와 종창, 변비 등의 증상이 나타나며 정신적인 활동도 불안정하다.

태아기에서 유아기에 걸쳐 갑상샘호르몬이 부족한 상태를 **크레틴병** cretinism 이라고 부르는데, 신체의 성장이 늦어져서 왜소증이 되고 이와 함께 지능의 발달도 저하된다.

칼시토닌 calcitonin

소포곁세포 parafollicular cell 에서 분비되는 호르몬이다. 뼈의 흡수를 일으키는 뼈파괴세포를 억제한다. 이와 동시에 신장에서 Ca^{2+}배설을 촉진해서 혈장Ca^{2+} 농도를 떨어뜨린다(그림 13-15). 인간의 경우에는 칼시토닌의 작용이 약해서 거의 무시할 만한 수준이다. 다만 골다공증이나 고칼슘혈증의 치료약물로 사용되는 경우가 있다.

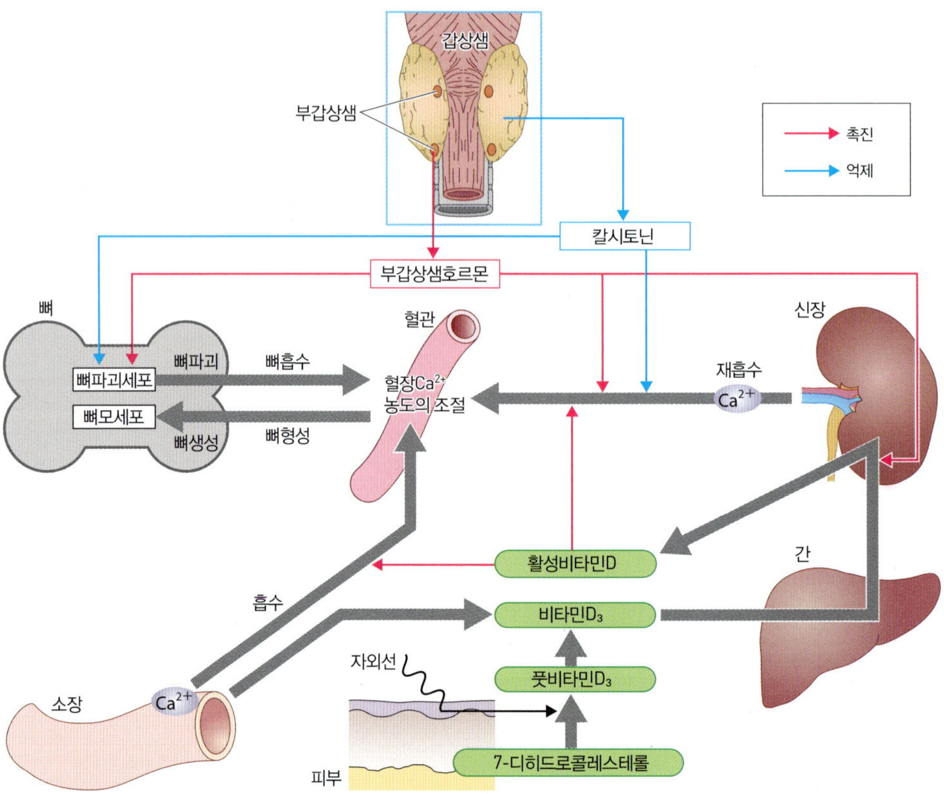

그림 13-15. 혈장Ca^{2+}농도의 조절

부갑상샘(상피소체)

부갑상샘 parathyroid gland 은 갑상샘 뒷면에 달라붙어 있는 형태로 존재하는 쌀알 크기의 샘이며 인간에게는 보통 4개가 있다.

부갑상샘에서는 **부갑상샘호르몬** parathormone; PTH 을 분비한다. PTH는 뼈의 뼈파괴세포를 자극해서 뼈의 흡수(뼈에서 인산칼슘을 혈액 안으로 방출시킨다)를 촉진하는 동시에 Ca^{2+}재흡수를 촉진해서 혈장Ca^{2+}농도를 상승시킨다(그림 13-15).

호르몬은 아니지만 Ca^{2+}대사에는 비타민D도 크게 관여한다. 장관에서 흡수된 7-디히드로콜레스테롤 등의 프로비타민D는 피부에서 자외선을 받음으로써 풋비타민D를 거쳐 비타민D가 된다. 이어서 음식물에서 흡수된 것과 함께 간과 신장에서의 대사를 거쳐 활성비타민D가 된다. 활성비타민D는 장관에서 Ca^{2+}의 흡수와 신장에서 Ca^{2+}의 재흡수를 촉진시켜 혈장Ca^{2+}농도를 상승시킨다.

부신겉질

부신 adrenal gland 은 좌우 신장의 윗부분에 마치 모자처럼 얹혀 있는 샘이며, 그 중심부분을 속질이라고 하고 주위를 둘러싸고 있는 부분을 **겉질**이라고 한다(그림 13-16).

부신겉질 부신피질/adrenal cortex 은 생명유지를 위해 필수적인 내분비샘이며, 콜레스테롤로부터 합성되는 세 종류의 콜레스테롤형 호르몬을 분비한다.

무기질부신피질호르몬 mineralocorticoid

부신겉질의 가장 바깥층에 있는 **토리층** 사구체층/zona glomerulosa 에서 분비된다. 무기질부신피질호르몬에도 몇 가지 종류가 있는데, 그중에서도 **알도스테론** aldosterone 의 활성이 단연 높다.

알도스테론의 분비는 ACTH에 의해서도 촉진되지만 레닌-앤지오텐신계에 의한 촉진효과가 더 강하다(218쪽 참조). 알도스테론은 신장의 집합관에 작용해서 Na^{+}의 재흡수를 촉진한다. Na^{+}이 사이질로 흡수되어서 사이질의 삼투압이 상승하기 때문에 수분도 수동적으로 재흡수되고, 결과적으로 세포바깥액의 양이 증가해서 혈압이 상승한다.

글루코코티코이드 glucocorticoid

토리층의 안쪽에 있는 **다발층** 속상대/zona fasciculata 에서 분비된다. 몇 가지의 호르몬이 있지만 **코티솔** cortisol 이 가장 활성이 높다.

작용으로는 당신생(아미노산과 글리세롤에서 포도당을 생산한다, 304쪽 참조)의 촉진, 항염증작용, 해열진통작용, 면역억제작용, 허용작용(카테콜아민이나 글루카곤 등의 작용을 증강한다), 항스트레스 작용(NOTE 1), 정신작용(다행감, 정신적 활동성 항진) 등 광범위한 역할을 한다. 또한 약하기는 하지만 무기질부신피질호르몬 작용도 한다. 특히 항염증작용이나 면역억제작용을 위한 약제(스테로이드제)로 이용하는 경우가 많다.

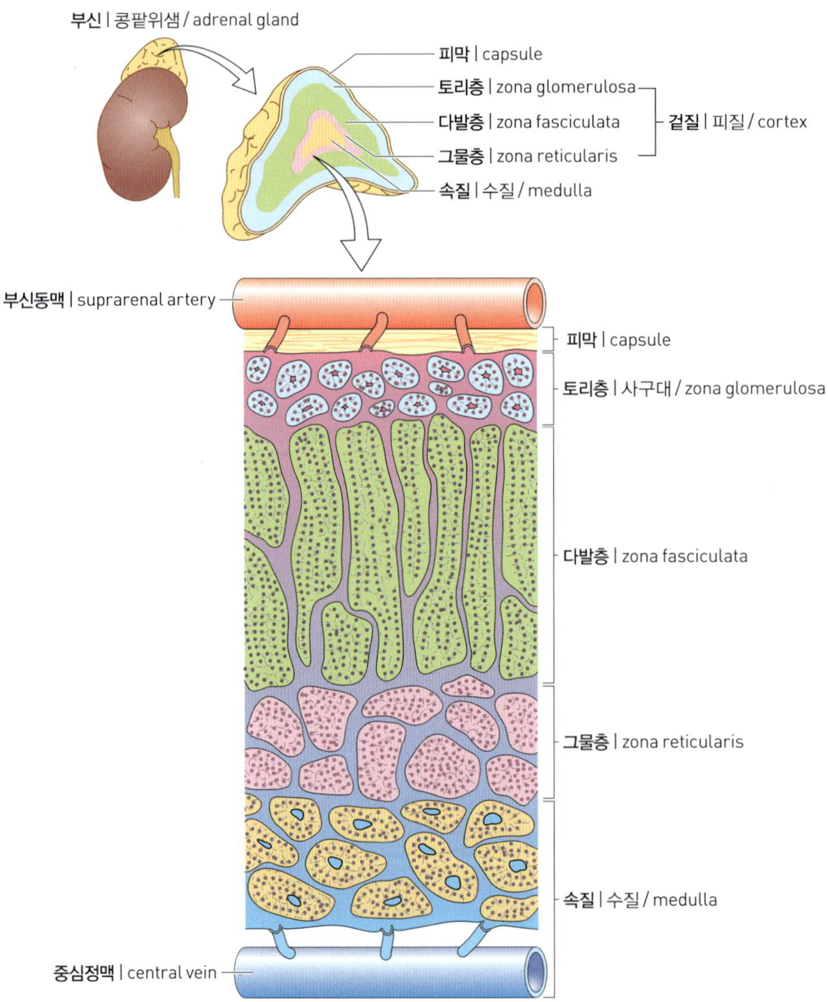

그림 13-16. 부신의 구조

NOTE 1 셀리에의 스트레스학설

셀리에(Hans Selye, 1907~1982)는 스트레스에 대한 인체반응을 3가지의 시기로 분류했다.

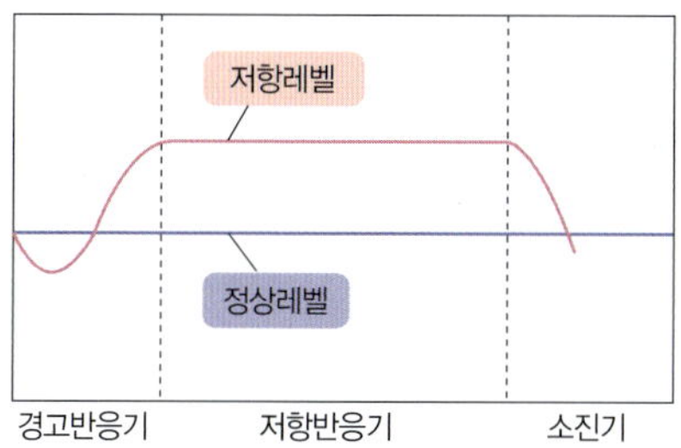

스트레스에 대한 인체의 반응

• **경고반응기(alarm reaction phase)**

방어반응(defense response)의 시기이다. **투쟁과 도주**(fight and flight)에 대비하는 준비 상태를 만들어 낸다. 교감신경계가 전반적으로 흥분하고 심장이 촉진되어 심박수와 심장박출량이 증가한다. 동공이 확대되고 기도가 확장되며 호흡이 촉진된다. 긴급 시에는 중요하지 않은 소화계통과 신장기능이 억제된다.

또한 교감신경의 자극으로 인해 부신속질에서 분비되는 아드레날린은 교감신경흥분의 효과를 강화한다. 이와 동시에 간과 뼈대근육에서는 글리코겐 분해를 촉진시켜서 혈당치를 상승시키고 에너지 공급을 증가시킨다.

• **저항반응기(resistance reaction phase)**

시상하부의 부신피질자극호르몬방출호르몬(CRH)의 분비가 상승해서 뇌하수체앞엽의 부신피질자극호르몬(ACTH)의 분비가 증가하고, 결과적으로 부신겉질의 글루코코티코이드 분비가 증가한다. 글루코코티코이드는 그 허용작용에 의해 부신속질의 아드레날린 작용을 증강시킨다. 이와 함께 그 메커니즘은 아직 불명확하지만 항스트레스 작용을 발휘해서 스트레스에 대한 저항성을 상승시킨다. 이러한 항스트레스 작용은 매우 중요하다. 실험적으로 동물의 양쪽 부신겉질을 적출하면 스트레스로 인해 수일~1주간 사이에 사망한다. 부신겉질은 다량의 글루코코티코이드를 계속해서 분비하기 때문에 점차 비대해져 간다.

• **탈진기(exhaustion phase)**

스트레스가 더욱 지속되면 스트레스에 대한 적응의 한계에 도달하여 죽음에 이르게 된다. 현대 사회의 언어로 바꾸어 말하면 과로사에 해당한다.

남성호르몬 androgen

부신겉질의 가장 안쪽에 있는 그물층에서 분비된다. 여성에게는 음모와 겨드랑털의 성장에 관여한다. 남성에게서 부신겉질 남성호르몬은 **고환** 정소/testis 에서 생산되는 강력한 남성호르몬인 **테스토스테론** testosterone 의 1/5 정도의 활성밖에 안 되고, 분비량도 적기 때문에 거의 의미가 없다.

분비이상으로 인한 질환

글루코코티코이드의 과잉(ACTH 과다분비, 부신겉질의 종양, 스테로이드제의 다량투여 등)으로 인해 **쿠싱증후군** Cushing's syndrome 이 나타난다. 몸통비만(몸통은 비만이고 팔다리는 가늘어진다), 달덩이얼굴, 고혈당, 당뇨, 고혈압(글루코코티코이드의 무기질부신피질호르몬 작용에 의한) 등이 발생한다.

무기질부신피질호르몬의 과잉은 일차알도스테론증(**콘증후군** Conn's syndrome)이라고 하며, 고혈압과 저칼륨혈증(Na^+의 재흡수에 대한 교환으로 K^+가 배설되기 때문에)이 발생한다.

부신겉질기능이 저하되는 것을 **애디슨병** Addison's disease 이라고 부른다. 색소침착, Na^+의 상실에 동반되는 순환혈액량의 감소로 인한 저혈압(무기질부신피질호르몬의 부족), 스트레스에 대한 내성 저하(글루코코티코이드의 부족), 여성에게는 음모의 소실(남성호르몬의 부족) 등이 나타난다.

부신속질

부신속질 부신수질/adrenal medulla 은 **크롬친화세포** 친크롬세포/chromaffin cell 라고 하는, 외배엽에서 발생하며 카테콜아민을 다량 포함하고 있는(NOTE ❷) 세포로 이루어져 있으며, 교감신경절앞섬유의 자극에 반응해서 아드레날린(약 80%)과 노르아드레날린(약 20%)이 분비된다.

격렬한 운동으로 인한 저혈당, 심근경색증, 산증 등의 긴급한 상황에서 분비가 증가하며 교감신경의 흥분과 함께 방어반응(NOTE ❶)을 불러일으킨다.

부신속질의 기능성종양을 **크롬친화세포종** pheochromocytoma 이라고 하며 아드레날린의 과도분비로 인해 심한 발작성 고혈압이 나타난다.

췌장

췌장 이자/pancreas 은 소화액을 분비하는 외분비샘인 동시에 호르몬을 분비하는 내분비샘이기도 하다. 내분비세포는 작은 덩이로 되어 췌장 내부에 산재해 있기 때문에 내분비세포 덩이를 **췌장소도** pancreatic islet 또는 **랑게르한스섬** Langerhans island 이라고 부른다(그림 13-17).

췌장소도의 A세포에는 **글루카곤** glucagon 이 가장 많고 B세포에서는 **인슐린**

NOTE ❷ 카테콜아민, 암과 육종

카테콜아민

아드레날린, 노르아드레날린, 도파민 등과 같이 카테콜 핵을 가진 생체 아민을 총칭하여 카테콜아민이라고 한다.

암과 육종

방사선, 화학물질, 바이러스, 그 외의 불명확한 원인으로 인해 유전자가 장애를 받아 우리 체내에서 악성종양이 발생한다. 내배엽과 외배엽계의 세포에서 유래하는 악성종양이 **암**(carcinoma)이고, 중배엽계의 세포에서 유래하는 악성종양이 **육종**(sarcoma)이다. 육종으로는 뼈육종, 근육종, 지방육종 등이 대표적이다.

암세포가 림프관을 통해 전이되기 쉬운 것에 비해 육종은 혈류를 통해 전이되기 쉽다. 육종의 발생빈도는 암보다 훨씬 적지만 악성도는 일반적으로 암보다 높다.

크롬친화세포종을 포함한 내분비샘의 종양은 악성(암이나 육종)인 것도 있지만 대부분은 양성(~종이라고 불린다)이다. 그러나 양성이라고는 해도 호르몬 생산기능을 유지하고 있는 경우가 많고(기능성종양이라고 불린다), "호르몬의 분비 조절"에서 언급한 분비조절을 받지 않기 때문에 종종 호르몬이 과도하게 분비되는 증상이 나타난다.

insulin 이 분비된다. D세포에서는 성장호르몬억제인자 somatostatin 가 분비되어 A세포와 B세포를 억제한다.

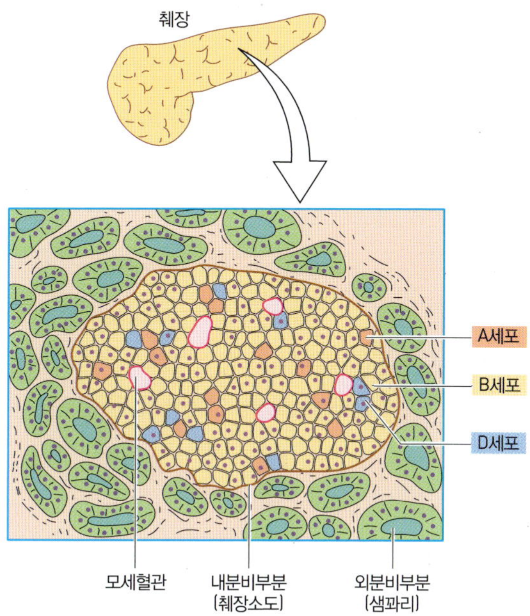

그림 13-17. 췌장의 구조

인슐린 insulin

인슐린은 혈당치의 상승에 자극을 받아 분비되며 간세포, 근육세포, 지방세포에 글루카곤을 흡수시킨다. 간세포와 근육세포에서는 포도당을 연결해서 다당류인 글루코겐이 합성된다. 지방세포에서는 포도당으로부터 지방이 합성되고 이것이 저장에너지원이 된다.

인슐린은 혈당저하작용이 있는 유일한 호르몬이다.

글루카곤 glucagon

혈당치의 저하로 인해 분비된다. 간세포에 작용하며 글리코겐을 포도당으로 분해해서 혈액 안으로 방출시킨다.

혈당치를 올리는 호르몬은 글루카곤 이외에도 몇 가지가 있다. 성장호르몬과 갑상샘호르몬은 신체의 성장을 촉진시키는 호르몬이며 에너지원으로써 혈당치를 상승시킨다. 아드레날린과 글루코코티코이드는 방어반응을 위해 작용하는 호르몬이며 뼈대근육의 에너지 공급을 증가시킬 수 있도록 혈당치를 상승시킨다(표 13-1).

당뇨병

인슐린의 분비가 저하되거나 인슐린에 대한 감수성이 떨어져서 고혈당 상태로 된 것이 **당뇨병** diabetes mellitus 이다.

표 13-1. 혈당 상승 작용이 있는 호르몬

호르몬	작용
글루카곤	글리코겐을 분해하여 포도당 생산
성장호르몬	아미노산으로부터 포도당 합성
갑상선호르몬	당신생, 글리코겐 분해
아드레날린	글리코겐을 분해하여 포도당 생산
글루코코티코이드	아미노산으로부터 포도당 합성

당뇨병에는 자기항체나 약제에 의해 췌장소도의 B세포가 파괴되어 발생하는 1형당뇨병과, 장기간에 걸친 당의 과잉섭취로 인해 어쩔 수 없이 다량의 인슐린을 분비하게 된 B세포가 피폐해져 인슐린분비장애가 발생하는 2형당뇨병이 있다.

환자수는 생활습관병인 2형당뇨병이 압도적으로 많다. 2형당뇨병의 경우 공복 시의 인슐린분비(기초인슐린분비)는 심각하게 떨어지지 않지만 식사를 마친 뒤의 추가인슐린분비가 큰 폭으로 떨어지는 것이 특징이다(그림 13-18). 혈당치의 상승으로 인해 신장에서 여과된 포도당이 증가하고 재흡수가 충분히 이루어지지 않게 되어 소변으로 당이 배설된다.

생식샘

남성은 고환에서 남성호르몬인 테스토스테론이 분비되고, 여성은 난소에서 여성호르몬인 에스트로젠 estrogen 과 프로제스테론 progesterone 이 분비된다.

테스토스테론 testosterone

뇌하수체에서 나오는 LH의 자극에 반응해서 **라이디히세포** Leydig cell 에서 분비된다. 테스토스테론은 남성생식기관의 발달, 성욕의 항진과 정자형성의 촉진을 불러일으키는 동시에 **단백질동화작용**(근육을 발달시킨다), 체모의 발육촉진, 목소리의 저음화 등 남성의 이차성징을 발달시킨다.

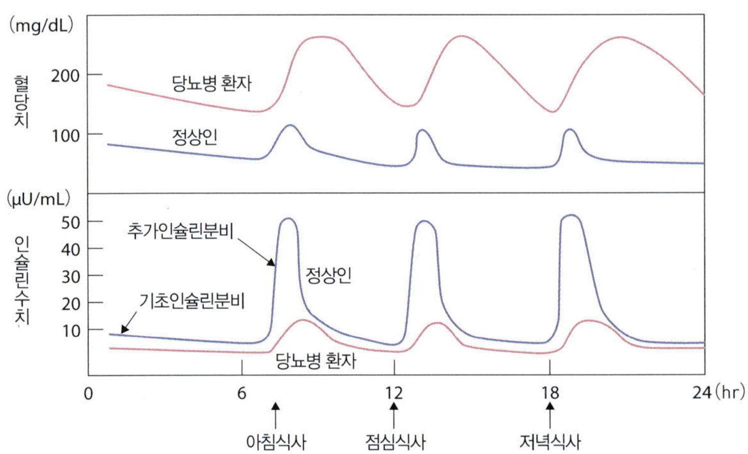

그림 13-18. 혈당치, 인슐린수치의 24시간 변동(정상인과 당뇨병 환자의 비교)
[카도와키 타카시: 당뇨병의 병태생리(당뇨병진료매뉴얼) 일본의사회잡지 130: S32- S34, 2003]

에스트로젠 estrogen

FSH 및 LH의 자극으로 난소에서 분비된다. 혈중농도는 배란 직전에 가장 높이 올라간다. 에스트로젠에는 몇 가지 종류가 있으며 그중에서 가장 강력하게 작용하는 것은 **에스트라디올** estradiol 이다.

에스트로젠은 난포의 발육을 촉진해서 난포기에 자궁내막을 증식시킨다. 또한 젖샘의 발육과 피부밑지방의 침착을 촉진하는 등 여성의 이차성징을 발달시킨다.

프로제스테론 progesterone

배란 후에 황체에서 분비된다. 자궁에 작용해서 자궁내막을 분비기로 만들고 자궁근의 흥분성을 저하시키는 등, 임신에 대비한 상태를 만든다. 또한 젖샘의 발육에도 관여한다.

그 외의 내분비샘과 내분비세포

태반

임신 중에 형성되는 **태반** placenta 에서는 에스트로젠이나 프로제스테론 이외에도 몇 가지 호르몬이 분비된다.

사람융모생식샘자극호르몬 human chorionic gonadotropin; hCG 은 난소의 황체에 작용해서 **퇴화** 퇴축/involution 를 방지하고 황체에서 나오는 프로제스테론 분비를 지속시켜 임신을 유지한다. hCG는 임신 14일 무렵부터 분비되기 때문에 소변에서 hCG를 검출해서 임신의 조기진단을 실시할 수가 있다.

또한 **사람융모몸젖샘자극호르몬** human chorionic somatomammotropin; hCS 은 태아의 발육 촉진작용과 젖샘조직의 증식 촉진작용을 한다.

솔방울샘

솔방울샘 송과체/pineal gland 은 셋째뇌실뒤위벽에 있으며 **멜라토닌** melatonin 을 분비한다. 망막으로 빛이 들어오는 낮 동안에는 분비가 억제되다가 야간에 분비가 증가한다. 이로 인해 신체의 다양한 기능을 하루의 낮과 밤 주기로 동기화시킨다(하루주기리듬, 제4장 NOTE 8, 103쪽 참조).

심장

심방에서는 주로 **심방나트륨배설펩타이드** atrial natriuretic peptide; ANP 가 분비되고, 심실에서는 주로 **뇌나트륨배설펩타이드** brain natriuretic peptide; BNP 가 분비된다. 이들은 심장근육이 늘어나는 것(혈액량의 증가)에 자극을 받아 분비되며 신장에 작용해서 Na^+의 배설량을 증가시킨다. 이로 인해 수분의 배설량도 증가하기 때문에 혈액량은 감소한다.

BNP는 뇌에서 처음 발견되었기 때문에 이러한 이름이 붙었지만 분비량은 심실 쪽이 훨씬 많다. 또한 심장기능상실의 진단에 이용된다.

소화관

소화관에서는 가스트린, 세크레틴, 콜레시스토키닌(CCK) 등 많은 호르몬이 분비되고 있다(288쪽 참조).

간

간에서는 **인슐린유사성장인자** insulin-like growth factor; IGF 라고 하는 호르몬이 분비된다. 이것은 뇌하수체에서 나오는 성장호르몬의 자극으로 생산되며, 성장호르몬과 함께 신체의 성장을 촉진한다.

신장

신장에서는 적혈구형성호르몬이 분비되어서 골수의 적혈구 생산을 촉진한다. 또한 혈압이 떨어지면 이에 반응해서 레닌이 분비되고 앤지오텐신을 통해 부신겉질에서 나오는 알도스테론 분비를 촉진한다. 이것들에 대해서는 이미 앞에서 설명했다(218쪽 참조).

지방세포

지방세포에서는 **렙틴** leptin 이 분비된다. 렙틴은 시상하부에 작용해서 섭식억제와 열발생의 증가(지방의 분해)에 영향을 미친다.

렙틴의 분비량은 지방의 양에 비례하기 때문에 체지방의 양을 조절하는 음성되먹임 작용을 하고 있는 것으로 알려져 있다.

03 임상과의 관련 사항

● 내분비에 대한 깊은 이해가 운동요법의 효과를 높이는가?

본 장에서 설명한 호르몬의 작용과 호르몬 분비를 자극하는 요인 간의 관계는 의료인이 시행하는 운동요법 프로그램에 활용되고 있다. 여기서는 인슐린 저항성 상승에 따른 고혈당이 병태인 제2형 당뇨병 환자를 대상으로 한 운동요법을 예로 들어 설명하고자 한다.

제2형 당뇨병의 원인 중 하나로 비만이 관여하는 것으로 알려져 있다. 이는 비만으로 인해 지방세포가 비대화되면서 지방세포에서 유리지방산이나 염증성 사이토카인이 분비되기 때문인데, 유리지방산은 간과 근육에 이소성 지방으로 축적되고, 염증성 사이토카인은 만성염증을 유발하여 인슐린 저항성을 증가시키는 것으로 여겨진다.

따라서 제2형 당뇨병 환자의 운동요법은 주로 지방을 에너지원으로 활용하는 유산소운동을 중심으로, 운동을 통해 지방을 감소시키고 인슐린 저항성을 개선하는 것을 목표로 한다. 최근 연구에서는 지방분해를 효율적으로 진행하기 위해 유산소 운동 단독보다 유산소운동과 저항운동을 결합한 운동요법이 효과적이라는 사실이 밝혀졌다. 이는 고강도 운동인 저항운동이 코르티솔이나 아드레날린과 같은 지방분해를 촉진하는 스트레스호르몬을 분비하도록 유도하는 효과를 활용한 것이다.

특히 중요한 점은 운동 순서이다. 지방을 효율적으로 소비하기 위해 먼저 저항운동을 실시하여 지방분해를 촉진하는 스트레스호르몬이 분비된 상태에서 유리지방산이 증가된 상태로 유산소운동(예: 조깅)을 진행하는 것이 좋다. 만약 운동 순서를 반대로 하면 지방소비효율이 떨어질 수 있다.

이와 같이 호르몬의 작용과 분비자극을 잘 이해함으로써 더욱 정교하고 효율적인 운동요법을 시행할 수 있다.

복습 포인트

- 곁분비되는 대표적인 물질은 (1)와 (2)이며 (3)이며, (1)는 혈관확장, (2)은 발열물질, (3)은 염증반응물질로써 작용한다.
- 호르몬은 그 화학구조에 따라 (4), (5), (6)으로 분류된다.
- (7)은 세포막 위의 수용체와 결합하여 그 효과를 발휘하는 것에 비해 (8)은 세포안으로 들어가 세포질 또는 핵 안의 수용체와 결합해서 유전자를 활성화한다.
- 갑상샘호르몬은 (9)되먹임에 의해 조절된다.
- 신경내분비의 메커니즘으로 분비되는 것은 모든 (10)과 뇌하수체뒤엽에서 분비되는 (11)과 (12)이다.
- 분만 시 (12)의 분비는 (13)되먹임에 의해 조절되고 있다.
- 뇌하수체앞엽에서는 (14), (15), (16), (17), (18), (19)의 6종류의 호르몬이 분비된다.
- (20)는 각종 방출호르몬이나 억제호르몬을 분비해서 뇌하수체의 기능을 조절한다.
- (21)은 전신의 대사 촉진, 사고 활성화, 성장 촉진 등 다양한 작용을 나타낸다.
- 칼슘대사에 관여하는 것은 부갑상샘에서 분비되는 (22), 갑상샘에서 분비되는 (23), 그리고 (24)이다.
- 부신겉질에서는 (25)(알도스테론이 대표적), (26)(코르티솔이 대표적), 그리고 (27)이 분비된다.
- 글루코코티코이드의 과잉증은 (28)이라고 불리며 중심비만, 고혈당, 고혈압 등을 불러일으킨다.
- 부신겉질의 기능이 저하되는 질환을 (29)이라고 하며, 색소침착, 저혈압, 스트레스 내성의 저하 등이 나타난다.
- 췌장에서는 (30)과 (31)이 분비되며 이들은 협조해서 혈당치를 조절하고 있다.
- (30)의 부족으로 인해 (32)이 발생하며, 중증화되면 망막증, 신장증, 말초신경장애 등을 불러일으킨다.
- 여성호르몬에는 (33)과 (34)의 2종류가 있다.
- (33)은 난포의 발육과 자궁속막의 증식 등을 촉진하는 동시에 여성의 이차성징을 발달시킨다.
- (34)은 자궁속막을 분비기로 만들어서 수정란의 착상을 준비한다.

정답 | 1. 일산화질소(NO), 2. 프로스타글랜딘, 3. 히스타민, 4. 펩타이드형, 5. 스테로이드형, 6. 아미노형, 7. 수용성호르몬, 8. 지용성호르몬, 9. 음성, 10. 시상하부호르몬, 11. 바소프레신, 12. 옥시토신, 13. 양성, 14. 성장호르몬, 15. 갑상샘자극호르몬, 16. 부신피질자극호르몬, 17. 난포자극호르몬, 18. 황체형성호르몬, 19. 프로락틴, 20. 시상하부, 21. 갑상샘호르몬, 22. 부갑상샘호르몬, 23. 칼시토닌, 24. 비타민D, 25. 무기질부신피질호르몬, 26. 글루코코티코이드, 27. 남성호르몬, 28. 쿠싱(Cushing)증후군, 29. 애디슨(Addison)병, 30. 인슐린, 31. 글루카곤, 32. 당뇨병, 33. 에스트로젠, 34. 프로제스테론

제 14 장

생식과 발생, 성장과 노화

학/습/목/표

1. 남성생식기능을 설명할 수 있다.
2. 여성생식기능을 설명할 수 있다.
3. 수정과 착상, 태아의 발생을 설명할 수 있다.
4. 분만과 수유에 대해 설명할 수 있다.
5. 성장과 노화의 과정을 설명할 수 있다.

01 남성생식기능

남성생식기

남성생식기의 전체상을 그림 14-1에 나타냈다. 각 부위의 역할은 다음과 같다.

고환

정자를 생산하는 동시에 남성호르몬인 테스토스테론을 분비한다.

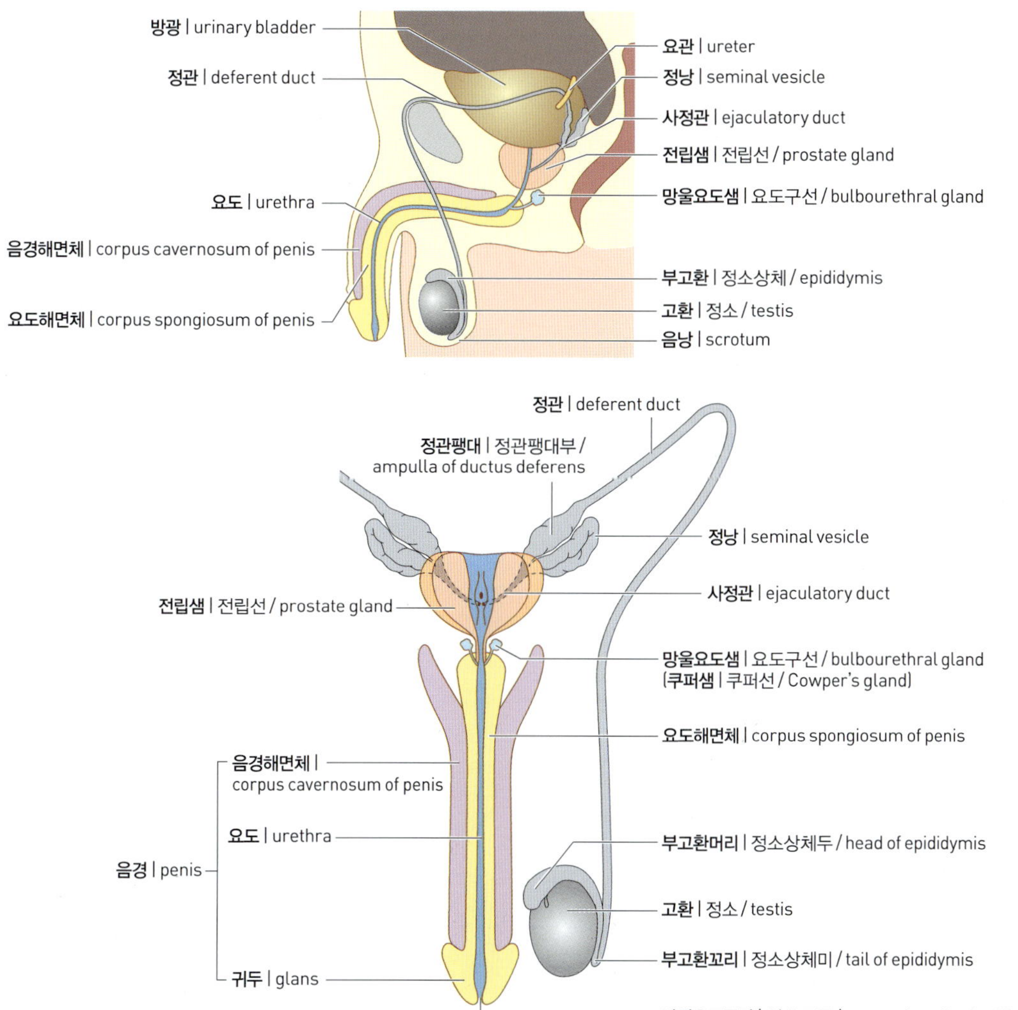

그림 14-1. 남성생식기의 구조

정로

정액이 통과하는 길이며 부고환, 정관, 사정관, 그리고 요도의 일부분으로 이루어져 있다.

정낭, 전립샘, 망울요도샘

정낭은 정관의 말단이 팽창해서 만들어진 외분비샘이다. 전립샘은 요도를 둘러싸듯이 존재하는 밤톨만 한 조직이다. 망울요도샘은 **쿠퍼샘** 쿠퍼선/Cowper's gland 이라고도 하며 요도해면체의 말단이 콩알만 하게 튀어나와 있는 부분이다.
이들 모두 사정되는 정자에 영양을 공급해 주는 동시에 정자를 보호하는 알칼리성 분비물을 생산하고 분비해서 정액을 만든다.

음경

발기조직이며 발기해서 교접기관이 된다.

고환

고환은 부고환과 함께 음낭 안에 들어 있다. 고환의 온도는 체온보다 낮은 34~35°C로 유지되고 있다. 고환 안에는 **곱슬정세관**이 구불구불한 형태로 가득 차 있다(그림 14-2A). 곱슬정세관은 섬유모세포, 근육유사세포와 함께 2종류의 특수한 세포인 **정자세포** spermatid 와 **세르톨리세포** 버팀세포/Sertoli cell 로 구성되어 있다. 사이질에는 또 다른 특수한 세포인 **라이디히세포** Leydig cell 가 존재한다(그림 14-2B).

정자세포

감수분열을 해서 최종적으로 정자가 된다.

세르톨리세포

분화 도중인 정자세포를 지지, 보호하며 영양을 공급해 준다. 또한 인접해 있는 세르톨리세포끼리 밀착해서(치밀결합) **혈액고환장벽** blood-testis barrier 을 형성하고 정모세포와 정자세포를 자가면역반응으로부터 보호한다. 뇌하수체에서 나오는 난포자극호르몬(FSH)은 세르톨리세포를 발달시키는 동시에 정자 형성을 촉진한다.

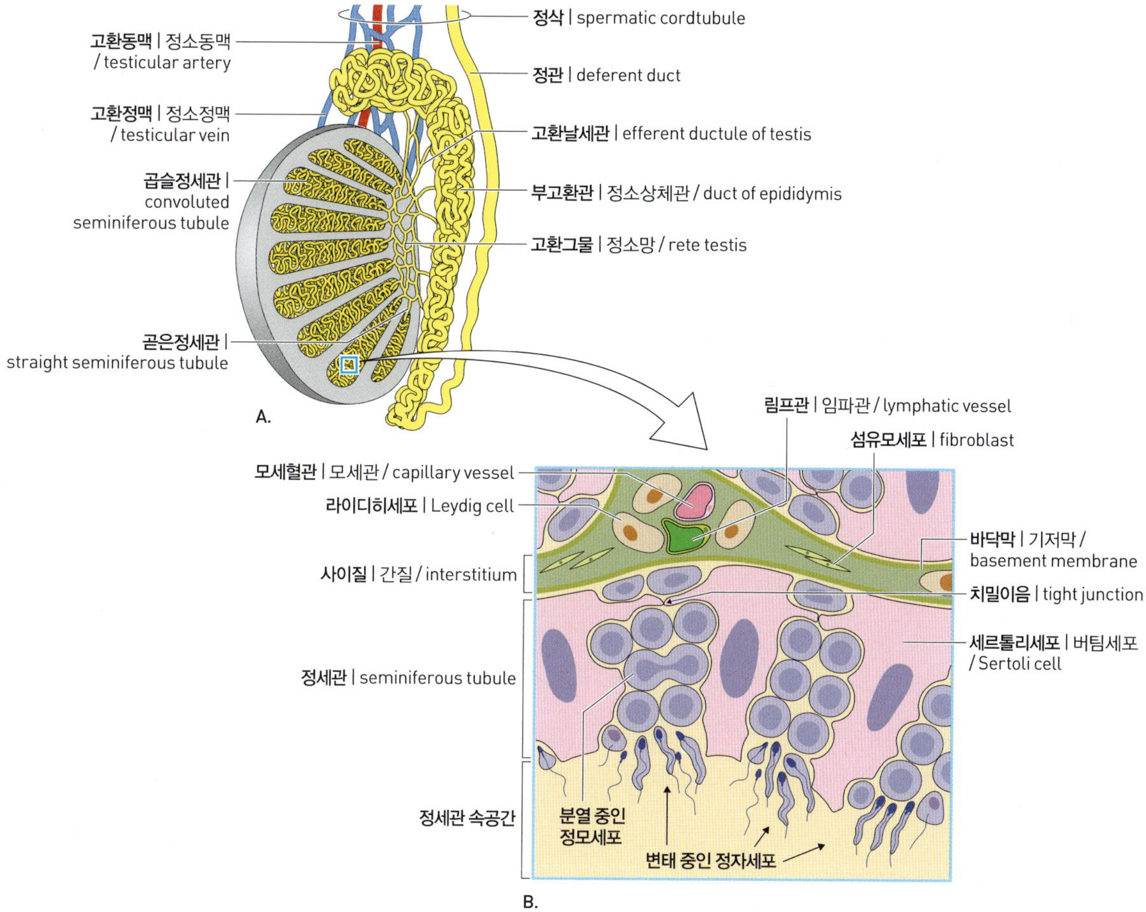

그림 14-2. 고환과 정세관의 구조

라이디히세포

뇌하수체에서 나오는 황체형성호르몬(LH)의 자극을 받아 남성호르몬(주로 테스토스테론)을 분비한다.

정자의 형성과 성숙

감수분열에 의한 정자의 형성

원시종자세포 primordial germ cell 에서 유래하는 **정조세포** spermatogonium 는 사춘기 이후 체세포분열을 통해 증식한다. 분열한 세포의 일부가 정자발생 과정을 거쳐 **일차정모세포** primary spermatocyte 가 된다. 일차정모세포는 10일 이상 일차감수분열을 하고 나서 2개의 **이차정모세포** secondary spermatocyte 가 된다. 이차정모세포는 이차감수분열(분 단위로 완료된다)을 통해 염색체수가 절반(n)만 있는 **정자세포** spermatid 가 된다(그림 14-3). 결국 한 개의 일차정모세포에서 최종적으로 4개의 정자세포가 만들어지는 것이다. 그중에서 2개는 성염색체 X를 가지고 있고 나머지 2개는 Y를 가지고 있다.

정자세포가 성숙하면 **첨단체** 선단체/acrosome 와 긴 꼬리를 가진 **정자** sperm 가 된다(그림 14-4).

인간에서 이 정자형성의 모든 과정이 종료되는 데 약 74일이 걸린다.

정자의 구조

정자의 머리부분(길이 4~5 μm)에는 핵이 있으며 그 안에는 부친 쪽의 염색체가 들어 있다. 머리의 끝부분에는 첨단체가 모자처럼 씌워져 있다. 첨단체 안에는 수정할 때 난자를 둘러싸고 있는 투명막을 녹여서 난자 안으로 진입할 수 있도록 도와주는 효소가 들어있다.

꼬리부분은 길이 60 μm의 편모로 되어있으며 고환에서 나와 부고환을 통과하는 동안에 운동기능을 획득한다. 정자는 이 편모를 흔들어서 25 μm/s의 속도로 유영하듯이 나아간다. 꼬리의 중간부분에는 미토콘드리아가 풍부하게 들어 있어서 꼬리의 편모운동을 위한 에너지를 제공한다.

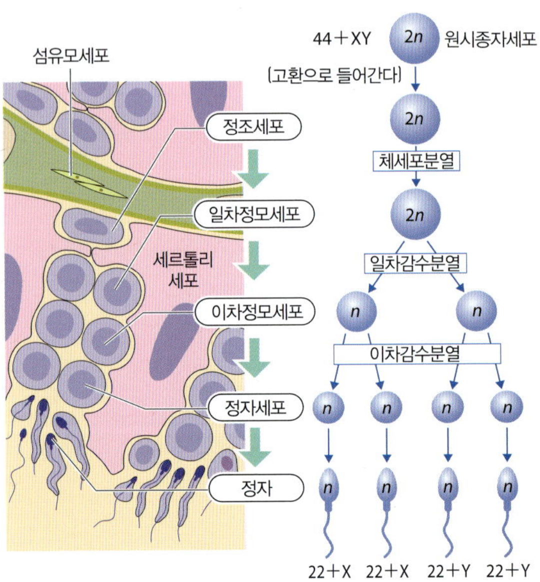

그림 14-3. 정자의 형성과정

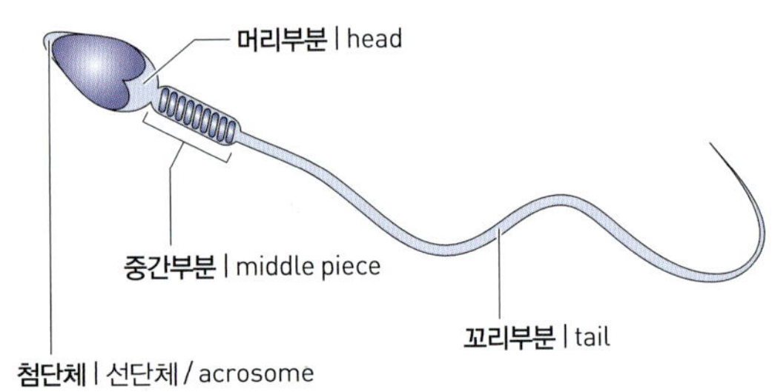

그림 14-4. 정자의 구조

정자의 수명

정자는 하루에 3,000만 개 정도 생산되며 단 한 번의 사정으로 2.5~5억 개(정액량은 2~6 mL)가 방출된다. 정자는 체온보다 낮은 온도로 유지되고 있는 음낭 안에서는 몇 주 동안이라도 살 수 있지만 사정되어 여성의 체내(질~자궁)로 들어가면 37°C 전후로 유지되고 있는 체온에 노출되고, 더욱이 산성으로 유지되고 있는 질 안에서는 24~48시간 이상 살아남기가 힘들다.

발기와 사정

시각, 청각, 촉각, 후각, 또는 공상 등의 성적 자극은 이마엽을 경유해서 시상하부로 입력된다. 인간이 영위하는 성행동의 대부분은 시상하부와 둘레계통에 의해 조절되고 있다.

시상하부와 둘레계통에서 나오는 자극은 척수를 통해 아래로 내려가서 엉치분절의 발기중추에 도달한다. 이 하위중추에서 나오는 부교감신경성 골반신경은 음경해면체신경이 되어 해면체동맥(깊은음경동맥)에 분포되고, 신경종말에서 일산화질소(NO)를 방출해 동맥을 확장시킨다. 이로 인해 음경해면체로 동맥혈액의 유입이 증가해서 해면체가 팽창한다. 해면체가 팽창하면 음경 표면을 지나는 정맥이 해면체와 해면체 표면을 감싸는 막(백색막) 사이에서 압박을 받아 폐쇄되면서 혈액유출이 지장을 받게 되어 발기가 일어나게 된다(그림 14-5).

음경피부의 감각자극은 음부신경을 통해 엉치분절로 들어간다. 자극은 그곳에서 위로 올라가 가슴분절과 허리분절로 전달되고, 교감신경성 아랫배신경을 통해 사정관이 자극을 받아 사정이 일어나게 된다(그림 14-6).

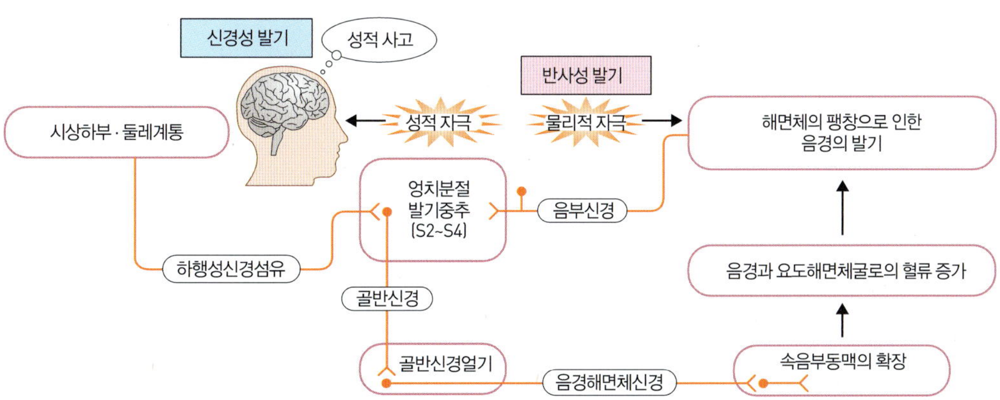

그림 14-5. 발기의 메커니즘

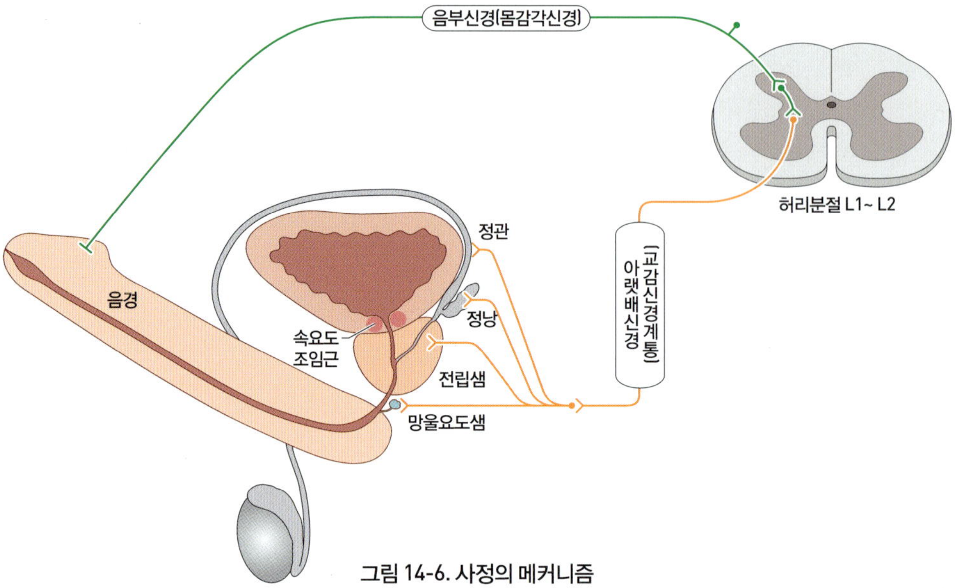

그림 14-6. 사정의 메커니즘

02 여성생식기능

여성생식기는 골반 안에 있으며 난소, 자궁관, 자궁, 질로 이루어져 있다(그림 14-7).

시상하부: 뇌하수체계통과 여성생식기

생식샘자극호르몬방출호르몬의 기능

사춘기 발현의 기폭제가 되며 여성의 성주기가 시작되는 것은 시상하부에서 나오는 **생식샘자극호르몬방출호르몬**황체형성호르몬방출호르몬/gonadotropin-releasing hormone; GnRH 이 분비되기 시작하면서부터이다.

생식샘(난소와 고환)은 태어날 때부터 이미 기능을 할 수 있는 상태로 되어 있다. 그러나 뇌하수체에서 생식샘자극호르몬이 분비되지 않아서 기능을 하지 않는 것이다. 사춘기가 되기 전까지 생식샘자극호르몬이 분비되지 않는 것은 시상하부에서 GnRH가 분비되지 않기 때문이다. 사춘기 이전까지 GnRH가 분비되지 않는 이유에 대해서는 아직 알려져 있지 않지만 아마도 체중과 지방의 양이 관련 있는 것으로 보인다.

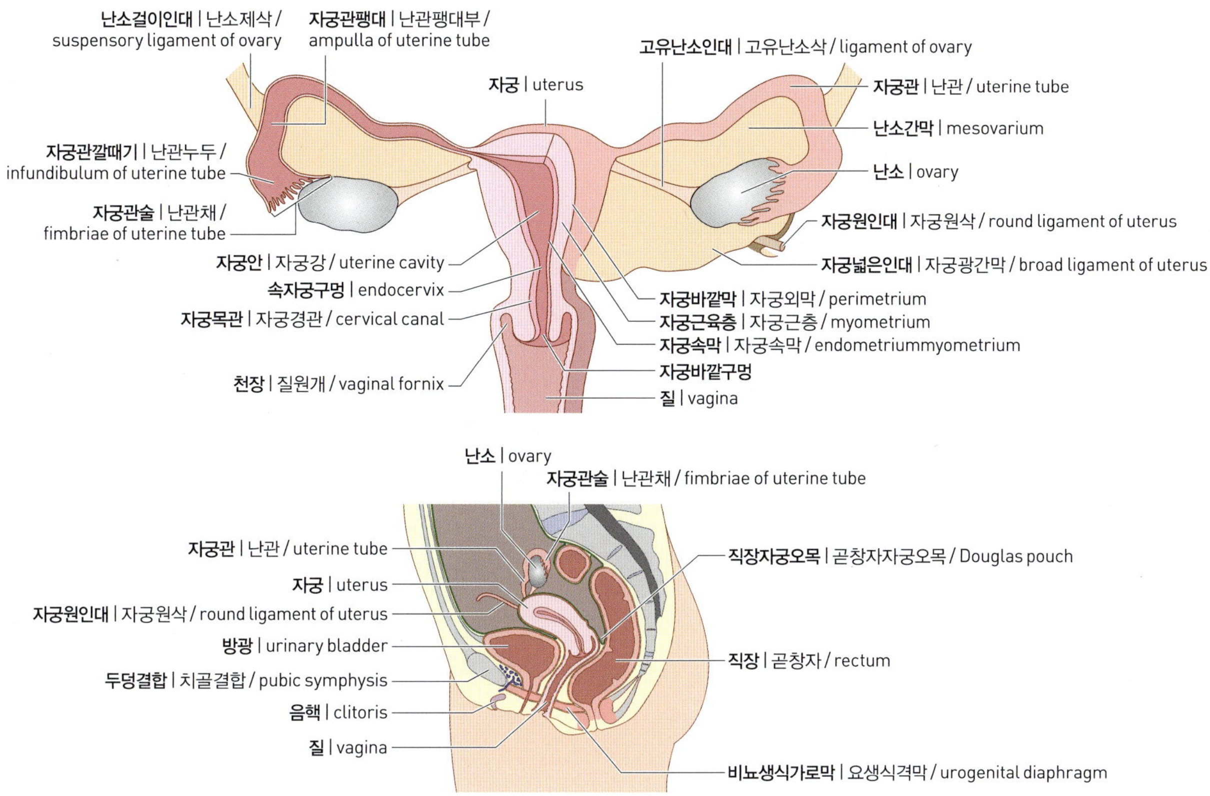

그림 14-7. 여성생식기의 구조(그림은 등쪽에서 바라본 모습이다. 질 및 자궁의 왼쪽, 왼쪽의 자궁관은 단면을 나타낸다.)

생식샘자극호르몬의 기능

성숙한 여성은 GnRH에 자극을 받아 뇌하수체앞엽에서 2종류의 생식샘자극호르몬, 즉 **난포자극호르몬** follicle stimulating hormone; FSH 과 **황체형성호르몬** luteinizing hormone; LH 이 분비된다. FSH는 난포에 작용해서 난포의 발육을 촉진하는 동시에 에스트로젠의 분비를 촉진한다. 한편 LH는 성숙한 난포에 작용해서 배란의 유발과 황체의 형성을 촉진하고, 더 나아가 과립층황체세포에서 프로제스테론의 분비를 촉진한다(그림 14-8).

이처럼 여성의 생식기능은 뇌하수체에서 분비되는 생식샘자극호르몬에 의한 난소기능의 주기적 변화(난소주기)와 난소에서 분비되는 여성호르몬(에스트로젠과 프로제스테론)에 의한 자궁의 주기적 변화(월경주기)에 따라 변동한다(그림 14-9). 이 모든 것은 임신을 준비하기 위한 변화이며 임신이 성립되면 이러한 주기적인 변화는 사라진다.

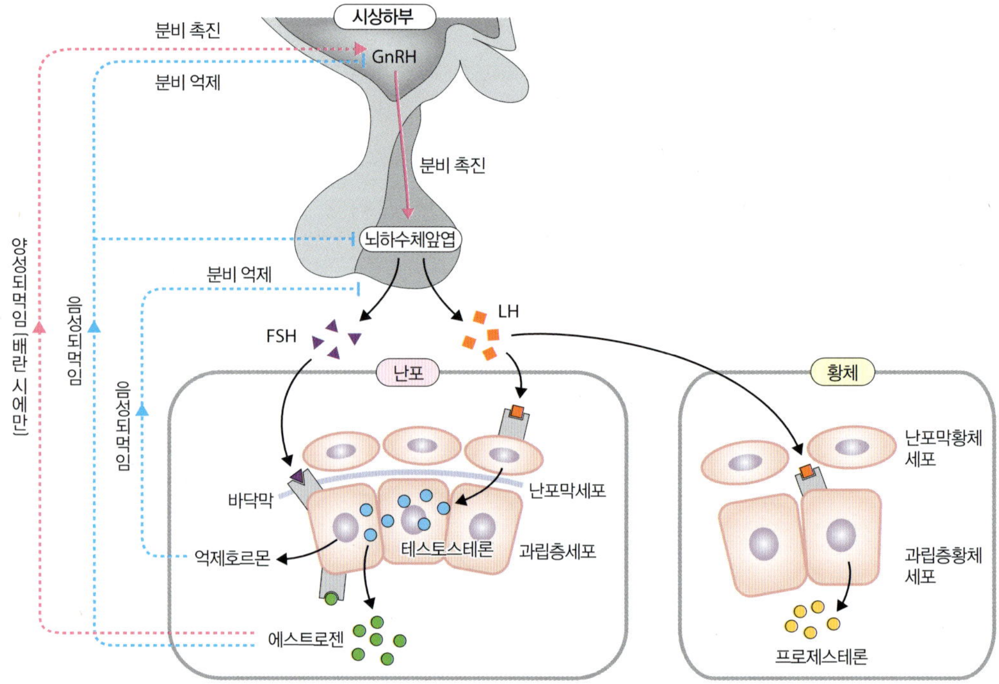

그림 14-8. 호르몬에 의한 난소기능의 조절

난소주기(그림 14-9B, 10)

난포기

태어날 때부터 난소에는 100만 개 이상의 **원시난포** primordial follicle 가 있으며 사춘기에는 30만 개가 된다. 여성이 성적으로 성숙해지면 매월 수천 개의 원시난포가 성숙해지기 시작하며, 그중에서 한 개만 성숙을 계속하고 나머지는 모두 퇴축한다. 일차난포에 FSH와 에스트로젠이 작용해서 난포 내부에 액체(난포액)가 든 난포방이 형성되고 그 주위를 과립층이 감싸고 있는 이차난포가 된다. 이차난포는 LH의 작용으로 급속히 커져서 **삼차난포** 성숙난포/graafian follicle 가 되어 난소 표면으로 돌출한다.

배란기

배란 직전의 난포에서는 대량의 에스트로젠이 방출된다. 에스트로젠이 소량이면 시상하부의 GnRH분비에 대해 음성되먹임이 나타나지만 대량이면 양성되먹임이 나타나고 그로 인해 LH가 대량으로 방출된다(NOTE 1). LH의

NOTE 1 배란일 예측 검사약

배란은 LH의 대량분비(LH 서지)의 피크로부터 10~12시간 후에 일어난다(그림14-9). 시판되고 있는 배란일 예측 검사약은 일정량(30~40 mIU/mL) 이상의 소변 중의 LH를 검출함으로써 배란일을 사전에 예측하는 것이다. 월경 시작 예정일의 17일 전부터 매일 검사를 하고, 가장 발색이 된 날을 LH서지의 피크로 판단하며, 그 후 1~2일 이내에 배란이 일어난다. 배란으로부터 14일 후에 월경이 시작되므로, 개인차는 있지만, 월경 시작 예정일의 17일 전부터 검사를 시작한 경우, 검사 시작으로부터 약 3일째에 피크가 나타날 것으로 생각된다.

작용에 의해 난포벽이 붕괴되고 난자가 배안으로 방출된다. 방출된 난자는 자궁관술 안쪽면의 섬모운동에 의해 자궁관 안으로 흡수된다.

황체기

배란으로 인해 파열된 난포에서는 난모세포를 둘러싸고 있던 세포(과립층세포와 난포막세포)가 급속히 증식해서 지방이 풍부한 황체가 형성된다. 황체에서는 에스트로젠과 보다 많은 프로제스테론이 분비되어 자궁속막을 임신을 위한 분비기로 만든다. 임신이 성립되면 황체가 그 상태를 유지하지만 임신이 성립되지 않으면 월경 4일 전부터 황체가 퇴축을 시작해서 백색체로 된다.

월경주기(그림 14-9C)

난소에서 분비된 에스트로젠과 프로제스테론의 양적 변화에 따라 자궁속막에서 발생하는 주기적 변화를 월경주기라고 한다.

월경기

황체가 퇴축해서 분비되는 에스트로젠과 프로제스테론의 양이 감소하기 때문에 자궁속막의 표층부분이 탈락해서 혈액과 함께 질을 통해 체외로 배출된다. 월경으로 사라지는 혈액량은 20~30 mL이며 플라스민을 포함하고 있기 때문에 응고되지 않는다. 약 5일 동안 지속된다.

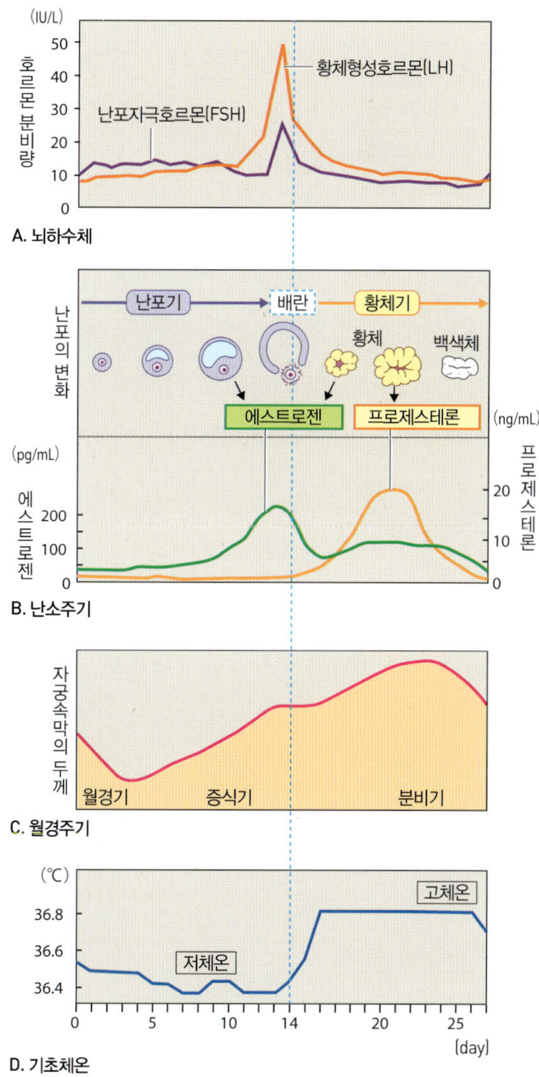

그림 14-9. 성주기(sexual cycle)

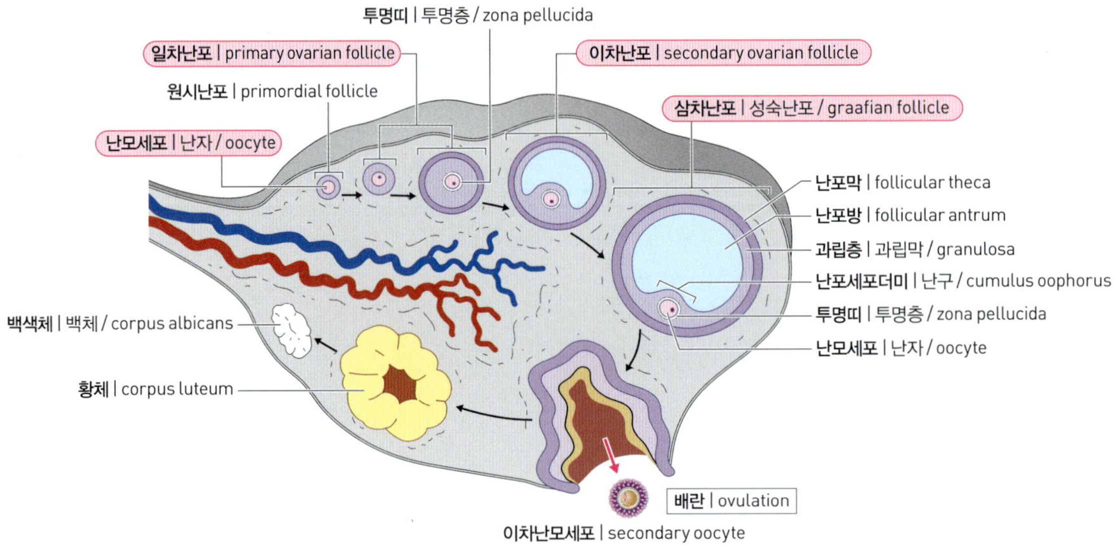

그림 14-10. 난포의 발육
실제 난포는 난소 안에서 이동하지 않지만 알아보기 쉽게 하기 위해 난포의 위치를 이동시켜서 묘사하고 있다.

증식기

난소에서 난포가 성숙되는 것과 함께 에스트로젠의 분비가 점점 증가한다. 이 에스트로젠의 자극으로 인해 자궁속막이 점점 증식해서 두께가 초기에 1 mm였던 것이 5~6 mm까지 자란다. 자궁속막의 증식과 함께 혈관의 증식과 분비샘의 형성이 배란 시까지 이어진다. 자궁주기가 28일인 경우, 배란은 14일째에 발생한다.

분비기

황체에서 분비되는 프로제스테론의 작용으로 증식기에 형성된 분비샘에서 글리코겐을 포함한 투명한 액체가 분비되기 시작한다. 자궁속막 표면은 부종 형태로 많은 주름이 생겨서 수정란의 착상이 용이하도록 만든다. 분비기는 14일 동안 지속되며 매우 일정하다. 즉 자궁주기의 변동은 증식기의 변동에 의한 것이다.

난자의 감수분열

난소 내부의 난모세포는 일차감수분열 도중에 분열을 정지한 상태가 된다. 중단되었던 일차감수분열은 배란 직후에 다시 시작되고 이차난모세포가 되어 배란되고 자궁관 안으로 흡수된다. 수정이 발생하면 그것이 자극이 되어 이차감수분열이 다시 시작되어서 본래 의미에서의 난자가 된다. 수정이 발생하지 않으면 이차감수분열은 시작되지 않고 난자는 사멸한다. 또한 난자의 일차감수분열과 이차감수분열은 세포질이 불균형하게 분할되어 커다란 세포(일차난모세포 및 난자)와 매우 작은 세포(일차 및 이차극체)로 나뉘어 생성되며 **극체** polar body 는 결국 사라지게 된다. 즉 한 개의 일차난모세포에서 형성되는 난자는 한 개뿐이며(그림 14-11), 난자가 가진 성염색체는 X이다(그림 14-13).

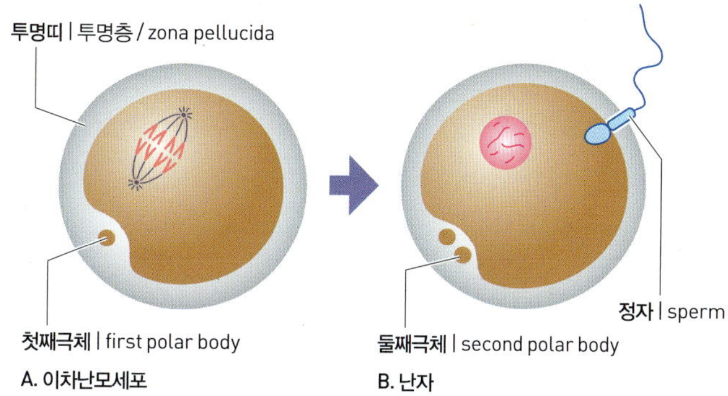

그림 14-11. 난자의 성숙

03 수정, 착상, 태아의 발생

수정

배란된 난자는 난소를 덮고 있는 형태로 있는 자궁관술 안쪽면의 섬모운동에 의해 자궁관으로 흡수되며 자궁관 점막의 섬모운동에 의해 자궁관 내부에서 자궁을 향해 이동한다. 한편 질 안으로 사정된 정자는 난자에서 방출되는 유인물질을 향해, 꼬리부분의 편모운동으로 자궁 내부에서 위로 올라가 자궁관으로 들어간다.

자궁관에서 내려오는 난자와 위로 올라가는 정자는 보통 **자궁관팽대**(그림 14-7)에서 만나 수정이 이루어지게 된다. 정자가 난자(이차난모세포)에 접촉하면 정자의 첨단체에서 난자의 표면을 덮고 있는 투명층을 녹이는 효소가 방출되고, 정자는 난자 안으로 진입한다(그림 14-12). 이것이 **수정** fertilization 이다. 정자의 꼬리부분은 난자 안으로 진입하지 않고 떨어져 나가기 때문에 정자가 난자 안으로 가지고 들어가는 것은 거의 부계

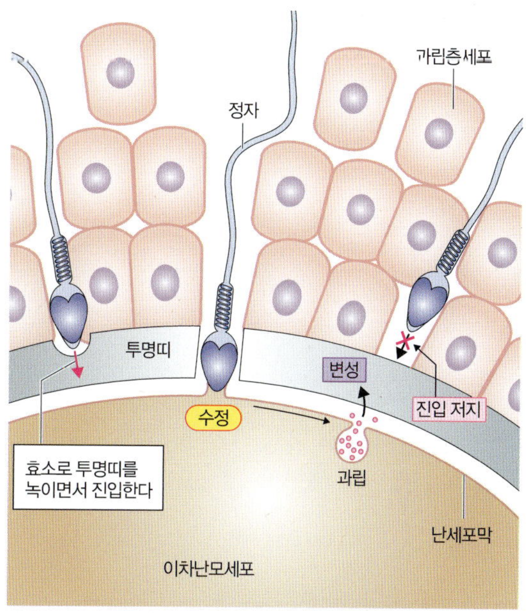

그림 14-12. 정자의 난자로의 진입

염색체뿐이다. 정자가 난자 내부로 진입하면 난자의 세포막에 탈분극이 발생하고 세포막에 변성이 생겨서 더 이상 정자가 진입할 수 없도록 한다.

수정이 이루어지면 그것이 자극이 되어 난자는 이차분열을 완료해서 본래 의미의 난자가 된다. 난자 본래의 염색체와 정자 본래의 염색체가 합해지면 2n, 즉 46개의 염색체를 가진 세포가 된다. 이것이 **수정란**fertilized egg 이다.

난자가 가진 성염색체는 X염색체이기 때문에 X염색체를 가진 정자가 수정한 경우에는 난자가 가진 성염색체와 결합해서 수정란의 성염색체는 XX가 되며 유전학적인 성별은 여성이 된다. Y염색체를 가진 정자가 수정한 경우에는 수정란의 성염색체는 XY가 되며 유전학적인 성별은 남성이 된다(그림 14-13).

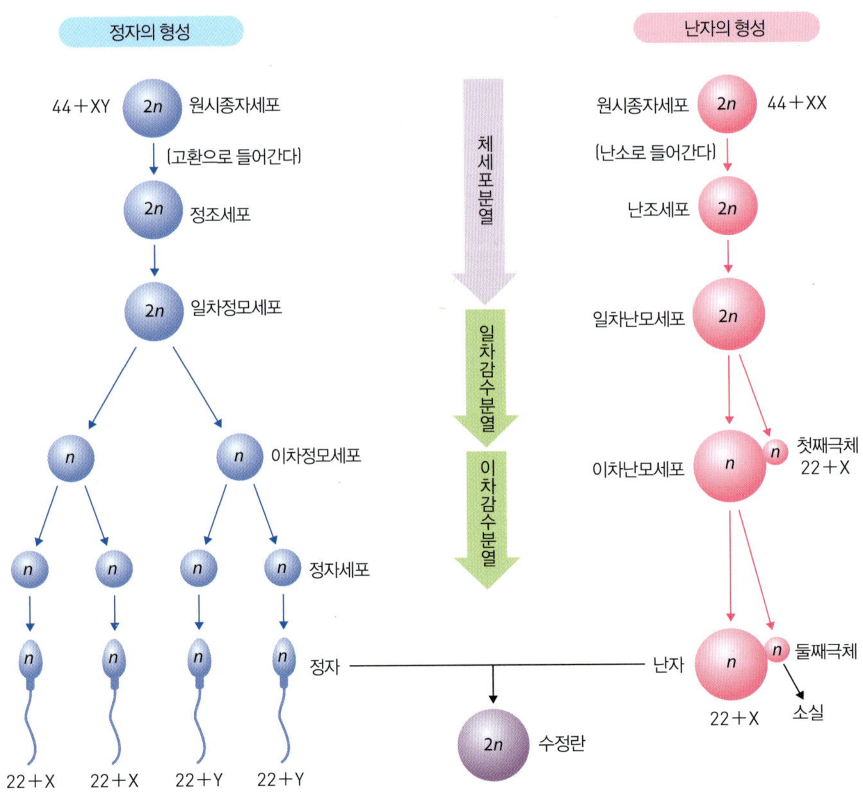

그림 14-13. 정자와 난자의 성숙과정

난할과 착상

자궁관 안에서 수정을 통해 만들어진 수정란은 천천히 자궁관을 내려와서 자궁으로 향한다. 이 사이에 수정란은 분열을 반복해서 1개가 2개로, 2개가 4개로, 4개가 8개로 되는 식으로 세포 수가 증가한다. 세포분열이 이루어지는 동안 난자의 전체 크기는 변하지 않기 때문에 하나하나의 세포는 계속해서 작아진다. 이러한 세포분열을 **난할**[cleavage] 이라고 한다.

세포 수가 16개로 분열된 수정란은 **오디배**[상실배/morula] 라고 부른다. 분열을 계속 반복해서 세포 수가 증가하다가 마침내 **주머니배**[포배/blastula] 라고 불리는 내부에 속공간을 가진 세포덩이가 된다(그림 14-14). 주머니배는 수정 3~4일 후에 자궁에 도달한다. 수정되고 나서 약 1주 후에는 자궁속막에 달라붙고, 속막

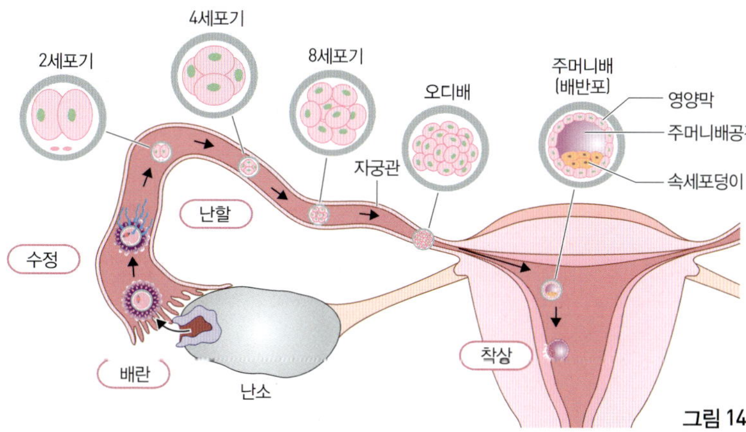

그림 14-14. 배란에서 착상까지의 과정

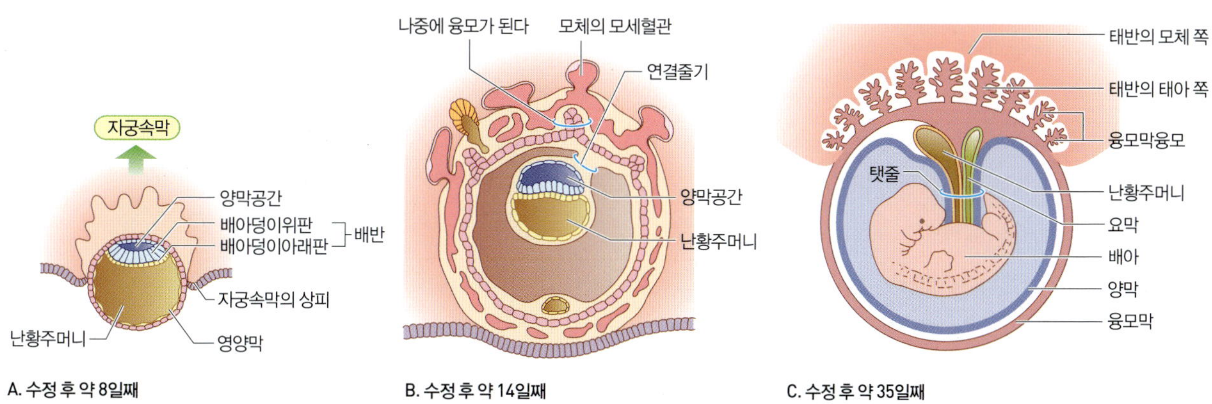

그림 14-15. 주머니배의 발육

안으로 진입해 **착상** implantation 한다(그림 14-15A).

착상과 함께 주머니배 주위를 둘러싼 **영양막** trophoblast 이 분열증식해서 **융모막** chorion 이 되고(그림 14-15B), 그 일부는 모체 쪽에서 형성되는 **탈락막** decidua 과 합체해서 **태반** placenta 을 형성한다(그림 14-15C).

주머니배 내부의 세포덩이는 마침내 원반 형태의 태반을 형성하고 **배반** blastodisc 에 의해 분할된 **양막공간** 양막강/amniotic cavity 과 **난황주머니** 난황낭/yolk sac 라고 하는 2개의 공간을 가지게 된다. 배반의 양막공간은 외배엽이 되고, 난황주머니는 내배엽이 된다. 그리고 그 사이에서 중배엽이 형성된다(그림 14-16). **외배엽** ectoderm 에서는 신경, 감각기관의 주요 부분, 표피 등이 형성된다. **중배엽** mesoderm 에서는 뼈, 근육, 비뇨생식기관의 주요 부분이 발생하고, **내배엽** endoderm 에서는 소화기관과 호흡기관의 점막, 간과 췌장, 샘상피가 발생한다.

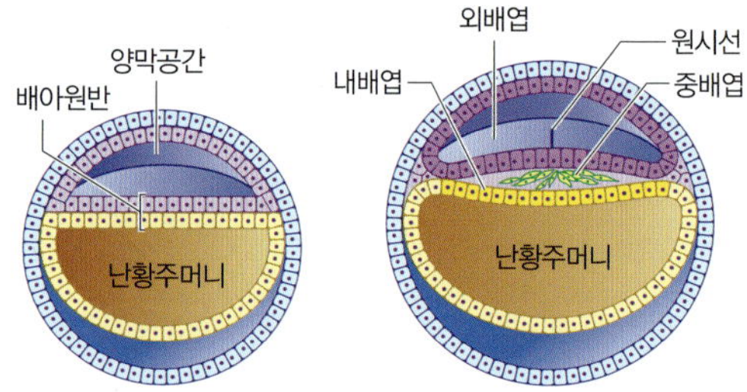

그림 14-16. 배아원반과 창자배

태반의 기능

태아 쪽의 융모막과 모체 쪽의 탈락막이 합쳐져서 **태반**이 형성된다. 융모막과 탈락막 사이에는 모체 쪽의 혈액으로 차있는 공간(**융모사이공간** 융모간강/intervillous space)이 만들어지고 그곳에 융모막이 나무의 뿌리처럼 여러 개가 돌출한다(그림 14-17). 융모사이공간에 동맥혈액을 제공하는 것은 자궁속막의 **나선동맥** helicine artery 이며 태아 쪽 융모막에는 배꼽동맥과 배꼽정맥이 뻗어 있다. 모체의 혈액에 포함되어 있는 산소와 영양소는 그 융모사이공간에서 태아 쪽으로 이동해서 **배꼽정맥** 제정맥/umbilical vein 을 통해 태아의 체내로 운반된다. 태아 체내에서 발생한 이산화탄소는 **배꼽동맥** 제동맥/umbilical artery 을 통해 융모사이공간으로 운반되고, 이곳에서 모체의 정맥으로 들어가서 모친의 호흡을 통해 배출된다.

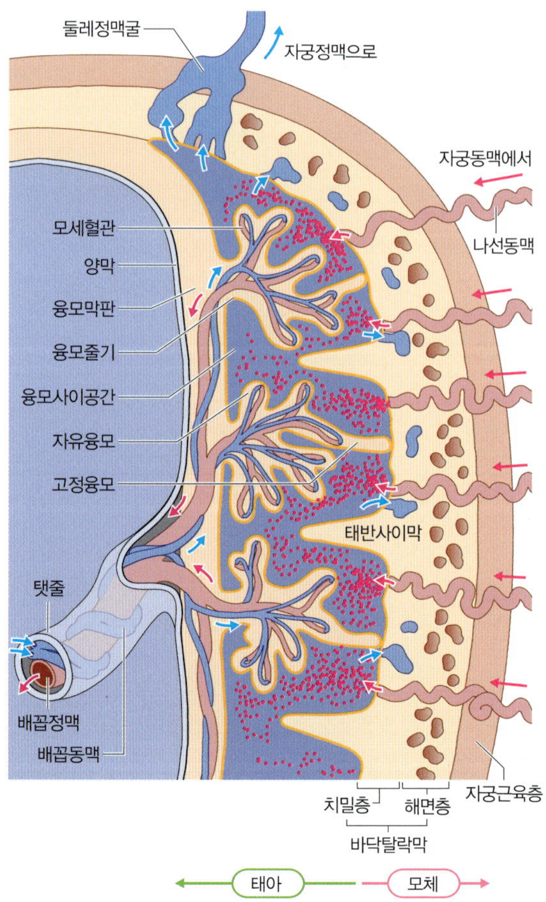

그림 14-17. 태반

여기서 중요한 것은 분만 직전을 제외하고 정상적인 임신에서는 모체의 혈액과 태아의 혈액은 절대로 직접 섞이지 않는다는 점이다.

태반은 호르몬분비기능도 지니고 있다(335쪽 참조). **사람융모생식샘자극호르몬** human chorionic gonadotropin; hCG 을 분비해서 황체를 유지하고 증식시킨다(**임신황체** corpus luteum of pregnancy). hCG는 수정 후 14일 정도 되면 소변으로 배설되기 때문에 임신의 진단에도 이용된다.

태반은 hCG 이외에도 에스트로젠이나 프로제스테론 등 여러 호르몬을 분비한다.

태아의 혈액순환

태아는 모체 안에서 호흡이 불가능하기 때문에 산소 섭취는 태반에서 이루어진다. 태아의 적혈구내 혈색소(**태아혈색소** 태아헤모글로빈/fetal hemoglobin; HbF)는 성인형(HbA)보다 산소결합능력이 더 높기 때문에 이를 통해 모체혈액에서 산소를 얻는 것이 가능하다.

산소를 충분히 포함하고 있는 혈액은 배꼽정맥을 통해 태아의 체내로 들어가서 정맥관을 통해 아래대정맥에서 합류한다. 아래대정맥은 오른심방으로 들어가고 혈액은 심방중격에 뚫려 있는 타원구멍을 통해 왼심방으로 흘러들어가서 왼심실로부터 온몸을 향해 박출된다.

한편 위대정맥에서 오른심방으로 유입된 혈액의 대부분은 오른심실에서 폐정맥으로 박출된다. 그러나 태아의 폐는 공기가 들어 있지 않아서 쭈그러져 있는 상태이기 때문에 혈액에 대한 저항이 높다. 이 때문에 폐동맥으로 박출된 혈액의 대부분은 폐로 흐르지 않고 동맥관(**보탈로관** Botallo duct)을 통해 대동맥에 합류한다(그림 14-18).

태아가 태어날 때 처음으로 피부에 대한 한랭자극 등으로 인해 폐로 공기가 흡입된다. 이때 나오는 소리가 흔히 말하는 첫울음이다. 이로 인해 폐가 부풀어 오르게 되고 혈액저항이 줄어들어 비로소 폐순환을 통한 혈액의 순환이 시작된다. 동시에 동맥관은 수축해서 폐동맥–대동맥 사이의 단축로는 폐쇄된다. 타원구멍도 왼심방의 압력 상승으로 인해 판막이 닫히면서 폐쇄되고 성인형 순환경로가 완성된다.

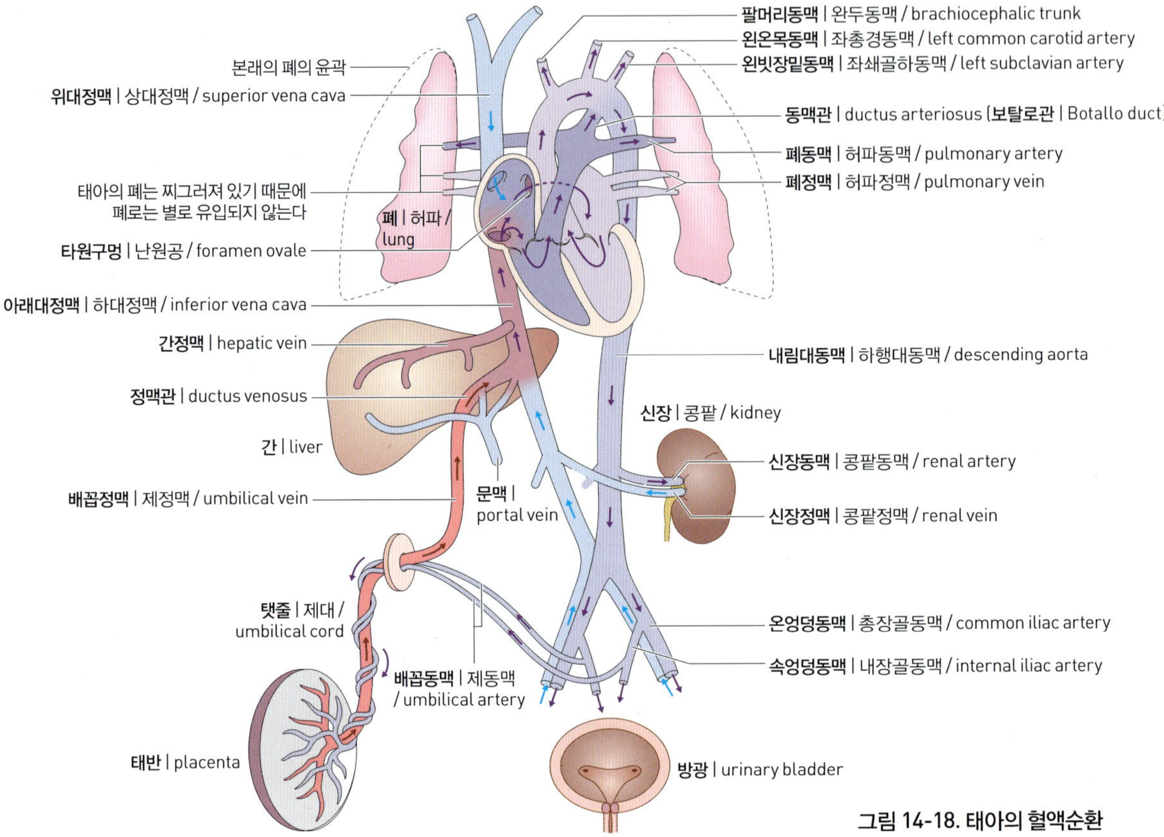

그림 14-18. 태아의 혈액순환

분만과 수유

분만

수정 후 약 270일(최종 월경 초일부터 계산하면 약 284일)이 되면 태아는 자궁근의 수축을 통해 모체에서 배출된다(분만 delivery).

임신 중에 태반에서 다량으로 분비되는 에스트로젠의 작용으로 인해 임신 말기가 되면 자궁근의 옥시토신수용체의 수가 100배 이상으로 증가해서 자궁근의 옥시토신감수성이 상승한다. 또한 자궁목부위가 부드러워지면서 분만에 대비한다.

개구기 = 분만 제1기

자궁근의 규칙적인 수축(진통)으로 인해 태아가 아래로 내려오면 자궁목 부분이 태아에 의해 확장되고 태아주머니가 터져서 양수가 유출된다(파수 rupture of bag).

만출기 = 분만 제2기

자궁목부위의 확장자극에 의해 뇌하수체뒤엽에서 옥시토신이 분비되어 자궁근의 수축을 더 강하게 한다(그림 13-12, 324쪽 참조). 강한 수축으로 인해 태아가 조금씩 밀려나오게 되면 자궁목부위가 확장되고 자궁근의 수축력은 옥시토신에 의해 더욱 증가하게 된다. 이러한 양성되먹임을 통해 태아가 어느 순간 순식간에 자궁 바깥으로 만출된다. 신생아의 체중은 약 3 kg, 신장은 약 50 cm 정도이다.

후산기 = 분만 제3기

태아의 만출 expulsion 후에는 태반 등의 태아부속물이 만출된다.

젖생산과 수유

임신 중에 고농도로 유지되는 에스트로젠과 프로제스테론의 작용으로 젖샘이 발달하고 유방이 커지는 동시에 젖꽃판 유륜/areola 에 색소가 침착된다. 분만으로 인해 혈중 에스트로젠 농도가 떨어지면 에스트로젠에 의해 억제되었던 뇌하수체앞엽에서 프로락틴 분비가 증가하고 그로 인해 젖의 생산과 분비가 시작된다. 최초로 분비되는 젖을 초유라고 부른다. 노란색을 띤 점성이 높은 액체이며 항체와 그 외의 난백질을 풍부하게 포함하고 있다.

유아의 유두 흡인이 자극이 되어 뇌하수체에서 프로락틴과 옥시토신의 분비가 촉진된다. 옥시토신은 젖샘의 민무늬근육을 수축시켜서 젖을 샘꽈리로부터 젖샘관 안으로 방출시킨다(젖분출, 그림 13-10, 323쪽 참조). 옥시토신은 자궁근도 수축시키기 때문에 임신 중에 확장되었던 자궁이 원래 크기로 되돌아 올 수 있도록 촉진한다. 프로락틴도 유아의 유두 흡인으로 자극이 되어 분비되며 젖의 생산을 촉진한다. 수유를 그만두면 프로락틴의 분비가 멈추고 젖의 생산은 빠르게 감소한다.

프로락틴은 시상하부에 작용해서 생식샘자극호르몬방출호르몬 GnRH 의 분비를 억제하기 때문에 뇌하수체에서 나오는 생식샘자극호르몬의 분비가 멈춘다. 이 때문에 수유 중에는 배란이 멈추고 월경도 나타나지 않는 경우가 많다.

04 성장과 노화

성장

신체의 성장

앞에서 설명했듯이 신생아의 체중은 약 3 kg이고 신장은 약 50 cm이며, 여아가 남아보다 약간 더 작다. 1년 후에는 체중이 약 3배인 9 kg이 되고 신장은 약 1.5배인 75 cm가 된다. 그 후 신체의 성장속도는 약간 늦어지지만 사춘기가 되면 다시 가속된다. 이것을 **성장급증** growth spurt 이라고 부른다(그림 14-19).

사춘기는 여자가 10세 무렵부터 시작되고 남자는 11세 무렵부터 시작한다. 사춘기의 시작은 여자 쪽이 더 빠르기 때문에 초등학교 고학년인 경우에는 여자의 신장이 더 큰 경우가 많다. 그러나 여자는 사춘기가 13~14세 무렵에 끝나지만 남자는 16~17세까지 지속되기 때문에 최종적으로는 남자의 신장이 더 크게 된다.

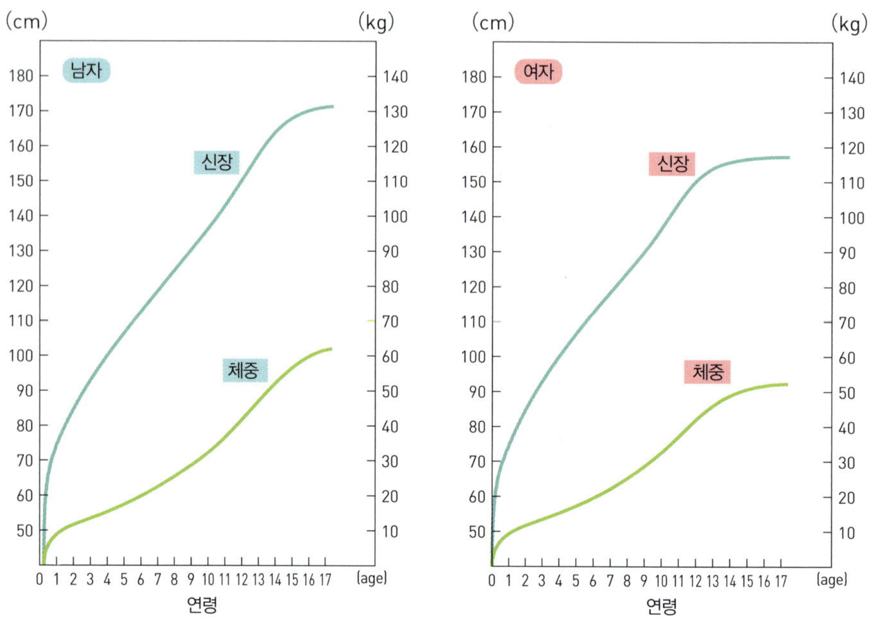

그림 14-19. 성장곡선상의 성장급증

신체기능의 발달

신체가 성장함에 따라 신체기능도 발달되어 간다. 그러나 그 발달과정은 장기나 조직에 따라 서로 다르다(그림 14-20).

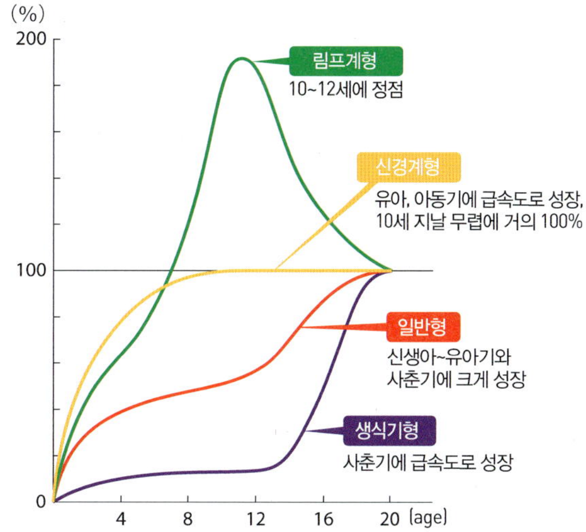

그림 14-20. Scammon의 성장곡선
20세(성숙기)를 100%로 상정했을 때의 각 연령별 수치를 나타내고 있다.

림프계형은 가슴샘림프조직의 발달과정이며 10~12세에 정점에 달한다. 이것은 병원미생물에 의한 감염을 막기 위한 면역기능을 신속히 발달시킬 필요성 때문인 것으로 생각된다.

신경계형은 뇌나 감각기관의 발달과정이며 유아기에 급속히 발달해서 10세 무렵에는 성인 수준에 도달한다. 다만 지능은 그 후로도 계속 발달되어 간다.

일반형은 소화, 호흡, 순환기능 등이며 신생아~유아기와 사춘기에 크게 발달한다. 호흡수나 심박수는 차츰 감소하는 한편 혈압은 점점 상승해서 성인 수준으로 가까워져 간다(표 8-2, 209쪽 참조).

생식기형은 당연히 성호르몬이 분비되기 시작하는 사춘기에 크게 발달한다.

신체기능의 발달에 따라 행동도 발달한다. 예를 들어 생후 1개월 반 무렵부터 눈으로 사람의 움직임을 쫓기 시작하고, 어르면 웃거나「우-우-」하고 옹알이를 시작한다. 그 후 6개월이 되면 몸을 뒤집고 10개월 정도가 되면「바이바이」같은 인사를 한다. 한 살 전후가 되면 혼자서 걸을 정도가 되며 6세 무렵에는 10까지의 숫자를 이해할 수 있게 된다.

노화

노화란 죽음을 향해 불가역적으로 신체기능이 저하되는 과정이다(그림 14-21). 노화의 시작 시기, 기능저하의 정도는 기관계통에 따라 다르지만 빠른 것은 25세 무렵부터 노화가 시작된다.

노화의 원인은 무릎관절을 오랜 시간 사용해서 나타나는 관절연골의 마모와 같은 기능적인 노후화를 제외하고는 현재까지 완전히 밝혀지진 않았다. 다만 활성산소의 영향, 단백질의 포도당 결합에 의한 가교형성, 자외선이나 방사선 등의 외적 요인 등이 복잡하게 작용하고 있는 것으로 생각된다.

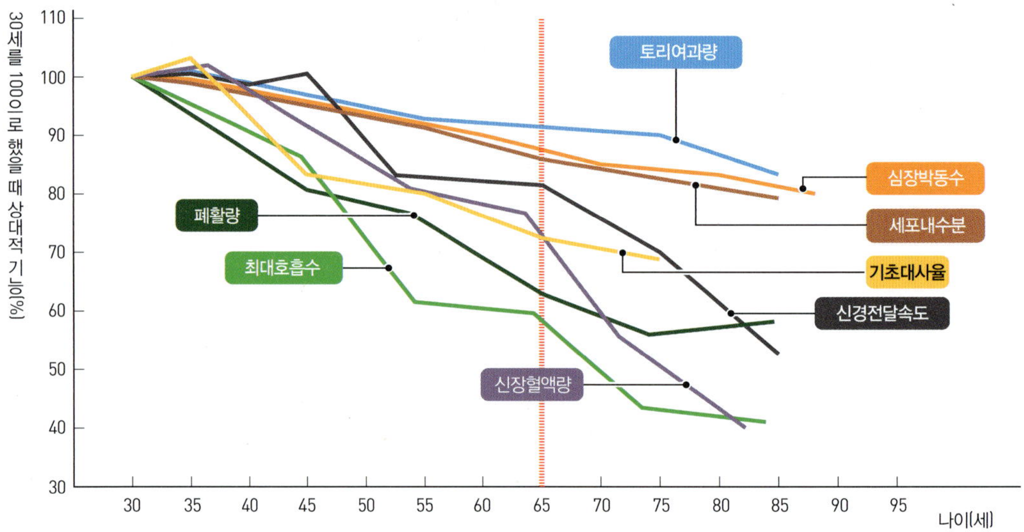

그림 14-21. 노화에 동반되는 다양한 생리기능의 저하

[Shock NW: Age changes in physiological functions in the total animal: The role of tissue loss. Strehler BL, et al (eds): The Biology of Aging: A symposium edition. pp 258-264, The American Institute of Biological Sciences,1960에서 발췌]

중추신경계통

뇌의 신경세포는 태어날 때부터 세포분열능력이 없기 때문에 신경세포의 수는 신생아 시기에 가장 많고, 그 후로 계속해서 줄어든다. 다만 지능은 신경세포 사이의 결합(시냅스)이 증가해서 신경회로가 복잡해짐에 따라 더욱 발달되어 간다. 지적능력의 변화에 한정해서 보면 새로운 것을 기억하는 능력과 새로운 것에 대처하는 능력, 즉 **유동성지능**은 30세 전후를 정점으로 해서 쇠약해져 가는 한편, 지식이나 학습경험에 기반을 둔 **결정성지능**은 개인차는 있지만 거의 동일하게 유지되며 경우에 따라서는 상승하기도 한다(그림 14-22). 이러한 기능이 일상생활에 지장을 줄 정도로 저하되는 것이 치매이다.

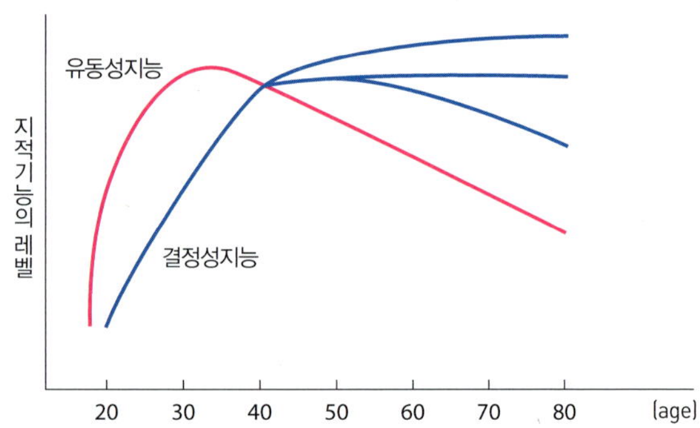

그림 14-22. 노화에 따른 지적 기능의 변화

[카라사와 아키히데: 노인 지력 감소의 임상. p15, 의학서원, 1983]

근육과 뼈

뼈대근육세포도 신경세포와 마찬가지로 분열능력이 없기 때문에 노화와 함께 뼈대근육량이 감소한다. 뼈대근육량은 트레이닝을 통해 각각의 근육세포가 굵어지도록 해서(비대) 유지할 수는 있다. 하지만 운동 선수가 30대 후반

~40대 무렵에 은퇴할 수밖에 없는 가장 큰 원인은 노화로 인해 뼈대근육량이 감소하기 때문이다.
뼈의 노화에 대해서는 이미 앞에서 설명했다(137쪽 참조).

감각

수정체에 의한 원근조절기능이 저하되고 특히 수정체의 곡률이 증가해서 가까운 물체에 초점이 잡히지 않는 현상이 발생한다. 이것을 **노안**(노시)이라고 하며 40대 전후에 자각하게 된다. 또한 노화로 인해 수청체의 단백질이 변성되어 백색으로 탁해지는 시력장애가 나타나기도 하는데, 이를 백내장이라고 한다(154쪽 참조).
청각은 특히 고음역의 청력이 저하되어 노인성난청(노년난청)이 된다.
미각도 저하되기 때문에 옅은 맛을 느끼지 못하게 되어 자극적인 맛을 선호하게 된다.

혈액

조혈능력이 저하된다. 혈색소농도는 정상적인 젊은 사람의 경우에 남성은 14~18 g/dL이고 여성은 12~16 g/dL이다. 70세 정도가 되면 남성은 13.5 g/dL, 여성은 12 g/dL가 되고, 85세 이상은 남성과 여성 모두 12 g/dL로 줄어든다.
백혈구 수는 별로 변화하지 않지만 면역기능이 저하되어 감염증에 많이 노출된다. 그러나 더욱 중요한 것은 NK세포(179-180쪽 참조)의 활성저하가 중년과 고령자에서 암발생률이 늘어나는 원인이 된다는 점이다.

심장·순환계통

건강한 고령자의 안정 시 심장박출량은 젊은 사람과 동일한 정도로 유지되지만 예비력(심장박출량을 증가시키는 능력)의 저하로 인해 운동 시의 최대 심장박출량이 저하되기 때문에 격렬한 운동을 하기가 어려워진다.
또한 동맥이 점점 경화되어 혈관저항이 상승하기 때문에 혈압이 상승한다. 표 8-2 (209쪽 참조)에 각 연령대별 정상인의 최고혈압을 나타냈다. 연령을 고려해서 혈압을 평가하는 것이 중요하다.

호흡

갈비연골의 석회화와 가슴우리 지지조직의 섬유화로 인해 가슴벽의 탄성력이 떨어지고 호흡근력도 저하된다. 이 때문에 폐활량은 70세에는 약 35% 정도 감소한다.

한편 **잔기량**남은공기량/residual volume은 증가하고 폐포의 확장으로 인해 날숨예비용적은 감소한다. 또한 기도상피의 섬모운동도 나빠지기 때문에 폐렴 등의 호흡기감염증에 걸리기 쉬워진다.

비뇨기관

노화로 인해 기능하지 않는 토리가 점점 증가하기 때문에 **사구체여과액**토리거른액/glomerular filtrate이 감소하고 재흡수능력과 농축능력 등 거의 모든 신장기능이 저하된다. 신장혈류량도 저하된다. 신장 자체도 노화로 인해 위축된다. 또한 여성은 **방광조임근**방광괄약근/vesical sphincter의 기능저하로 인해 **요실금**이 잘 나타나고, 남성은 전립샘비대로 인한 **배뇨장애**가 잘 나타난다.

소화·흡수기능

노화의 영향을 많이 받지는 않지만 반사기능의 저하로 인한 **삼킴곤란**, 장관운동기능의 저하로 인한 **변비** 등이 발생하기 쉽다.

또한 Ca^{2+}흡수기능의 저하로 인해 골다공증이 나타나는 경우도 있다.

내분비

노화로 인한 변화 중에 두드러지는 것은 성호르몬의 분비이다. 남성호르몬인 테스토스테론은 70세까지도 20대의 약 70%가 분비된다. 그러나 여성은 **폐경**과 함께 에스트로젠의 분비가 폐경 전의 약 10~30%까지 격감한다. 이 때문에 음성되먹임이 작용하지 않아서 뇌하수체에서 생식샘자극호르몬의 분비가 항진되고 생식샘자극호르몬의 과잉으로 인한 다양한 증상이 출현한다. 이것을 **갱년기장애**라고 한다.

항상성 구조

고령이 되어도 안정 시에는 혈당치나 체액의 pH 등은 잘 유지된다. 그러나 식품섭취에 따라 혈당치가 상승하는 등의 변화가 일어나면 원래 상태로 회복하는 데 오랜 시간이 걸린다. 즉 노화로 인해 체내환경을 안정적으로 유지하는 항상성 기능이 저하된다. 체온조절기능도 저하되기 때문에 고온 환경에서는 열사병에 걸리기가 쉽다.

05 임상과의 관련 사항

• 소아기의 재활

선천적 혹은 후천적으로 질환을 가진 영유아를 포함해서 아이들에게 재활을 제공하는 과정에서 중요한 것은 놀이를 통한 접근이다. 놀이는 아이의 발달에 필수적이며, 치료적 요소를 놀이에 자연스럽게 통합하는 것이 기본이다. 또한 이러한 활동 장소는 병원이나 진료소뿐만 아니라 특수교육학교나 일반학교의 특수교육학급 같은 교육 현장까지 확대되고 있다. 의료인이 학교를 방문해 교사와 협력하면서 학교생활을 하는 아이들의 운동기능과 일상생활 동작을 지원하는 경우가 늘어나고 있다.

• 고령기의 재활

고령화가 진행됨에 따라 의료인이 방문재활서비스나 특수요양시설 등 생활과 밀접한 환경에서 고령자와 함께할 기회가 많아질 것으로 예상된다. 나이가 들면서 어려워지는 여러 가지 일상활동을 겪는 고령자에게는, 의료인이 대상자가 살아가는 환경을 직접 보고 들어서 생활에 밀착된 개입을 하는 것이 중요하다. 새로운 훈련을 도입하기보다는 일상생활에서 활동성을 높이거나 기존 생활을 유지하도록 하는 접근이 우선이다.

또한 턱이나 계단 제거, 복지 용품 도입 등의 환경 조정을 통해 넘어짐을 예방하고 자립적으로 생활을 유지할 수 있도록 하는 것이 고령자의 비활동 상태를 최소화하는 데 효과적이다.

복습 포인트

- 고환에는 (1)세포, (2)세포, (3)세포가 있다.
- (1)세포는 분열해서 정자가 되고 (2)세포는 정자세포의 보호를 위해 기능하며, (3)세포는 주로 테스토스테론을 분비한다.
- (4)은 남성의 요도를 둘러싸듯이 존재하는 밤톨 크기의 조직이며 정자를 보호하는 정액을 분비한다.
- (5)는 골반신경(부교감신경)의 흥분으로 인해 음경해면체가 충혈되어 일어난다.
- (6)은 아랫배신경(교감신경)의 흥분에 의해 일어난다.
- 2종류의 생식샘자극호르몬(FSH와 LH)의 협조작용으로 난포의 발육, 배란, 황체의 형성 등의 (7)주기가 발생한다.
- 난소에서 나오는 여성호르몬의 증감에 따라 자궁에서 증식기, 분비기, 월경기의 (8)주기가 발생한다.
- 난자와 정자는 각각의 모세포가 (9)을 하기 때문에 염색체수가 절반으로 줄어든다.
- 수정란은 세포분열((10))을 반복하면서 자궁관에서 자궁에 도달하고, 배아시기(수정 후 약 1주간)에 자궁속막에 (11)한다.
- (12)에서는 모체혈액과 태아혈액 사이에 물질교환이 이루어지는 동시에 (13)을 분비해서 황체의 기능을 유지한다.
- (12)에서 산소를 받은 태아혈액은 배꼽정맥에서 정맥관을 통해 아래대정맥에 합류하며, 오른심방에서 (14)을 통해 왼심방으로 유입되고 왼심실에서 온몸으로 박출된다.
- 위대정맥에서 나오는 혈액은 오른심실에서 폐동맥으로 박출되며, 폐가 기능을 못하기 때문에 (15)을 통해 대동맥에 합류한다.
- 사춘기 때에 성장이 가속화 되는 것을 (16)이라고 부른다.
- (17)지능은 30세 전후를 정점으로 해서 저하되며, (18)지능은 유지되는 경우가 많다.

정답 | 1. 정자, 2. 세르톨리(Sertoli), 3. 라이디히(Leydig), 4. 전립샘, 5. 발기, 6. 사정, 7. 난소, 8. 월경, 9. 감수분열, 10. 난할, 11. 착상, 12. 태반, 13. 사람융모생식샘자극호르몬, 14. 타원구멍, 15. 동맥관, 16. 성장급증, 17. 유동성, 18. 결정성

제 15 장

운동생리

학/습/목/표

1. 근력과 지구력에 대해 설명할 수 있다.
2. 근육수축의 에너지원에 대해 설명할 수 있다.
3. 운동에 따른 신체의 변화에 대해 설명할 수 있다.
4. 근력을 위한 트레이닝과 노화의 영향에 대해 설명할 수 있다.

신체운동은 걷기와 같이 일상생활에 필수적인 가벼운 것부터 격렬한 스포츠에 이르기까지 다양한 단계가 있다. 어느 경우든 뼈대근육의 수축과 이를 지원하는 전신기능의 변화가 발생한다.

뼈대근육의 수축은 중추신경계의 지시에 의해 운동신경을 통해 발생한다. 따라서 중추신경계, 운동신경, **신경근육접합부** neuromuscular junction 의 어느 곳이라도 손상이 발생하면 운동기능에 장애를 초래한다. 예를 들어 소뇌나 바닥핵의 장애로 인해 협조운동의 장애나 근육긴장의 증가가 발생할 수 있으며, 신경근육접합부의 장애로 인해 근력이 저하될 수 있다. 또한 관절의 가동범위(유연성)도 신체운동에 영향을 미친다.

이처럼 운동에는 다양한 요소가 관련되지만, 여기서는 주로 뼈대근육 및 운동 시 나타나는 전신적인 반응에 대해 설명한다.

01 근력과 지구력

근력

근육이 발휘하는 힘을 **근력(근장력** muscle strength**)**이라 한다. 근력은 근육의 단면적에 비례하며, 인간의 최대발생장력은 2.5~3.5 kg/cm^2 정도이다. 근육의 일률은 근력과 속도로 결정되며, 이를 **근피워** muscle power 라고 한다(근파워 = 근력 × 속도).

근력의 검사

대략적인 근력은 도수근력검사로 평가한다. 예를 들어 악력은 피검사자에게 검사자의 손을 세게 쥐도록 한다. **어깨세모근** 삼각근/deltoid muscle 은 양팔을 수평으로 들도록 하고 검사자가 양팔을 누르는 힘에 저항하도록 한다(그림 15-1A). 위팔의 굽힘근(**위팔두갈래근** 상완이두근/biceps brachii muscle)은 팔을 가볍게 굽히도록 하고 검사자가 팔을 잡아당기는 힘에 저항하도록 한다(그림 15-1B). 이러한 검사법은 근육에 따라 실시하는 방법이 다르다.

지구력

최대한의 근육수축을 어느 정도까지 지속할 수 있는지가 근육의 지구력이다.

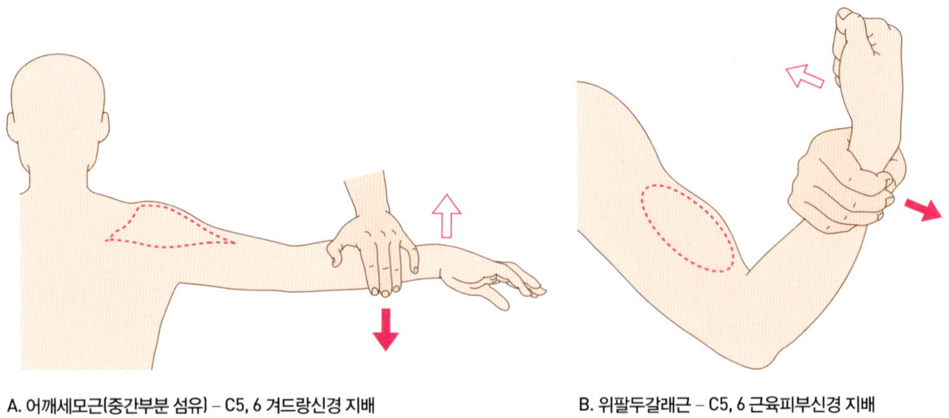

그림 15-1. 근력의 평가(도수근력 검사)
➡ 검사자가 힘을 가하는 방향, ⇨ 피검사자가 움직이려고 하는 방향

근육의 지구력은 근육 안에 저장되어 있는 글리코겐의 양에 따라 좌우된다. 글리코겐은 주로 탄수화물에서 생산되기 때문에 고탄수화물 식사는 지구력을 높이는 데 도움이 된다.

다만 마라톤과 같이 장시간 온몸을 사용해야 하는 운동의 경우에는 호흡기능, 순환기능, 그리고 산소운반능력(적혈구수와 혈색소농도) 등과 같은 지원 시스템도 지구력에 큰 영향을 미친다.

근육 피로의 원인으로는 ATP(산소, 영양소)의 부족, ATP 소비에 따른 세포내 인산 농도의 상승, 젖산 소모로 인한 세포내 pH의 저하 등이 있다.

02 근육수축의 에너지원

근육수축의 에너지원으로 직접 이용되는 것은 ATP이다. 근육세포는 ATP를 소량만 저장할 수 있기 때문에 최대운동의 경우 세포 안에 있던 ATP는 운동 시작 후 2~3초 만에 소비되어 버린다. 그렇지만 근육세포에서 ATP가 계속해서 생산되기 때문에 장시간에 걸쳐 운동을 계속할 수가 있게 된다. 근육세포가 ATP를 생산하는 과정은 다음의 3가지이다(그림 15-2).

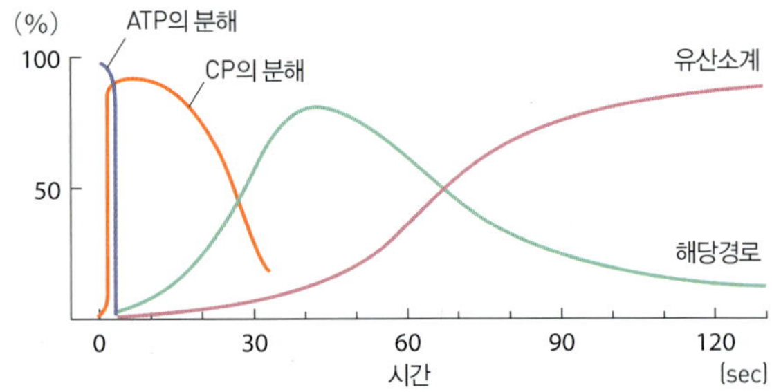

그림 15-2. 가벼운 운동 시 근육의 에너지 공급원
[Keul J, et al, 1969]

크레아틴인산계

크레아틴인산 creatine phosphate; CP 은 ATP와 마찬가지로 고에너지인산결합을 가진 물질이며 크레아틴인산의 분해로 얻을 수 있는 에너지를 이용해서 ATP가 생산된다.

$$\text{ADP} + \text{크레아틴인산} \Leftrightarrow \text{ATP} + \text{크레아틴}$$

이 과정은 운동시작 직후부터 작동하며, ATP 공급 속도는 약 4 mol/min으로 3가지 과정 중에서 가장 빠르다. 근육 안에 있는 크레아틴인산의 양은 ATP의 약 5배이며 최대운동을 10초 정도 계속할 수 있는 양이다.

100 m 달리기나 점프 등과 같이 단시간에 이루어지는 운동에는 주로 이 과정이 사용된다.

글리코겐-젖산계

근육 안에 있는 글리코겐을 무산소적으로 분해해서 ATP를 생산하는 계열(해당계)이다. 이러한 대사는 세포질 내부에서 이루어지며 파이루브산을 통해 최종적으로 젖산이 생산된다. ATP 제공 속도는 빠르지만(약 2 mol/분) 제공량은 적다(최대운동을 수십 초 지속할 수 있는 양).

400 m 달리기나 테니스 등에서 주로 이 과정이 사용된다.

유산소계

산소가 있으면 파이루브산은 미토콘드리아에 들어가 유산소계 TCA회로(시트르산회로, 전자전달계)에서 대사된다. 지방산도 미토콘드리아로 들어가 유산소계에서 대사된다. ATP 제공 속도는 약 1 mol/분으로 느리지만, ATP의 제공량은 해당계보다 훨씬 더 많다. 산소와 영양소의 공급이 계속되는 한 지속적으로 ATP를 공급할 수 있다.

산소부채

운동시작 직후에는 바로 호흡이 촉진되지 않았기 때문에 신체 내부에서는 그 사이에 근육에서 소비되는 산소가 부족해진다. 이것을 **산소결핍** oxygen deficit 이라고 한다. 산소결핍은 운동종료 후에 반환되는데, 이를 **산소부채** oxygen debt 라고 한다. 운동종료 후에 산소소비가 감소되었음에도 불구하고 호흡의 촉진 상태가 계속 이어지는 것은 이 때문이다(그림 15-3).

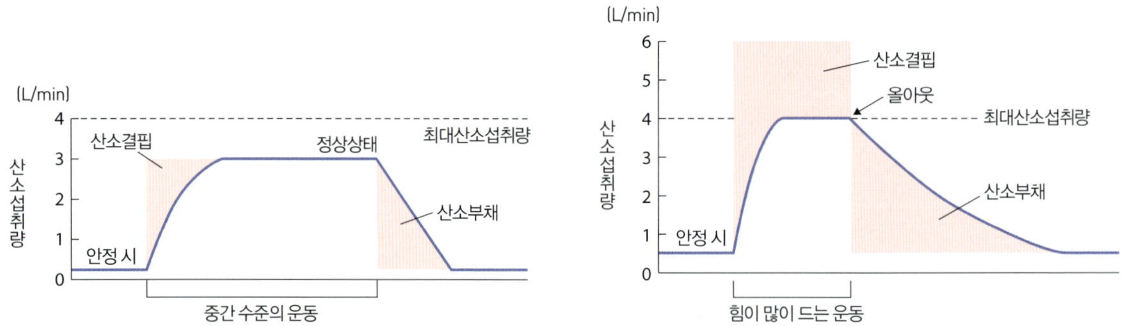

그림 15-3. 산소결핍과 산소부채(올아웃: 운동 중에 피로해서 더 이상 운동을 계속할 수 없게 된 상태)

운동강도와 산소섭취량

운동강도를 서서히 증가시키는 점진적인 운동부하를 시행하면 산소섭취량은 운동강도와 함께 직선적으로 증가하지만 어느 시점에서 **최대산소섭취량**에 도달하면 더 이상 증가하지 않게 된다. 최대산소섭취량은 유산소운동의 능력(지구력)의 지표가 되며 단위는 mLO_2/분/kg을 많이 이용한다.

또한 점진적인 운동부하를 하면서 환기량이나 혈중젖산농도를 측정해보면 운동강도와 함께 직선적으로 증가하지만 어느 시점에서 급격하게 증가하기 시작해서 직선 기울기가 변한다. 이 기울기가 변하는 점을 **무산소문턱값** anaerobic threshold; AT (혐기대사문턱값)이라고 한다. AT는 운동강도가 증가함에 따라 유산소계의 ATP공급이 부족해지고 무산소계의 ATP공급비율이 증가하는 시점이다. AT는 환기량을 지표로 삼아 측정한 경우를 **환기문턱값** ventilatory threshold; VT, 혈중젖산농도를 지표로 삼아 측정한 경우를 **젖산문턱값** lactate threshold; LT 이라고 한다. 트레이닝을 하지 않는 정상적인 성인의 최대산소섭취량은 50~60% 정도이다(그림 15-4). 여기에 운동강도가 더욱 증가해서 최대산소섭취량의 80% 정도가 되면 젖산농도는 더 급격하게 상승한다.

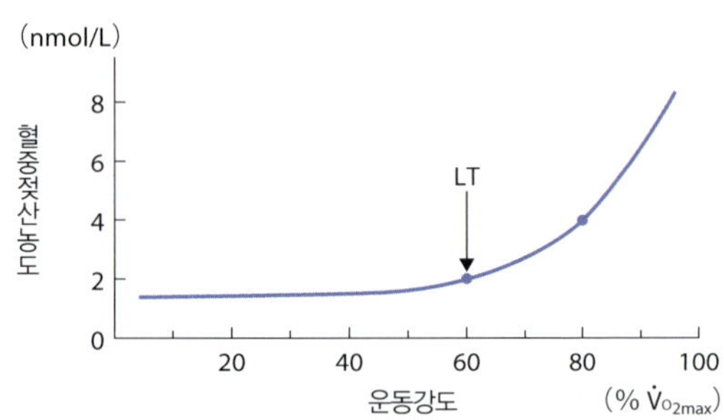

그림 15-4. 점증운동에 따른 혈중젖산농도의 변화

03 운동으로 인한 신체의 변화

운동 중에는 근육활동을 지원하기 위해 신체기능이 크게 변화한다.

순환기

운동중에는 심장기능이 항진되어서 보다 많은 산소와 영양을 뼈대근육에 공급할 수 있게 된다. 이러한 심장기능항진은 주로 교감신경활동의 증가로 인한 것이며 운동 중의 근육펌프작용과 호흡촉진으로 발생하는 정맥환류의 증가 등도 영향을 미친다.

격렬한 운동 중의 심장박출량은 안정 시의 4배 이상(23 L/min 정도)까지 증가한다. 심장박출량의 증가로 인해 평균혈압도 상승한다.

운동 중의 각 장기 혈류량의 변화

운동 중에 활동이 활발하게 일어나는 장기에서는 대사산물이 증가해서 혈관이 확장되기 때문에 혈류량이 증가한다(그림 15-5). 특히 움직이고 있는 뼈대근육에서는 산소소비가 늘어남에 따라 혈류가 증가해서(그림 15-5, 6) 안정 시에 비해 최대 25배까지 증가한다.

운동으로 인해 심장의 작업량이 증가하기 때문에 심장동맥의 혈류량도 대사활동으로 인해 증가한다.

어느 정도 운동을 하면 피부의 혈류량도 증가한다. 이는 운동으로 인해 열발생이 많아졌기 때문에 체온조절기구가 작동해서 피부혈관을 확장시키고

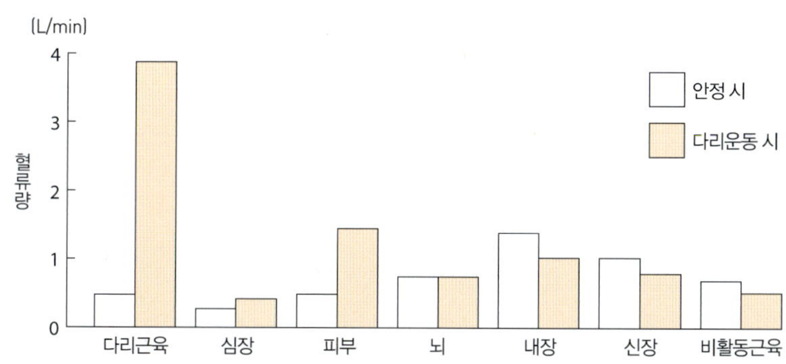

그림 15-5. 가벼운 다리운동에 의한 장기 혈류의 변화
[Wade OL, Bishop JM: Cardiac output and regional blood flow. F.A. Davis, 1962에서 인용 수정]

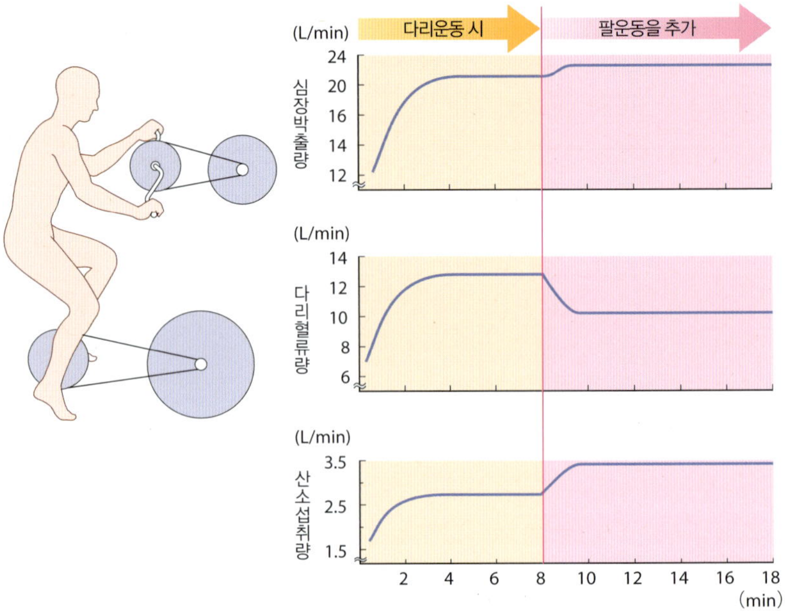

그림 15-6. 운동에 의한 심장박출량, 다리의 혈류량, 산소섭취량의 변화
[Rowell LB: Human Circulation Regulation during Physical Stress. p245, Oxford University Press, 1966으로부터 허락을 얻어 기재]

열발산을 촉진하기 때문이다.

이에 비해 복부내장(위장관, 간, 신장, 비장 등)에서는 운동으로 인한 교감신경활동의 증가로 인해 혈관이 수축하고 혈류량은 감소한다. 예를 들어 간의 혈류량은 격심한 운동을 하게 되면 안정적으로 누워있는 상태의 약 50%까지 감소한다. 운동 중에는 신장혈류량이 감소하기 때문에 사구체여과액이 감소해서 소변량이 줄어든다.

한편 뇌의 혈류량은 운동 중에도 일정하게 유지된다.

운동강도와 심장기능

점진적인 운동부하를 수행하면 일회박출량은 운동강도가 약할 때에는 강도에 비례해서 증가하지만, 최대산소섭취량의 약 40% 정도의 운동강도에 도달하면 그 후에는 자극강도를 아무리 올려도 더 이상 증가하지 않고 동일하게 지속된다. 한편 심박수는 운동강도가 최대부하에 이르기까지 운동강도와 함께 거의 직선적으로 증가한다. 최대부하 시의 심박수를 **최대심박수**라고 한다. 실제로 최대부하를 수행하는 것은 어렵기 때문에,

최대심박수(박/분) = 220 – 연령(세)

와 같은 계산식으로 추정하는 경우가 많다.

점진적인 운동부하에서는 우선 일회박출량이 증가하기 시작하고 조금 늦게 심박수가 증가하기 시작한다. 이 때문에 심장박출량은 운동강도와 함께 직선적으로 증가한다.

운동의 종류와 혈압반응

운동을 하면 평균혈압은 상승하지만 동적운동과 정적운동에 따라 반응의 정도와 이완기혈압 변화에서 차이가 있다.

걷기나 달리기와 같은 **동적운동**에서는 활동근육의 대사로 인한 근혈관확장이나 체온조절로 일어나는 피부혈관확장 등으로 인해 온몸의 혈관저항(**총말초저항** 전체말초저항/total peripheral resistance)이 저하된다. 이 때문에 심장박출량이 증가하고 최고혈압은 상승하지만 최저혈압은 잘 상승하지 않는다. 근육의 수축과 이완을 리드미컬하게 반복하는 운동에서는 근육펌프(그림 8-28, 224쪽 참조) 및 호흡의 증가로 인해 정맥환류가 늘고 혈액순환이 촉진된다(그림 15-7).

바벨 들기와 같은 **정적운동**에서는 수축근으로 인해 혈관이 압박을 받아 혈류가 감소하기 때문에 잘 피로해지고 혈압은 최고혈압과 최저혈압 모두 현저하게 상승한다. 이 때문에 심장의 부담이 커진다.

호흡기관

산소호흡량은 안정을 취하고 있는 젊은 남성의 경우 250 mL/분이며 최대운동 시에는 약 20배까지 증가한다. 이에 따라 호흡이 촉진되고 호흡수 및 일회호흡량의 증가로 인해 환기량이 올라간다. 또한 아주 힘든 운동을 하지 않는 한 **동맥혈산소포화도**(Sa_{O_2})는 저하되지 않는다.

호흡촉진의 메커니즘은 대뇌겉질에서의 운동명령과 관절의 운동에 관한 정보가 호흡중추를 흥분시키기 때문인 것으로 알려져 있다.

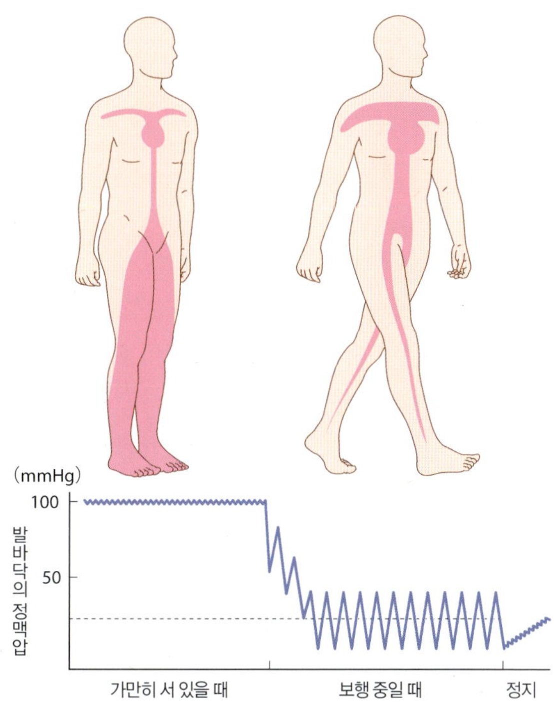

그림 15-7. 가만히 서 있을 때와 보행 중일 때의 혈류의 변화

[Rowell LB : Human Circulation Regulation during Physical Stress. p 386, Oxford University Press, 1986으로부터 허락을 얻어 기재]

피부

운동으로 인해 열발생이 증가하게 되면 발한을 통해 열발산이 증가한다. 이 때문에 장시간 운동을 하는 경우에는 수분보충이 필요하다.

04 트레이닝의 효과

근육의 변화

성인의 근육량은 체중의 약 35~40% 정도이다. 트레이닝을 하면 근육이 비대해지고 근장력이 증가한다. 이 효과는 부하를 걸어서 실시하는 **저항트레이닝**(덤벨을 들어 올리는 등)에서 두드러진다. 무부하에서 시행하는 트레이닝(댄스나 장거리 달리기)은 심폐기능은 향상되지만 근육의 비대화는 거의 일어나지 않는다(그림 15-8).

근육의 비대화는 각각의 근육섬유가 비대해지는 것이며 근육섬유의 수는 원칙적으로 증가하지 않는다. 비대해진 근육섬유에서는 **근육원섬유**와 **미토콘드리아**가 증가하고 글리코겐의 양도 증가한다. 또한 유산소운동은 뼈대근육 모세혈관의 수(밀도)를 증가시키기 때문에 운동할 때 더 많은 혈액이 제공된다.

신체의 변화

트레이닝은 신체 전반에 걸쳐 다양한 변화를 불러일으킨다.

뼈대근육이 붙어있는 근육에는 만성적인 장력이 일어나기 때문에 뼈세포가 자극을 받아 뼈생성이 항진되고 뼈밀도가 증가한다. 즉 운동은 골다공증의 예방효과가 있다. 또한 관절의 가동영역도 증가한다.

골격근질량이 증가함에 따라 기초대사율이 증가하고, 체지방이 소비되어 감소하는 한편, 혈액 속의 중성지방과 HDL콜레스테롤도 감소하여 동맥경화 예방에 도움이 된다. 또한 포도당 이용과 인슐린 감수성이 증가하여 당뇨병 예방에도 효과가 있다.

특히 유산소운동은 심폐기능에 큰 영향을 미친다. 심장에서는 1회 박출량이 증가하고 이에 따라 심박수가

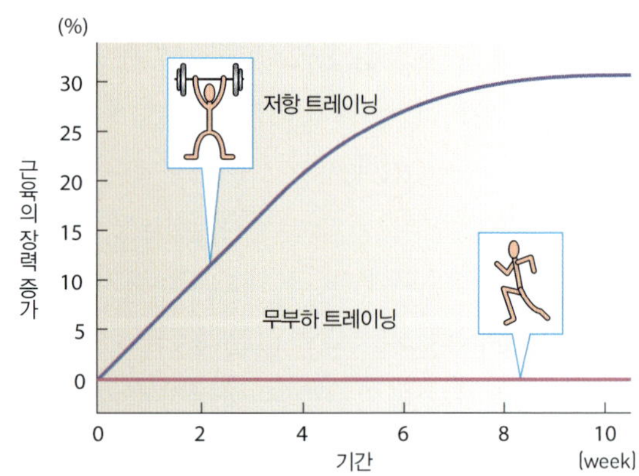

그림 15-8. 트레이닝에 의한 부하의 효과

NOTE 1 도핑(Doping)

스포츠 선수가 좋은 성과를 얻기 위해 금지된 방법을 사용하여 운동능력이나 근력을 높이거나, 이러한 행위를 숨기는 것을 도핑이라고 한다. 합성대사스테로이드, 흥분제, 진통제 등의 약물이 주로 사용된다. 합성대사스테로이드는 주로 테스토스테론과 그 유사 물질로, 근육량을 증가시키기 위해 사용된다. 부작용으로 남성은 고환위축과 정자감소가 나타나고, 여성은 남성화가 일어날 수 있다. 도핑으로 약물을 상습적으로 사용할 경우, 간 기능이나 신장 기능의 장애, 심장질환 등의 위험이 높아진다.

감소한다. 최대심장박출량도 증가한다. 장기적으로 강도 높은 훈련을 하면 심장비대가 발생할 수 있다. 이러한 심장비대는 병적인 것이 아니라 '스포츠 심장'이라고 불린다. 호흡기능도 향상되어 폐활량과 최대산소섭취량도 증가한다. 또한 수축기 및 이완기 혈압을 낮추는 효과도 있어 고혈압의 개선과 예방에도 효과가 있다.

근력의 성별차이

남성호르몬인 **테스토스테론**에는 단백질동화작용에 의한 근육비대효과가 있다. 이 때문에 근력은 남성이 여성보다 더 크다(NOTE 1).

여성의 다리 근력은 남성의 70~80%, 팔은 남성의 50%정도이다. 전체적으로 여성의 최대근력은 남성의 약 63.5% 정도로 추산된다.

05 노화에 따른 변화

근력은 유아기에서 사춘기에 걸쳐 급격하게 증가하며 20~30대에 정점에 이른다. 그 후에는 차츰 근력이 저하되어 70세가 되면 최고점의 30%가 줄어들고 80세가 되면 40%가 줄어든다(그림 15-9). 노화로 인한 근위축과 근육섬유 수의 감소는 근력저하의 원인이 된다. 근육의 위축은 속근에서 두드러지며, 노화 그 자체로 인한 영향과 노화로 인한 활동성 저하의 영향이 함께 작용하는 것으로 생각된다(NOTE 2).

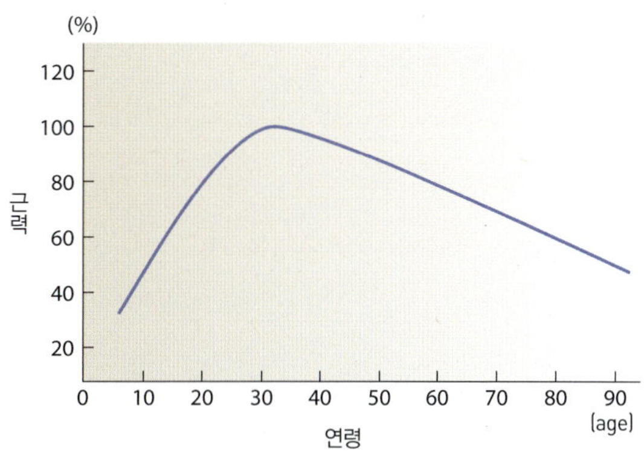

그림 15-9. 노화에 따른 근력의 변화

[McArdle WD, et al: Essentials of Exercise Physiology, 2nd ed. Lippincott Williams & Wilkins, 2000]

NOTE 2 사코페니아와 노쇠

사코페니아(근감소증, sarcopenia)는 뼈대근육량과 근력이 저하된 상태를 의미하며, 그리스어 sarx (뼈대근)와 penia (감소)에서 유래한 조어이다. 서구와 아시아의 워킹그룹(EWGSOP와 AWGS)에 의한 진단기준은 ① 뼈대근육량저하, ② 근력저하, ③ 신체기능저하의 3개 항목을 평가해서 ①에 더해 ②나 ③이 있으면 사코페니아로 진단한다. 뼈대근육량은 뼈대근육량지수[팔다리의 근육량/신장^2 (kg/m^2)], 근력은 악력, 신체기능은 보행속도를 평가하는 경우가 많다.

노쇠(frailty)는 노화에 따른 신체예비력이 저하된 상태(간호가 필요한 전단계)이며, 영어 frailty를 번역한 것이다. Fried 등은 ① 체중감소, ② 주관적 피로감, ③ 일상생활 활동량의 감소, ④ 신체능력(보행속도)의 저하, ⑤ 근력(악력)의 저하의 5가지 항목 중에서 3개 이상 해당하면 노쇠, 1개나 2개에 해당하면 노쇠 전단계로 정의한다.
이처럼 사코페니아와 노쇠의 평가기준은 일부 중첩되어 있으며 깊게 관련되어 있다. 사코페니아와 노쇠의 예방과 치료를 위해서는 영양(특히 단백질)과 운동이 중요하다.

운동신경세포

척수의 α운동신경세포와 운동단위의 수도 노화로 인해 감소된다. 특히 대형 α운동신경세포가 줄어드는 경향이 있다. 또한 운동단위는 큰 장력을 발생하는 FF형 fast-twitch fatigable type 의 최대장력이 저하되기 쉽다(제5장 NOTE 3, 127쪽 참조). 즉 노화로 인해 순간적으로 큰 힘을 내는 것이 어려워지게 된다.

지구력

지구력도 노화로 인해 저하된다. 이는 근육의 지구력 저하와 함께 심폐기능의 예비력 저하가 크게 영향을 미친다. 남자의 연령별 마라톤 세계기록을 보면 20~ 30대에는 2시간을 약간 넘는 정도이지만 50세에는 2시간 19분 29초, 71세에서는 2시간 54분 19초, 80세에서는 3시간 15분 54초이다(세계 마스터즈 육상기록, 2023년 1월).

06 임상과의 관련 사항

• 운동에 따른 자율신경계의 변화

운동으로 인해 심박수, 혈압, 호흡수 등이 변화하는 것은 많은 사람들이 실감하고 있는 사실이다. 이러한 반응은 운동 시 자율신경이 순환계통과 호흡계통 등의 기능을 조절하는 생리학적 메커니즘에 의해 발생한다. 예를 들어 운동 중 혈압이 상승하는 이유는 심장을 지배하는 교감신경 활동의 증가와 부교감신경 활동의 억제를 통해 심박수가 증가하기 때문이다.

재활에서는 훈련 전과 훈련 중에 맥박수, 수축기 혈압, 이완기 혈압이 일정 수치 이상으로 상승할 경우 훈련을 중단하도록 정해진 재활시행기준이 마련되어 있으며, 이러한 기준치를 파악한 후 대상자에게 재활을 수행해야 한다. 일반적으로 심장질환이나 호흡기질환을 가진 환자, 뇌혈관질환 환자의 급성기에는 운동 전후에 질환에 따른 순환계통 및 호흡계통의 변동이 일어나기 쉬우므로 특히 주의하여 훈련을 진행해야 한다. 동시에 재활 전후 혈압, 맥박, 호흡수의 변동을 기록하고 다른 의료 종사자와 공유하는 것도 중요하다.

이러한 질환을 가진 환자가 재활을 지속적으로 수행함으로써 특정 운동강도에 대해 혈압, 맥박, 호흡수의 변동이 줄어드는 모습을 객관적으로 파악할 수 있으면 재활의 효과가 있다고 말할 수 있을 것이다.

복습 포인트

- 근육의 장력은 근육의 (1)에 비례한다.
- 근육세포에서 ATP는 (2), (3), (4)의 3가지 계열에서 공급된다.
- 혈류는 운동을 통해 (5)과 (6)에서 증가하며 (7)에서 감소한다.
- (8)의 혈류는 운동으로 인한 변화가 거의 일어나지 않는다.
- 심박수(심장박출량)는 (9)에 비례해서 직선적으로 증가하지만 (10)의 약 40%에 도달하면 변동이 없어진다.
- 평균혈압은 운동을 하면 상승하지만 (11)에 비해 (12)은 잘 상승하지 않는다(동적운동을 할 때).
- 운동으로 산소섭취량이 증가하고 (13)도 증가한다.
- 트레이닝에 의해 심장의 (14)은 증가하고 (15)는 감소한다.
- 트레이닝의 호흡기능 효과로는 (16)과 (10)의 증가를 들 수 있다.
- 고령자는 (17) 및 (18)의 수가 감소하고 지근보다 속근 쪽이 더 빨리 감소한다.

정답 | 1. 단면적, 2. 크레아틴인산계, 3. 글리코겐계, 4. 유산소계, 5. 뼈대근육, 6. 심장, 7. 복부내장, 8. 뇌, 9. 운동강도, 10. 최대산소섭취량, 11. 최고혈압, 12. 최저혈압, 13. 환기량, 14. 일회박출량, 15. 심박수, 16. 폐활량, 17. 운동단위, 18. 근육섬유

연습문제

문제
1

체온에 대한 설명 중 맞는 것을 두 개 고르시오.

1. 겨드랑이온도는 직장온도보다 높다.
2. 체온조절중추는 시상하부에 있다.
3. 일반적으로 남성은 여성보다 피부온도가 낮다.
4. 인간의 체표온도를 중심체온이라고도 한다.
5. 체온이 낮을 경우 근육을 수축시켜 열을 발생시킨다.

해설 신체 심부의 온도를 중심체온, 신체 표면의 온도를 피부체온(피부온도)이라고 한다. 중심체온의 대표격은 직장온도이지만, 온도가 다소 낮은 겨드랑이온도, 구강온도, 고막온도도 심부체온으로 간주되며, 직장온도 > 구강온도 > 겨드랑이온도 순이다. 안정 시 열생산은 뼈대근육의 역할이 크기 때문에 남성의 체온이 더 높다. 외부온도나 체온이 낮아지면 뼈대근육의 리드미컬한 수축이 비자발적으로 일어나 열생산이 증가한다. 이 반응이 떨림이며, 시상하부에 있는 체온조절중추에 의한 반사적 체온조절 메커니즘의 하나이다.

정답 2, 5

문제
2

체온에 대한 설명 중 맞는 것은?

1. 갑상샘호르몬은 열생산을 감소시킨다.
2. 말초혈관수축으로 열발산이 감소한다.
3. 체온조절중추는 소뇌에 있다.
4. 음식섭취에 의해 체온이 저하된다.
5. 야간 수면 시 체온이 상승한다.

해설
× 1. 갑상샘호르몬이나 아드레날린은 열생산을 증가시킨다.
○ 2. 피부혈관이 수축하여 피부의 혈류가 감소하면 체표에서의 열발산이 줄어든다.
× 3. 체온조절중추는 시상하부에 있다.
× 4. 음식섭취 후 열생산이 증가한다. 이를 특이동적작용(식사유발열생산)이라고 한다.
× 5. 야간 수면 시에는 대사가 저하되고 체온도 낮아진다.

정답 2

문제 3

핵산에 대한 설명 중 틀린 것은?

1. RNA에는 티민이 포함된다.
2. RNA는 단일사슬의 폴리뉴클레오티드로 구성된다.
3. 코돈은 3개의 염기로 구성된다.
4. DNA에는 시토신이 포함된다.
5. DNA는 2개의 사슬로 이루어진 폴리뉴클레오티드로 구성된다.

해설 DNA와 RNA 모두 염기와 인산, 당으로 구성된 뉴클레오타이드가 사슬처럼 연결된 폴리뉴클레오티드이다. DNA의 사슬은 매우 긴 2개의 사슬로 나선형을 이루고 있다(이중나선구조). 반면 RNA는 짧은 단일사슬이다. 뉴클레오타이드를 구성하는 염기는 모두 4종류가 있지만, DNA와 RNA에 공통으로 있는 염기는 아데닌, 구아닌, 시토신의 3종이며, 나머지 염기는 DNA는 티민, RNA는 유라실이다. 단백질은 DNA의 지시에 따라 아미노산이 연결되어 합성된다. 1개의 아미노산은 3개의 염기로 코드화되어 있으며, 이를 코돈(암호)이라고 한다.

정답 1

문제 4

세포내소기관의 기능에 대한 설명 중 맞는 것은?

1. 중심소체는 전사를 시작한다.
2. 리소좀은 ATP를 합성한다.
3. 과립세포질그물에서 단백질이 합성된다.
4. 골지기관에서 세포내물질을 분해한다.
5. 미토콘드리아는 세포분열에서 염색체의 분리를 담당한다.

해설

× 1. 중심소체는 세포분열 시 세포의 양극으로 이동하여 염색체를 양극으로 끌어당긴다.
× 2. 리소좀은 필요 없어지는 세포구성요소를 분해한다.
○ 3. 과립세포질그물에 부착된 리보소체에서 유전정보에 따라 단백질이 합성된다.
× 4. 골지기관는 과립세포질그물에서 합성된 단백질에 당을 추가하여 세포 표면으로 운반할 수 있도록 한다.
× 5. 미토콘드리아는 세포의 에너지원이 되는 ATP의 대부분을 효율적으로 생성한다.

정답 3

문제 **5**

세포막전위에 대한 설명 중 틀린 것은?

1. 정지막전위는 음의 값이다.
2. 활동전위는 전부 아니면 무의 법칙에 따른다.
3. 활동전위의 발화 직후에는 불응기가 존재한다.
4. 탈분극에서 극성이 양인 부분을 오버슈트라고 한다.
5. 칼륨이온은 탈분극 시 세포외부에서 세포내부로 이동한다.

해설

○ 1. 정지전위는 신경세포에서 -60 mV, 뼈대근육세포에서 -90 mV 정도이다.

○ 2. 활동전위의 크기는 일정하며, 발생하거나 발생하지 않거나 둘 중 하나이다. 이를 전부 아니면 무의 법칙(all or none law)이라고 한다.

○ 3. 활동전위가 발생한 직후에는 세포가 흥분성을 잃고, 어떤 강한 자극을 가하더라도 활동전위를 발생하지 않는다. 이 시기를 절대불응기라고 하며, 그에 이어 강한 자극에만 반응하는 상대불응기가 나타난다.

○ 4. 오버슈트는 막전위가 상승하여 일시적으로 세포내부가 세포 외부에 대해 플러스가 되는 것을 말한다.

× 5. 탈분극에 의해 세포내부로 흐르는 것은 나트륨이온이다.

정답 5

문제 **6**

하나의 신경섬유를 전기자극했을 때의 흥분전도에 대해 맞는 것을 두 개 고르시오.

1. 흥분은 한 방향으로 전파된다.
2. 흥분은 감쇠하지 않고 전파된다.
3. 흥분은 두꺼운 섬유일수록 빠르게 전파된다.
4. 흥분은 나란히 있는 다른 섬유에 전파된다.
5. 말이집신경섬유에서는 흥분이 말이집에 전파된다.

해설

× 1. 축삭의 중간을 자극한 경우, 흥분은 양방향으로 전달된다(양측성 전도).

○ 2. 감쇠하지 않고 전도되는 것을 불감쇠전도라고 한다.

○ 3. 신경섬유가 두꺼울수록 전도속도가 빠르다.

× 4. 하나의 신경섬유가 흥분해도 나란히 있는 다른 섬유를 흥분시키지 않는다(절연성 전도).

× 5. 말이집(미엘린초)은 절연성이 높기 때문에, 흥분은 말이집이 없는 부분(Ranvier의 절연환)을 점프하듯이 전파된다(도약 · 전도).

정답 2, 3

문제 7

부교감신경의 작용으로 억제되는 것은?

1. 췌장액 분비
2. 기관지 민무늬근 수축
3. 방실 전도속도
4. 직장 민무늬근 수축
5. 글리코겐 합성

해설 부교감신경은 심혈관계를 억제하고 소화기계를 촉진하여 에너지를 축적하는 역할을 한다.

× 1. 췌장액 분비를 촉진한다.
× 2. 기관지의 민무늬근을 수축시킨다.
○ 3. 굴심방결절(페이스메이커) 및 방실 전도속도를 억제하여 심박수를 낮춘다.
× 4. 직장 민무늬근을 수축시켜 배변을 일으킨다.
× 5. 간에서 글리코겐 합성을 촉진한다.

정답 3

문제 8

깊은힘줄반사에 대한 설명 중 틀린 것은?

1. 근육방추섬유가 수용체가 된다.
2. 감각입력은 Ia섬유를 통해 이루어진다.
3. 운동출력은 α운동신경세포를 통해 이루어진다.
4. 렌쇼(Renshaw)세포는 α운동신경세포로부터 입력을 받는다.
5. γ운동신경세포의 흥분에 의해 깊은힘줄반사는 감소한다.

해설 깊은힘줄반사는 뻗침반사이다. 생리학에서는 뻗침반사라고 하지만 임상에서는 깊은힘줄반사라고 하는 경우가 많다.

○ 1~3: 뻗침반사의 반사아치는 근육방추(방추섬유) → Ia들신경섬유 → 척수 → α운동신경세포 → 동일 근육이다.
○ 4. 렌쇼세포는 α운동신경세포의 축삭 곁가지로부터 입력을 받는다.
× 5. γ운동신경세포의 흥분은 방추섬유의 양 끝을 수축시켜 중앙부를 늘리기 때문에, Ia들신경섬유가 흥분하여 뻗침반사가 유도된다.

정답 5

문제
9

주된 기능의 조합 중에서 맞는 것을 2개 고르시오.

1. 바닥핵 – 심부감각중계핵
2. 소뇌 – 근육긴장 조절
3. 해마 – 자세조절
4. 망상체 – 각성수준
5. 모이랑 – 시각중추

해설
× 1. 바닥핵은 운동 프로그램 작성에 관여하며, 심부감각의 중계는 시상이 중요하다.
○ 2. 소뇌는 신체의 평형유지, 자세조절, 근육긴장조절, 운동협조, 운동학습에 중요하다.
× 3. 해마는 서술기억에 중요한 역할을 하며, 자세조절에는 소뇌와 중뇌가 중요하다.
○ 4. 망상체는 시상을 통해 대뇌겉질의 넓은 영역으로 정보를 보내고, 각성수준(의식수준)의 유지에 관여한다.
× 5. 모이랑은 언어와 인지기능에 관여하며, 손상 시 쓰거나 암산을 할 수 없게 되고, 손가락 실인, 좌우 실인 등의 증상이 나타난다(겔스만(Gerstmann)증후군). 시각중추는 뒤통수엽에 있다.

정답 2, 4

문제
10

맞는 것을 고르시오.

1. 미각은 몸감각이다.
2. 척수시상로는 심부감각을 전도한다.
3. 일차몸감각영역은 중심뒤이랑에 있다.
4. 일차몸감각영역에서는 발보다 손의 재현영역이 좁다.
5. 팔다리 절단 후 일차몸감각영역의 신체부위 기능영역은 변하지 않는다.

해설
× 1. 미각, 후각, 청각, 평형감각, 시각은 특수감각이다. 몸감각은 피부와 심부조직(근육, 관절 등)의 감각이다.
× 2. 척수시상로는 온도감각, 통각, 대략적인 촉각과 압각의 전달경로이다. 심부감각의 척수전달경로는 뒤섬유단이다.
○ 3. 일차몸감각영역은 이마엽의 중심뒤이랑에 있으며, 몸영역국소화가 있다.
× 4. 일차몸감각영역에서는 손과 얼굴의 재현영역이 넓다.
× 5. 팔다리 절단 후에는 일차몸감각영역의 절단된 팔다리 부위에 해당하는 영역이 축소되고, 그 주변영역이 확대되는 것으로 알려져 있다.

정답 3

문제
11

건강한 사람의 안정각성 시 뇌파에 대한 설명 중 맞는 것은?

1. 진폭은 α파보다 β파가 더 크다.
2. α파는 정신활동에 의해 증가한다.
3. 성인형이 되는 것은 6세 무렵이다.
4. 눈을 뜨면 β파가 억제된다.
5. 성인에게는 δ파가 출현하지 않는다.

해설 뇌파는 주파수가 높을수록 진폭이 작다. α파는 안정상태에서 눈을 감고 휴식을 취하고 있을 때 출현하며 눈을 뜨면 억제된다. 정신활동 시에는 β파가 증가한다. 뇌파가 성인형이 되는 시기는 문헌에 따라 다르며, 14세 또는 18세 무렵이라고 한다. 성인에게 δ파는 수면 시에 출현하고 각성 시에는 출현하지 않는다.

정답 5

문제
12

렘수면에 대한 설명 중 맞는 것은?

1. 근육긴장이 항진한다.
2. 뇌파는 높은 진폭을 가진다.
3. 잠자리에 든 직후에 많이 출현한다.
4. 급속눈운동이 관찰된다.
5. 하룻밤에 20회 정도 관찰된다.

해설 잠이 들면 비렘수면으로 시작된다. 렘수면은 약 90분마다 출현하며, 하룻밤에 3~6회 정도 관찰된다. 렘수면에서는 급속눈운동(rapid eye movement; REM)이 관찰되지만, 온몸의 근육긴장은 소실된다. 한편 뇌파에는 각성 시에 관찰되는 것과 같은 속파(진폭은 작다)가 출현한다. 즉 렘수면은 신체는 자고 있는데 뇌는 활동하고 있는 상태이다.

정답 4

문제 13

둘레계통에 대한 설명 중 틀린 것은?

1. 해마는 서술기억과 깊은 관계가 있다.
2. 해마는 이마엽의 일부이다.
3. 유두체는 Papez (페입스)회로의 일부를 이룬다.
4. 편도체는 식욕과 성욕과 관련된 중추이다.
5. 둘레계통은 발생학적으로 오래되었다.

해설 ○ 1. 해마는 둘레계통에 포함되며, 서술기억에 중요한 역할을 담당한다.
× 2. 해마는 이마엽의 안쪽부분에 위치한다.
○ 3. Papez회로는 유두체, 시상앞핵, 띠이랑, 해마 등으로 구성되며, 기억과 감정에 관여한다.
○ 4. 편도체는 공포나 혐오에도 관여한다.
○ 5. 둘레계통은 발생학적으로 오래되었으며 하등동물에서도 비교적 발달되어 있다.

정답 2

문제 14

뼈대근육의 구조에 대한 설명 중 맞는 것을 2개 고르시오.

1. A띠를 밝은띠라고 한다.
2. A띠는 근육수축 시에 단축된다.
3. I띠의 중앙부에 Z띠가 있다.
4. Z띠는 근육수축 시에 신장된다.
5. Z띠와 Z띠 사이를 근육마디라고 한다.

해설 A띠는 어두운띠이며, I띠는 밝은띠이다. 근육이 단축될 때 A띠와 Z띠의 길이는 변하지 않고, I띠와 H띠가 단축된다.

정답 3, 5

문제 15

운동단위에 대한 설명 중 틀린 것은?

1. 하나의 운동신경세포와 그것이 지배하는 근섬유군을 운동단위라고 한다.
2. 하나의 근육은 다수의 운동단위로 구성된다.
3. 하나의 운동뉴런이 몇 개의 근육섬유를 지배하고 있는가를 신경지배비라고 한다.
4. 위팔두갈래근보다 벌레근의 신경지배비가 더 크다.
5. 가장 강한 근육수축은 근육의 모든 운동단위가 동기화되어 활동할 때 일어난다.

해설 벌레근이나 눈바깥근육과 같이 정교한 움직임에 관여하는 근육은 신경지배비가 작다. 수의운동을 할 때, 근육수축의 힘을 점차 크게 하면 작은 운동단위가 먼저 활동을 시작하고, 힘의 크기에 따라 큰 운동단위도 활동하게 된다[Henneman(헤네만)의 크기원리]. 모든 운동단위가 동기화되어 활동하면 힘이 최대치가 된다.

정답 4

문제 16

뼈대근육의 근장력에 대한 설명 중 틀린 것은?

1. 활동장력은 근육길이가 길어질수록 커진다.
2. 전체장력에서 정지장력을 빼면 활동장력이 얻어진다.
3. 들신경 운동에서는 속도가 빠를수록 최대 근장력이 작다.
4. 근장력이 일정할 경우, 단축속도는 부하가 작을수록 빠르다.
5. 날신경 운동은 들신경 운동보다 더 큰 장력을 발휘할 수 있다.

해설 **전체장력 = 정지장력 + 활동장력**이다. 활동장력은 근육길이가 정지길이일 때 최대이며, 짧거나 길어도 작아진다. 정지장력은 정지길이보다 길어지면 발생하며, 길이에 따라 증가한다. 날신경 운동은 정지길이보다 긴 상태에서 수축하므로, 전체장력은 들신경 운동보다 커질 수 있다. 들신경 운동 및 등장성 운동에서는 수축 속도가 빠를수록 발생할 수 있는 장력은 작아진다.

정답 1

문제
17

뼈대근육에 대한 설명 중 맞는 것은?

1. 건강한 성인은 체중의 약 10%를 차지한다.
2. 적색근육섬유는 미토콘드리아의 양이 적다.
3. 근육피로의 화학적 원인은 젖산의 축적이다.
4. 신경근육접합부에서의 흥분 전달은 양방향성이다.
5. 저부하의 운동강도에서는 백색근육섬유가 활성화되기 쉽다.

해설
× 1. 성인의 뼈대근육량(체중에서 차지하는 비율)은 여성이 약 35%, 남성이 약 40%이다.
× 2. 적색근육은 산소와 결합하는 근색소나, 산화인산화 작용을 하는 미토콘드리아를 많이 포함한다. 주로 유산소대사를 한다.
○ 3. 근육피로의 원인 중 하나는 젖산의 축적에 따른 세포내 pH의 저하이다.
× 4. 신경근접합부(시냅스)의 흥분전달은 일방향성이다.
× 5. 저부하의 운동강도에서는 먼저 소형 운동뉴런(S형 운동단위, 적색근육섬유)이 활동한다(크기의 원리).

정답 3

문제
18

근육방추에 대한 설명 중 맞는 것은?

1. 추외근의 근육섬유와 평행하게 존재한다.
2. 들신경섬유는 Ib군에 속한다.
3. α운동신경세포의 지배를 받는다.
4. 일차종말은 주로 핵사슬근섬유에서 정지한다.
5. 이차종말은 주로 확장 속도를 감지한다.

해설
근육방추의 들신경섬유는 Ia군과 II군이다. 근육방추를 지배하는 운동신경세포는 γ운동신경세포이다. 핵주머니근섬유에는 주로 일차종말이 정지하고 길이변화의 속도를 감지한다. 이차종말은 주로 핵사슬근섬유에서 정지하고 정적인 길이를 감지한다.

정답 1

문제 19

안구에 대한 설명 중 틀린 것은?

1. 시각세포에는 원뿔과 막대가 있다.
2. 시신경유두는 황반보다 안쪽에 있다.
3. 원뿔은 중심오목에 있다.
4. 앞방은 방수로 채워져 있다.
5. 섬모체는 동공의 크기를 조절한다.

해설
○ 1. 시각세포는 광감도가 낮지만 서로 다른 색을 구별할 수 있는 원뿔과, 색은 구별할 수 없지만 광감도가 높은 막대의 2종류가 있다.
○ 2. 시신경의 안구로부터의 출구인 시신경유두는 원뿔이 모여있으며, 시야의 중심이 되는 황반 안쪽(코쪽)에 있다.
○ 3. 중심오목(황반)에 원뿔이 모여있고, 주시할 때 시야의 중심이 된다.
○ 4. 홍채는 앞부분의 앞방, 뒷부분의 뒤방에 투명한 방수가 채워져 있다.
× 5. 동공의 크기를 조절하는 것은 동공조임근과 동공확대근이며, 섬모체는 방수를 분비함과 동시에 수정체의 두께를 변화시킴으로써 원근조절을 한다.

정답 5

문제 20

회전가속도를 감지하는 것은?

1. 딴곳뼈
2. 달팽이관
3. 둥근주머니
4. 반고리관팽대
5. 코르티기

해설
× 1. 딴곳뼈는 고막의 진동을 증폭하여 속귀에 전달한다.
× 2. 달팽이관은 청각에 관여한다.
× 3. 둥근주머니와 타원주머니는 서로 직각인 2개의 면 안쪽의 직선가속도를 각각 감지한다.
○ 4. 반고리관팽대(membranaceous ampulla)에서는 마루(cupula)로 덮인 섬유모세포가 회전가속도를 감지한다.
× 5. Corti (코르티)기는 달팽이관 내에 있으며, 덮개막의 진동을 섬유모세포가 감지함으로써 청각이 발생한다.

정답 4

문제 21

면역글로불린에 대한 설명 중 맞는 것은?

1. 타액 안에는 포함되지 않는다.
2. T세포가 항원의 자극을 받아 생산한다.
3. IgG는 혈장에서 차지하는 비율이 가장 적다.
4. IgE는 알레르기반응에 관여한다.
5. IgM은 태반 투과성이 있다.

해설
× 1. 타액 중에는 분비형 항체(면역글로불린)인 IgA가 포함되어 있다.
× 2. 항체를 생산하는 것은 B세포가 활성화되어 생긴 형질세포이다.
× 3. IgG는 혈장에서 차지하는 비율이 가장 많으며, 항체의 주역으로서 작용한다.
○ 4. IgE는 비만세포로부터 히스타민을 유리하여 알레르기반응을 일으킨다.
× 5. IgM은 태반을 투과하지 않는다. 감염 초기에 생산된다. 또한 ABO식 혈액형의 항체도 IgM이다.

정답 4

문제 22

혈액응고인자는?

1. 알부민
2. 트롬빈
3. 헤모글로빈
4. 플라스미노젠
5. 에리스로포이에틴

해설
× 1. 가장 주요한 혈장단백질이지만 혈액응고에는 관여하지 않는다.
○ 2. 피브리노겐을 피브린으로 변화시켜 혈액응고를 일으킨다.
× 3. 적혈구 안에 있으며 산소와 결합하는 작용을 한다.
× 4. 활성화되면 플라스민이 되어 응고된 혈액을 녹인다(섬유소용해).
× 5. 신장에서 분비되는 호르몬으로, 골수를 자극하여 적혈구생성을 촉진한다.

정답 2

문제
23

심장에 대한 설명 중 맞는 것은?

1. 심장근육의 수축은 주로 수소이온의 세포내 유입에 의해 발생한다.
2. 일반적으로 심장근육이 늘어나면 수축력이 저하된다.
3. 노르아드레날린은 심장근육 수축력을 증가시킨다.
4. 왼심실과 왼심방은 동시에 수축이 시작된다.
5. 수축기에 심장혈관의 혈류는 증가한다.

해설
× 1. 심장근육의 수축은 칼슘이온의 유입에 의해 발생한다.
× 2. 심장근육이 늘어나면 수축력이 증가한다.
○ 3. 노르아드레날린은 교감신경의 신경전달물질로서 심장기능을 항진시킨다.
× 4. 심실과 심방은 교대로 수축한다.
× 5. 왼심장동맥의 혈류는 심실이완기에 증가한다.

정답 3

문제
24

심장의 자극전도계에 대한 설명 중 맞는 것을 2개 고르시오.

1. 굴심방결절은 심실중격에 있다.
2. 방실결절의 전도속도는 히스다발(His속)보다 빠르다.
3. 방실결절의 흥분은 히스다발보다 먼저 발생한다.
4. 자극전도계의 세포는 활동전위를 생성할 수 있다.
5. 굴심방결절의 활동전위 지속시간은 푸르키네(Purkinje)섬유보다 길다.

해설
× 1. 굴심방결절은 오른심방의 상대정맥 입구부위 부근에 있다.
× 2. 방실결절의 흥분전도속도는 3 cm/초로 히스다발의 흥분전도속도(2~5 m/초)보다 훨씬 느리다.
○ 3. 굴심방결절에서 발생한 흥분은 심방 → 방실결절 → 히스다발 → 좌우의 다리 → 푸르키네섬유의 순서로 전달된다.
○ 4. 자극전도계의 세포는 각각 고유의 활동전위를 생성한다.
× 5. 활동전위의 지속시간은 굴심방결절에서 200밀리초, 푸르키네섬유에서 400밀리초 정도이다.

정답 3, 4

문제
25

호흡운동의 촉진요인에 대한 설명 중 맞는 것은?

1. 기도의 확장
2. 팔다리의 운동
3. 뇌척수액의 pH상승
4. 동맥혈산소분압의 상승
5. 폐포이산화탄소분압의 저하

해설
× 1. 기도가 확장되면 호흡하기 쉬워지지만, 확장이 호흡운동을 촉진하는 것은 아니다.
○ 2. 운동에 의해 호흡운동이 촉진되고, 산소섭취량이 증가한다.
× 3. 뇌척수액의 pH상승에 의해 중추의 화학수용체가 억제되어 호흡운동이 억제된다.
× 4. Pao_2의 상승에 의해 목동맥소체가 억제되어 호흡운동이 억제된다.
× 5. 폐포CO_2분압의 저하로 화학수용체가 억제되어 호흡운동이 억제된다.

정답 2

문제
26

호흡순환조절계통에 대한 설명 중 맞는 것은?

1. 목동맥소체는 혈중산소분압의 저하를 감지한다.
2. 목동맥소체는 온목동맥과 빗장밑동맥의 분기부위에 있다.
3. 대동맥활의 압력수용기로부터의 들길은 혀인두신경이다.
4. 목동맥팽대의 압력수용기로부터의 들길은 미주신경이다.
5. 혈중산소분압의 저하는 화학수용체를 통해 척수에 전달된다.

해설
○ 1. 중추의 화학수용체는 주로 CO_2분압의 상승과 pH저하를 감지한다.
× 2. 목동맥소체는 외경동맥과 속목동맥의 분기부에 있다.
× 3. 대동맥활의 압력수용기로부터의 구심성 경로(afferent pathway)는 미주신경이다.
× 4. 목동맥팽대의 압력수용기로부터의 구심성 경로는 혀인두신경이다.
× 5. 혈중산소분압의 저하는 말초의 화학수용체를 통해 숨뇌의 호흡중추에 전달된다.

정답 1

문제 27

소변의 생성에 대한 설명 중 맞는 것은?

1. 집합관에서는 소변의 희석을 수행한다.
2. 혈장단백질은 토리를 통과한다.
3. 혈액의 여과는 콩팥소체에서 이루어진다.
4. 먼쪽요세관에서는 암모니아의 재흡수를 수행한다.
5. 항이뇨호르몬은 물의 재흡수량을 감소시킨다.

해설
× 1. 집합관에서는 소변의 농축이 이루어진다.
× 2. 건강한 토리에서는 혈장단백질이 여과되지 않는다.
○ 3. 콩팥소체는 토리와 보먼주머니를 의미한다.
× 4. 암모니아는 요세관에서 분비된다.
× 5. 바소프레신(항이뇨호르몬)은 주로 집합관에서 작용하며, 물의 재흡수량을 증가시켜 소변을 농축한다.

정답 3

문제 28

신장의 기능에 대한 설명 중 틀린 것은?

1. 원뇨의 99%는 요세관에서 재흡수된다.
2. 나트륨은 주로 근위세관에서 재흡수된다.
3. 칼륨은 주로 먼쪽세관에서 재흡수된다.
4. 토리곁세포에서 레닌을 분비한다.
5. 간질세포에서 에리트로포이에틴을 분비한다.

해설
○ 1. 원뇨는 혈장성분이 토리에서 여과된 것으로, 사구체여과액이라고도 한다.
○ 2. 포도당과 아미노산은 근위세관에서 거의 100% 재흡수된다.
× 3. 칼륨은 주로 근위세관에서 재흡수된다.
○ 4. 분비된 레닌은 앤지오텐신을 통해 부신겉질에서 알도스테론 분비를 촉진한다.
○ 5. 에리트로포이에틴은 골수를 자극하여 적혈구 생성을 촉진한다.

정답 3

문제 29

CO_2와 환기의 관계에 대한 설명으로 맞는 것은?

1. 환기가 저하되면 호흡알칼리증이 발생한다.
2. 대사산증은 환기가 증가한다.
3. $Paco_2$는 보통 24 Torr로 유지된다.
4. $Paco_2$는 호흡알칼리증에서 상승한다.
5. $Paco_2$가 저하되면 환기가 증가한다.

해설
× 1. 환기가 저하되면 호흡산증이 발생한다.
○ 2. 보상성으로 환기가 촉진되어 pH의 변화를 줄인다.
× 3. $Paco_2$는 보통 40 Torr로 유지된다.
× 4. $Paco_2$는 호흡알칼리증에서 저하된다.
× 5. $Paco_2$가 저하되면 환기는 억제된다.

정답 2

문제 30

산염기평형에 대한 설명 중 맞는 것은?

1. 정상적인 혈액pH는 7.0이다.
2. 구토 시 대사알칼리증이 발생한다.
3. 과환기 시 호흡산증이 발생한다.
4. 호흡알칼리증은 소변이 산성이 된다.
5. 대사알칼리증은 쿠스마울호흡이 나타난다.

해설
× 1. 정상적인 혈액pH는 7.40이다.
○ 2. 구토 시 산성 위액이 배출되므로 남은 체액은 알칼리 쪽으로 기울어진다.
× 3. 과환기 시 호흡알칼리증이 발생한다.
× 4. 호흡알칼리증에서는 신장이 보상하여 알칼리성 소변을 배출한다.
× 5. 쿠스마울호흡은 대사산증에서 나타난다.

정답 2

문제
31

삼킴에 대한 설명 중 맞는 것은?

1. 입안의 음식덩이는 반사운동을 통해 인두로 보내진다.
2. 물렁입천장이 올라가면 인두와 코안의 통로가 열린다.
3. 후두덮개가 들어 올려져 기도가 폐쇄된다.
4. 음식덩이가 식도로 들어갈 때 호흡이 촉진된다.
5. 식도단계에서 음식덩이는 꿈틀운동에 의해 이동된다.

해설
× 1. 구강 내 음식덩이가 인두로 보내지는 것은 수의운동이다.
× 2. 물렁입천장이 올라가면 인두와 코안의 통로가 폐쇄된다.
× 3. 후두가 들어 올려져 후두덮개가 뒤쪽 아래로 기울어지면 기도가 폐쇄된다.
× 4. 음식덩이가 식도로 들어갈 때는 기도가 폐쇄되기 때문에 호흡이 정지된다.
○ 5. 음식덩이가 식도를 이동하는 시간은 5~8초이다.

정답 5

문제
32

위의 분비에 대한 설명 중 맞는 것을 2개 고르시오.

1. 히스타민은 위산분비를 억제한다.
2. 미주신경 자극은 위산분비를 촉진한다.
3. 가스트린은 단백질 소화효소이다.
4. 내인인자는 비타민B_{12}의 흡수에 관여한다.
5. 펩시노젠은 벽세포에서 분비된다.

해설
× 1. 히스타민은 위액분비를 촉진한다.
○ 2. 시각(맛있는 음식을 보는 것)이나 후각(요리에서 좋은 냄새가 나는 것) 등이 자극이 되어 미주신경이 흥분하면 위액분비가 촉진된다.
× 3. 가스트린은 날문 부위의 G세포에서 분비되는 호르몬으로, 혈류를 타고 전신을 순환하며, 위에 작용하여 위액분비를 촉진한다.
○ 4. 비타민B_{12}는 위에서 분비되는 당단백질인 내인인자와 결합해야 흡수가 가능해진다.
× 5. 단백질 분해효소인 펩시노젠은 위샘의 주세포에서 분비된다.

정답 2, 4

문제 33

소화효소에 대한 설명 중 맞는 것은?

1. α아밀라제는 전분을 덱스트린으로 분해한다.
2. 트립신은 단백질을 폴리펩타이드로 분해한다.
3. 펩신은 트라이글리세라이드를 지방산으로 분해한다.
4. 엿당분해효소는 설탕을 포도당으로 분해한다.
5. 젖당분해효소는 젖당을 엿당으로 분해한다.

해설 ○ 1. 타액과 췌액에 포함된 α아밀라제는 녹말효소를 덱스트린(단당류가 몇 개 연결된 다당류)과 이당류인 엿당(맥아당)으로 분해한다.
× 2. 췌장액에 포함된 트립신은 폴리펩타이드를 두 개의 아미노산이 연결된 다이펩타이드 또는 세 개가 연결된 트리펩티드로 분해한다.
× 3. 펩신은 단백질을 분해하여 폴리펩타이드로 만든다. 지방을 모노글리세리드와 지방산으로 분해하는 것은 지방분해효소이다.
× 4. 엿당분해효소는 엿당(맥아당)을 포도당으로 분해한다.
× 5. 젖당분해효소는 젖당(유당)을 갈락토스와 포도당으로 분해한다.

정답 1

문제 34

배변기전에 대한 설명 중 맞는 것은?

1. 배변욕구는 속항문조임근의 신장이 원인이다.
2. 대장의 내용물 혼합은 큰꿈틀운동에 의해 이루어진다.
3. 직장의 수축은 아세틸콜린에 의해 촉진된다.
4. 골반신경의 충격은 바깥항문조임근을 이완시킨다.
5. 상행결장에서 대장의 내용물 상태는 반고형이다.

해설 × 1. 배변욕구는 직장 벽이 대변으로 신장되면서 발생한다.
× 2. 대장의 내용물 혼합은 일반적인 꿈틀운동이나 항연동운동에 의해 이루어진다. 큰꿈틀운동은 식후에 결장의 내용물을 직장으로 강하게 밀어내는 운동이다.
○ 3. 직장의 수축은 부교감신경인 골반신경의 말단에서 방출되는 아세틸콜린에 의해 촉진된다.
× 4. 바깥항문조임근은 뼈대근육으로, 운동신경(음부신경)의 지배를 받아 수의적으로 수축 또는 이완할 수 있다.
× 5. 상행결장의 내용물은 아직 수분이 충분히 흡수되지 않아 죽 형태이다.

정답 3

문제 35

대사에 대한 설명 중 틀린 것은?

1. 호흡상수(RQ)는 섭취하는 영양소에 따라 다르다.
2. 특이동적작용(SDA)은 음식 섭취 후의 체온상승이다.
3. 기초대사량(BM)은 같은 성별, 같은 연령일 때 체표면적에 비례한다.
4. 에너지대사율(RMR)은 기초대사량을 기준으로 한 운동강도이다.
5. 대사당량(MET)은 안정 시 누운 자세의 대사량을 기준으로 한 운동강도이다.

해설
○ 1. 호흡상수(RQ)는 섭취한 영양소에 따라 다르다.
○ 2. 특이동적작용(SDA)은 음식 섭취 후 체온상승이다.
○ 3. 기초대사량(BM)은 같은 성별, 같은 연령일 때 체표면적에 비례한다.
○ 4. 에너지대사율(RMR)은 기초대사량을 기준으로 한 운동강도이다.
× 5. 대사당량(MET)은 안정 시 의자에 앉아 있을 때의 대사량을 기준으로 한 운동강도이다.

정답 5

문제 36

뇌하수체앞엽에서 분비되는 호르몬은?

1. 멜라토닌
2. 옥시토신
3. 바소프레신
4. 프로락틴
5. 알도스테론

해설
× 1. 솔방울샘에서 분비된다. 하루주기리듬(생체리듬)을 조절한다.
× 2. 뇌하수체뒤엽에서 분비된다. 자궁 민무늬근의 수축과 젖분비를 촉진한다.
× 3. 뇌하수체뒤엽에서 분비된다. 신장의 집합관에서 물의 재흡수를 촉진해 항이뇨 효과를 가져온다.
○ 4. 젖생성과 분비를 촉진하다. 모성 행동의 발현에도 관여한다.
× 5. 부신겉질에서 분비된다. 레닌-앤지오텐신계에 작용하여 Na^+의 재흡수를 촉진하고 혈압을 상승시킨다.

정답 4

문제
37

내분비 물질의 작용에 대한 설명 중 맞는 것은?

1. 바소프레신은 소변량 증가에 관여한다.
2. 부갑상샘호르몬은 혈중Ca을 증가시킨다.
3. 갑상샘호르몬은 기초대사율을 감소시킨다.
4. 인슐린은 세포내 포도당 흡수를 저해한다.
5. 부신피질호르몬은 당신생(포도당 생성)을 저해한다.

해설
× 1. 바소프레신은 집합관에서 물의 재흡수를 증가시켜 소변량을 감소시킨다.
○ 2. 부갑상샘호르몬(상피소체호르몬)인 파라트호르몬은 뼈의 흡수를 촉진하여 혈중칼슘농도를 증가시킨다.
× 3. 갑상샘호르몬은 기초대사율을 증가시킨다.
× 4. 인슐린은 포도당의 세포내 흡수를 촉진한다.
× 5. 부신피질호르몬(글루코코티코이드)은 당신생을 촉진한다.

정답 2

문제
38

여성 생식기에 대한 설명 중 <u>틀린</u> 것은?

1. 원시난포는 신생아에게 있다.
2. 성인의 난소 무게는 약 6 g이다.
3. 원시난포의 성숙은 사춘기에 시작된다.
4. 난세포는 원시종자세포에서 유래한다.
5. 황체호르몬 상승에 의해 배란이 유도된다.

해설
○ 1. 태어날 때 100만 개 이상 존재한다.
○ 2. 매실 크기(약 2.5×4 cm)로 무게는 약 6 g이다.
○ 3. 여성이 성적으로 성숙하면 매달 수천 개의 원시난포가 성숙을 시작한다.
○ 4. 원시종자세포는 외부에서 생식샘으로 침입한 세포로, 고환으로 들어가면 정조세포, 난소로 들어가면 난모세포가 된다.
× 5. 배란은 황체형성호르몬(LH)에 의해 유도된다.

정답 5

문제
39

노화에 따른 생리 기능의 변화에 대한 설명 중 맞는 것은?

1. 혈관저항이 감소한다.
2. 잔기량이 감소한다.
3. 심장박출량이 증가한다.
4. 폐활량이 증가한다.
5. 예비호기량이 감소한다.

해설
× 1. 동맥의 혈관벽이 경화되어 혈관저항이 증가한다.
× 2. 잔기량은 증가한다.
× 3. 안정 시의 심장박출량은 거의 변화하지 않는다.
× 4. 가슴벽의 탄성이 감소하여 폐활량은 감소한다.
○ 5. 폐포의 확장으로 인해 예비호기량은 현저히 감소한다.

정답 5

문제
40

운동에 따른 호흡 변화의 경향 중 잘못된 것은?

1. ① 2. ② 3. ③ 4. ④ 5. ⑤

	안정	최대 운동 강도
① 호흡수(/min)	10	50
② 일회환기량(L)	0.6	3.2
③ 분당환기량(L/min)	6	160
④ 산소섭취량(L/min)	0.25	4.57
⑤ 호흡상수(RQ)	0.79	0.42

해설 운동 시 산소소비량이 증가함에 따라 산소섭취량도 증가한다. 이에 따라 호흡수 및 일회환기량이 증가하며 분당환기량도 증가한다. 또한 호흡상수(RQ)는 이산화탄소 배출량을 산소소비량으로 나눈 값으로, 대사되는 영양소에 따라 값이 다르다. 일반적으로 0.7과 1.0 사이에 있으며, 고강도 운동 시 산소공급이 부족하면 1.0보다 커질 수 있다.

정답 5

문제
41

장기간의 유산소운동의 효과로 맞는 것을 2개 고르시오.

1. 안정 시 혈압 상승
2. 안정 시 심박수 상승
3. 최대 심장박출량 증가
4. 뼈대근육 모세혈관그물의 발달
5. 안정 시 교감신경 긴장항진

해설
× 1. 안정 시 수축기 및 이완기혈압은 감소한다.
× 2. 안정 시 심박수는 감소하며, 일회박출량은 증가한다.
○ 3. 최대심장박출량은 증가한다.
○ 4. 뼈대근육의 모세혈관 수가 증가하여 혈액공급이 증가한다.
× 5. 안정 시 교감신경 활동은 감소하는 경향이 있다.

정답 3, 4

문제
42

그림은 단계적 운동부하 시 심폐계통의 생리적 변화를 나타낸 것이다. 맞는 것은?

1. A: 심박수
2. A: 평균혈압
3. B: 말초혈관저항
4. B: 이완기혈압
5. C(단위): 리터(L)

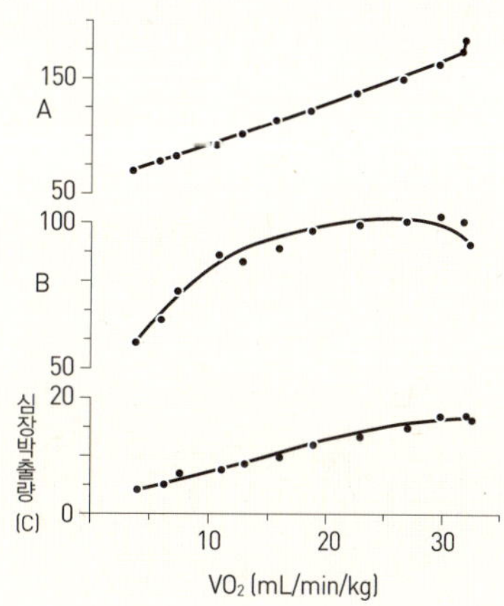

해설 A는 심박수(박/분), B는 일회심장박출량(mL), C는 심장박출량(L/분)이다. 심박수와 심장박출량은 산소소비량(운동강도)에 비례하여 증가하나, 일회심장박출량은 어느 정도 증가 후 더 이상 변화하지 않는다.

정답 1

문제 43

운동 시 변화에 대한 설명 중 맞는 것은?

1. 뇌의 혈류량이 증가한다.
2. 피부혈류량이 감소한다.
3. 내장혈관이 확장된다.
4. 뼈대근육의 혈관이 수축한다.
5. 심장으로의 정맥환류량이 증가한다.

해설

× 1. 뇌혈류는 항상 일정하게 유지되어 운동 시에도 거의 변하지 않는다.
× 2. 뼈대근육에서 열생산이 증가하기 때문에 열발산을 위해 피부혈류가 증가한다.
× 3. 내장혈관은 수축해서 혈류를 뼈대근육으로 분배한다.
× 4. 뼈대근육에서는 대사항진으로 대사산물이 증가하기 때문에 혈관이 확장하고 혈류가 증가한다.
○ 5. 심장이 뛰면 심장박출량이 증가하기 때문에 정맥환류량도 증가한다. 다리를 이용한 운동에서는 근육펌프도 작동하기 때문에 더욱 증가한다.

정답 5

국문 찾아보기

영문 찾아보기